健康医疗大数据
安全与管理

主　编　陈　敏　周　彬　肖树发

副主编　秦　健　张金贵　刘　宁　阮文祥

编　委（以姓氏汉语拼音为序）

陈　敏（华中科技大学同济医学院）

陈立军（武汉四通信息服务有限公司）

杜　磊（华为技术有限公司）

谷燕兵（河南数安科技有限公司）

胡述敏（戴尔科技集团）

李　楠［武汉开发区（汉南区）卫生健康局］

李新功（湖北省第三人民医院）

刘　宁（湖北省妇幼保健院）

刘志光（福建省海峡信息技术有限公司）

柳少凯（武汉安域信息安全技术有限公司）

罗　芳（华中科技大学同济医学院）

罗维建（武汉易兴伟业科技有限公司）

雒智超（杭州宏杉科技股份有限公司）

牟海燕（华中科技大学同济医学院）

钱海元（武汉源启科技股份有限公司）

秦　健（湖北省卫生健康委员会）

邱良树（华中科技大学同济医学院）

阮文祥（上海道客网络科技有限公司）

史雪莲（华中科技大学同济医学院）

王亚南［依据数据（湖南）科技有限公司］

吴胜强（深信服科技股份有限公司）

肖树发（湖北省卫生计生信息中心）

张　宇（奇安信科技集团股份有限公司）

张金贵（华中科技大学医院）

周　彬（华中科技大学同济医学院附属协和医院）

周君怡（华中科技大学同济医学院）

祝祥胜（湖北省中西医结合医院）

人民卫生出版社

·北京·

图书在版编目（CIP）数据

健康医疗大数据安全与管理/陈敏，周彬，肖树发
主编. —北京：人民卫生出版社，2020.10
ISBN 978-7-117-30542-6

Ⅰ. ①健… Ⅱ. ①陈…②周…③肖… Ⅲ. ①医学—
数据处理—安全管理 Ⅳ. ①R319

中国版本图书馆 CIP 数据核字（2020）第 185742 号

人卫智网	**www.ipmph.com**	医学教育、学术、考试、健康，
		购书智慧智能综合服务平台
人卫官网	**www.pmph.com**	人卫官方资讯发布平台

健康医疗大数据安全与管理
Jiankang Yiliao Dashuju Anquan yu Guanli

主　　编：陈　敏　周　彬　肖树发
出版发行：人民卫生出版社（中继线 010-59780011）
地　　址：北京市朝阳区潘家园南里 19 号
邮　　编：100021
E - mail：pmph @ pmph.com
购书热线：010-59787592　010-59787584　010-65264830
印　　刷：三河市宏达印刷有限公司（胜利）
经　　销：新华书店
开　　本：787×1092　1/16　印张：31
字　　数：754 千字
版　　次：2020 年 10 月第 1 版
印　　次：2020 年 10 月第 1 次印刷
标准书号：ISBN 978-7-117-30542-6
定　　价：118.00 元

打击盗版举报电话：010-59787491　E-mail：WQ @ pmph.com
质量问题联系电话：010-59787234　E-mail：zhiliang @ pmph.com

前　言

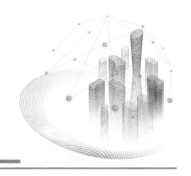

　　健康医疗大数据是国家重要的基础性战略资源，健康医疗大数据应用发展将带来健康医疗模式的深刻变化，对提升健康医疗服务效率和质量，满足人民群众多层次、多样化的健康需求具有重要的作用。健康医疗大数据核心基础必须要有安全保障。习近平总书记强调，网络安全和信息化是事关国家安全和国家发展、事关广大人民群众工作生活的重大战略问题。网络安全和信息化是一体之两翼，驱动之双轮，必须统一谋划，统一部署，统一推进，统一实施。

　　伴随着互联网＋医疗健康、健康医疗大数据的快速发展，网络安全问题逐步显现，潜在安全风险正在逐步增大。与相对封闭的传统卫生健康信息化不同，健康医疗大数据需要通过网络安全治理、体制机制法治建设，重点识别未知风险及系统性风险，降低攻击破坏、数据外泄、业务中断等安全事故造成的社会影响和法律风险。需要推进医疗卫生行业网络安全保障体系建设、完善法规制度和标准规范体系，构建可信的网络安全环境、提升关键信息基础设施和重要信息系统的安全防护能力，确保健康医疗大数据关键信息基础设施和核心系统安全可控。

　　为推动我国健康医疗大数据安全管理，展现健康医疗大数据安全管理的全景视图，本书从健康医疗大数据安全管理要素和对象、全生命周期安全管理两条主线，对健康医疗大数据安全体系架构、安全技术、安全产品、生命周期安全、内容安全、安全标准、安全法律法规与政策、安全管理平台、安全组织与管理等方面进行了较为详尽的介绍。本书具有内容新颖、全面系统、结构严谨、逻辑性强、内容翔实、实用性好等特点。本书既介绍了最新健康医疗大数据安全管理相关技术的现状和发展趋势，又以生动的案例分析增强相关知识的融合应用，将较高的学术理论价值和实际应用价值融为一体，对我国健康医疗大数据安全与管理建设将产生较好的参考和指导作用。

　　本书的出版得到了国内部分一流安全相关领域厂商和医疗卫生机构的大力支持，韦安琪、董星宇、吴冰雪、陶波、章雨晨、王涵、江心怡、陈越、张朕、李姮、易思敏、卢晓倩、张兰、雷姝娴、代金灵、赵悦等进行了本书资料整理等工作，同时本书参考和引用了部分国内外同行的相关文献，在此一并表示衷心的感谢！

　　由于健康医疗大数据相关安全技术发展迅速,内容涉及面广,编者水平有限,难免有纰漏与错误,不妥之处,望广大读者不吝指正,愿与大家一道为我国健康医疗大数据建设和发展作出贡献。

陈　敏　周　彬　肖树发

2020 年 8 月

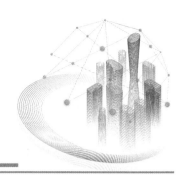

目 录

第一章

健康医疗大数据概述

　　健康医疗大数据是国家重要的基础性战略资源,它的发展与应用将带来健康医疗模式的深刻变化,有利于提升健康医疗服务效率和质量,不断满足人民群众多层次、多样化的健康需求,为打造健康中国提供有力支撑。本章对健康医疗大数据的概念、类型、应用和安全管理进行介绍。

第一节　健康医疗大数据概念及特征

一、发展历程

　　随着互联网、移动互联网、物联网以及云计算等技术的快速发展,各行各业的数据量呈现出爆发式增长态势。据国际数据公司(International Data Corporation,IDC)监测,各个领域产生的数据正在以指数级增长,大约每两年翻一番,这个速度将至少保持到 2020 年,并且 85% 以上的数据以非结构化或半结构化的形式存在,大数据时代已来临。2008 年 *Nature* 出版专刊 *Big Data*,从计算机技术、环境科学、生物医学等多个方面介绍了海量数据带来的机遇与挑战;2011 年 *Science* 推出“Dealing With Data”专栏,讨论数据洪流带来的挑战。

　　在大数据的迅速发展下,健康医疗大数据也迎来了高速发展时期。医院是产生和使用健康医疗大数据的重要终端。在行业信息共享、价值挖掘等方面,美国医疗机构通过统一大数据标准积累海量病案,实现医院运营改善并提供辅助诊断等功能。美国建立的卫生信息传输健康等级 7 标准(Health Level Seven,HL7)和健康信息交换协议(Health Information Exchange,HIE),用于多种操作和硬件环境,以规范临床医学和健康信息格式,降低系统互联成本并促进系统间数据共享。在健康医疗大数据应用方面,亚利桑那州的圣约瑟夫医疗健康中心使用数据分析软件,根据患者患病风险和保险分类,建立工作流程表,制定工作计划,将 30 天复发率减少了 15%。

　　2014 年美国 Empatica 公司研发出一款通过美国食品药品管理局(Food and Drug Administration,FDA)批准的监测癫痫发作的智能手表,该手表可通过机器学习识别惊厥性癫痫发作,并向护理人员发送警报。2017 年美国 Kardia 公司推出美国 FDA 批准的心电图移动设备,通过采集心悸、呼吸短促等问题信号预测心脏及脑卒中的风险。然而由于各个厂商的算法和标准不统一,缺乏共享开放机制的支撑,这些数据的有效整合利用还存在一定阻碍。未来数据海量积累、格式化收集存储以及共享机制探索均为健康医疗大数据有效应用的重要环节。

我国 2015—2017 年健康医疗大数据市场规模分别为 10 亿元、15 亿元、27 亿元人民币。2015 年由原国家卫计委发布《全国医疗卫生服务体系规划纲要（2015—2020 年）》，提出 2018 年底前建成国家政府数据统一开放平台，率先在医疗、卫生等重要领域实现公共数据资源合理适度向社会开放。2016 年原国家卫计委牵头起草的《关于促进和规范健康医疗大数据应用发展的指导意见》提出，到 2020 年建成国家医疗卫生信息分级开放应用平台，基本实现城乡居民拥有规范化的电子健康档案和功能完备的健康卡，适应国情的健康医疗大数据应用发展模式基本建立，健康医疗大数据产业体系初步形成、新业态蓬勃发展。2017 年 7 月国家发展改革委印发《关于促进分享经济发展的指导性意见》，提出充分运用大数据等信息技术手段，多渠道收集相关数据并建立数据库，促进经济发展、改善民生。2017 年 12 月国家强调推动实施国家大数据战略，加快建设数字中国。

当前大数据战略已上升为国家战略高度，国家从战略规划、技术能力以及应用与管理 3 个层面积极落实推进大数据发展政策，加速大数据产业发展从理论研究进入应用阶段。

在健康医疗数据库方面，2006 年我国开始建设国家医疗健康数据库，整合区域范围内医院、基层卫生机构及公共卫生机构的各类数据，形成以个人为中心的全生命周期电子健康档案库。2015 年原国家卫计委启动了十省互联互通项目，我国约 50% 的委属医院、42% 的省属医院和 38% 的市属医院已启动医院信息平台建设。2016 年原国家卫计委启动"1＋5＋X"健康医疗大数据发展规划，建设江苏省（东）、贵州省（西）、福建省（南）、山东省（北）以及安徽省（中）五大数据中心。2017 年原国家卫计委牵头组建医疗健康数据三大集团，包括中国健康医疗大数据产业发展有限公司、中国健康医疗大数据科技发展集团公司及中国健康医疗大数据股份有限公司，以承担国家健康医疗大数据中心、区域中心、应用发展中心和产业园建设任务。在生物数据库方面，国家基因库 2016 年正式建成，该基因库集生物资源样本库、生物信息数据库和生物资源信息网络为一体。

福建省和江苏省作为国家健康医疗大数据中心的"先行者"，立足自身优势，逐步建立了政策保障体系和数据平台。福州启动了国家健康医疗大数据中心与产业园建设试点工程，围绕"一个中心、一个产业园、两个基地、四大应用领域"在全国首发"一个办法、两大平台"，即《福州市健康医疗大数据资源管理暂行办法》、国家健康医疗大数据平台（福州）和国家健康医疗大数据安全服务平台（福州）。通过汇聚公共卫生数据、临床数据、基因组学数据、物联网数据等近百亿条数据，在安全为先、隐私保护的前提下，平台将对外提供数据、应用、科研、生态和安全五方面服务。"两大平台"已完成全市 13 家市属医院、24 家县级医院和其他医疗机构的健康医疗大数据采集。南京成立国家健康医疗大数据中心与产业园建设试点工程，实行"1＋3"模式。即"1 个中心"构建统一权威、互联互通的人口健康医疗信息平台，并培育"互联网健康医疗"新业态；"3 个基地"分别为医疗养生等方面的综合服务应用基地、生物医药研发应用基地以及尖端医疗科技应用基地。国家健康医疗大数据中心建设试点工程南京园区存储中心一期工程已于 2017 年 9 月底全面完成，其存储容量达 52PB，并配置了 2340TFLOPS 的超算设备，用于统一储存江苏省 8 000 万人口的个人健康档案和电子病历，以及全省 174 家三级医院的影像资料等健康医疗大数据。

二、概念

大数据自提出至今得到广泛关注但并无统一的定义，由于大数据是相对概念，因此目前的定义都是对大数据的定性描述,并未明确定量指标。维基百科中指出,大数据是指利用常用软件工具捕获、管理和处理数据所耗时间超过可容忍时间限制的数据集;全球著名的管理咨询公司 McKinsey 则将数据规模超出传统数据库管理软件的获取、存储、管理以及分析能力的数据集称为大数据;研究机构 Gartner 将大数据归纳为需要新处理模式才能增强决策力、洞察发现力和流程优化能力的海量、高增长率和多样化的信息资产;徐宗本院士则在第462 次香山科学会议上的报告中将大数据定义为"不能够集中存储,并且难以在可接受时间内分析处理,其中个体或部分数据呈现低价值性而数据整体呈现高价值的海量复杂数据集"。

健康医疗大数据行业还处于起步阶段,属于朝阳产业。健康医疗大数据行业链包含数据采集、治理、分析和应用等多个环节,每一个环节都不可或缺。在大数据采集环节,收集来自医院、政府、医药企业、保险公司、医生和公众等多个源头的医疗健康相关数据,通过标准化接口联合汇入,构成基础数据库;大数据治理环节通过标准制定、规则制定、数据整合和数据存储,将采集的原始数据在保证隐私和数据安全的前提下,实现数据的开放查询;在大数据分析环节,提供数据分析工具,洞察和挖掘数据价值;在大数据应用环节,利用大数据分析结果为用户提供决策依据,包括公众的健康决策、患者的治疗决策、医生的诊疗决策、医药企业的生产决策、政府的公共健康、医疗政策制定等,实现大数据的社会、商业、科研的多重价值,促进健康医疗资源的合理配置。

健康医疗大数据涵盖人的全生命周期,既包括个人健康数据,又涉及医药服务、疾病防控、健康保障和食品安全、养生保健等多方面数据的汇聚和聚合。具体而言,健康医疗大数据是指人从出生、婴幼儿保健、疫苗注射、入学体检、工作体检、就诊、住院、饮食、运动、睡眠、死亡等一系列生命过程所产生的数据,主要分为因就医所产生的临床数据和因生活过程所产生的非临床数据。从内容来看,健康医疗大数据包括出生数据(体重、血型、基因等)、临床数据(电子病历、电子处方、药物服用)、运动数据、体检数据、饮食数据(含饮酒数据)、睡眠数据、死因数据等,围绕个体的健康医疗大数据衍生出公共卫生方面的数据,包括血液传播、食品安全和疾病预防等。健康医疗大数据三维空间模型如图 1-1 所示。

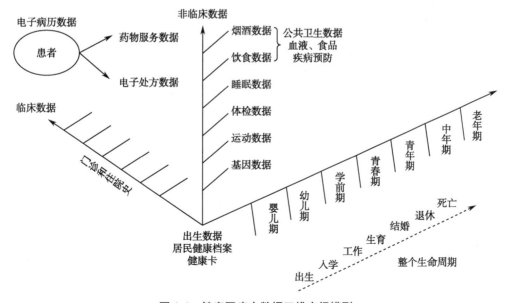

图 1-1 健康医疗大数据三维空间模型

三、特征

1. 大数据特征　通常将大数据特征描述为"4V"，即规模性（volume）、多样性（variety）、高速性（velocity）和价值性（value）。

（1）规模性：大数据的"数量大"，存储单位从过去的 GB 到 TB，直至 PB、EB。目前全球数据量仍在增长，年增长率超过 40%。迫切需要智能的算法、强大的数据处理平台和新的数据处理技术，来统计、分析、预测和实时处理如此大规模的数据。

（2）多样性：广泛的数据来源决定了大数据形式多样性。按照不同的划分方式，数据可以被划分为多种类型，最常用和最基本的就是利用数据关系进行划分，大数据大体可分为3 类：①结构化数据，例如财务系统数据、信息管理系统数据、医疗系统数据等，其特点是数据间因果关系强；②非结构化的数据，例如视频、图片、音频等，其特点是数据间没有因果关；③半结构化数据，例如 HTML 文档、邮件、网页等，其特点是数据间的因果关系弱。

（3）高速性：数据的增长速度和处理速度是大数据高速性的重要体现。与以往的档案、广播、报纸等传统数据载体不同，大数据的交换和传播是通过互联网、云计算等方式实现的，远比传统媒介的信息交换和传播速度快捷。大数据与海量数据的重要区别，除了大数据的数据规模更大以外，大数据对处理数据的响应速度有更严格的要求。

（4）价值性：大数据的价值密度低。大数据时代数据的价值就像沙子淘金，数据量越大，里面真正有价值的东西就越少。现在的任务就是将这些 ZB、PB 级的数据，利用云计算、智能化开源实现平台等技术，提取出有价值的信息，将信息转化为知识并发现规律，最终用知识促成正确的决策和行动。

阿姆斯特丹大学的 Yuri Demchenko 等人根据以上特点提出了大数据 5V 特征，大数据 5V 特征如图 1-2 所示。它在上述 4V 的基础上增加了真实性（veracity）特征，真实性包括可信性、真伪性、来源和信誉、有效性和可审计性等子特征。

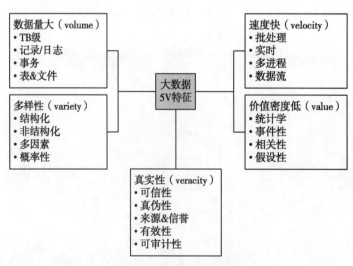

图 1-2　大数据 5V 特征

2. 健康医疗大数据特征　健康医疗大数据涉及健康医疗领域的方方面面及各个环节，主要应用于临床医疗、药品研发、管理决策、健康管理等方面，除了具备大数据的 4V 特点外，还具有隐私性、不完整性、异质性、时变性和追踪性等特点。

（1）隐私性：相比其他领域的大数据，健康医疗大数据的隐私程度更高，从患者的个人基本信息（姓名、性别、联系方式、地址等）到检查检验结果、病理结果、诊断结果、治疗信息以及手术信息等，任何信息泄漏均会给患者造成不利影响。

（2）不完整性：数据搜集和处理过程中经常相互脱节，导致医疗数据库不可能对任何疾病信息都得以全面反映；除此之外还涉及人工记录导致的偏差和残缺，以及语义等导致的数据表达和记录本身的不确定性。

（3）异质性：由于个体差异，在不同患者身上即使同一种疾病表现也会有不同的症状、体征以及检查检验结果，因此健康医疗大数据具有明显的异质性。

（4）时变性：疾病的症状、体征以及检查检验等信息会随病情的演进而发生变化，因此采集到的数据一般只能反映疾病某一特定阶段或某一静态时刻的特点，而不能代表疾病的全部特征。

（5）追踪性：个体的健康医疗大数据包括一个人从出生、婴幼儿保健、疫苗注射、入学体检、工作体检、就诊、住院、饮食、运动、睡眠、死亡等一系列生命过程所产生的多点数据。许多临床数据也是时间序列，例如心电图数据是连续性时间的观察数据，很多慢性疾病也需要通过追踪数据来分析成因。

第二节　健康医疗大数据类型

目前从数据产生的来源上看，健康医疗大数据主要包含以下5类：医疗大数据、健康大数据、生物大数据、运营大数据和行业相关大数据。

一、医疗大数据

通常所说的医疗大数据指的就是医院医疗大数据，这是最主要的健康医疗大数据，产生于医院常规临床诊治、科研和管理过程，包括各种门急诊记录、住院记录、影像记录、实验室记录、用药记录、手术记录、随访记录和医保数据等。这些健康医疗大数据中的大多数都是用医学专业方式记录下来的，以临床实践自然随机形式存在，是最原始的临床记录。从临床管理或研究角度看，这些数据是关于病人就医过程的真实记录，或者也可以说是临床医疗行为留存的痕迹，每一个数据都具有价值，包括记录不完善或错误的数据，都可能隐藏了有待发掘和利用的重要医学信息。

二、健康大数据

健康大数据包括对个人健康产生影响的生活方式、环境和行为等方面的数据。当前创新型数字化健康设备和应用不断进步，提供了个人健康数据用于个人医护的独特环境：一方面健康大数据使患者在自我健康管理中扮演更积极的角色；另一方面健康大数据极大地增强了医生对患者生活的临床洞察力。健康大数据主要可以分为个人健康记录、社交媒体健康数据和潜在的健康数据。

电子健康档案是指个人健康活动相关的电子信息记录，例如医疗免疫、医疗服务、健康教育、健康服务等健康相关的数字信息。电子健康档案又叫电子健康记录，是人们能够利用网络得到共享的医疗健康相关的信息记录。美国健康档案信息化管理办公室网中电子健康记录的内容基本包括患者病史、体格检查、实验室化验、影像学检测、临床诊断、用药记录、病程记录、患者信息统计、账单数据管理等。其核心内容是医疗卫生专业人士注册的信息记录、顾客用户注册的信息记录、实验室信息记录、影像诊断信息报告、药品记录，可完成交互操作的健康信息档案。电子健康档案管理是以健康需求为导向、以健康档案为基础、以电子网络为依托提供个性化的健康服务。通过全面体检、采集各种健康数据，建立电子健康档案，医学专家借助计算机对个人的健康状况进行分析、评估、预测以及对疾病进行预防和治疗等。

社交媒体数据是健康群体提供的，在任何来源中都无法获得的健康数据，包括电子邮件、社交工具、短信等沟通工具产生的健康数据。除传统社交媒体外，越来越多特定的医疗健康类社交媒体网站为健康群体提供接收信息和情感支持的平台。近年来许多研究工作都利用这些数据来提取药物不良反应监测等信息，一些研究也开始利用社交媒体平台来开展健康干预。

潜在的健康数据主要包括与个人健康相关的社会经济学、依从性、环境、生活方式的风险因素等信息，例如亲属关系、购买行为数据、第三方支付数据等。潜在的个人健康信息与系统导向的生物医学研究联系起来，可以为生物医学研究和个体医疗之间提供持续、跨领域的沟通。

三、生物大数据

生物大数据是指从生物医学实验室、临床领域和公共卫生领域获得的基因组、转录组学、实验胚胎学、代谢组学等研究数据，有助于理解遗传标记与疾病之间的因果关系，将传统的"一刀切"治疗方法转变为基于基因组数据的定制治疗，已成为一种新兴的疾病预防和治疗手段。

近年来用于高通量分子分析的整合、管理和探索工具在临床背景下蓬勃发展，与电子健康档案、健康大数据的互相整合，使开发动态个人健康预测模型成为可能，通过考虑个人生物学背景，有助于实现真正的个性化与精准化医疗，促进临床实践与生物医学专业研究之间的相互作用。

四、运营大数据

运营大数据是指各类医疗机构、社保中心、商业医疗保险机构、药企、药店等运营产生的数据，包括不同病种治疗成本与报销数据，成本核算数据，医药、耗材、器械采购与管理数据，药品研发数据、产品流通数据等。经营运营大数据可以有效降低医疗费用，有助于医院精细化运营及成本有效控制，支持保险精确定价；在管理决策方面，可以使决策者多角度掌握医疗机构运营情况，为科学管理提供有力支持。

五、行业相关数据

政府、教育和商业等行业均与健康医疗大数据密切相关。政府是健康医疗行业的主管部门，除负责管理一个国家或地区的医疗卫生和保健外，还涉及协调医疗服务机构、医疗保险机构和医药生产与销售企业之间的关系。教育主要指医疗从业人员的教育、培训，同时也与医疗或医学科研相关。所涉及商业行业大致有制药行业企业、医药销售企业和医疗保险机构3大主体。这些医疗行业相关的数据资源包括医保政务、医学文献、制药行业和医药销售等4部分内容。

第三节　健康医疗大数据应用

健康医疗大数据的应用可以为患者、医务人员、卫生健康行政机构和产业发展等提供服务与协助，不仅有利于提高医院管理精细化水平，降低医生疾病诊断误判率，提升医院服务效率，还在增强医院综合竞争力、深化医改等方面起到了关键作用。

一、服务对象

健康医疗大数据应用服务对象包括社会公众、医院、基层医疗卫生机构、公共卫生机构、卫生健康行政部门、医疗卫生相关部门等6个核心应用对象。

1. 社会公众　以社会公众为主体的大数据应用主要用于居民健康管理。随着移动医疗APP、可穿戴设备、远程医疗、家庭医生服务等基于移动技术的健康服务模式兴起，居民电子健康档案的逐步完善，已可以通过健康数据的整合、分析和应用为居民提供更为精确的健康管理服务。

社会公众应用主要包括3个方面：①通过对社会公众就医行为的大数据分析，优化诊疗服务流程，使就医流程更加通畅便捷；②在疾病预测和早期干预方面，特别是基因测序等新技术的发展促进了大数据应用，使对疾病或可能发病因素的预测和早期干预、治疗成为可能；③借助大数据手段对社会公众健康危险因素进行分析，提供个性化健康保健指导，使社会公众能够在社区或家庭得到连续性的健康服务。

2. 医院　以医院为主体的大数据应用主要针对患者医疗服务、临床科研、医院管理、医务人员技能提升等。

患者医疗服务方面，随着电子病历不断完善，借助大数据分析相关的医疗数据，例如对患者特征进行分析、对多种诊疗方案进行比较，可为临床决策提供信息支撑，有效解决过度治疗或治疗不足问题。用药与医嘱自动提示能够减少处方误开的可能性，降低医疗纠纷的发生概率。

临床科研方面，可以利用电子病历数据在疾病诊断、治疗方案优化、专科疾病分析等方面进行临床科研，提升医学研究或医疗服务质量。

医院管理方面，通过大数据分析技术，可以全面掌握医疗质量存在的问题和医疗资源分配不合理的地方，协助管理层作出更准确的决策。

医务人员技能提升方面，例如通过对患者用药、检查、手术、治愈情况等数据分析，获得疾病、用药、治疗方法、检查检验信息、转归情况等关联信息，可有效提升医务人员诊疗水平。

3. 基层医疗卫生机构　随着医联体、分级诊疗、远程医疗的开展，国家对基层医疗卫生机构的医疗水平要求将会逐步提高。以基层医疗卫生机构为主体的大数据应用主要包括2个方面：①利用电子健康档案数据分析完善居民健康管理服务，开展健康监测、慢病管理、疾病早期干预等大数据应用；②辅助诊断系统，借助大数据分析和人工智能技术进行疾病诊断。

4. 公共卫生机构　大数据技术可以连续整合和分析公共卫生数据，提高疾病预报和预警能力，减缓疫情暴发。公共卫生机构可以通过区域全民健康信息平台和居民健康档案分析，进行传染病快速检测和疫情监测。通过提供准确和及时的公众健康咨询，提高公众健康风险意识，降低传染病感染风险。

5. 卫生健康行政部门　卫生健康行政部门主要针对区域内医疗卫生机构各业务进行监管。主要包括：①医疗服务智能监管，根据医疗机构诊疗服务数据，对医疗服务行为、质量进行监管；②医改监测分析；③药品、耗材、费用、计划生育服务等监管；④全民健康信息平台大数据分析应用，例如疾病分析、流行病分析、慢性病分析、死因分析、用药分析等，辅助管理者进行决策以及政策制定。

6. 医疗卫生相关部门　在医疗卫生服务过程中还涉及其他相关部门的数据资源共享与利用，包括人社、银行、保险、公安、民政、工商、教育、统计等相关部门。健康医疗大数据的应用将会为其他部门的发展提供便利。例如通过全省流动人口监测、人口数量分析等人口健康相关大数据分析，为人社部门进行就业状况与社会保障提供决策支持，为公安部门建立完善的人口监测提供数据支撑。提供居民诊疗数据及费用信息，便于医疗保险部门提供医疗保障服务。通过对职业病监测、危险因素分析等职业病相关大数据分析，可以为人社、安全监管、检验检疫等相关部门就业安全保障提供决策支持。

二、业务分类

健康医疗大数据应用主要依据公共卫生、医疗服务、医疗保障、药品管理、计划生育、综合管理等 6 大业务进行分类，同时整合"互联网＋"、多部门数据联动分析、精准扶贫、产业发展等应用，以全员人口库、电子健康档案、电子病历 3 大基础数据库及卫生资源数据库为主要数据来源，分析目前已有业务系统或平台功能，根据健康医疗大数据应用现状及应用需求，进行健康医疗大数据应用场景分类。

1. 公共卫生　主要针对健康管理、传染病监测、慢性非传染病监测、卫生计生监督、应急管理等方面的应用，数据来源主要包括：①健康数据，包括电子健康档案、个人体征监测、健康体检、康复医疗、健康知识等数据；②公共卫生数据，包括疾病预防控制、卫生计生监督、医疗救治、血液管理、卫生应急指挥、妇幼保健、精神卫生管理等数据；③其他行业数据，包括地理、气象、教育、农业等行业数据及互联网数据。

公共卫生方面主要有以下应用：①健康管理，对居民电子健康档案、体征监测、健康体检、生活行为等数据进行综合分析，可为居民提供个性化的精准健康管理服务；②慢病管理，以居民电子健康档案数据为基础，借助移动互联技术、大数据技术等对慢病患者的生活行为、生命特征等进行分析，给予患者实时的健康风险评估和智能预警，及时提出有效的干预措施；③疾病预防与控制，主要针对传染病、非传染病、职业病等疾病进行监测与预警，分析各类疾病发病原因、疾病特征、人群分布等，为疾病及时防治提供决策支持；④其他应用，包括健康教育、卫生应急、食源性疾病事件探测等。

2. 医疗服务　医疗服务大数据应用主要包括就医服务、辅助诊疗、中医疾病诊疗、特殊疾病诊疗、医院业务监管等。数据来源包括：①临床诊疗数据，电子病历、医学影像、患者就诊、住院、用药记录、标准化临床路径等；②机构运营数据，成本核算数据、医药、耗材、器械采购与管理数据、医疗费用数据等；③医疗保险、制药行业、药械销售等相关行业大数据以及与健康医疗紧密相关的生命科学、人口学和环境科学等相关学科大数据。

医疗服务方面主要有以下应用：①就医服务，利用患者就医诊疗数据，分析疾病分布特征，为患者提供准确合适的就诊单位与医生，优化患者预约就诊流程；②辅助诊疗，医疗诊疗服务涉及疾病诊断、检验检查、治疗等，借助专家系统、人工智能诊断、知识库、数据挖掘等技术，为疾病诊断、病理诊断、影像识别、治疗方案优化等提供更精确的辅助决策；③中医疾病诊疗，主要分析中医证候与症状、中药配伍与疾病治疗、药物作用机制与疾病治疗等关联性分析，发现中医诊治疾病规律及治疗疾病的用药规律，有利于提高中医药治疗疾病的水平；④特殊疾病诊疗，分析特殊疾病的发病原因、智能诊断模型、发病模式、治疗方案有效性等，为专科疾病的诊疗优化与预后提供便利，为疾病的早期预防与及时诊疗提供辅助决策；⑤医院业务监管，包括医院业务数据、医院诊疗质量、药械流通使用、绩效考核、成本核算等方面的应用。

3. 医疗保障　主要在医保费用控制、医保监控等两个方面开展应用，数据来源主要是电子病历诊疗数据、电子健康档案、医保监管系统等。构建基于大数据的医保基金风险防控体系，可以使医保工作人员及时转变传统的工作方式，以准确和科学的数据作为各项决策制定的参考依据，有利于全面提升医保基金监管能力；利用大数据辅助医保经办机构进行医保费用智能审核与监控，辅助医疗机构进行费用控制与绩效管理的专家型信息系统，实现事前提示、事中预警、事后审核的医保全流程审核管理和智能化监控。

4. 药品管理　利用大数据技术对药物研发数据、药品使用数据、费用数据、疾病 - 药物关联数据等进行分析，可用于药物开发、药物疗效分析、药物不良反应分析、药品需求分析、合理用药等。

5. 计划生育　主要应用于人口监测、计划生育服务监管、妇幼保健等方面。①人口监测：依托全员人口库、人口计生服务管理信息系统等，对出生人口信息、流动人口信息、贫困人口信息等进行管理，加强人口信息的监测评估和统计分析，为人口监管提供决策支持；②妇幼保健：基于妇幼保健服务管理信息系统的数据进行分析，针对接种服务、妇女保健、儿童保健等等工作开展情况进行监测。

6. 综合管理　基于大数据技术对医院运营数据、卫生资源数据、卫生综合管理数据等进行分析，应用于医院运营管理、卫生综合管理决策等。①统计指标分析：针对医疗费用、单病种、疾病负担、医疗资源分配等进行分析和监管；②医疗服务智能监管：对电子病历、电子健康档案、全员人口、卫生资源等数据进行分析挖掘，应用于卫生计生各类业务应用监管，为区域内医疗资源分配、医改效果监测、诊疗质量监管、远程医疗服务、分级诊疗监测等提供决策支持；建立医疗服务质量智能监管系统，实现医疗服务实时监管、精准点评、分析决策等应用。

7. 产业发展　产业发展是健康医疗大数据发展的重要环节，基于健康医疗业务与大数据技术的深度融合，构建健康医疗大数据产业链。通过健康医疗大数据与医药产业的深度融合，可用于医药市场需求量分析与预测、医药研发、医药精准销售等，带动医药产业链的发展。将健康医疗大数据与生物医学相结合，可为居民提供精准医疗服务，带动医学、生物医学等学科及相关产业链的发展。通过健康医疗大数据与养老、旅行、智能健康设备研发等产业相融合，可进一步培育市场新业态，带动产业发展。

8. 互联网 +　"互联网 +"代表一种新的经济形态出现冲击着不同的行业。而对于医疗行业，互联网改变的不仅仅是健康产品和健康服务，也改变着医疗管理模式和医患沟通模式。通过综合互联网信息技术和相关扶贫政策，以大数据和云计算为技术支撑，将"互联网 +"和精准扶贫战略有机结合，实现扶贫体系的完整性、扶贫政策的精确性和扶贫管理的动态性；通过将"互联网 +"与健康管理相结合，实现个性化健康服务；通过将"互联网 +"与健康医疗相结合，彻底颠覆传统医疗模式，使得医疗模式变得更为智能。

三、应用方向

1. 医疗服务 随着我国城乡医疗服务体系信息化建设的不断推进,健康医疗大数据在医疗服务领域的应用也越来越广泛,包括循证医学、移动医疗、临床决策支持、人工智能诊断、诊疗方案成本效益分析、比较效果研究、临床质量分析、用药服务、药物不良反应分析、医疗不良事件分析、医疗器械安全性分析与评价、患者行为预测等。

国外的医疗服务主要包括疾病诊疗、风险评估与预后、临床决策支持、预测疾病发展、合理用药、诊疗方案成本效益分析等。例如 Krajnak 等结合机器学习和关键规则方法,都建立了以预测 ICU 死亡率为目标的算法模型,这些算法模型取得了比现有基于评分规则的 APACHE 和 SAPS-II 等模型更好的评估效果,在疾病风险评估、病情恶化预警以及死亡率预警等领域具有广泛应用;Feldmann 和 Liebeskind 等探索了神经血管成像的进展以及利用 CT 和 MRI 成像等对脑血管疾病进行评估,实现精准诊断;Kotfila 等运用支持向量机算法对肥胖症、动脉粥样硬化、高脂血症、高血压、糖尿病等 5 个疾病数据集进行分类分析等。

目前医疗健康行业成本高昂的部分原因来自医疗失误和医疗浪费。根据 1998 年美国医疗协会的报告,仅仅在美国可以避免的医疗失误每年造成了 98 000 起死亡案例。美国花在医疗健康上的费用超过 1 700 亿美元,而中国每年花费在医疗健康上的费用超过 30 000 亿元人民币。在此背景下多国通过改革医疗系统以减少医疗失误及医疗浪费,最终削减医疗开支。美国于 2011 年通过的关于医疗健康信息技术的 HITECH 法案宣布:决定投入 500 亿美元在 5 年内使用信息技术解决医疗行业存在的问题。而中国在 2009 年宣布了花费 1 200 亿元人民币的 10 年医疗系统改革计划的第一部分。

澳大利亚分析了医疗保险行业,认为使用目前的验证技术无法有效发现医疗服务中存在的欺诈、滥用、浪费、错误等现象,原因在于旧的验证技术只关注单个病例,无法利用多个病例间的联系。以医疗账单为数据源,建立关于治疗费用、住院时间等数据的预测模型,使用数据挖掘技术发现账单中的异常数据;使用领域专家建立的规则库分析异常账单,发现其中可能存在的问题并给出警告。典型的应用环境包括医疗器材滥用、手术过程与病情诊断不符、过度收费等。提早检测出医疗过程中的问题将为国家保险机构、患者、私立保险机构节省大量花费。

2. 健康管理 在我国智能健康管理实现的是区域化、多级、多中心的实时互动健康管理模式,将不同区域不同级别的信息传输到健康信息管理平台,对个人的健康状态进行实时监护,形成区域协同多级多中心的健康服务体系。健康医疗大数据是智能健康管理能够实现的坚实基础。健康医疗大数据在智能健康管理方面的应用包括患病风险预测、慢病管理、健康评估预警、康复跟踪、健康处方制定、健康异常提醒、远程健康监测设备研发等。

在国外对居民实时监测数据的集成、分析有助于临床医生和家庭医生提供远程医疗服务。人工胰腺项目应用数据挖掘技术对血糖数据和胰岛素之间关系进行研究设计,有助于糖尿病患者的自我健康监测管理,通过监控人的血糖数据并调控符合人体需要的胰岛素水平。可穿戴设备、无线通信、数据挖掘算法及工具等的联合应用,可以全面了解糖尿病患者的身体状况。研究表明,目前在智能设备(可穿戴式身体传感器、身体功能监视器)、生活方式数据监测(饮食、睡眠)、移动设备(智能手机、平板电脑)和临床数据等方面已开展了大量的工作,重点在于借助大数据技术将各类数据进行集成分析,不仅有助于建立对整体生活方式的理解，也有助于更好地预防保健。

3. 疾病预防与控制　疾病预防与控制主要针对两类疾病：①流行病，通过全球定位系统信息和疾病流行数据，应用大数据技术在短时间内确定患者到过的场所、可能的感染者和传播途径，从而提高公共卫生人员对疾病追踪、早期预警等能力；②慢性病，通过对患病群体特征数据、地域数据、生活习惯数据等进行分析，掌握慢性病发病趋势并制定预防措施。国内主要应用包括传染病预警预报、舆情监测预警、病原体快速筛检、慢性病发病趋势、疾病干预效果模拟与分析等。

国外大数据技术将人口统计学信息、地理学、各种来源的疾病与危险因素数据整合起来进行实时分析，并可实现连续跟踪和处理，有效调度各种资源，提高疾病预报和预警能力，防止疫情暴发。麦肯锡公司认为大数据在公共卫生领域的应用包括：①分析流行病传播方式并全面监测疫情；②开展疫苗的精确研发；③将健康医疗大数据转化成可用消息，提供流行病预测服务。随着微博、Twitter等社交媒体作为支持健康医疗应用和政策发展的临床数据越来越多，专家开始利用地图结合网络健康数据进行分析，进行传染病监测。

2009年Google比美国疾病控制与预防中心提前1～2周预测到甲型H1N1流感暴发，此事件震惊了医学界和计算机领域的科学家，Google的研究报告发表在《Nature》杂志上。Google正是借助大数据技术从用户的相关搜索中预测到流感暴发。随后百度公司也上线"百度疾病预测"借助用户搜索预测疾病暴发。借助大数据预测流感暴发分为主动收集和被动收集，被动收集利用用户周期提交的数据分析流感的当前状况和趋势，而主动收集则是利用用户在微博的推文、搜索引擎的记录进行分析预测。Flu Near You借助用户周期提交的自我流感检测来预测流感的暴发。首先用户在Flu Near You的网站上注册，随后每个星期用户将收到一封电子邮件，指引用户登录Flu Near You网站，在网站上用户填写一份关于自己是否有流感症状的调查。最终Flu Near You收集信息并利用大数据技术生成目前流感疾病和未来流感疾病预测的可视化图表。流感暴发初期通常伴随着用户在搜索引擎搜索相关内容或在社交网络上发布相关内容，这些信息可以作为流行病暴发的初期预警。以用户在Twitter上的推文，以及英国健康保健局发布的城市流感样病例率为数据源，通过LASSO算法进行特征选择，选择推文关键字建立未来数天流感样病例率的预测模型，取得比较精确的结果。在疾病传播中长时间与病原体接触会增加感染的概率，因此追踪人口接触信息以及人口位置信息将有助于了解流行病的行为。设计了一套使用智能手机自动收集人口位置信息与接触信息的应用，将流行病数据源分为媒体（包括官方媒体）、移动设备、社交网络、Pro-Med邮件列表、实验室和医院数据，并根据不同数据来源设计了一套收集数据、分析数据、验证数据、数据可视化的系统，用以直观表现流行病的情况。

4. 精准医疗与药物研发　精准医疗是以个体化医疗为基础，其本质是通过基因组、蛋白质组等组学技术和医学前沿技术，对于大样本人群与特定疾病类型进行生物标记物的分析与鉴定、验证与应用，最终实现对于疾病和特定患者进行个性化精准治疗的目的，国内目前主要应用于疾病诊断、治疗及个性化用药。

国外大数据分析能够从已有的或是实时收集的医疗数据中提取有用信息，为患者个性化治疗提供参考，例如Jeffrey GK利用大数据挖掘方法从11 344份医嘱数据中抽取50个因素组成贝叶斯网络，实现了实时更新的个体化最优用药方案推荐，对帮助临床决策，实现慢病患者规范化、个体化治疗有十分重要的意义。而精准医疗则通过基因组学、蛋白质组学、转录组学、结构基因组学、功能基因组学等,科学地认知人体功能与疾病本质,主要应用于疾病诊断、精准治疗、药物研发等。

5. 中医药领域　中医药数据具有整体性、关联性、相关性和多样性等特征,大数据技术同样可以应用于中医药领域。目前大数据在中医药领域主要应用于疾病特征分析、中药作用机制研究、方剂作用机制研究、中医诊疗规律分析等。

6. 临床科研　利用电子病历数据在疾病诊断、治疗方案优化、专科疾病分析等方面进行临床科研,提升医学研究或医疗服务质量。例如 IBM 公司 Watson 通过使用文本挖掘,发现了活化酶之间的相似性模型,并利用认知计算大型非结构化数据集,找出了能使 P53 磷酸化的两种高度活化酶 PKN1 和 NEK1,并进一步通过实验来测试这些活化酶在生物体内的活动。IBM 沃森已经被应用于癌症激酶和药物的研究,此外还将用于预测基因或蛋白质组合在疾病发作或进展中的作用,通过组合结构化和非结构化数据来进一步增强预测模型,将有助于加速有关疾病起源、作用途径和药物靶标以及药物副作用的研究。

第四节　健康医疗大数据安全管理

一、安全管理概念

健康医疗大数据安全管理是指在数据采集、传输、存储、管理、分析、发布、交易、使用、销毁等多个环节中的安全管理,涉及国家战略安全、群众生命、个人隐私的安全管理工作。结合国家有关大数据安全管理规范及指南,采取有效措施确保数据的保密性、完整性、真实性、可控性、可靠性和可核查性。

大数据已经逐步应用于产业发展、政府治理、民生改善等领域,大幅度提高了人们的生产效率和生活水平。适应、把握、引领大数据,将成为时代潮流。大数据是重要的战略资源,但数据资源的价值只有在流通和应用过程中才能够充分体现出来。这就要求打破传统垂直应用中所形成的数据孤岛,形成适应大数据时代的数据湖,并需要数据在不同应用之间流动,这难免会出现数据泄露和滥用问题。在发展大数据的同时,也容易出现政府重要数据、法人和其他组织商业机密、个人敏感数据泄露,给国家安全、社会秩序、公共利益以及个人安全造成威胁。大数据安全是发展大数据的前提,必须将它摆在更加重要的位置。大数据系统自身安全防护具有重要意义。从数据的层面来看,大数据自身安全涉及数据采集、数据传输、数据存储、数据管理、数据分析、数据交易、数据使用、数据发布以及数据销毁 9 个环节,每个环节都面临不同的威胁,需要采取不同的安全保障措施,这些工作都是保障大数据安全的重要内容。从系统的层面来看,保障大数据自身安全需要从大数据系统的各部分采取措施,建立坚固、缜密、健壮的防护体系,保障大数据系统正确、安全、可靠地运行,防止大数据系统被破坏、被渗透或被非法使用。从服务的层面来看,规范大数据安全服务内容,提高对大数据安全的风险识别能力,建立健全的大数据安全保障体系,降低大数据安全隐患和安全事件发生频率。未来在大数据应用的飞速发展过程中,大数据安全问题将始终伴随左右。针对大数据安全问题和安全风险,必须加大大数据安全技术的研究力度,必须以现有安全技术为依托,深入研究新型的大数据安全技术,例如同态加密技术等。确保大数据在存储、处理、传输等过程的安全性,在充分挖掘数据价值的同时保护用户隐私,从而避免因大数据安全问题而给用户的利益造成损失。需要进一步完善大数据安全相关法律体系建设，对数据权属界定、数据流动管理、个人信息保护等各种问题，给出明确规定。需要创新研制和推广大数据安全保护的产品和服务，基于大数据研制网络安全产品和服务，推动大数据安全市场发展，保障大数据时代的信息安全。

二、安全技术

安全管理中的技术要求体现了从外部到内部的纵深防御思想。对健康医疗大数据的安全防护应考虑从平台设施安全、接口安全、数据安全、应用系统安全，从内到外、从部分到整体的技术防护体系。级别较高的等级保护对象还需要考虑对分布在整个系统中的安全功能或安全组件的集中技术管理手段。本书涉及的安全技术主要是平台设施层安全技术、接口层安全技术、数据层安全技术、应用系统层安全技术等四个方面，平台设施层的安全技术主要是针对健康医疗大数据平台存储、运算资源及相关的功能的安全保障，包括存储安全、网络通信安全、系统边界安全、计算环境以及平台管理安全。接口层安全防护主要解决围绕健康医疗大数据平台有关各方之间的接口面临的安全问题，例如重要数据的隐私泄露、不明身份的入侵、数据损失等，进而采取一系列技术维护接口层安全技术。数据层安全技术主要是从数据的采集环节、数据存储环节、数据分析环节以及数据发布环节来介绍。在数据采集环节遇到的安全问题主要是数据汇聚过程中的传输安全问题；数据存储环节遇到的问题是数据的机密性和可用性，需要给数据提供隐私保护；数据分析环节要重点防止机密信息的泄露；数据发布环节需要进行安全审计，并保证可以对可能的机密泄露进行数据溯源，防止信息被滥用。应用系统层安全防护主要解决的是应用系统面临的安全问题，例如访问控制、僵尸攻击、平台攻击、运行干扰、远程操控、APT攻击、业务风险等。

三、安全管理

1. 安全管理生命周期 从数据进入健康医疗大数据平台开始，以数据被销毁为结束，数据主要包含数据采集、数据传输、数据存储、数据管理、数据分析、数据交易、数据发布、数据使用以及数据销毁9个环节。

(1) 采集：采集活动包括数据获取或创建过程，数据收集方式包括但不限于：①网络数据采集。通过网络爬虫或公开API等方式获取数据；从其他组织获取数据；通过线上或线下等方式获得数据；通过传感器获取；传感器包括温度传感器、电视、汽车、摄像头等公共和个人的智能设备。②系统数据。医疗及其他单位内部的系统运行过程中产生的业务数据，以及各种系统、程序和服务运行产生的大量运维和日志数据等。

采集活动的主要操作包括：发现数据源、采集数据、生成数据、缓存数据、创建元数据、数据转换、数据验证、数据清理、数据聚合等。

(2) 传输：数据传输系统的输入输出设备为终端或计算机，统称数据终端设备，它所发出的数据信息一般都是字母、数字和符号的组合，传送这些信息需将每一个字母、数字或符号用二进制代码来表示。数据传输安全关注数据在传输过程中的机密性和完整性，包括数据共享管控风险、跨系统数据传输风险和跨境数据管控风险等问题。

(3) 存储：数据存储指将数据持久保存在大数据平台，存储的数据包括收集的数据、分析结果数据等。存储系统可以是关系数据库、非关系数据库等，应支持对不同数据类型和数据格式的数据存储，且提供多种数据访问接口，例如文件系统接口、数据库接口等。直到数据被删除之前，存储的数据均可被组织合规使用。在某些情况下，将使用第三方的数据存储平台保存数据，此时就失去对存储基础设施的部分控制权，因此应充分考虑这种方式存在的安全风险。

存储活动的主要操作包括：数据编解码、数据加解密、数据持久存储、数据备份、数据更新、数据访问等。

（4）管理：数据在收集、传输和存储中管控是大数据管理安全的重要内容，对内部数据适用范围以及数据流转过程的规范化控制管理可以有效防止敏感数据信息被非法运用。数据管理环节中，会出现数据隐私、质量和安全机制方面的管理不当导致数据滥用和被窃取的问题。数据管理安全主要包括数据隐私问题、数据质量问题以及安全机制问题。

（5）分析：数据通过分析才有价值，大数据处理中最核心的一步就是数据分析，大数据分析实质上是根据数据生成机制，对数据进行广泛的采集与处理，并对数据进行存储，以大数据分析模型为依据，在集成大数据分析平台的支撑下，运用云计算技术调度计算分析资源，最终分析出大数据背后的模式或规律的过程。

常用的大数据分析方法及技术有机器学习、预测分析、可视化分析、语义引擎等等。

（6）发布：数据发布是通过特定的技术平台将健康医疗大数据在相关门户或者网站上发布，其安全性尤其重要。在现实生活中，有很多机构需要定期对外发布数据，例如国家卫生健康委定期发布的医疗统计数据等。

近年来随着网络技术、数据存储技术和高性能处理器技术的高速发展，海量数据的采集、传输、分析和发布变得越来越便利。与此同时也给数据的安全管理带来了威胁。数据发布中个体可能面临隐私威胁，容易遭受的攻击形式主要有连接攻击、同质攻击、背景知识攻击和近似攻击等。同时数据发布的前中后期也会出现安全隐患。

（7）交易：针对大数据交易面临的安全威胁，有必要加强安全施工措施方面的政策、法规、管理系统、人员、大数据平台和技术事务，以有效地保护数据安全和隐私大数据事务和促进健康和可持续发展的大数据事务服务行业。加快制定数据交易安全相关标准，规范数据交易市场，规范数据交易服务在数据交易平台、交易主体、交易对象、交易流程等方面的安全。数据交易安全管理主要包括5个方面：①数据交易合法合规原则；②主体责任共担原则；③数据安全防护原则；④个人信息保护原则；⑤交易过程可控原则。

（8）使用：数据使用活动包括利用数据预处理、数据分析和数据可视化等技术，从原始数据中提取信息，提炼出有用知识，支撑组织根据数据作出合理的决策等操作。数据使用环节安全防护的目标是保障数据在授权范围内被访问、处理，防止数据遭窃取、泄露、损毁。为实现这一目标，除了防火墙、入侵检测、防病毒、防 DDoS、漏洞检测等网络安全防护技术措施外，数据使用环节还需注意的安全隐患包括：分布式处理安全、数据分析安全、数据加密处理、数据脱敏处理、数据溯源等问题。

（9）销毁：销毁活动指销毁组织的大数据平台或租用的第3方大数据存储平台上的数据及其副本。如果数据来自外部实时数据流，还应断开与实时数据流的链接。数据需要被删除的原因包括但不限于：①为了减少数据泄露的风险，避免数据被不适当地分发或使用；②删除不相关或不正确的数据，数据与最初使用目的不再相关，或数据不正确；③满足客户要求删除其数据的要求。但可能存在法律法规需要保留数据，例如和健康相关的数据。

数据销毁活动的主要操作包括：删除元数据、删除原始数据及其副本、断开与外部实时数据流的链接。

2. 安全管理原则

（1）职责明确：健康医疗大数据的安全管理需根据数据规模、数据重要性、组织规模等因素，由相关机构成立安全管理团队。其目的在于为组织内部的数据及使用安全负责。机构应明确组织内部不同角色的数据安全管理职责，并且应按照健康医疗大数据生命周期各活动确定角色及其安全责任。

（2）意图合规：对数据的收集、使用应该基于法律依据。在安全管理的过程中，相关单位应制定安全管理流程确保数据的收集和使用方式没有违反任何法律责任，包括法律法规、合同条款等。相关安全管理单位需要确保所有组织内数据集和数据流的安全，正确处理个人信息、重要信息的使用。管理人员需要理解数据相关的法律义务，并确保整个组织履行了这些义务。

（3）质量保障：安全管理应确保数据的准确性、相关性、完整性和时效性。相关组织可建立控制机制定期检查收集和存储数据的质量。

（4）分级授权：责任单位应当根据单位卫生、医疗大数据管理的要求，确定相应的管理部门和职务，按照国家授权实行"统一授权"的管理体系，对应用进行分类管理，并按照权利和职责进行统一管理。并建立相应的医疗卫生大数据信息系统作为技术和管理的支持。

（5）最小授权：在保证组织业务功能完整实现的基础上，应赋予数据安全管理活动中各角色最小的操作权限，确保非法用户或异常操作所造成的损失最小。并且所有角色只能使用所授权范围内的数据，使用非授权范围内的数据前要进行授权审批。

（6）数据负责：控制数据的组织应对数据负责，当数据转移给其他组织的时候，责任不随数据转移而转移。另外当组织在转移数据前，需对数据进行风险评估，确保数据转移后的风险可承受，方可转移数据，并对数据转移给其他组织所造成的数据安全事件承担安全责任。此外，需确保通过合同或其他措施明确界定了接收方接收的数据范围和要求，确保其提供同等或更高的数据保护水平。

（7）数据保护：对数据的保护要做到分类分级管理，对不同安全级别的数据实施恰当的安全保护措施。可选派专人检查大数据处理平台及应用的安全控制措施的有效性，从而保护数据的完整性、保密性和可用性，确保数据在整个生命周期里，免遭例如未授权访问、破坏、篡改、泄露或丢失等风险。在安全事件发生之前，组织应评估在安全检查中所发现的风险和脆弱性，并对数据安全防护措施不当所造成的安全事件承担责任。

（8）数据可查：对数据进行修改、查询、导出、删除等操作时，要记录相应的操作，做到可追溯可审查。

3. 安全管理内容 在互联网＋医疗的大背景下，健康医疗大数据呈现越来越快速的增长，健康医疗大数据面临一些新的安全风险，例如数据关联分析可能暴露个人隐私，健康医疗大数据的冗杂、异构使得传统的安全机制不能满足要求，恶意的使用可能会给公共利益、国家安全等带来严重损害。健康医疗大数据安全管理的主要目的在于实现和维护数据保密性、完整性、可用性、可核查性、真实性和可靠性。具体管理内容有：①确定组织的数据安全目标、战略和策略；②确定组织的数据安全要求；③识别并分析对组织数据的安全威胁；④识别并分析组织数据安全风险；⑤规定合适的防护措施；⑥监督防护措施的实施与运行；

⑦检测并及时响应数据安全事件。

4. 法规和标准 健康医疗大数据安全的法律法规和标准的制定是数据保护的重要基础。发达国家已搭建较为成熟的健康医疗大数据服务平台，并在有效管理和技术升级上展开激烈竞争，美国、欧盟、英国、日本等国家和地区先后颁布了众多的法律法规和标准。美国在大数据发展上走在世界前列，出台了一系列政策保障大数据安全。2012年3月美国白宫科技政策办公室发布《大数据研究和发展计划》启动了网络内部威胁计划、任务导向的弹性云项目等多项与大数据安全密切相关的研究项目，为提升本国大数据安全能力奠定基础。欧盟及其成员国已制定大数据相关政策与战略，主要包括：数据价值链战略计划、资助"大数据"和"开放数据"领域的研究和创新活动、实施开放数据政策、促进公共资助科研实验成果和数据的使用及再利用。英国陆续出台了一系列大数据政策以完善顶层设计、加快数据强国建设。2013年10月英国商务、创新和技能部发布《把握数据带来的机遇：英国数据能力战略规划》，提出了一系列措施，其中在数据资产方面，指出要重视数据安全和隐私保护，完善法律和制度建设，合理进行数据共享和信息公开。2017年3月英国政府发布《英国数字战略2017》，旨在促进英国脱欧后适应未来经济发展，对打造世界领先的数字经济和全面推进数字转型列出了7大目标和具体措施。2012年7月日本总务省发布"活跃ICT日本"新综合战略，将大数据作为重点发展领域。2013年6月安倍内阁正式公布新IT战略《创建最尖端IT国家宣言》，制定了以开放大数据为核心的IT国家战略，要把日本建设成为一个具有"世界最高水准的广泛运用信息产业技术的社会"。近年来我国中央政府和地方政府高度重视数据开放共享工作，相继出台数据开放共享相关法律法规与政策。2015年8月国务院印发《促进大数据发展行动纲要》，提出加快政府数据开放共享，推动资源整合，提升治理能力。2016年6月国务院办公厅发布的《关于促进和规范健康医疗大数据应用发展的指导意见》中指出要推动健康医疗大数据资源共享开放。2016年12月工信部印发《大数据产业发展规划（2016—2020年）》，提出推动制定公共信息资源保护和开放的制度性文件以及政府信息资源管理办法，逐步扩大开放数据的范围，提高开放数据的质量。2018年3月国务院办公厅发布《科学数据管理办法》，旨在进一步加强和规范科学数据管理，保障科学数据安全，提高开放共享水平。

健康医疗大数据安全标准主要包含卫生信息安全标准、通用大数据安全标准以及健康医疗大数据安全标准。卫生信息安全标准包括卫生信息、信息系统、信息技术、信息产品、管理等方面的安全与隐私标准。通用大数据安全标准包括数据安全相关标准、个人信息安全标准和其他大数据安全标准。目前我国健康医疗大数据安全标准没有出台，需要研究、制定。

5. 安全管理组织和人员 健康医疗大数据安全管理角色包括组织内部的安全管理团队和职能部门。安全管理团队对内部的大数据安全全面负责。职能部门是根据具体的医疗业务需求对数据进行收集、分析或使用的部门，负责数据收集、分析或使用等的技术实现。职能部门对本部门收集或使用的数据安全负责，细化数据在收集、分析或使用等阶段的安全要求并推动落实。安全管理团队的大致职责有：①确定各种数据的分类分级初始值，制定数据分类分级指南；②综合考虑相关的法律法规、政策、标准、大数据分析技术当前水平、医疗行业特殊性等，综合评估数据安全分析，制定数据安全基本要求；③建立相应的数据安全管理监督机制，监视数据安全管理机制的有效性；④负责大数据安全管理过程的制定，并对外部相关方负责；⑤安全管理组织和人员，具体内容参见本书第十六章。

第二章

健康医疗大数据平台

健康医疗大数据平台是以海量健康医疗数据的采集、存储和管理为基础，使用 Hadoop、Spark、Storm 等离线或者实时计算框架对数据进行计算和分析，为用户提供多种应用和服务的平台。本章对健康医疗大数据平台的建设基础、平台架构及组成、平台功能、关键技术和发展趋势进行介绍。

第一节 健康医疗大数据平台建设基础

一、国家政策环境

健康医疗大数据是国家重要的基础性战略资源，自 2015 年起国家密集出台一系列政策文件为我国健康医疗大数据的应用与发展提供了良好的政策环境。

2015 年国务院印发《促进大数据发展行动纲要》（国发〔2015〕50 号），文件提出政府数据资源共享开放工程、国家大数据资源统筹发展工程等 10 大工程，并指出布局国家大数据平台、数据中心等基础设施，加快完善国家基础信息资源和健康、就业、社保等重要领域信息资源，加强与社会大数据的汇聚整合和关联分析。

在国家《促进大数据发展行动纲要》的引领下，2016 年国务院办公厅印发《关于促进和规范健康医疗大数据应用发展的指导意见》（国办发〔2016〕47 号），该文件奠定了健康医疗大数据作为国家基础性战略资源的重要地位，并部署了 14 项健康医疗大数据重点任务和重大工程。文件指出要加快建设统一权威、互联互通的人口健康信息平台，推动实现健康医疗数据在平台集聚、业务事项在平台办理、政府决策依托平台支撑。

2017 年原国家卫生计生委印发《"十三五"全国人口健康信息化发展规划》（国卫规划发〔2017〕6 号），继续强调要夯实健康医疗大数据基础，构建统一权威、互联互通的人口健康信息平台，推动健康医疗大数据应用发展，提升健康医疗服务效率和质量，扩大资源供给，不断满足人民群众多层次、多样化的健康需求。

此外，《"健康中国 2030"规划纲要》《关于促进"互联网＋医疗健康"发展的意见》（国发〔2015〕40 号），以及贵州、福建等各地方政府出台的相关政策文件也为我国健康医疗大数据的发展提供了良好的环境。

二、医院信息平台

1. 总体框架 随着我国医院信息化的推进，各大型医院已基本建成连接各系统的医院信息平台，汇聚了以电子病历为主的大量数据，成为健康医疗大数据平台的重要基础。医院信息平台是以电子病历的信息采集、存储和集中管理为基础，连接临床信息系统和管理信息系统的医疗信息共享和业务协作平台，是医院内不同业务系统之间实现统一集成、资源整合和高效运转的基础和载体，也是在区域范围支持实现以患者为中心的跨机构医疗信息共享和业务协同服务的重要环节。

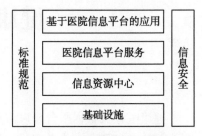

图 2-1　医院信息平台总体框架

医院信息平台总体框架包括基础设施层、信息资源层、医院信息平台服务层、基于医院信息平台的应用以及标准规范体系和信息安全体系。医院信息平台总体框架如图 2-1 所示。

2. 技术架构 医院信息平台技术架构如图 2-2 所示，核心部分是医院信息平台及基于医院信息平台的应用系统。医院信息平台内部又可细分为医院信息平台资源服务层和医疗信息交换层。医院信息平台对内接入临床服务、医疗管理和运营管理各业务应用系统，对外接入全民健康信息平台。

（1）医院业务应用系统：医院业务应用是医院信息平台的基础，包括 3 大类业务系统：临床服务系统、医疗管理系统以及运营管理系统。①临床服务系统主要包括门急诊挂号系统、门诊医生工作站、分诊管理系统、住院病人入出转系统、住院医生工作站、住院护士工作站、电子化病历书写与管理系统、合理用药管理系统、临床检验系统、医学影像系统、超声 / 内镜 / 病理管理系统、手术麻醉管理系统、临床路径管理系统、输血管理系统、重症监护系统、心电管理系统、体检管理系统等；②医疗管理系统主要包括门急诊收费系统、住院收费系统、护理管理系统、医务管理系统、院感 / 传染病管理系统、科研教学管理系统、病案管理系统、医疗保险 / 新农合接口、职业病管理系统接口、食源性疾病上报系统接口等；③运营管理系统主要包括人力资源管理系统、财务管理系统、药品管理系统、设备材料管理系统、物资供应管理系统、预算管理系统等。

（2）医院信息交互层：医院信息平台信息交互层的主要任务是满足临床信息、医疗服务信息和医院管理信息的共享和协同应用，采集相关业务数据，并对外部系统提供数据交换服务，包括与区域全民健康信息平台的数据交换。

（3）医院信息平台资源层：医院信息平台信息资源层用于整个平台各类数据的存储、处理和管理，主要包括信息目录库、基础信息库、业务信息库、临床文档信息库（clinical data repository，CDR）、交换信息库、操作数据存储（operational data store，ODS）、数据仓库、对外服务信息库、智能化管理信息库等。

（4）医院信息平台应用层：基于医院信息平台的应用包括居民健康卡、电子病历管理系统、电子病历浏览器、智能电子病历编辑器、计算机化医嘱录入（computerized physician order entry，CPOE）、区域医疗协同、管理辅助决策支持系统、临床辅助决策支持系统和患者公众服务系统等。

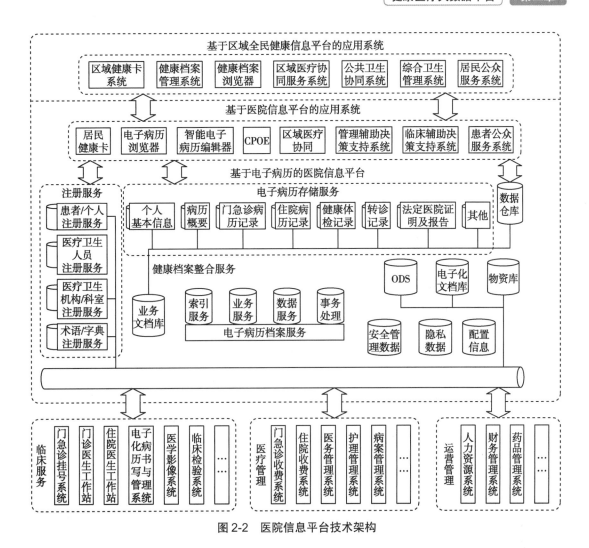

图 2-2　医院信息平台技术架构

（5）医院信息平台与全民健康信息平台的互联互通：通过医院信息平台与全民健康信息平台的对接，实现两级平台信息共享、业务协同。跨医院之间的信息共享、业务协同包括居民健康卡、区域诊疗信息共享、区域医疗协同、区域辅助医疗和区域医疗公众服务等应用。

3. 建设现状　中国医院协会信息管理专业委员会主导的《2017—2018 年度中国医院信息化状况调查报告》显示，全国 99.23% 的三级医院已使用集成技术建立医院信息平台。在集成模式方面，使用中间数据表交换数据、直接跨系统进行数据表读写操作、使用 DLL、Open API、Proxy 进行接口是医院信息平台应用系统集成的主流方式。三级医院信息系统集成技术采用率显著高于三级以下医院，系统集成度较高，方式较为多样。263 家三级医院使用中间数据表交换数据的比例为 69.58%，直接跨系统进行数据表读写操作的比例为 44.49%，使用 DLL、Open API、Proxy 进行接口的比例为 42.97%，采用消息交换的比例为 34.60%。

2019 年 9 月中国医院协会信息管理专业委员会发布《2018—2019 年度中国医院信息化调查报告》，新版调查报告对医院的国家医疗健康信息互联互通标准化成熟度测评进行了调查，调查结果显示参与测评的 1 135 家医院的评级结果多集中在四级甲等，比例为 5.81%；其次为三级，比例为 2.82%。医院互联互通标准化成熟度测评情况如表 2-1 所示。

表 2-1　医院互联互通标准化成熟度测评情况

医院互联互通标准化成熟度测评情况	数量	百分比（N=1 135）
一级	7	0.62%
二级	17	1.50%
三级	32	2.82%
四级甲等	66	5.81%
四级乙等	6	0.53%
五级甲等	5	0.44%
五级乙等	6	0.53%
未参与	996	87.75%

三、区域全民健康信息平台

1. 总体框架　区域全民健康信息平台是以区域内电子健康档案信息的采集、存储、利用为基础，连接区域内的医疗卫生机构基本业务信息系统的数据交换和共享的平台，是不同系统间进行信息汇集整合和挖掘利用的载体。自 2010 年以来在国家卫生健康委、国家发展改革委等部门高度重视与支持下，我国全民健康信息平台建设高速推进，目前已基本建设覆盖国家、省、市、县四级全民健康信息平台，汇聚了大量电子健康档案信息、电子病历信息等数据，成为健康医疗大数据平台建设的重要基础。

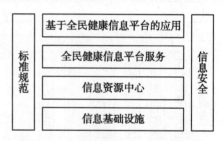

图 2-3　全民健康信息平台总体框架

全民健康信息平台总体框架包括信息基础设施、信息资源中心、区域全民健康信息平台服务、基于区域全民健康信息平台的应用以及标准规范体系和信息安全体系。全民健康信息平台总体框架如图 2-3 所示。

2. 技术架构　区域全民健康信息平台技术架构如图 2-4 所示。

（1）区域卫生信息交换层：区域卫生信息交换层是全民健康信息平台与 POS 应用、基于全民健康信息平台的应用、外部系统交互的服务总线，为任何授权应用服务访问 EHR 提供统一网关。区域卫生信息交换层应采用企业服务总线等符合 SOA 技术路线的产品搭建。

（2）注册服务：注册服务包括个人、医疗卫生人员、医疗卫生机构、术语 / 字典的注册服务，系统对这些实体提供唯一的标识和统一维护管理。

个人注册服务是在一定区域管辖范围内用于安全保存和维护个人健康标识号、基本信息，提供给区域全民健康信息平台其他组件及 POS 应用使用，并可为医疗就诊及公共卫生相关的业务系统提供人员身份识别功能的服务组件。个人注册服务形成一个个人注册库。

医疗卫生人员注册库是一个单一的目录服务，为本区域内所有医疗服务提供者，包括全科医生、专科医生、护士、实验室医师、医学影像专业人员、疾病预防控制专业人员、妇幼保健人员及其他从事与居民健康服务相关的从业人员提供注册服务。系统为每一位医疗卫生人员分配一个唯一的标识，并提供给平台以及与平台交互的系统和用户所使用。

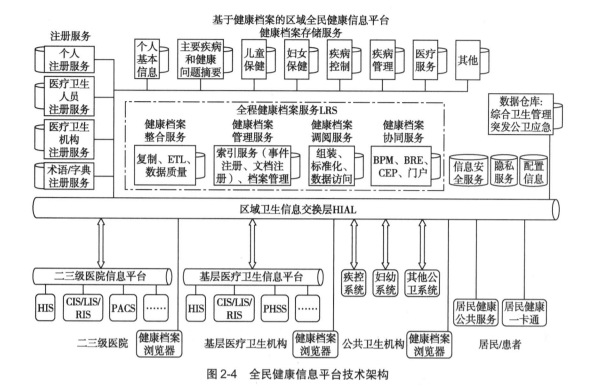

图2-4 全民健康信息平台技术架构

通过建立医疗卫生机构注册库,提供本区域内所有医疗机构的综合目录。系统为每个机构分配唯一的标识,可以解决居民所获取的医疗卫生服务场所唯一性识别问题,从而保证在维护居民健康信息的不同系统中使用统一的规范化的标识符,同时也满足区域全民健康信息平台层与下属医疗卫生机构服务点层的互联互通要求。

建立术语和字典注册库可以解决医疗卫生事件中所产生的信息含义不一致的问题。术语可由平台管理者进行注册、更新维护;字典既可由平台管理者又可由机构来提供注册、更新维护。

(3)全程健康档案服务:全程健康档案服务包括健康档案整合、管理、调阅、协同服务。①健康档案整合服务支持居民健康档案数据的批量上传和个案数据实时上传;②健康档案管理服务对健康档案的全生命周期进行管理,包括建档、注销、属地变更等;③健康档案调阅服务包括组装服务、标准化服务和访问服务;④健康档案协同服务是通过企业服务总线、业务流程管理、业务规则管理、事件管理等机制,实现基于健康档案的医疗卫生业务协同服务。

(4)数据仓库:数据仓库服务利用平台存储的健康档案数据向平台应用或POS系统提供数据分析服务,实现管理辅助决策和临床辅助决策。

(5)居民健康公众服务:区域全民健康信息平台可以通过门户网站、电子邮件、短信等多种方式为居民提供电子化的健康服务,例如预约挂号、健康门户、政策公示、就诊评价、健康咨询等。

3. 建设现状 国家卫生健康委高度重视全民健康信息平台建设工作,2013年国家卫生计生委、国家中医药管理局制定、印发《关于加快推进人口健康信息化建设的指导意见》,

明确提出"合理构建国家、省、市、县四级信息平台"，并将"到 2030 年实现国家省市县四级健康信息平台互通共享、规范应用"的建设目标纳入《"健康中国 2030"规划纲要》的总体部署。经过多年的基础积累和不断建设，2017 年初国家发展改革委批复了全民健康保障信息化工程一期项目，并将省级全民健康信息平台建设纳入国家"十三五"卫生服务体系建设规划中。

（1）平台建设联通情况：在省级层面，全国各省均已建成全民健康信息平台，联通了区域内电子病历、电子健康档案以及全员人口等信息。例如湖北省于 2014 年启动三级全民健康信息平台的建设与应用探索。截至 2017 年 12 月湖北省全民健康信息平台已联通 17 个市 / 州和 101 县区级平台，实现数据交换与共享，市 / 州、县区两级覆盖率达到 100%。全省 16 家省部属医疗机构，包括同济、协和、梨园 3 家国家卫生健康委管医院，全部与省级平台联通并上传数据。全省 83 家三级医院、152 家二级医院和 1 231 家一级医院接入到各级平台并上传数据到省级平台，全员人口库、电子健康档案库和电子病历库 3 个基础数据库在市 / 州、县 / 区覆盖率达到 100%。湖北省人口基础信息共享平台、湖北省卫生计生综合统计网络直报系统、湖北省血液管理信息系统、湖北省新型农村合作医疗管理信息系统、湖北省基本药物采购管理系统、湖北省居民健康卡综合管理系统、湖北省妇幼保健服务管理信息系统、湖北省人口和计划生育服务与管理信息系统和湖北省远程医疗服务与监管平台等系统也与省平台完成了数据对接。

在国家层面，2013 年以来按照卫生健康信息化建设的总体规划设计，全国各地坚持加强领导、健全机制、强化标准、协同推进，以省级统筹、省市两级共建、省市县分建 3 种主要模式，扎实推进全民健康信息平台建设。从 2015 年开始连续 3 年分期推进省级平台和国家平台信息互通共享，当年完成 11 个省级平台与国家平台互联互通，包括北京市、内蒙古自治区、辽宁省、上海市、江苏省、浙江省、福建省、山东省、湖北省、湖南省、重庆市。2016 年完成 16 个省级平台与国家平台对接联通，包括天津市、河北省、山西省、安徽省、江西省、河南省、广西壮族自治区、海南省、四川省、贵州省、陕西省、甘肃省、青海省、宁夏回族自治区、新疆维吾尔自治区、新疆生产建设兵团。2017 年推进吉林省、黑龙江省、西藏自治区、广东省、云南省最后 5 个省级平台的联通工作。2017 年 6 月底已完成国家平台与全部省级平台的联通工作，并实现全员人口信息数据库的网络报送，互联互通的全民健康信息服务体系框架初步形成，提高了重点业务领域信息化建设应用水平。

（2）标准规范建设情况：按照《省统筹区域人口健康信息平台应用功能指引》《医院信息平台应用功能指引》等文件要求，各地注重加强平台基础设施建设，推动和完善平台业务协同、惠民服务、业务监管等应用系统建设。同时严格贯彻执行国家和行业标准，开展医院互联互通成熟度标准测评，逐步推进数据规范上报和共享、平台主索引、数据采集与交换、信息资源管理、信息资源存储、信息资源目录、信息安全、居民健康卡注册管理等平台功能建设，为与国家平台互联互通、数据共享打下扎实基础。各地严格按照有关省统筹区域全民健康信息平台的各项标准，推进远程医疗、居民健康卡等各项平台应用建设，按照国家标准统一推进各类医疗卫生机构相关诊疗信息的标准化采集，提高医院接入平台信息质量。在地方层面，辽宁省编写了 3 类 146 项省级标准规范，江苏省发布了《江苏省卫生信息平台共享数据集》《江苏省医疗标准编码集》等 27 项地方卫生信息标准。

（3）平台建设投入情况：各地注重对全民健康信息平台建设的资金投入，在"十二五"

期间中央资金重点支持基层卫生信息化建设的情况下，分别利用本级财政推动不同层级平台建设。除积极争取中央和当地财政支持外，各地积极加强与社会资本合作，多方筹集资金开展本省全民健康信息平台和应用建设。据初步统计，截至 2017 年 6 月，全国 32 个省级平台建设共投入 18.7 亿元。其中，中央财政 5.3 亿元，占 28.2%，地方财政 12.7 亿元，占 67.7%；已建成的省级平台平均投入 6 604.8 万元，其中投入最高的为上海，3.12 亿元。在地方层面，黑龙江省结合本地实际，与公司签署战略合作协议，公开招标确定省级平台承建方。安徽省利用中央和省财政累计投入 5 亿多元，重点支持省级医学影像云中心项目以及省市县远程医疗服务平台建设项目，提高了全民健康信息惠民服务与管理水平。

（4）安全可控情况：各地高度重视全民健康信息平台的安全建设，坚持网络安全与信息化工作同步规划、同步建设、同步使用，加强网络安全体系建设和管理，确保信息系统安全稳定运行和保障个人隐私。大部分省份严格落实了国家网络安全等级保护制度，制定了全民健康网络与信息安全工作制度和管理规范，坚持每年不定期对省级平台进行安全测评，加强重点领域国产密码应用工作，启动省级数字认证管理服务平台建设，完善防护措施，排查安全隐患，提升自身安全防护能力。例如河北省在常规安全措施基础上，采用双活数据中心对存储、数据库、交换、负载等各个层面实施双活技术。河南省建设完成两大数据中心，实现双保险、双备份。

（5）深化应用情况：按照《省统筹区域人口健康信息平台应用功能指引》的要求，各地依据"急用先建"原则，建设各类信息系统，推进业务协同、惠民服务、业务监管，尤其注重发展"健康查询""检验检查报告查询""预约挂号""慢病管理"和"预防接种服务"等基本应用功能，较好地满足卫生健康行业基础业务工作需要，为群众提供优质高效、公平可及、安全急需的服务。贵州省发挥信息平台枢纽作用，依托省级远程医疗服务平台，建设心电云、检验云、病理云等各类远程医疗协同应用，提升基层医疗机构服务能力，推进分级诊疗制度的建立。河北、安徽等省份建设省级统一医疗便民服务平台，通过客户端、服务窗、即时通讯软件、语音和健康服务网站"五位一体"的形式，开展诊前、诊中和诊后线上医疗服务。辽宁省深化居民健康卡便民惠民应用，将儿童计划免疫系统整合到居民健康卡进行规范管理和便民应用，向老年人发放具有北斗定位功能的健康卡。上海市依托健康医疗大数据服务平台，建设医疗临床辅助决策系统和就医指导系统，实现特定疾病辅助诊断决策和个性化服务，为医疗管理部门提供临床质量分析、医疗资源配置等决策支持服务，实现对市属医院运行状况的有效监管。

第二节　健康医疗大数据平台架构及组成

一、平台架构

健康医疗大数据平台可通过多种方式实时 / 准实时、批量采集各种类型的健康医疗大数据，汇聚到上层存储空间，并对其进行数据清洗、脱敏、标准化、关联、融合等处理，整合汇聚为基础数据库、业务数据库和主题数据库等，并对健康医疗大数据分析与应用提供 SQL、POSIX 等多种访问接口。健康医疗大数据平台架构如图 2-5 所示。

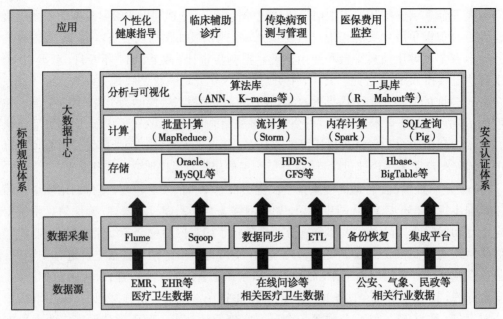

图 2-5　健康医疗大数据平台架构

二、平台组成

健康医疗大数据平台架构包括数据源层、数据采集层、大数据中心、应用层以及标准规范体系和安全认证体系。

1. 数据源层　健康医疗大数据平台所涉及的数据主要来源于医疗卫生机构、相关医疗卫生机构以及相关行业机构。

（1）医疗卫生机构：医院、疾病预防与控制中心、妇幼保健机构、基层医疗卫生机构等医疗卫生机构为健康医疗大数据的主要来源。随着医院信息化的不断深入，EMRS、PACS、LIS、RIS、CPOE 等临床服务系统，门急诊收费系统、住院收费系统、护理管理系统、医务管理系统、病案管理系统等医疗管理系统以及人力资源管理系统、财务管理系统、预算管理系统、药品管理系统等运营管理系统积累了大量医疗数据，这些数据是健康医疗大数据资源的主要内容，例如血尿常规数据、CT 图像、电子处方、门诊（住院）收费明细、病案首页数据等。此外，在公共卫生领域中，随着各类监测系统和网络直报平台的建立与完善，区域全民健康信息平台采集与存储了大量公共卫生大数据，例如结核病患者病案记录信息、细菌性痢疾监测报表、地氟病监测信息、PM2.5 质量浓度分析记录信息等。另外，区域全民健康信息平台存储了大量居民电子健康档案，也是健康医疗大数据的重要来源之一。

（2）相关医疗卫生机构：除了医院、疾病预防与控制中心等医疗卫生机构外，相关医疗机构也是健康医疗大数据的重要来源，例如基因测序公司产生的基因数据、互联网医疗公司采集的在线问诊复诊网络大数据、健康监测设备运营商存储的自我量化大数据、互联网搜索数据等。

（3）相关行业机构：人体健康、医保医药等不仅与健康医疗本行业有关，与银行、公安、气象、民政、农业其他行业也有密切联系，因此需尽量采集相关行业的数据为健康医疗大数据分析奠定基础。

2. 数据采集　数据采集层针对多源异构、分布信息系统实现对目标数据源数据项的采集,支持多种标准的传输接口、多种格式的数据接入。该层采用 Web Service、API 接口、数据库直连、FTP 拉取、Flume、Sqoop、Falcon、Kafka 等技术,对离线数据批量采集、流式数据实时采集,将各种结构化、半结构化和非结构化的健康医疗大数据汇聚到上层存储空间中。

3. 大数据中心　大数据中心为健康医疗大数据平台的核心技术层,用来处理健康医疗数据。通过数据采集层采集数据汇集到大数据中心形成业务数据湖,大数据中心对数据湖中数据进行处理,基本处理功能包括①数据整合:将从各个系统中获取的数据进行整合,实现数据综合利用;②数据自动化处理:处理过程可以实现自动处理,避免人工实时干预;③数据安全性:数据处理过程要保证数据安全性,做到数据保密性、数据完整性、数据可利用等。

4. 应用层　健康医疗大数据应用广泛,例如个性化健康指导、临床辅助诊疗、传染病预测与管理等,对个人、医疗卫生机构、公共卫生机构、卫生健康行政机构、医药生产经营企业、医疗保险机构等均有不同应用。

5. 标准规范体系　标准规范体系是健康医疗大数据平台的重要保障,平台搭建主要参照 HL7 CDA 文档、术语标准等相关标准,例如《中国卫生信息数据元值域代码》《电子病历基本数据集》《电子健康档案基本数据集》、LOINC 等。

6. 安全认证体系　安全认证体系贯穿于整个健康医疗大数据体系中,包括数据安全、应用服务安全、架构安全、认证鉴权和隐私安全等方面。

(1)数据安全:数据安全是安全认证体系的重要组成部分。健康医疗大数据平台需要采取数据备份、数字水印、防火墙、数据加密等多种技术与方法来保证数据的机密性、完整性和可用性,从而保证健康医疗大数据在采集、传输、存储、管理、分析、发布、交易、使用和销毁过程中的安全。

(2)应用服务安全:健康医疗大数据平台接入的应用服务较多,在分析设计和实现应用服务时需严格审查,避免安全漏洞,同时对各类应用服务提供管理控制和监控,确保应用服务使用可控和可查,确保应用服务安全。

(3)架构安全:为保证健康医疗大数据平台网络结构、功能结构的安全性,供应商或者系统自身需要根据漏洞或补丁情况制定相应的维护操作规定。成立相应的运营团队负责日常运行工作,并具备紧急事件响应处理能力,提供应急预案。

(4)认证鉴权:针对健康医疗大数据使用的相关单位、个人用户,应建立完备的用户、角色分级机制,不同等级的角色和用户分别具备不同的权限。平台相关使用单位和个人需要定期进行安全教育培训,以增强人员的安全意识,降低安全风险。

(5)隐私安全:健康医疗大数据平台中涉及的隐私内容必须加以严密保护,对隐私数据进行脱敏处理,并不能通过多片段组合等方式回溯至原始数据。

第三节　健康医疗大数据平台功能

一、数据采集

健康医疗大数据平台针对多源异构、分布信息系统实现对目标数据源数据项的采集,支持多种标准的传输接口、多种格式的数据接入。该层采用 Web Service、API 接口、数据库直连、FTP 拉取、Flume、Sqoop、Falcon、Kafka 等技术，对离线数据批量采集、流式数据实时采集，将各种结构化、半结构化和非结构化的医疗健康大数据汇聚到上层存储空间中。

健康医疗大数据主要采集医疗卫生机构、相关医疗卫生机构和相关行业机构的数据，数据采集范围包含但不限于① HIS：患者（含门诊、住院）的基本信息、就诊情况、病历、诊断、医嘱、用药、耗材、手术、输血、检查、检验等信息；② EMR：门诊患者的门诊病历，住院患者的入院病历、病程、术前讨论、术后情况、出院小结、会诊记录等全部文书；③病案首页：包括临床首页和编目首页，以及临床随访和病案随访数据、经济数据、部分院外诊疗数据；④护理：护理首页、护理评估、护理记录、护理措施、危重记录、体征、PICC、置管等；⑤手术麻醉：麻醉记录单、手术记录单、监控仪器数据；⑥ EHR：高血压患者健康管理、高血压随访、高血压用药、重性精神疾病患者管理、重性精神疾病患者随访等；⑦疾病预防控制：预防接种信息、结核病患者病案记录信息、流行性脑脊髓膜炎个案调查表信息、包虫病患者信息登记表信息、疟疾病例流行病学个案调查表信息、全国血吸虫病监测点基本情况调查表信息等；⑧基因测序数据；⑨网络数据：在线问诊复诊网络数据、健康监测设备运营商存储的自我量化大数据、互联网搜索数据等；⑩公安、气象、经信等其他行业数据。

二、数据分析

数据分析主要包括 3 个阶段：计算、分析和可视化。数据计算利用批量计算、内存计算及流计算等技术，结合各类业务逻辑和算法，实现海量数据的离线、在线分析与处理。数据分析包括统计分析、数据挖掘、人工智能等，形成健康医疗大数据应用的分析模型库。数据可视化是将数据分析与预测结果以计算机图形或图像的直观方式显示给用户的过程，并可与用户进行交互式处理，用户将经过分析后的数据结果应用于业务活动中。

Mahout 是 Apache 旗下一款开源分布式机器学习框架，建立在 MapReduce 框架之上，因此适合大规模数据的分析任务。Mahout 提供了许多常用算法接口，使开发者在不用了解算法底层实现的情况下完成算法的实际应用开发，提升工作效率，Mahout 常用算法如表 2-2 所示。

表 2-2　Mahout 常用算法

算法类	算法名	说明
聚类算法	K means clustering	K 均值聚类
	expectation maximization	期望最大化类
	latent dirichlet allocation	LDA 聚类
	mean shift clustering	均值漂移聚类
协同过滤	non-distributed recommenders	Itmecf, Usercf, Slopeone
分类算法	Bayesian	贝叶斯
	random forests	随机森林
	support vector machine	支持向量机
	logistic regression	逻辑回归

三、数据应用

健康医疗大数据真正发挥作用在于与业务场景相结合,利用统计分析、数据挖掘等方法生产出有价值的数据结果,辅助发现规律、优化流程、创造新的业务价值。例如基于电子健康档案、移动设备监测、个人体征数据等为居民提供个性化的健康管理服务;通过疾病早期筛查、并发症分析、病理切片智能诊断、医学影像智能诊断等大数据应用完成疾病从早期预测到结束诊疗的全过程辅助;通过中医证候与症状分析、中医辨证论治等大数据应用,可辅助中医疾病诊疗。

四、平台维护

1. 数据管理 健康医疗大数据平台应具有数据管理功能,包括对元数据、主数据、资源目录、数据质量、数据备份与恢复等的管理。

(1)元数据管理:健康医疗大数据平台应能进行元数据管理。元数据是描述数据的数据。平台不仅需要对国家、卫生行业标准中的元数据进行管理,还需要对平台中重要的元数据进行管理,例如数据的表结构、数据的存储空间、读写记录、权限归属等。

(2)主数据管理:健康医疗大数据平台应能进行主数据管理。主数据管理是对平台中共享的数据进行标准化管理,例如科室信息、标准疾病诊断名称等。

(3)数据质量管理:数据质量管理对数据资源中心采集的各类数据资源进行数据质量检测、数据质量问题发现、跟踪以及修正,确保健康医疗大数据对各部门及分析应用提供可用、高质量的数据资源,保障资源中心中数据资源的完整性、唯一性、合法性、一致性、及时性等。通过数据清洗和数据质量评估等方式完成数据质量检查。

(4)资源目录管理:面对共享资源库种类繁多的数据资源,需要以元数据为核心,以资源目录的形式管理起来,按照病种、来源部门、主题等分类对共享资源库的资源进行梳理、分类。资源目录管理包括数据资源的分类管理、数据资源注册、目录内容发布、目录检索等功能。

(5)数据备份与恢复:健康医疗大数据平台中的许多数据,例如患者基本信息、电子病历等,处于非常重要的位置,确保数据的安全是系统必备的功能。根据设定的数据备份策略定期备份指定范围的数据,可以在需要的时候将备份的数据恢复。并且能够通过设定,利用系统提供的自动通知功能提醒系统管理人员备份数据。

2. 安全管理

(1)用户管理:通过用户管理可以规范用户对健康医疗大数据平台的使用行为,可以根据用户的组织机构设置相应的用户组和对应的用户。用户管理应该能够对用户进行全面的管理,包括用户组的增加、修改和删除;用户的增加、修改和删除;用户与用户组之间的对应;安全可靠的密码管理功能。

(2)权限管理:在健康医疗大数据平台中权限管理至关重要,不同的用户应具有不同的权限,使用不同的信息路由路径,这样保证了平台的安全性、可靠性和稳定性。平台应从不同的角度进行相应的权限管理,功能权限指对接入平台的各个应用以及功能服务的访问权限;数据集权限即数据项权限,是指用户对传输中的信息各数据项的访问权限;管理范围及记录权限是作为共享数据信息内容的访问权限。当用户所具有的信息符合通过管理范围设定出的特殊匹配条件时,允许用户访问相应管理范围所规定信息内容,权限方案允许用户导出和导入。

(3)审计追踪:健康医疗大数据平台应提供记录所有信息访问或信息更新操作日志,并提供数据的审计及操作追踪服务。审计追踪的内容包括:①记录每个业务用户的关键操作,例如用户登录、用户退出、增加/修改用户权限、用户访问行为和重要系统命令使用、内部数据访问行为等操作;②审计记录的内容应至少包括事件的日期、时间、类型、主体标识、客体标识和结果等;③支持授权用户通过审计查阅工具进行审计数据的查询,审计数据应易于理解;④具备审计日志数据的完整性保护,审计日志无法删除、修改或覆盖;⑤能够对业务系统的访问内容、访问行为和访问结果进行审计追踪,发现和捕获各种用户访问应用操作行为、违规行为,全面记录业务系统中的各种用户访问会话和事件,实现对业务系统访问信息进行关联分析;⑥能够对用户访问平台系统的认证、访问控制、数据签名、数据加密等业务操作进行综合监控。

3. 日志管理　健康医疗大数据平台应可提供完善的日志管理功能,运行过程中自动生成日志文件,登记系统的日常运行信息、传输的数据包和文件信息、系统出错提示等。日志记录日常用户使用的情况,跟踪每一笔数据交换过程后进行的所有操作,例如操作流水号、系统名称、发送时间、接收时间、模块名称等,用以提高系统的安全性,跟踪非法操作与越权操作,统计接口的执行频度。日志级别可以配置,级别越高记录的数据越详细,可以产生多种日志,例如系统日志、数据包日志等。日志可用于对系统的运行状态进行监控,也可用于对系统的运行情况进行审计、故障处理、系统开发调试跟踪。健康医疗大数据平台一般需要提供如下日志管理功能:①提供调试开关的功能,使用户能够根据需要及时调节系统的核心,提高效率和可靠性;②提供日志定时清理和磁盘空间管理功能;③提供日志的查询和管理功能;④动态修改日志的等级,便于用户排错。

4. 运行监控　健康医疗大数据平台应提供统一监控和管理工具,对平台的运行状况进行监控。通过监控画面,系统管理员可以及时地发现网络故障及平台运行的异常情况,通过平台提供的相关工具进行处理。监控管理工具能够灵活地部署在用户选择的计算机系统上。监控管理实现的功能包括:①动态地修改系统配置及相关运行参数;②对所监控的对象进行启动、停止或删除等管理操作;③提供性能监视器功能,提供交互服务运行基本参数指标监控,包括执行成功数、失败数、异常数、响应最大时间、响应最小时间、响应平均时间及分段监控等内容,也能对设定的关键指标、自定义指标进行监控;④提供异常告警功能,当平台运行异常时,可以第一时间监控到异常信息,并且能够将告警信息以系统提示的方式报警给系统管理员。

5. 配置管理　由于健康医疗大数据平台是一个复杂、庞大的平台,软件系统需要不断地维护和更新,如果每修改一次都需要到用户终端进行一次程序更新,平台维护的工作量是无法想象的,为解决这一矛盾,平台应对各组件应能实行智能维护,提供功能服务组件版本自动更新功能、平台参数设置功能和个性化服务功能等。一站式大数据平台提供集群自动化部署服务,用户只需要安装 Manager 管理平台软件,就可以在图形化界面上安装、部署、配置所需要的服务。整个安装过程不需要用户使用任何终端命令或者代码。

第四节　健康医疗大数据平台关键技术

从数据在信息系统中的生命周期看,大数据从数据源经过分析到最终获得价值一般需要经过 5 个主要环节:数据采集、数据存储与管理、计算处理、数据分析和可视化。大数据对知识展现环节来说只是量的变化,并不需要根本性的变革;但对数据采集、存储、计算、分析 4 个环节影响较大,需要对技术架构和算法进行重构。本节简要分析上述 4 个环节的主要技术。

一、大数据采集技术

(1) Sqoop:Sqoop 是一款开源的数据迁移工具,主要用于在 Hadoop 与传统关系型数据库间进行数据的传递,可以将 MySQL、Oracle、PostgreSQL 等关系型数据库中的数据导入到 Hadoop 的 HDFS、Hive、Hbase 中,也可以将 HDFS、Hive、Hbase 的数据导入到关系型数据库中。Sqoop 结构如图 2-6 所示。

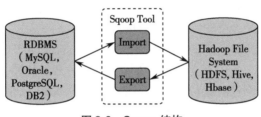

图 2-6　Sqoop 结构

(2) Flume:Flume 是由 Cloudera 软件公司开发的分布式日志收集系统,可采集日志数据,后于 2009 年捐赠给 Apache 软件基金会,为 Hadoop 相关组件之一。尤其近几年随着 Flume 不断改进和完善,用户在开发的过程中使用的便利性得到很大的改善,现已成为 Apache 顶级项目之一。

Flume 是一个高可用的、高可靠的、分布式的海量日志采集、聚合和传输的系统,支持在日志系统中定制各类数据发送方,用于收集数据;同时,Flume 提供对数据进行简单处理并写到各种数据接受方的能力。Flume 结构如图 2-7 所示。

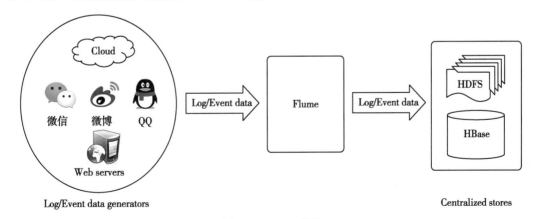

图 2-7　Flume 结构

（3）ETL抽取与Kettle：ETL用于描述将数据从来源端经过抽取、转换、加载至目的端。ETL过程保证来自不同系统、不同格式的数据和信息模型具有一致性和完整性，并按要求装入数据集市。ETL的过程就是数据流动的过程，从不同异构数据源流向统一的目标数据。其间数据的抽取、清洗、转换和加载形成串行或并行的过程。ETL的核心还是转换过程，而抽取和加载一般可以作为转换的输入和输出，或者将抽取和加载作为一个单独部件，其复杂度比转换部件低。

ETL常有3种实现方法：①借助ETL工具，例如Oracle的OWB、SQL Server 2000的DTS、SQL Server 2005的SSIS服务、Informatic等，该种方法可以快速地建立起ETL工程，屏蔽了复杂的编码任务，提高了速度，降低了难度，但是缺少灵活性；②使用SQL，该种方法的优点是使用灵活，可以提高ETL运行效率，但是编码复杂，对技术要求比较高；③ETL工具和SQL相结合，该种方法综合了ETL工具和SQL的优点，可以提高ETL的开发速度和效率。

Kettle是一个由纯Java开发的ETL工具，是开源智能商务软件Pentaho的重要组成部分。Kettle提供了一系列的组件：Spoon、Pan、Kitchen、Carte、Encr等，用于完成数据抽取、转换、加载工作。正如Kettle的中文名"水壶"一样，使用Kettle处理数据就像从水壶中倒水一样，先把各种数据放到一个壶里，再以指定格式流出。

（4）集成平台数据提取：当健康医疗大数据平台的数据来源于集成平台时，需要从集成平台采集数据，使用集成平台获取数据主要经过适配器、数据转换、消息订阅/事件驱动的过程。①适配器：由于各个业务系统从设计到实现技术的差异性，集成平台需要具备连接不同技术接口的能力，通过适配器可以适配不同业务系统的连接口，从而将这些业务系统对外接口封装成相应的业务事件；②数据转换：平台通过适配器获取数据后，需要对数据进行标准化处理，包括数据过滤、数据格式标准化、语义/术语标准化以及数据有效性校验4个步骤，通过这4个步骤的处理保证进入到健康医疗大数据平台的数据完整性和有效性；③消息订阅/事件驱动：一旦数据接入完成，并进行了标准化处理后，这些服务就形成了标准化的事件。通过消息订阅机制，针对大数据平台关注的所有业务事件相对应的数据进行订阅，一旦业务系统产生了一条新的数据，集成平台就能捕获到该事件，进而实时将事件对应的数据发送给订阅方健康医疗大数据平台，最后通过大数据平台提供的接口发送到大数据平台。

（5）备份恢复：备份恢复不需要生产系统做大调整，只需要将生产系统日常备份数据库提供给平台即可。备份数据库在提交给平台前要做好数据脱敏、加密处理，考虑到无法在生产系统脱敏、加密后导出备份数据，所以先备份生产库，然后对生产库进行异地恢复，执行脱敏、加密算法，二次备份后提交给平台。备份恢复适用于不要求秒/分钟级时效性的场景。

（6）数据同步：数据同步利用数据库或第三方提供的数据同步工具实现生产库到平台的实时同步模式。此方案同样考虑到数据安全，需要在生产库和平台之前增加前置机，实现数据先从生产库到前置机，前置机完成数据脱敏、加密之后再同步到平台。数据同步一般采用OGG，OGG是一种基于日志的结构化数据复制软件，该软件能够实现大量交易数据的实时捕捉、变换和投递，实现源数据库与目标数据库的数据同步，保持亚秒级的数据延迟。OGG能够支持多种拓扑结构，包括一对一、一对多、多对一、层叠和双向复制等。数据同步适用于医院生产库与前置机之间的网络带宽有限，但是要求秒/分钟级时效性的场景。

（7）物化视图：物化视图是包括一个查询结果的数据库对象，它是远程数据的本地副本。物化视图存储基于远程表的数据，也称为快照。允许数据中心通过 DBLINK 链接到业务系统，增加一些之前是全量采集的大数据表的物化视图，方便数据中心增量采集这些表数据。

（8）数据增量抽取：增量抽取只抽取自上次抽取以来数据库中要抽取的表中新增或修改的数据。在 ETL 使用过程中，增量抽取较全量抽取应用更广。如何捕获变化的数据是增量抽取的关键。对捕获方法一般有两点要求：①准确性：能够将业务系统中的变化数据按一定的频率准确地捕获到；②性能：不能对业务系统造成太大的压力，影响现有业务。目前增量数据抽取中常用的捕获变化数据的方法有：触发器方式、时间戳方式、全表删除插入方式、全表比对方式和日志表方式等。

（9）网络爬虫：网络爬虫可用于采集互联网健康医疗大数据。网络爬虫，又称为网页蜘蛛、网络机器人，是按照一定规则自动抓取万维网信息的程序或者脚本。网络爬虫按照系统结构和实现技术可以分为以下几类：通用网络爬虫（general purpose web crawler）、聚焦网络爬虫（focused web crawler）、增量式网络爬虫（incremental web crawler）、深层网络爬虫（deep web crawler）。实际的网络爬虫系统通常是几种爬虫技术的结合。

二、大数据存储技术

1. 关系型数据库 关系型数据库指采用了关系模型来组织数据的数据库，其以行和列的形式存储数据，以便于用户理解，关系型数据库这一系列的行和列被称为表，一组表组成了数据库。用户通过查询来检索数据库中的数据，而查询是一个用于限定数据库中某些区域的执行代码。关系模型可以简单理解为二维表格模型，而一个关系型数据库就是由二维表及其之间的关系组成的一个数据组织。

关系型数据库强调 ACID 规则：原子性（atomicity）、一致性（consistency）、隔离性（isolation）、持久性（durability）。ACID 可以满足对事务性要求较高或者需要进行复杂数据查询的数据操作，而且可以充分满足数据库操作的高性能和操作稳定性的要求。并且关系型数据库十分强调数据的强一致性，对于事务的操作有很好的支持。关系型数据库可以控制事务原子性细粒度，一旦操作有误或者有需要，可以马上回滚事务。

主流的关系型数据库有 Oracle、MySQL、Microsoft SQL Server、Microsoft Access 等，每种数据库的语法、功能和特性也各具特色。

2. 分布式文件系统

（1）Google 分布式文件系统：健康医疗大数据平台中的数据除了传统的结构化数据以外，还包括海量半结构化和非结构化数据。面对海量半结构化和非结构化数据存储，传统集中式、阵列式存储模式扩展性不强、可靠性不高、可用性不佳等缺点使其无法满足海量规模数据的存储需求，分布式文件系统的出现解决了这一问题。2003 年 Google 发表的《The Google File System》阐述了大规模分布式文件系统的原理，极大地促进了分布式文件系统的发展。

Google 分布式文件系统（Google File System，GFS）是一个构建在廉价服务器上的可扩展的大型分布式文件系统，在普通商用计算机上提供了良好的容错性，可对大量客户端提供高可用的服务。GFS 体系结构如图 2-8 所示。GFS 包括一个主节点（元数据服务器）、多个快服务器（数据服务器）以及多个客户端。每一个节点都是普通的 Linux 服务器，GFS 的工作就是协调成百上千的服务器为各种应用提供存储服务。

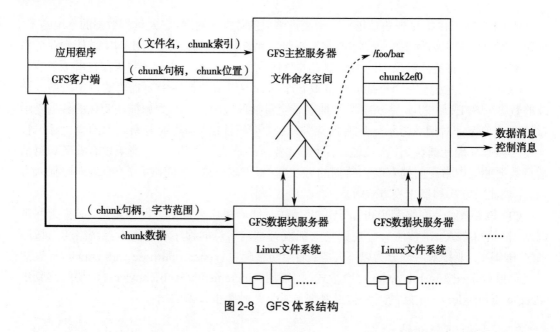

图 2-8 GFS 体系结构

（2）Hadoop 分布式文件系统：Hadoop 分布式文件系统（Hadoop Distributed File System，HDFS）是 Google 分布式文件系统的开源实现，是 Hadoop 生态系统的核心部分。HDFS 作为分布式计算中数据存储管理的基础，可以运行于廉价的商用服务器上，已成为目前主流的支持大数据的分布式文件系统。

HDFS 是一个典型的主从（Master/Slave）架构，由名称节点（NameNode）、第二名称节点（Secondary NameNode）及多个数据节点（DataNode）组成，可以通过目录路径对文件执行 CRUD 操作，为整个 Hadoop 生态系统提供高可靠性的底层存储支持，HDFS 体系结构如图 2-9 所示。NameNode 作为全部文件系统的核心，它是系统的管理节点，存储文件的元数据信息包括文件名、文件的目录结构、文件的属性（生成时间、副本数、文件权限等）以及每一个文件的块列表和块所在 DataNode 等信息。此外，还负责接收用户的操作请求。

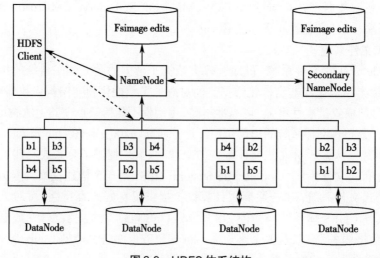

图 2-9 HDFS 体系结构

Secondary NameNode 是用来监控 HDFS 状态的辅助后台程序,每隔一段时间获取 HDFS 的元数据快照,用来合并 Fsimage 和 Edits 文件来更新 NameNode 的元数据信息。DataNode 在本地文件系统存储文件块数据以及块数据的校验,文件块(block)是 HDFS 文件系统最基本的数据存储单位,Hadoop1.X 中一个 block 大小为 64M,而 Hadoop2.X 中一个 block 默认大小为 128MB。与其他文件系统的不同之处在于 HDFS 中一个文件数据量不足一个数据块的大小,它便不会占用该数据块的整个存储空间。

HDFS 具有以下特点:①处理超大文件。这里的超大文件通常是指数百 MB、甚至数百 TB 大小的文件。目前在实际应用中 HDFS 已经能用来存储管理 PB 级的数据。②流式地访问数据。HDFS 的设计建立在更多地响应"一次写入,多次读取"任务的基础之上。这意味着一个数据集一旦由数据源生成,就会被复制分发到不同的存储节点中,然后响应各种各样的数据分析任务请求。在多数情况下,分析任务都会涉及数据集中的大部分数据,即对 HDFS 来说,请求读取整个数据集要比读取一条记录更加高效。③可运行于廉价的商用机器集群上。Hadoop 设计对硬件需求比较低,只须运行在廉价的商用硬件集群上,而无须昂贵的高可用性机器上。廉价的商用机也就意味着大型集群中出现节点故障情况的概率非常高。这就要求在设计 HDFS 时要充分考虑数据的可靠性、安全性及高可用性。

虽然 HDFS 具有诸多优点,已成为目前主流的大数据存储系统,但 HDFS 也存在一定的局限性:不适合低延迟数据访问、无法高效存储大量小文件以及不支持多用户写入和任意修改文件。

3. 非关系型数据库　由于传统关系型数据库不具备高可扩展性,因此大数据给传统数据库带来了挑战。为了支持高扩展的数据库系统,先后产生了支持 CAP 理论的 NoSQL 数据库系统和满足 ACID 特性的 NewSQL 数据库系统。

(1) NoSQL 数据库:NoSQL 数据库指非关系型的、分布式的、不保证遵循 ACID 原则的数据存储系统,根据存储模型和特点可分为列存储数据库、文档数据库、键值(key-value)存储数据库和图形数据库 4 类。典型的 NoSQL 产品有 Google 的 BigTable、基于 Hadoop HDFS 的 Hbase 等。

NoSQL 数据库目前在网站和项目上应用较广,因为它克服了关系型数据库无法存储非结构化和半结构化数据的缺点,具有易扩展、支持海量数据、接口定义简单、数据模型灵活、弱事务模型的优点。

1) 列存储数据库:Hbase 和 BigTable 是列式存储数据库的典型代表。Hbase 是构建在 Hadoop 上分布式、面向列的开源数据库,适合非结构化数据存储。Hbase 利用 HDFS 作为其文件存储,利用 Zookeeper 作为其协调工具,适用于大数据的实时读写。Hbase 是谷歌 BigTable 的开源版本,每张表可以存储几十亿的记录数(行数),每条记录可以拥有上百万字段。而这样的存储能力不需要特别的硬件,普通的 PC 服务器集群就可以胜任。Hbase 具有高性能、高可靠、列存储、可伸缩的特点,是 NoSQL 数据库的代表。BigTable 是谷歌设计的一个存储和处理海量数据的非关系型数据库。在表中数据以"列族"为单位组织,列族用一个单一的键值作为索引,通过这个键值,数据和对数据的操作都可以被分布到多个节点上进行。它不仅能够可靠的处理 TB、PB 级别的超大规模数据,而且部署在千台机器上也完全不是问题。

2) 文档数据库:文档数据库中数据存储的模式是文档,且对存储的文档数据无类型限制,可以对任意格式的字段进行存储。文档数据库较为常见的有 CouchDB 和 MongoDB 两种。CouchDB 是面向文档的数据库管理系统,每一个文档都具有唯一的 ID 作为管理依据。CouchDB 提供以 JSON 为数据格式的 REST 接口,允许应用程序读取和修改这些文档,并可以通过视图来操纵文档的组织和呈现,具有高度可扩展性、高可用性和高可靠性,就算是故障率较高的硬件也能正确、顺畅运行。MongoDB 是一个文档型 NoSQL 产品,在非关系型数据库中它的功能最为丰富,与关系数据库最为接近,因此也最受欢迎。MongoDB 主要解决的是海量数据的访问效率问题,当数据超过一定规模时,它的访问速度是关系型数据库 MySQL 的数十倍以上。MongoDB 系统主要由 Shard 数据块、Mongos 进程、Config 服务器组成。

3)键值存储数据库:键值存储数据库采用 key-value 存储模式,查询能力强大,并且可以满足大数据存储和高并发性的要求。近几年发展起来比较知名的键值存储数据库有 Redis、Memcached、Voldemort 等。

4)图形数据库:图形数据库以图结构为基础,当前主要的数据库包括嵌入式图引擎 Neo4j、Twitter 的 FlockDB 和谷歌的 Pregel 等。其中采用 Java 语言开发的、开源的 Neo4j 是图形数据库的主要代表。与关系型数据库相比,Neo4j 数据库支持并行运行、性能优越,但是也有一些缺点,例如检索算法较为复杂、对复杂的子图查询效率较低等。

(2)NewSQL 数据库:NewSQL 既保留了 SQL 查询的方便性和传统事务操作的 ACID 特性,而且还可实现 NoSQL 系统的高吞吐率,具有高性能和高可扩展性的特点。常见的 NewSQL 数据库包括 NuoDB、ClustrixDB、VoltDB 等。NewSQL 体系结构一般分为 3 层:管理层、事务层和存储层。管理层支持按需伸缩功能,事务层负责原子性、一致性和隔离性,存储层负责持久性。

三、大数据处理技术

1. 批处理 Hadoop　批处理在大数据世界有着悠久的历史,主要操作大容量静态数据集,并在计算过程完成后返回结果。由于批处理在应对大量持久数据方面的表现极为出色,因此经常被用于对历史性健康医疗大数据进行分析。大量数据的处理需要付出大量时间,所以批处理不适合对处理时间要求较高的场合。

Hadoop 从出现到现在已经经历了 0.X、1.X 到 2.X 版本的迭代,其中 2.X 与之前所有版本最大的区别是引入了 YARN 资源管理模块。Hadoop2.X 版本包括 3 个核心模块 HDFS、YARN 和 MapReduce。其中 HDFS 分布式文件系统负责海量数据的存储,YARN 管理系统相当于"云的操作系统"负责资源分配管理和调度,MapReduce 是一个并行的离线计算框架,负责海量数据分析。Hadoop2.X 核心模块如图 2-10 所示。

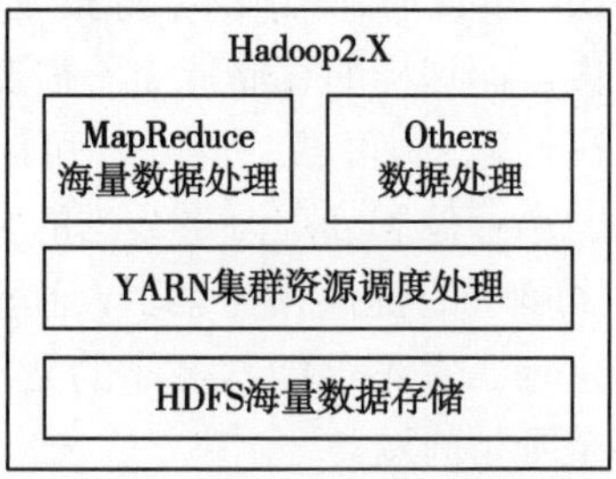

Apache Hadoop 及其 MapReduce 处理引擎提供了一套久经考验的批处理模型,最适合处理对时间要求不高的非常大规模的数据集。通过非常低成本的组件即可搭建完整功能的 Hadoop 集群,使得这一廉价且高效的处理技术可以灵活应用在很多案例中。Hadoop 框架的主要优势有:①扩容能力强,能够可靠存储和处理 PB 数据;②成本低,可以通过普通机器组成服务器集群来分发和处理数据,这

图 2-10　Hadoop2.X 核心模块

些服务器集群可达数千个节点；③高效率，通过分发数据，Hadoop 可以在数据所在的节点上进行并行处理，从而大幅度提高处理速度；④可靠性，分布式存储和冗余提高数据可靠性，保证数据长期可靠保存，并且在任务失败之后能够自动重新部署计算任务。

2. 流处理 Storm　以 Hadoop 为代表的批处理系统主要对批量静态数据进行处理，适用于海量大规模历史性数据的分析。而随着智能健康监测设备、互联网医疗等的发展，每时每刻会产生大量健康医疗大数据，这些数据的时效性很强，处理算法需要很快执行，至少在秒级，此时批处理系统不再能满足需求，以 Storm 为代表的流处理系统应运而生。

流处理面对的是不停更新的动态数据，处理延时很低，常被应用于构建实时系统，例如针对高血压等慢性疾病患者的实时健康监测系统、健康网站的网站流量监控分析等。流处理将数据视为源源不断的小数据集组成的数据流，当数据流流过系统时，系统不断的处理流过来的数据。

Apache Storm 是一个开源的分布式实时计算系统，可以简单、可靠地处理大量数据流，而且支持水平扩展，具有高容错性。Storm 把实时计算任务打包成拓扑发布，和 MapReduce 有一定相似性，不同之处在于 MapReduce 任务在得到结果后总会结束，而拓扑会在集群中一直运行直到人为终止。Storm 架构是主从架构，由一个控制节点和多个工作节点组成。控制节点运行 Nimbus 守护进程，该进程的主要作用是对集群中的节点进行响应并进行任务的划分和分配以及对任务进行监控。每一个工作节点运行 Supervisor 后台进程，该进程用于接收控制节点分发的任务并根据要求运行工作进程。每个工作节点可以运行多个 Worker，每个 Worker 是运行具体处理组件逻辑的进程。一个 Worker 进程又可以产生一个或多个 Executor 线程，一个 Executor 可能运行着一个相同组件的一个或多个 Task。Task 代表任务，每个组件处理会被当作很多 Task 在整个集群中运行。Nimbus 和 Supervisor 都是无状态和快速失败的，它们之间通过 Zookeeper 分布式协调服务进行协调通信。Storm 集群架构如图 2-11 所示。

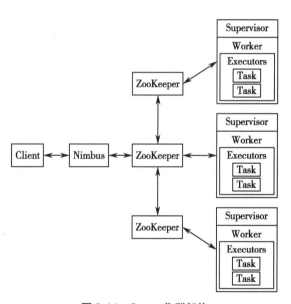

图 2-11　Storm 集群架构

3. 混合处理 Spark　混合处理技术框架可以同时处理批量数据和实时数据，主要通过 Spark 实现。

大数据环境传统单机模式已不能处理海量数据。Hadoop 虽然能处理大规模数据，但它更加擅长离线的批量数据，且耗时长。Storm 主要适用于流式数据的分析，对批量数据的性能较差。Spark 综合了两者的优点，既能处理流式数据又能处理批量数据，是一个新兴的针对超大数据集合的低延迟的集群分布式计算系统，比 MapReduce 快 40 倍左右，是 Hadoop 的升级版本。

Spark 是一个快速的、通用的进行大规模数据处理的执行引擎。最初是由加州柏克莱分校 Amplab 所开发,相对于 Hadoop 的 MapReduce 会在运行完工作后将中间数据存放到磁盘上,Spark 使用了内存运算技术。自开源以来,Spark 社区极其活跃,它能够快速迭代开发,并逐渐成为自己的生态系统,该系统以 Spark 引擎为基础,兼容 Hadoop 生态系统的部分组件,支持用 SQL 查询 Spark 的工具 SparkSQL、流式计算的 SparkStreaming、专门针对图数据处理的 GraphX 和专门针对机器学习的 Mlib 的上层基础应用。Spark 生态系统相关组件如图 2-12 所示。

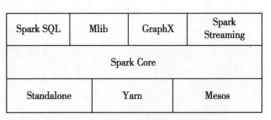

图 2-12　Spark 生态系统相关组件

4. 3 种处理技术比较　Hadoop、Storm 和 Spark 是目前主流的 3 大分布式大数据处理框架,Hadoop 是由 Yahoo 的工程师 Doug Cutting 在 2005 年开发,后来成为 Apache 基金会的顶级项目,经过多年发展 Hadoop 及其生态圈已经日趋成熟。Hadoop 分布式软件由 Java 开发编写,集群为典型的主从结构,擅长海量数据的存储和分析。本质上 Hadoop 是一个离线批处理系统,海量数据预先被持久化到它的分布式文件系统 HDFS 中,任务启动时,MapReduce 程序会从文件系统中读取数据到集群中的各个计算节点处理,任务处理完成后,计算结果会再次返回到 HDFS 供用户使用,一个 Job 对应一个 Map 和 Reduce 操作。从计算过程来看,Hadoop 是基于磁盘的操作,MapReduce 的 Map 和 Reduce 操作之间的 Shuffle 操作需要频繁地访问磁盘,这是提高性能的瓶颈。这种离线的数据处理方式适用于对实时性和响应要求不高的应用场景,例如日志分析和机器学习等任务。

Spark 起源于 2009 年,是 AMP 实验室的一个研究性项目,于 2010 年开源。与 Hadoop 的计算框架相同的是,Spark 运行架构也采用典型的主从结构,都是迭代型计算和批量计算。不同的是,Spark 框架是用 Scala 语言开发,它的核心抽象是分布式弹性数据集 RDD。围绕 RDD 构建一系列的操作,各个操作都是基于内存的操作。与 MapReduce 的离线批量计算相比,Spark 的计算性能比 MapReduce 性能提高近 100 倍。此外,Spark 提供了多种算子操作,Transformation 类型算子有 Map、Filter、Flatmap 等,Action 类型的算子有 Reduce、Collect、Count、Top 等,而 MapReduce 只提供了 Map 和 Reduce 两个算子。Spark 适用于迭代计算、交互式查询等场景。

虽然 Hadoop 从 2.0 开始支持基于 Spark 的内存计算,但究其本质来说仍然是基于多迭代的批量处理技术,仅仅是将处理的数据放置在内存中而已,也只能适用于秒级的准实时性场景,随着大数据处理在互联网中深入应用,对数据处理的实时性提出了更高的要求。于是出现了像 Storm 这样的实时流式处理系统,Storm 是一个由 Clojure 和 Java 语言开发、支持多种编程语言的分布式大数据实时计算系统,它可以轻松可靠地处理数据流,2011 年由 Twitter 开源,2014 年 6 月成为 Apache 基金会的孵化项目。与 Hadoop 和 Spark 大数据解决方案相比,Storm 有着不同的处理方式,本质上来看 Hadoop 和 Spark 都是批处理,当数据积攒到一定的量时进行处理,而 Storm 是实时处理,数据来一条就立即处理。Storm 通过创建拓扑结构来处理没有终点的数据流,与 Hadoop 和 Spark 任务不同的是,这些转换工作会一直进行,持续处理数据流中新到达的数据。因此 Storm 系统具有高响应低延时的特点,适合实时数据分析、在线机器学习等应用场景。

从上面分析可以看出 Hadoop 框架适用于离线的复杂的大数据处理,Spark 适用于离线的快速的大数据处理，而 Storm 适用在线的实时的大数据处理。Hadoop、Storm 和 Spark 比较如表 2-3 所示。

表 2-3　Hadoop、Storm 和 Spark 比较

处理技术 比较项	Hadoop	Storm	Spark
数据特点	批量数据	实时数据	批量数据或实时数据
实时性	离线	实时	离线 / 近实时
处理能力	任务的启动就要花费数秒时间	对流数据的处理能达到毫秒级的延迟	对微批量数据集的处理能达到秒级的延迟
出错	任务计算出错会重做	Tuple 处理失败，重新发送计算；宕机节点的任务分配到其他节点计算	血统 Lineage 保证出错的 RDD 重新计算
存储体系	GFS、HDFS、NoSQL	GFS、HDFS	集中式存储
计算模型	MapReduce	流计算模型	大内存计算

四、大数据分析技术

（1）人工神经网络：人工神经网络（artificial neural network，ANN）是一种运算模型，由大量的节点（或称神经元）之间相互连接构成。每个节点代表一种特定的输出函数，称为激励函数。每两个节点间的连接都代表一个对于通过该连接信号的加权值，称之为权重，这相当于人工神经网络的记忆。人工神经网络是一种先进的人工智能技术，具有自身自行处理、分布存储和高容错等特性，非常适合处理非线性的以及那些模糊、不完整、不严密的知识或数据，十分适合解决大数据分析问题。

典型的神经网络模型主要分为 3 类：①前馈式神经网络模型用于分类预测和模式识别，代表为函数型网络、感知机。前馈式神经网络模型中各个神经元接受前一级的输入，并输出到下一级，网络中没有反馈，可以用一个有向无环路图表示。这种网络实现信号从输入空间到输出空间的变换，它的信息处理能力来自简单非线性函数的多次复合。②反馈式神经网络模型用于联想记忆和优化算法，以 Hopfield 的离散模型和连续模型为代表。反馈式神经网络模型内神经元间有反馈，可以用一个无向的完备图表示。这种神经网络的信息处理是状态的变换，可以用动力学系统理论处理。③自组织映射方法用于聚类，以 ART 模型为代表。虽然神经网络有多种模型及算法，但在特定领域的数据分析中使用何种模型及算法并没有统一的规则，而且人们很难理解网络的学习及决策过程。

各类型的人工神经网络的共同特点是大规模并行处理、分布式存储、弹性拓扑、高度冗余和非线性运算，因而具有很高的运算速度，很强的联想能力、适应性、容错能力和自组织能力。这些特点和能力构成了人工神经网络模拟智能活动的技术基础，并在诸多领域获得了广泛应用。

深度学习（deep learning，DL）的概念源于人工神经网络，可看作神经网络的延伸，在计算机视觉、语音识别、生物信息学、自然语言处理等方面应用较广。深度学习所使用的阶层 ANN 具有多种形态，其阶层的复杂度被通称为"深度"。按构筑类型，深度学习的形式包括

多层感知神经网络、卷积神经网络、循环神经网络、深度置信网络和其他混合构筑。

（2）随机森林：集成学习思想是为了解决单个模型或者某一组参数的模型所固有的缺陷，从而整合起更多的模型，取长补短，避免局限性。随机森林是集成学习思想下的产物，是 Bagging 算法的代表，它将许多棵决策树整合成森林，并合起来用来预测最终结果。随机森林以随机方式建立一个森林，森林里面有很多的决策树组成，随机森林的每一棵决策树之间是没有关联的。在得到森林后，当一个新的输入样本进入时，该算法让森林中的每一棵决策树分别进行判断，判断这个样本应该属于哪一类（对于分类算法），最后根据哪一类被选择最多就预测这个样本为那一类。在回归问题中随机森林的输出是所有决策树输出的平均值。

随机森林是一种多功能算法，可以用于分类和回归，并且对有缺失值和异常值的数据比较稳健，而且在集成学习中随机森林可以将几个低效模型整合成为一个高效模型。

随机森林有以下优点：①在当前的很多数据集上，相对其他算法有着很大的优势，随机选择数据和待选特征使得随机森林具有很好的抗噪声能力；②它能够处理很高维度的数据，并且不用做特征选择，对数据集的适应能力强，既能处理离散型数据，也能处理连续型数据，数据集无需规范化；③在创建随机森林的时候使用的是无偏估计；④训练速度快；⑤因为树与树之间是相互独立的，所以容易做成并行化方法。但是随机森林也有一些缺点：①容易产生过拟合；②对于有不同属性取值的数据，取值划分比较多的属性会对随机森林产生更大的影响。

（3）关联规则算法：关联规则是通过关联分析找出数据中隐藏的关联，利用关联根据已知情况对未知问题进行预测，它主要反映事件之间的依赖或关联，描述数据之间的密切程度。常用的关联规则算法有 Apriori 算法、FP-Growth 算法、Elect 算法等。

Apriori 算法是一种最有影响力的挖掘布尔关联规则的频繁项集的算法，它由 Rakesh Agrawal 和 Ramakrishnan Skrikant 提出。其核心思想是通过连接产生候选项及其支持度，然后通过剪枝生成频繁项集。关联规则在分类上属于单维、单层、布尔关联规则。Apriori 算法适合事务数据库的关联规则挖掘和稀疏数据集，这些优点使其广泛应用于关联规则挖掘中，但是它也存在一些难以克服的缺陷，例如对数据库扫描次数过多，可能产生大量的候选项集，采用唯一支持度，没有考虑各个属性重要程度不同。

为了避免 Apriori 算法会产生大量候选项集，有人提出了一种不产生候选项集的方法 FP-Growth 算法，也称为 FP- 增长算法，采用分而治之的策略，对不同长度的规则都有很好的适应性。但是 FP-Growth 算法的内存开销很大，只能用于单维布尔关联规则的挖掘。

（4）决策树：决策树是用于分类和预测的主要技术之一，它是以实例为基础的归纳学习算法，着眼于从一组无次序、无规则的实例中推理出以决策树表示的分类规则。构造决策树的目的是找出属性和类别间的关系，用它来预测记录的类别。它采用自顶向下的递归方式，在决策树的内部节点进行属性的比较，并根据不同属性值判断从该节点向下的分支，在决策树的叶节点得到结论。

主要的决策树算法有 ID3、C4.5（C5.0）、CART、PUBLIC、SLIQ 和 SPRINT 算法等。它们在选择测试属性时采用的技术、生成的决策树的结构、剪枝的方法以及能否处理大数据集等方面都各不相同。

（5）线性回归：回归是监督学习的一个重要问题，可以分为线性回归和非线性回归。线性回归是利用数理统计中的回归分析来确定两种或两种以上变量间相互依赖的定量关系的一种统计分析方法,其运用十分广泛。线性回归假设特征和结果满足线性关系。其线性关系的表达能力非常强大,每个特征对结果的影响强弱可以由前面的参数体现,而且每个特征变量可以首先映射到一个函数,然后再参与线性计算。这样就可以表达特征与结果之间的非线性关系。

(6)Logistic 回归:Logistic 回归又称逻辑回归,是一种广义的线性回归模型,可用于疾病智能诊断、经济预测等领域,例如探讨引发疾病的危险因素,并根据危险因素预测疾病发生的概率等。Logistic 回归中自变量既可以是连续变量,也可以是分类变量,它不要求自变量和因变量是线性关系,可以处理各种类型的关系,因为它对预测的相对风险指数 OR 使用了一个非线性的 log 转换。逻辑回归广泛用于分类问题,它需要大的样本量,因为在样本数量较少的情况下,极大似然估计的效果比普通的最小二乘法差。

(7)SVM:支持向量机(support vector machine,SVM)是 Vapnik 根据统计学习理论提出的一种新的学习方法,它的最大特点是根据结构风险最小化准则,以最大化分类间隔构造最优分类超平面来提高学习机的泛化能力,较好地解决了非线性、高维数、局部极小点等问题。对于分类问题,支持向量机根据区域中的样本计算该区域的决策曲面,由此确定该区域中样本的类别。

(8)贝叶斯算法:贝叶斯分类算法是一类利用概率统计知识进行分类的算法,例如朴素贝叶斯算法。这些算法主要利用 Bayes 定理来预测一个未知类别的样本属于各个类别的可能性,选择其中可能性最大的一个类别作为该样本的最终类别。在许多场合,朴素贝叶斯(Naïve Bayes,NB)分类算法可以与决策树和神经网络分类算法相媲美,该算法能运用到大型数据库中,而且方法简单、分类准确率高、速度快。由于贝叶斯定理的成立本身需要一个很强的条件独立性假设前提,而此假设在实际情况中经常是不成立的,因而其分类准确性就会下降。为此出现了许多降低独立性假设的贝叶斯分类算法,例如 TAN 算法,它是在贝叶斯网络结构的基础上增加属性对之间的关联来实现的。

(9)K-近邻算法:K-近邻(K-nearest neighbors,KNN)算法是一种基于实例的分类方法。该方法就是找出与未知样本 X 距离最近的 K 个训练样本,看这 K 个样本中多数属于哪一类,就把 X 归为那一类。K-近邻方法是一种懒惰学习方法,它存放样本,直到需要分类时才进行分类,如果样本集比较复杂,可能会导致很大的计算开销,因此无法应用到实时性很强的场合。

(10)K-means 算法:K-means 算法是一个基于原型的划分聚类算法,通过对象间的距离评价对象间的相似度,距离越近,对象间相似度越大,反之则越小。用户需要预先指定需要划分的簇数 K 和每簇质心的初值,其思想如下:先选取 K 个数据作为 K 个簇的质心,计算数据集中每个对象到质心的距离,按照距离将其归类,完成后重新计算每个簇的质心,直到聚类结果不再发生变化为止。K-means 聚类算法的优点主要为算法运算快速且简单,对于数据较多的数据集有较高的聚类效率,具有可伸缩性。聚类结果对质心初值的选择敏感,选用不同质心初值可能得到不同的结果。数据集中的噪点和孤立点也会影响 K-means 算法的聚类结果。

(11)AdaBoost 算法:AdaBoost 是一种迭代算法,其核心思想是针对同一个训练集训练不同的分类器(弱分类器),然后把这些弱分类器集合起来,构成一个更强的最终分类器(强分类器)。其算法本身是通过改变数据分布来实现的,它根据每次训练集之中每个样本的分类是否正确以及上次的总体分类的准确率来确定每个样本的取值,从而自适应地改变训练样本的分布。AdaBoost采用加权多数表决的方法,加大分类误差率小的弱分类器的权重,减小分类误差率大的弱分类器的权重。

AdaBoost算法利用弱分类器进行级联,可以将不同的分类算法作为弱分类器,具有很高的精度,且相对于Bagging算法和随机森林算法,AdaBoost充分考虑了每个分类器的权重,并且不会出现过拟合。但是AdaBoost算法也有一些缺点:迭代次数也就是弱分类器数目不太好设定,数据不平衡导致分类精度下降,训练时间长。

(12)异常检测:一个数据集中有时包含一些特别的数据,其行为和模式与大部分数据不同,这些数据被称为"异常",对异常数据的分析称为异常检测。异常分析在欺保骗保甄别、网络入侵监测等方面有着广泛应用。异常分析算法可分为基于统计的算法、基于距离的算法、基于密度的算法和基于偏差的算法。目前常用的异常分析算法包括基于距离的$DB(pct, d)$异常分析算法、D_n^K异常分析算法以及基于密度的异常分析算法。

除以上算法外,还有许多算法也常用于健康医疗大数据的分析,例如岭回归、Lasso回归、决策树回归、遗传算法等,本书不对其进行一一介绍。

第五节　健康医疗大数据平台发展趋势

一、与云计算深度融合

云计算是一种基于互联网的计算模式,用户按需使用云中的软硬件资源,通常涉及通过互联网来提供动态可扩展且经常是虚拟化的相关资源。云计算主要提供计算、存储、网络等基础设施服务,数据库、大数据分析、中间件、物联网、人工智能、软件开发等平台类服务以及协同办公、运营管理等软件应用类服务3类服务。

基于云计算构建健康医疗大数据平台在可扩展性、可维护性和海量数据处理方面具有很多独特优势。当前主要有公有云、私有云和混合云3种云模式。公有云的最大意义是能够以低廉的价格提供有吸引力的服务给用户,而且由于组织可以访问服务提供商的云计算基础设施,因此无需担心安装和维护的问题。此外,公有云有利于开展面向患者的互联网服务,以及多中心的临床研究需要。但是公有云的最大缺点是安全问题,通常不能满足许多安全法规遵从性要求。因此,可以将健康医疗大数据平台中一些非关键性的业务和数据部署在公有云上。私有云是为一个客户单独使用而构建的云,可以提供对数据、安全性和服务质量的最有效控制,极大地保障了安全问题,但是相对公有云来说成本高很多。因此,可以将健康医疗大数据平台中关键的应用、数据、业务等部署于私有云中,例如患者和居民的个人敏感信息、病案首页数据等可部署在私有云中。混合云将公有云和私有云进行混合和匹配,是近年来云计算的主要模式和发展方向,这种个性化的解决方案达到了既经济又安全的目的。

二、AI深化大数据应用

人工智能(artificial intelligence,AI)是一门基于计算机科学、生物学、心理学、神经科学、数学和哲学等学科的科学和技术，在语音识别、图像处理、自然语言处理、自动定理证明及智能机器人等应用领域取得了显著成果。AI技术填补大数据到信息转化路径的空白，健康医疗大数据多具有非结构化特性，以往的数据分析软件多针对结构化数据进行研发应用。自然语义处理、卷积神经技术、机器学习等人工智能技术的成熟与应用，开启了健康医疗的"大数据时代"，为影像类等非结构化数据应用提供了可能性。

在国家卫生健康信息化建设背景下，人工智能在健康医疗领域中的应用发展迅速，形成了"AI＋健康医疗"的模式，主要有① AI＋疾病诊疗：例如 IBM Watson 可提供乳腺癌、肺癌、子宫癌等多种癌症的诊疗服务。② AI＋医学影像识别：例如腾讯觅影对早期发现食管癌的准确率高达 90%。未来也可支持肺癌、乳腺癌等的早期医学影像诊断。③ AI＋健康管理：可在健康监测、慢病管理、情绪调节、合理膳食指导等方面提供医疗护理和健康指导。④ AI＋机器人：可应用于医疗咨询、手术操作和术后护理。此外还有 AI＋药物研发、AI＋精准医疗等。

三、区块链促进数据共享

区块链是一种通过全员信任的方式来集体维护一个可靠分布式数据库的技术，其核心技术包括分布式账本技术、非对称加密算法以及智能合约等，具有去中心化、共识机制、可追溯性、高度信任等特征。凡是有多次交易环节产生的行业都可以用到区块链技术，特别是在健康医疗领域，有助于推动健康医疗数据的安全共享和协同，可产生巨大的经济价值和社会价值。通过区块链技术可屏蔽数据传输底层复杂的连接建立机制，直接通过点对点达到数据安全通信和匿名保护的效果。利用区块链技术可打破健康医疗信息孤岛问题，加快健康医疗大数据汇聚沉淀，加强用户数据的隐私保护。

健康医疗大数据平台需要实现海量结构化与非结构化数据的纵向连接，以及模糊匹配、精确检索、患者画像等功能要求。传统的数据共享主要采用中央服务器及灾备中心统一存储技术，各用户机构客户端基于中心数据库实现在线访问，但同级用户之间缺乏可信的数据共享交换机制。基于去中心化的区块链技术可以从根本上可以解决这个难题，针对健康医疗数据共享，通过确定基于核心关键变量及随机抽样变量的可信链账本，依托响应式编程实现自主可控的许可链，可逐步建立起疾病等共享交换信息的高阶共生生态运行框架。

基于区块链的健康医疗大数据平台可分为 5 层，从底层到上层分别是数据层、网络层、共识层、合约层和应用层。数据层封装了底层数据区块以及相关的数据加密和时间戳等技术；网络层封装了分布式组网机制、数据传播机制、消息订阅和验证机制等；共识层主要封装网络节点的各类共识算法；合约层主要封装各类脚本、算法和智能合约，是区块链可编程特性的基础；应用层则封装了区块链的各种应用场景。

采用区块链技术可解决健康医疗数据的共享机制建立问题，通过共享权确认数据的所有权，实现区块链初始化。通过区块链一致性协议共享数据的有序扩散，采用公钥体系实现用户授权。在可信数据共生生态下，每个共享资源端的机构都是一个自成长的节点，都保有一套独立的账本，每个客户端数据一致，即使部分客户端数据被毁也不影响数据安全的可靠性。通过可视化的数据关键信息去中心记账原型系统，各协作机构可进一步提出数据共享索取需求，按照共享审核流程实现重点分发。

第三章

健康医疗大数据安全体系架构

健康医疗大数据安全体系架构是针对大数据安全面临的威胁和挑战展开,详细分析大数据安全面临的技术、管理和运营等方面的挑战,对健康医疗大数据安全模型进行总结归纳,进而提出健康医疗大数据安全体系的。本章提出的健康医疗大数据安全体系框架包括技术保障、过程管理、运行保障和组织管理,是一个全面系统的大数据安全体系框架。

第一节　安全威胁与挑战

一、安全威胁

英国学者维克·托迈尔-舍恩伯格(Viktor Mayer-Schonberger)在其著作《大数据时代》(*Big Data*：*A revolution that will transform how we live*，*work*，*and think*)中指出,医疗领域的变革存在于生活、工作与思维三点上,大致表现在以下两方面:一是为人类医疗集体经验的快速提升提供帮助,这种颠覆式创新将让每个人都成为控制自己疾病的主人;二是"取之不尽、用之不竭"的医疗数据创新是显性的,带来极具商业价值的产业效应。然而在如火如荼的医疗大数据发展背景下,全民信息化建设将打破传统的数据孤岛,转而走向共享、开放,医疗数据安全、个人隐私保护甚至国家安全的问题日益凸显。医疗是一个特殊的领域,其特殊性在于它以"人"为研究对象,所有医疗行为及其结果都以获取个人信息为基础。因此医疗大数据信息安全应被界定为涉及"人"和"数据"两个维度的安全,目前大数据的安全威胁主要包括对手组织化、环境"云化"、目标数据化和战法实战化四个方面。

1. 对手组织化　大数据安全对手从普通的网络犯罪变成了组织化的攻击,攻击方式从通用攻击转向了专门定向攻击,由于攻击技术的不断成熟,现在的网络攻击手段越来越难以辨识,给现有的数据防护机制带来巨大的压力。大数据技术甚至被应用到攻击手段中,攻击者通过大数据技术收集、分析和挖掘情报,使得各种攻击更容易成功。

随着攻击者手段和工具出现自动化、平台化和集成化的趋势且攻击者具有更强的攻击性、更强的隐蔽性和潜伏时间更长、攻击目标更加明确,出现攻击次数逐渐增多,造成的损失越来越大,大数据的网络安全威胁面临的问题包括:①安全数据规模巨大;②安全事件难以发现;③安全的整体状况无法描述;④安全态势难以感知等。边界防御思想已经被完全打破,难以应对,体系化防御势在必行。

2. 环境"云化"　新一代信息技术的全面应用,带来了信息化和信息系统的"云化",云几乎可以由任何计算资源组成，从计算（例如处理器和内存）到网络、存储以及更高级别资源（例如数据库和应用程序）。环境"云化"的典型特征是终端智能、应用系统、IT设施的全面云化，集中化的IT系统对攻击者具有更大的吸引力。

在"云化"环境中，由于数据和资源的大集中导致云服务器需要承担比传统网络架构的服务器更加繁重的任务。"云化"环境对外提供的应用服务、用户提出的数据处理需求等等都需要由云服务器来完成。但同时"云化"环境下开放的网络环境、多用户的应用场景给云服务器的安全带来更多的隐患。

3. 目标数据化　数据规模爆发性增长，大数据的规模通常可达到PB量级，数据在经济社会中的价值越来越高，大数据必然产生数据资产，数据和业务应用成为网络攻击的重要目标。随着大数据应用越来越多，数据拥有者与管理者分离，带来数据所有权、数据使用权、数据被遗忘权的归属问题，这些数据的权属不明确，安全监管责任不清晰，将使得大数据中数据资产的所有者权益不能得到保障，其安全受到威胁。

新一代信息化建设以数据共享为基础，基于分享，数据在流动的过程中被不断使用，从而不断产生新的价值。由此看来，要挖掘数据的价值，必须在由数据采集、数据交换与分享、数据清洗与处理、数据使用等环节所构成的全业务链条和生命周期中，确保数据与数据资产所有权、使用权、控制权有清晰的界定、确权和继承，并且得到技术手段和管理体制的有力保障。这已经不是狭义地保障数据本身的安全，而是需要在数据安全治理的范畴和体系下来实施数据资产安全管理。

4. 战法实战化　网络安全是大数据安全防护的重要内容，现有的安全机制对大数据环境下的网络安全防护并不完美。大数据时代的信息爆炸，导致来自网络的非法入侵次数急剧增长，网络防御形势十分严峻。

在网络安全层面，除了访问控制、入侵检测、身份识别等基础防御手段，还需要管理人员能够及时感知网络中的异常事件与整体安全态势，从成千上万的安全事件和日志中找到最有价值、最需要处理和解决的安全问题，从而保障网络的安全状态。面对新的安全形势和安全环境，安全防护体系建设从合规导向转向能力导向，网络安全防护和监管都转向关注实战化，实网攻防演习成为常态化手段。

二、安全挑战

健康医疗大数据和应用呈现指数级增长趋势，也给动态数据安全监控和隐私保护带极大的挑战。媒体曾爆出温州多家医院信息系统遭黑客侵入；央视"3·15"晚会曝光了罗维邓白氏公司非法买卖公民个人信息事件。健康医疗大数据安全现已存在着内忧外患，信息泄露事件造成恶劣影响，其背后暴露出的政策衔接不到位、管理监督不严格等问题值得关注和反思。大数据时代的到来，产生新的安全性问题，例如过去不会有数据混合访问的情况，但大数据的分析需要多类数据相互参考等问题让人更为担忧。健康医疗大数据的安全挑战主要包括技术挑战、管理挑战和运营挑战。

1. 技术挑战　当前的信息安全技术并不能完全满足大数据的安全需求，针对大数据应用中特有的安全风险，还有很多关键技术难点需要突破。

隐私保护是其中最受关注的问题之一，目前已有一些解决方案。差分隐私保护通过添加噪声使数据失真，从而达到保护隐私的目的。但是差分隐私保护算法的时间复杂度较高，实现效率并不理想。全同态加密方案适用于大数据场景中的隐私保护，但其性能较低的问题一直阻碍了同态加密技术应用于大数据环境。因此设计高效的全同态加密方案值得深入研究。

加密是数据保护最基本也是最重要的手段之一。可搜索加密算法应用于大数据环境，需要满足对多用户场景的支持和对不同加密算法的加密数据进行访问的要求，这对可搜索加密算法提出了新的研究方向。基于属性的加密方案因将访问控制策略直接嵌入到用户的私钥或加密数据中，不仅解决了公钥基础设施效率低下的问题，而且具有可扩展的密钥管理和灵活的数据分发的优势。目前，基于属性的加密方案主要采用椭圆曲线上的双线性映射构建，其中涉及计算成本昂贵的双线性配对操作，加之大数据规模庞大，因此难以应用到大数据平台。细粒度的访问控制是大数据安全领域一个新的热点问题。虽然目前开源社区已有一些解决方案，但细粒度的访问控制仍面临一些亟待解决的问题，例如对给定领域选择合理的访问控制粒度；当数据集增长至 IJPB 级的规模，访问控制方案的可扩展性问题；查询访问控制策略的效率问题等。

在开展大数据安全关键技术研究的同时，大数据中的批量和流式数据处理技术、交互式数据查询技术等可为网络安全与情报分析中的数据处理问题提供重要支撑，形成交互式可视分析、多源事件关联分析、用户实体行为分析等大数据安全应用。虽然大数据技术为网络信息安全提供了支撑，但其中仍存在许多问题亟待解决。隐蔽性和持续性网络通信行为检测、基于大数据分析的网络特征提取、综合威胁情报的高级网络威胁预测等关键技术有待实现突破，以提升网络信息安全风险感知、预警和处置能力。

2. 管理挑战 从大数据的产生、存储、保护、归档到安全维护的各个角度，从根本上而言是数据管理维护的范畴，只不过数据量超出常规管理尺度后，对于管理维护的难度出现了跳跃式上升的态势，健康医疗大数据安全管理挑战主要有以下 5 方面。

（1）领域众多导致数量不清：健康医疗行业涉及众多领域，一些领域的合并使得他们在业务层面的整合已初步实现，但数据层面的整合尚属起步阶段，在实际执行过程中易滋生死角盲区。从网上已公开的医疗行业信息安全事件中不难发现，绝大多数安全事件的第一步突破点来自安全管控体系的法外之地。

（2）行业信息安全人才与经费保障缺口较大：相比与有较高安全保障要求的行业，健康医疗行业的信息安全资金投入占整个信息化投入资金的比重明显不足。在人才队伍方面，专业信息安全从业人员严重缺失，许多机构甚至出现"身着白大褂的大夫在看病之余兼职管安全"的状况。

（3）缺乏具备行业特色的信息安全指导框架：健康医疗行业特殊性较高，目前行业虽然已推行国家信息安全等级保护要求，但尚未建设具备行业业务特点的信息安全保障体系，也没有专门的行业信息安全技术标准，不利于有针对性地开展安全防护工作。

（4）行业网络不易管控：我国医疗卫生机构总数已超百万，以药品方面为例，我国有 6 000 多家化学制药企业，17 000 多家药品经营流通企业，而作为世界制药大国的美国，才分别为 200 多家和 50 多家。超大规模、超复杂接入对构建安全的卫生健康网络来说难度巨大。

（5）不易树立行业信息安全标杆：全国医疗信息化及软件生产供应商达数百家。以行业龙头东软集团为例，其拥有的市场份额不足 5%，离散化的分布导致安全的最佳实践无法快速复制推广，在现有保障能力下也很难做到"避轻就重""抓大放小"。

3. 运营挑战 大数据包含着数据与数据、数据与人、数据与业务之间的关联性。对于大数据的运营挑战既有流动性、关联性、智能的应用挑战，也有基于大数据深度挖掘的挑战，关于健康医疗大数据安全的运营挑战主要有两点。健康医疗数据保护的难点之一在于医疗数据的归属不明。一种观点认为，医疗数据反映了患者的健康状况等个人信息，应属患者所有。而另一种观点则认为，医疗数据是医疗机构的诊疗结果，应当归属于医疗机构。

不同于一般行业的数据，医疗数据具有其特殊的敏感性和重要性。医疗数据的来源和范围具有多样化的特征，包括病历信息、医疗保险信息、健康日志、基因遗传、医学实验、科研数据等。个人的医疗数据关系到个人的隐私保护，医疗实验数据、科研数据不仅关系到数据主体的隐私、行业发展，甚至关系到国家安全。基于医疗数据的特殊性，法律对于医疗数据主体的隐私权设置了极为严格的保护机制。例如我国《艾滋病防治条例》第三十九条规定，未经本人或者监护人同意，任何单位或者个人不得公开艾滋病病毒感染者、艾滋病病人及其家属的姓名、住址、工作单位、肖像、病史资料以及其他可能推断出其具体身份的信息。

第二节　安全需求分析

一、安全技术需求

安全是保证数据价值的根本因素之一，安全可信的大数据技术包括平台设施层安全技术、接口层安全技术、数据层安全技术、应用系统层安全技术 4 个方面，健康医疗大数据的安全保护需要相关的安全技术支持。

1. 平台设施层安全技术

（1）存储安全技术：存储安全是指对平台的数据设置备份与恢复机制，并采用数据访问控制机制来防止数据的越权访问，关键技术有细粒度访问控制、备份与恢复。

（2）网络通信安全技术：网络通信安全是指网络系统的硬件、软件及其系统中的数据受到保护，不因偶然或恶意原因而遭受破坏、更改、泄露，系统连续可靠正常地运行网络服务不中断，关键技术有防火墙技术、访问权限技术、数据加密技术、入侵检测技术、病毒查杀技术。

（3）区域边界安全技术：区域边界安全防护大数据平台设施层边界结构安全、用户访问等，主要技术包括 Anti-DDoS 流量清洗服务、防火墙、入侵防御系统、防病毒网关、虚拟专用网（virtual private network，VPN），安全审计系统等。

（4）计算环境安全技术：计算环境安全是指提供相应的身份认证机制确保只有合法的用户才能发起数据处理请求，关键技术有身份认证、备份与恢复等。

（5）平台管理安全技术：平台管理安全包括平台的安全配置、资源安全调度、补丁管理等内容，关键技术有安全审计。

2. 接口层安全技术

（1）数据提供者与应用提供者接口安全技术：数据提供者与大数据应用提供者之间的接口安全防护需要运用的关键技术包括终端输入验证／过滤技术、实时安全监控技术、Deep Web 数据源发现和分类技术、安全数据融合技术等。

（2）应用提供者与数据消费者接口安全技术：大数据应用提供者与数据消费者之间的接口安全防护关键技术包括防止隐私数据分析和传播的隐私保护技术及对敏感数据的访问

控制技术等。

（3）应用提供者与框架提供者接口安全技术：大数据应用提供者与大数据框架提供者的接口安全防护关键技术包括身份识别、基于策略的加密、加密数据的计算、访问控制的策略管理等。

（4）框架提供者内部以及系统控制器安全技术：大数据框架提供者内部的安全防护技术主要确保在大数据框架内部数据存储与数据处理之间的安全，包括确保数据来源正确、加强数据存储的安全防护、对密钥进行管理、减少拒绝服务攻击等。

3. 数据层安全技术

（1）数据采集安全技术：数据采集是从传感器和其他待测设备中自动采集信息的过程，数据采集安全技术包括安全数据融合技术、虚拟专用网技术、数据溯源技术等。

（2）数据存储安全技术：数据存储是数据以某种格式记录在计算机内部或外部存储介质上，数据存储安全技术包括个人隐私保护技术、数据备份与恢复技术等。

（3）数据分析安全技术：数据分析融合了数据库、人工智能、机器学习、统计学、高性能运算、模式识别、神经网络、信息检索和空间数据分析等多个领域的理论和技术，数据分析安全技术包括 Kerberos 认证技术、基于公告密钥的认证技术、基于动态口令的认证技术和基于生物识别的认证技术。

（4）数据发布安全技术：数据发布是指大数据在经过分析后，向数据应用实体输出分析结果数据的环节，数据发布安全技术通常包括安全审计技术、数据溯源技术。

4. 应用层系统层安全技术

（1）身份与访问控制技术：身份访问与控制指当信息资源遭受到未经授权的操作威胁时，通过适当的策略及防护措施来保护信息的机密性及完整性。身份与访问控制技术包括自主访问控制、强制访问控制和基于角色的访问控制这 3 种技术。

（2）网络安全检测技术：安全检测与大数据的融合能够及时发现潜在的威胁、提供安全分析与趋势预测、加强应对威胁的能力。网络安全检测技术包括数据提炼与处理技术、信息安全检测技术。

（3）网络安全态势感知技术：网络安全态势感知要在对网络资源进行要素采集的基础上，通过数据预处理、网络安全态势特征提取、态势评估、态势预测和态势展示等过程来完成，这其中涉及许多相关的技术问题，主要包括流量数据网络态势感知技术、数据融合技术、特征提取技术、态势预测技术和可视化技术等。

（4）安全事件管理技术：安全事件管理需要搭建统一的数据安全管理体系，通过分层建设、分级防护达到平台能力及应用的可成长、可扩充，创造面向数据的安全管理体系框架。涉及的主要技术有敏感数据隔离交换技术、数据防泄露技术、风险管理技术和数据库安全加固技术。

（5）APT 攻击防范技术：美国国家标准技术研究所对高级持续性威胁（advanced persistent threat，APT）的定义是，攻击者掌握先进的专业知识和有效的资源，通过多种攻击途径（例如网络、物理设施和欺骗），在特定组织的信息技术基础设施建立并转移立足点以窃取机密信息，破坏或阻碍任务、程序或组织的关键系统，或者驻留在组织内部网络，进行后续攻击。当前对于 APT 防范的技术主要有智能沙箱技术、异常检测技术、全流量审计技术、攻击溯源技术。

二、安全管理需求

健康医疗大数据需要系统分析和识别大数据安全要求后,采用系统的安全技术和运行管理措施进行安全防护。健康医疗大数据安全管理需求主要包括制定安全策略、管理安全风险两个方面。

1. 制定安全策略　组织应明确拟使用健康医疗大数据达成的目标,例如利用健康医疗大数据提升组织的竞争力,应确定实现目标采用的战略,并制定计划实施的策略。

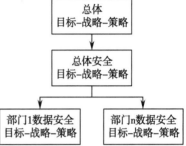

图 3-1　目标、战略和策略层次结构

组织宜采用分层目标、战略和策略结构。总体目标指组织根据自身的业务特点建立大数据收集、使用的整体目标、战略和策略。基于总体的大数据目标、战略和策略,组织制定总体的大数据安全目标、战略和策略。各个部门应该根据自身特点,制定适用于部门具体安全需求的数据安全目标、战略和策略。目标、战略和策略层次结构如图 3-1 所示。

数据安全目标、战略和策略可以使用自然语言阐述,也可以使用机器语言表示,应该包括以下几个方面:保密性、完整性、可用性、可核查性、真实性、可靠性。目标、战略和策略要规定组织的数据安全等级、接受风险的阈值和应急需求。

2. 管理安全风险　风险管理主要包括以下 4 种不同的活动:①在总体安全策略环境内确定适合于组织的大数据风险管理战略;②根据风险评估结果,选用适当的防护措施;③形成安全策略,必要时更新总体安全策略;④根据批准的安全策略,制订安全计划以实现保护措施。

大数据风险评估可关注以下内容,①安全事件发生的概率:实施不利行为的因素、系统的脆弱点、恶意利用所需的科学专业知识和技能;②后果:事件发生的后果、存在的应对措施。

选择安全保护措施包括,①选择措施:根据风险评估方法,评估大数据的安全风险,选择使风险降低到可接受水平的保护措施。选择安全保护措施包含以下步骤:分类分级组织大数据、选择适当的保护措施、组织应采用数据分类分级保护的方法对数据先分类,后分级,最后实施分级保护。②数据分类分级应满足科学性、稳定性、实用性、扩展性的要求。科学性:按照数据的多维特征及其相互间客观存在的逻辑关联进行科学和系统化的分类,按照数据安全需求确定数据的安全等级;稳定性:应以数据最稳定的特征和属性为依据制定分类和分级方案;实用性:数据分类要确保每个类目下要有数据,不设没有意义的类目,数据类目划分要符合对数据分类的普遍认识。数据分级要确保分级结果能够为数据保护提供有效信息,应提出分级安全要求;扩展性:数据分类和分级方案在总体上应具有概括性和包容性,能够实现各种类型数据的分类和分级,以及满足将来可能出现的数据类型和安全需求。数据分类方法宜参照标准《信息分类和编码的基本原则与方法》(GB/T 7072—2002)中的 6 实施,由组织根据数据主体、主题、业务等不同的属性进行分类。③数据分级方法的制定应组织应对已有数据或新收集的数据进行分级,数据分级时需要组织的业务部门领导、业务专家、安全专家等共同确定。政府数据分级参照《信息安全技术云计算服务安全指南》(GB/T 31167—2014)中 6.3 执行,将非涉密数据分为公开、敏感数据。个人数据按照《个人信息安全规范》(GB/T 35273—2017)中的要求,识别和确认个人敏感信息。组织可根据法律法规、业务、组织职能、市场需求等,对敏感数据进一步分级,以提供相应的安全管理和技术措施。④数据分级保护要求按一定步骤实现,数据分级实施步骤如图3-2所示。

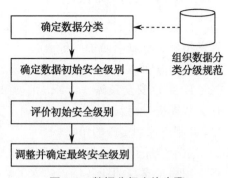

图 3-2　数据分级实施步骤

涉密信息的处理、保存、传输、利用按国家保密法规执行。组织应根据搜集、存储和使用的数据范围,结合自身行业特点制定组织的数据分类分级规范,规范应包含但不限于以下内容:数据分类方法及指南、数据分级详细清单,包含每类数据的初始安全级别、数据分级保护的安全要求。

大数据安全计划阐述大数据的安全要求、已采用或拟采用的安全保护措施。大数据安全计划应包括以下内容:①大数据平台安全体系结构和设计;②数据收集、使用的目的、范围、手段等;③数据分类分级及安全要求;④大数据不同阶段的保护措施,大数据支撑平台的保护措施;⑤数据不同角色的职责分配;⑥大数据安全相关的安全意识培训等。

三、安全运行需求

大数据平台运行安全是健康医疗大数据安全的基础,目的是确保大数据平台安全持续满足要求,应明确大数据主要活动实施部门安全管理责任的要求。

1. 管理流程变更　组织应制定重大变更管理流程,主要活动包括:①标识重大变更;②重大变更的安全风险评估;③重大变更申请及批准流程;④重大变更中不同角色的职责。

2. 平台变更　大数据平台的重大变更包括但不限于以下变更:①鉴别(包括身份鉴别和数据源鉴别)和访问控制措施的变更;②数据存储实现方法的变更;③大数据平台中软件代码的更新;④备份机制和流程的变更;⑤安全措施的替换、撤除;⑥已部署商业软硬件产品的替换;⑦数据源的变更,例如增加、删除数据源等;⑧分析算法、分析方式的变更。

第三节　安全模型

一、可信计算基模型

桔皮书是美国国家安全局(NSA)的国家电脑安全中心(NCSC)颁布的官方标准,其正式的名称为"受信任电脑系统评价标准"(trusted computer system evaluation criteria, TCSEC),这个标准将可信计算基(trusted computing base, TCB)描述为硬件、软件和控制方法的组合,这个组合形成了实施安全策略的可信任基准。TCB是完整信息系统的一个子集,并且应当尽可能小,从而使详细的分析能够确保系统满足设计规范和要求。TCB是系统可以信任的遵守和实施安全策略的唯一部分,系统的每个组件并不需要都是可信任的。不过从安全性的角度考虑系统时,评估中应该包括定义系统TCB的所有可信组件。

通常某个系统中的TCB组件负责控制对系统的访问,TCB必须提供访问TCB本身内部和外部资源的方法。TCB组件通常对TCB外部的组件的活动加以限制,TCB组件的职责就是确保系统的行为在所有的情况下工作正常并遵守安全策略。

1. 安全边界 系统的安全边界是一条假想的界限,将 TCB 与系统的其他部分隔开,这条边界确保 TCB 与计算机系统中其他部件的不安全通信或交互不会发生。TCB、安全边界和引用监控器如图 3-3 所示。

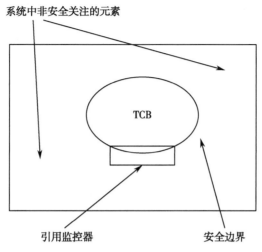

系统中非安全关注的元素

TCB

引用监控器   安全边界

图 3-3　TCB、安全边界和引用监控器

因为 TCB 要与系统的其他部分进行通信,所以安全边界必须建立安全的通道,也被称为可信路径。可信路径是建立在有着严格标准基础上的通道,在不受 TCB 安全脆弱性影响的情况下准许进行必要的通信,也保护系统用户(有时也称为主体)不受因 TCB 交换导致的危害。

2. 引用监控器和内核 在实现安全系统时,必须利用 TCB 的某部分来实施针对系统资产和资源(有时称为客体)的访问控制。在准许访问请求之前验证对每种资源的访问的这部分 TCB 被称为引用监控器,引用监控器处于每个主体和客体之间,并且在准许进行任何访问请求之前验证请求主体的凭证是否满足客体的访问需求,如果不满足这种访问需求,那么访问请求就会被拒绝,实际上引用监控视器是 TCB 的访问控制执行者。因此授权和安全的行动和活动被允许发生,而未经授权的和不安全的活动和行动被拒绝并阻止发生,引用监控器对访问控制或授权的强制基于所需的安全模型,无论是自由支配的、强制性的、基于角色的还是访问控制的一些其他形式。引用监控器可能是 TCB 概念的一部分,并不需要是一个实际的、独立的或独立工作的系统组成部分。

共同工作从而实现引用监控器功能的 TCB 中组件的集合被称为安全内核。引用监控器是一种通过软件和硬件中的安全实现来实施的概念或理论,安全内核的目的是使用适当的组件实施引用监控器的功能和抵抗所有已知的攻击。安全内核使用一条可信路径与主体进行通信,并且还可以作为所有资源访问请求的中间人,从而只允许那些与系统应用的适当访问规则相匹配的请求。

引用监控器要求具有与其保护的每种资源相关的描述性信息,这种信息通常包括资源的分类级别和名称。当某个主体请求访问某个客体时,引用监控器会查阅客体的描述性信息,从而判断应当准许或拒绝访问。

二、状态机模型

状态机模型描述了一个无论处于何种状态下总是安全的系统，这种模型基于有限状态机（finite state machine，FSM）的计算机科学定义。FSM 通过组合外部输入和内部计算机状态来建立所有类型的复杂系统的模型，包括解析器、解码器和解释器。给定一个输入和一个状态，FSM 就会转换至另一个状态，并且可能生成一个输出。从数学上讲，下一状态是当前状态和输入的函数，即下一状态＝F（输入，当前状态），输出也是输入和当前状态的函数，即输出＝F（输入，当前状态）。

许多安全模型都基于安全状态的概念，根据状态机模型，状态是系统在特定时刻的即时快照。如果某个状态的所有方面都满足安全策略的要求，那么这个状态就被认为是安全的，接受输入或生成输出时都会发生转换操作。转换操作总是会产生新的状态（也被称为状态转换），所有的状态转换都必须进行评估。如果每个可能的状态转换都会导致另一个安全状态，那么系统就会被称为安全状态机。安全状态机模型系统，总是会进入一个安全状态（在所有的转换中维护安全状态），并且准许主体只以遵循安全策略的安全方式访问资源，安全状态机模型是其他许多安全模型的基础。

三、信息流模型

信息流模型关注于信息流，以状态机模型为基础，Bell-LaPadula 和 Biba 模型都是信息流模型。Bell-LaPadula 模型的目的是防止信息从高安全级别向低安全级别流动，Biba 模型的目的是防止信息从低安全级别向高安全级别流动。信息流模型不一定只对信息流的方向进行处理，还可以涉及信息流的类型。

信息流模型被设计用于避免未授权的、不安全的或受限的信息流，信息流可以出现于相同分类级别的主体和客体之间，也可以出现在不同分类级别的主体和客体之间，准许所有被授权的信息流，无论是在相同的分类级别还是处于不同的分类级别之间。信息流模型避免了所有未授权信息流的出现，无论是在相同的分类级别还是位于不同的分类级别之间。

信息流模型另一个有趣的方面是在相同客体的两种版本或状态存在于不同的时间点时，信息流模型被用于建立这两种版本或状态之间的关系，因此信息流指示了客体从某个时间点的一个状态向另一个时间点的另一个状态的转变。信息流模型也可通过排除所有不确定的流途径来解决隐蔽通道。

模型实现的关键在于对系统的描述，即对模型进行彻底的信息流分析，找出所有的数据流，并根据数据流安全规则判断其是否为异常流，若是就反复修改系统的描述或模型，直到所有的数据流都不是异常流为止。

1. Bell-LaPadula 模型 为了解决保护分类信息的问题，美国国防部（Department of Defense，DoD）在 20 世纪 70 年代开发了 Bell-LaPadula 模型。DoD 管理着分类资源的多个级别，并且 Bell-LaPadula 模型衍生自 DoD 的多级安全策略。DoD 使用的分类级别众多，不过在 CISSP CBK 内讨论的分类级别往往被限制为 4 个，即非机密、机密、秘密以及绝密。多级安全策略规定具有任何许可级别的主体可以访问位于相同或更低许可级别的资源。然而在更高的许可级别内，访问只在"知其所需"的基础上被准许。换句话说，只有在特定的工作任务需要这样的访问时，对特定客体的访问才会被准许。例如具有秘密安全许可级别的任何人都可以访问秘密、机密、敏感但非机密以及非机密文档，但是不能访问绝密文档。此外为了访问秘密级别的文档，试图进行访问的人员也必须具有对文档的"知其所需"权限。

在设计上，Bell-LaPadula 模型防止了分类信息泄露或传输至较低的安全许可级别，通过阻止较低分类级别的主体访问较高分类级别的客体，就可以实现这个目的。根据这些限制，Bell-LaPadula 模型专注于维护客体的机密性，因此 Bell-LaPadula 模型解决了确保文档机密性所涉及的复杂性问题。然而 Bell-LaPadula 模型没有说明客体的完整性或可用性方面的内容，也是多级安全策略的首个安全模型。

Bell-LaPadula 模型以状态机概念和信息流模型为基础，还采用强制访问控制和格子型概念。格子等级是由组织机构的安全策略使用的分类级别，状态机支持在任何两个状态之间都能够显式转换多个状态，使用这个概念是因为能够以数学方式证明计算机的正确性以及对文档机密性的保证，这种状态机具有下列三种属性：①简单安全属性（simple security property），规定主体不能读取位于较高敏感度级别的信息（也就是不能向上读）；②星安全属性（star security property），规定主体不能在位于较低敏感度级别的客体上写入信息（也就是不能向下写），这也被称为约束属性（confinement property）；③自主安全属性（discretionary security property），规定系统使用访问控制矩阵来实施自主访问控制。前两个属性定义了系统可能转换到的状态，其他的转换都是不被准许的。所有通过这些规则可以访问的状态都是安全状态，因此 Bell-LaPadula 模型系统提供了状态机模型的安全性。Bell-LaPadula 模型如图 3-4 所示。

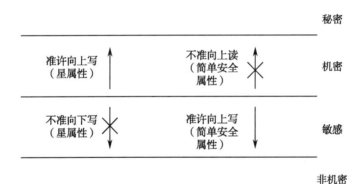

图 3-4　Bell-LaPadula 模型

Bell-LaPadula 属性有效地保护了数据的机密性，主体不能读取分类级别高于其级别的客体。因为一个级别上的客体所具有的数据比较低级别上的数据更为敏感或秘密，所以主体不能将某个级别的数据写入较低级别的客体（除了可信主体之外）。这个动作类似于将绝密备注粘贴到非机密的文档文件中，此外第三种属性实施了主体能够访问客体的"知其所需"权限。

Bell-LaPadula 模型只解决数据的机密性问题，但是没有涉及数据的完整性和可用性。因为这种模型是在 20 世纪 70 年代设计的，所以并不支持目前常见的许多操作，例如文件共享和网络连接，这种模型还说明了安全层之间的安全转换，但是并没有涉及隐蔽通道问题。Bell-LaPadula 模型很好地处理了机密性问题，因此常常与其他处理完整性和可用性机制的模型组合使用。

2. Biba 模型 对于很多非军事组织来说，完整性比机密性更为重要。除了这种需要之外，许多关注于完整性的安全模型也已被开发出来，例如由 Biba 和 Clark-Wilson 开发的 Biba 模型。Biba 模型是仿照 Bell-LaPadula 模型设计的，Bell-LaPadula 模型解决了机密性问题，而 Biba 模型则解决了完整性问题，也是建立在状态机概念的基础之上。事实上除了反向之外，Biba 模型与 Bell-LaPadula 模型十分相似，这两种模型都使用了状态和转换，都具有基本的属性。二者的最大差异是关注的主要目标不同：Biba 模型主要保护数据的完整性，Biba 模型状态机的基本属性：①简单完整性属性（simple integrity property）规定主体不能读取位于较低完整性级别的客体（也就是不能向下读）；②星完整性属性（star integrity property）规定主体不能更改位于较高完整性级别的客体，即不能向上写。

在将 Biba 模型与 Bell-LaPadula 模型进行比较时，会注意到它们看上去是相反的，这是由于二者关注安全性的不同方面。Bell-LaPadula 模型确保数据的机密性，而 Biba 模型则确保数据的完整性。Biba 模型如 3-5 所示。

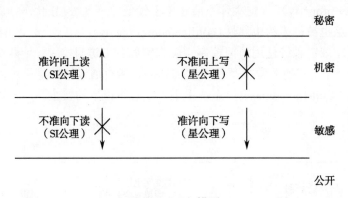

图 3-5 Biba 模型

Biba 模型被设计用于解决下列三个完整性问题：①防止未授权的主体对客体的修改；②防止已授权的主体对客体进行未授权的修改；③保护内部和外部客体的一致性。与 Bell-LaPadula 模型一样，Biba 模型要求所有客体和主体都具有分类标签，因此数据完整性保护依赖于数据分类。

Biba 模型的第二个属性非常简单，主体不能对位于较高完整性级别的客体进行写操作。在完整性十分重要的情况下，不希望将未经验证的数据读入已验证的文档，数据污染的可能性过大时，这样的访问就不被允许。对 Biba 模型的批评提到了下列几个缺陷：①只解决了完整性问题，没有解决机密性或可用性问题；②专注于保护客体不受外部的威胁，假定内部的威胁已被有计划地控制；③没有说明访问控制管理，也没有提供分配或改变主体或客体分类级别的方法；④并没有防止隐蔽通道。

因为 Biba 模型关注于数据的完整性，所以与 Bell-LaPadula 模型相比，Biba 模型是商用安全模型更常见的一种选择。相比机密性而言，大多数商业组织更关心数据的完整性。

四、无干扰模型

无干扰模型松散地建立在信息流模型的基础上，然而无干扰模型关注的是位于较高安全级别的主体的动作如何影响系统状态，或关注于位于较低安全级别的主体的动作，而不是关注于信息流。本质上主体 A（位于较高安全级别）的动作不应当影响主体 B（位于较低安全级别）的动作，甚至应当不引起主体 B 的注意。实际上无干扰模型真正关注于防止位于高安全分类级别的主体 A 的动作影响位于低安全分类级别的系统状态。如果出现这种情况，那么主体 B 可能会处于不安全的状态，或者可能会演绎或推导出较高分类级别的信息，这属于一种信息泄露类型，并且会隐式地创建隐蔽通道。因此可以利用非干扰模型来提供一种防止恶意程序（例如特洛伊木马）导致危害的保护形式。

五、Take-Grant 模型

Take-Grant（取 - 予）模型采用有向图来指示权限如何从一个主体传递至另一个主体或者如何从一个主体传递至一个客体，Take-Grant 模型如图 3-6 所示。

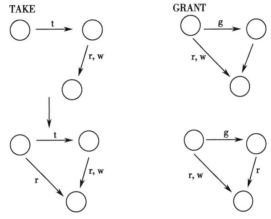

图 3-6　Take-Grant 模型

具有授权资格的主体可以向另一个主体或客体授予其所拥有的其他任何权限，同样具有获得权限能力的主体可以从另一个主体获得权限。除了这两条主要的规则，Take-Grant 模型可采取创建规则和移除规则来生成或删除权限，这种模型的关键是使用这些规则可以弄清楚在系统中哪些权限可以改变，哪些可能发生泄露（即许可权限的意外分自己），Take-Grant 模型的规则如表 3-1 所示。

表 3-1　Take-Grant 模型规则

规格名	作用
获取规则	允许主体获取客体的权限
授予规则	允许主体向客体授予规则
创建规则	允许主体创建新权限
移除规则	允许主体移除已有的权限

六、访问控制模型

访问控制矩阵是一个由主体和客体组成的表，这个表指示了每个主体可以对每个客体执行的动作或功能。访问控制矩阵的每一列都是一个访问控制列表，表的每一行都是功能列表。访问控制列表(access control lists,ACL)与客体相关,列出了每个主体可以执行的有效动作,功能列表与主体相关,列出了可以在所有客体上执行的有效动作。从行政管理的角度看,只使用功能列表进行访问控制对于管理而言是非常可怕的,通过在每个主体上存储一个该主体对全部客体所具有权限的列表,就能够实现一种访问控制的功能列表方法,这为每个用户有效给出了一个重要的、针对安全域内客体的访问和权限环。为了去除对特定客体的访问,就必须单独操纵访问该客体的每个用户(主体),这样一来管理每个用户账户上的访问就比管理每个客体上的访问(也就是通过ACL)困难许多。

构造访问控制矩阵模型通常涉及如下操作:①构建可以创建和管理主体和客体列表的环境;②规划一个函数,可以返回与任何客体提供给该函数作为输入相关联的类型(客体的类型决定了可以应用什么类型的操作)。

访问控制的核心是授权策略。以授权策略来划分,访问控制模型可分为:自主访问控制(discretionary access control,DAC)模型、强制访问控制(mandatory access control,MAC)模型和基于角色的访问控制(role-based access control,RBAC)模型,访问控制模型结构图如图3-7所示。

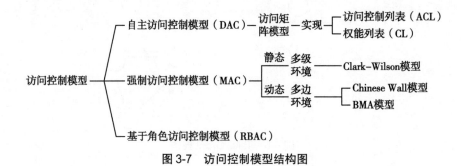

图3-7 访问控制模型结构图

1. 自主访问控制模型 自主访问控制模型是根据自主访问控制策略建立的一种模型,允许合法用户以用户或用户组的身份访问策略规定的客体,同时阻止非授权用户访问客体,某些用户还可以自主地把自己所拥有的客体的访问权限授予其他用户。

授权的实施主体(可以授权的主体、管理授权的客体、授权组)自主负责赋予和回收其他主体对客体资源的访问权限。模型一般采用访问控制矩阵和访问控制列表来存放不同主体的访问控制信息,从而达到对主体访问权限限制的目的。

访问控制矩阵,按列看是访问控制表内容,按行看是访问能力表内容,访问控制矩阵如表3-2所示。

表3-2 访问控制矩阵

用户	目标 x	目标 y	目标 z
用户 a	R、W、Own	—	R、W、Own
用户 b	—	R、W、Own	—
用户 c	R	R、W	—
用户 d	R	R、W	—

访问控制表,每个客体附加一个它可以访问的主体的明细表,访问控制表如图3-8所示。

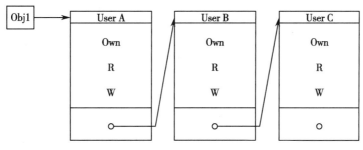

图3-8　访问控制表

2. 强制访问控制模型　强制访问控制模型中,管理员负责管理访问控制,管理员制定策略,用户不能改变它。策略定义了哪个主体能访问哪个对象。这种访问控制模型可以增加数据的安全级别,因为基于策略,任何没有被显式授权的操作都不能被执行。

对所有主体及其所控制的客体(例如进程、文件、段、设备)实施强制访问控制。为这些主体及客体指定敏感标记,这些标记是等级分类和非等级类别的组合,它们是实施强制访问控制的依据,系统通过比较主体和客体的敏感标记来决定一个主体是否能够访问某个客体。用户的程序不能改变他自己及任何其他客体的敏感标记,从而系统可以防止特洛伊木马的攻击。

强制访问策略将每个用户及文件赋予一个访问级别,例如最高秘密级、秘密级、机密级及无级别级。其级别为依次降低,系统根据主体和客体的敏感标记来决定访问模式。访问模式包括下读、上写、下写和上读四种。其中,下读是指用户级别大于文件级别的读操作;上写是指用户级别小于文件级别的写操作;下写是指用户级别等于文件级别的写操作;上读是指用户级别小于文件级别的读操作。

(1)多级安全模型:模型最初使用在军用系统和数据库系统中,通常把密级由低到高分为开放级、秘密级、机密级和绝密级,使不同的密级包含不同的数据,确保每一密级的数据仅能让那些具有高于或等于该级权限的人使用,例如Clark-Wilson模型。

Clark-Wilson模型着重研究数据和系统的完整性保护。数据的完整性是指系统中数据的质量、正确性、真实性和精确性。系统的完整性是指对数据资源成功且正确的操作。数据的完整性保护包括①组织完善的事务:用户不能随意处理数据,只能在限定的权限和范围内进行;②清晰的责任划分:一项任务需要两个以上的人完成,需要进行任务划分,避免个人欺骗行为。系统的完整性保护包括防止非授权修改、维护内部与外部的一致性和访问授权但不恰当的修改。数据分类包括①被限制数据(constrained data items,CDI):完整性保护的客体;②非限制数据(unconstrained data items,UDI):不需保护的客体。访问控制方法定义可以针对每一个数据(数据类型)完成的访问操作(转换过程);定义可以由主体(角色)完成的访问操作。保护方法是完整性确认过程(integrity verification procedure,IVP),即确认数据处于一种有效状态。转换过程(transformation procedures,TP):将数据从一种有效状态改变到另一种有效状态。如果只有一个转换过程能够改变数据,则该数据是完整的。完整性系统记录所有转换过程,并提供对数据改变的审计跟踪。

（2）多边安全模型：模型控制数据在 A、B、C、D、E 之间的流动，多边安全模型结构如图 3-9 所示。

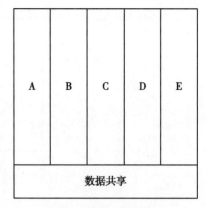

图 3-9　多边安全模型结构

1）Chinese Wall 模型：指访问数据不是受限于数据的属性（密级），而是受限于主体已经获得了对哪些数据的访问权限。将一些可能会产生访问冲突的数据分成不同的数据集，并规定所有主体最多只能访问一个数据集，而不限制到底选择访问哪个数据集。模型安全策略是主体只能访问那些与已经拥有的信息不冲突的信息。一个主体一旦已经访问过一个客体，则该主体只能访问位于同一公司数据集中的客体，或在不同兴趣冲突组中的信息。在一个兴趣冲突组中，一个主体最多只能访问一个公司数据集。

2）BMA 模型：由英国医学会（British Medical Association，BMA）提出，由客体同意哪些主体可以有条件地查看并使用客体信息，保证客体信息的完整性和可用性。模型安全策略是访问控制表，即每一份病历记录都有一个访问控制表标记，用以说明可以读取和添加数据的人和组。打开记录是医生可以打开访问控制列表中与他有关的病人的病历，需要经过病人委托。控制是指每个访问控制列表中必须有一个是可信的，只有他才能对病历进行写入。同意和通报是指可靠的医生在打开病历时，应将访问控制列表中的名字、后续条件、可靠性的传递通知病人。持续性是指任何人都不能删除病历记录，除非它已过期。日志是记录对病历记录的全部访问。可信计算是指处理以上原理的计算机应该有一个有效的方法实现，实现方法需要由独立专家评估。

3. 基于角色访问控制模型　基于角色访问控制模型中，管理员定义一系列角色并把它们赋予主体，系统进程和普通用户可能有不同的角色。设置对象为某个类型，主体具有相应的角色就可以访问，这样就把管理员从定义每个用户的许可权限的繁冗工作中解放出来。

基于角色访问控制模型是 20 世纪 90 年代研究出来的一种新模型，从本质上讲，这种模型是对前面描述的访问矩阵模型的扩展。这种模型的基本概念是把许可权与角色联系在一起，用户通过充当合适角色的成员而获得该角色的许可权。

七、云安全模型

云安全模型主要包括以下 3 种类型：①云概念模型，包括用于解释云安全概念和原理的可视化效果和描述；②安全模式架构，即实现云安全的模板，这个架构通常是具有普遍性的，可以是非常抽象的与概念相关，或者相当详细与特定的控制和功能相关；③云控制模型，对特定的云安全控制或控制类别进行分类和细化。

1. 云安全建设理论依据　云计算是一种颠覆性的技术，可以增强协作，提高敏捷性、可扩展性以及可用性，还可以通过优化资源分配、提高计算效率来降低成本。云计算模式构想了一个全新的世界，组件可以迅速调配、置备、部署和回收，还可以迅速地扩充或缩减，以提供按需的、类似于效用计算的分配和消费模式。目前国际上对云计算中的安全建设理论模型、安全框架还没有达成统一的共识，国内外一些安全组织，例如 CSA、IBM 和 Gartner 等纷纷推出各自的云安全体系架构。其中云安全联盟（The Cloud Security Alliance，CSA）

作为业界比较认可的云安全研究论坛，使用 NIST Model for Cloud Computing 作为定义云计算的标准，NIST 出版物是被普遍接受的，所以本书选择与 NIST Working Definition of Cloud Computing（NIST 800-145）保持一致，云安全建设理论依据如表3-3所示。

表3-3 云安全建设理论依据

序号	主管部门	编号	云安全标准名称
1	国际标准组织 ISO/IEC	CA1-1	云计算国际标准——ISO/IEC17788：2014《信息技术云计算概述和词汇》
		CA1-2	云计算国际标准——ISO/IEC17789：2014《信息技术云计算参考架构》
2	全国信息安全标准化技术委员会	CA2-1	《信息安全技术云计算服务安全指南》（GB/T 31167—2014）
		CA2-2	《信息安全技术云计算服务安全能力要求》（GB/T 31168—2014）
3	公安部（网络安全保卫局）	CA3-A1	《信息安全标准体系表（报批稿）》
		CA3-A2	《信息安全技术桌面云系统安全技术要求》
		CA3-A3	《信息安全技术云操作系统安全技术要求》
		CA3-A4	《信息安全技术云存储系统安全技术要求》
		CA3-A5	《信息安全技术云计算网络入侵防御系统安全技术要求》
		CA3-A6	《信息安全技术数据泄露防护产品安全技术要求》
		CA3-B1	《信息安全技术远程接入控制产品安全技术要求》
		CA3-B2	《信息安全技术主机安全加固系统安全技术要求》
		CA3-B3	《信息安全技术文档打印安全监控与审计产品安全技术要求》
		CA3-B4	《信息安全技术网站内容安全检查产品安全技术要求》
		CA3-B5	《信息安全技术运维安全管理产品安全技术要求》
		CA3-B6	《信息安全技术主机文件监测产品安全技术要求》
4	公安部（等级保护评估中心）	CA3-C1	《信息安全技术信息系统安全等级保护基本要求云计算安全扩展要求》
		CA3-C2	《云计算安全等级保护标准与测评要求》
5	国家信息中心	CA4-1	《政务云安全技术要求与实施指南》
6	数据中心联盟	CA5-X	《01-可信云服务认证评估方法第01部分：云主机》
			《02-可信云服务认证评估方法第02部分：对象存储》
			《03-可信云服务认证评估方法第03部分：云数据库》
			《04-可信云服务认证评估方法第04部分：块存储》
			《05-可信云服务认证评估方法第05部分：应用托管容器服务资源》
			《06-可信云服务认证评估方法第06部分：云缓存》
			《07-可信云服务认证评估方法第07部分：数据中心间VPN》
			《08-可信云服务认证评估方法第08部分：本地负载均衡（1）》
			《09-可信云服务认证评估方法第09部分：云分发》
			《10-可信云服务认证评估方法第10部分：在线应用云服务（修订版）》
			《11-可信云服务认证评估方法第11部分：桌面云》
			《13-可信云服务认证评估方法第13部分：备份服务》

2. 云安全概念模型 云安全概念模型的架构，可以概括为"两个重点、三个体系、三个维度、三个合规、两个阶段、一套班子"。云安全概念模型如图3-10所示：

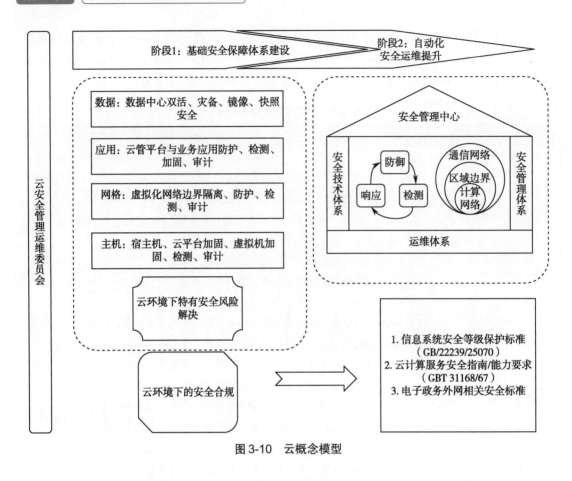

图 3-10　云概念模型

两个重点包括云环境下特殊安全风险解决、云环境下的安全合规;三个体系包括技术体系、管理体系、运维体系;三个维度包括防护、检测、响应;三个合规包括符合信息系统安全等级保护标准、《云计算服务安全指南／能力要求》(GB/T 31168-67)、电子政务外网相关安全标准;两个阶段包括基础安全保障体系建设阶段,自动化安全运维提升阶段;一套班子包括构建统一的安全管理和运维班子,保障持续、有序安全运转和应急响应。

该安全体系的总体设计思路是一个全面合规、有效的框架体系。尤其在安全技术体系的构建方面,区别于传统的边界防护＋审计＋传统安管平台的方案,包括深度防御、持续检测、快速响应和简化运维。深度防御是指防护层面应从2～4层扩展到2～7层,安全边界不仅包括物理边界,还要深入到虚拟化、动态边界;不仅要关注北向防护还要关注南向防护,以及东西向的攻击防御;云平台、云管平台的安全加固。持续检测是指加强持续安全威胁检测、监测投入,关注边界被攻破后的安全问题发现和解决。快速响应是指增强总体安全态势感知能力,将内部安全管理平台和外围未知威胁安全服务云形成良性互动,缩短未知威胁、潜在病毒木马和突发安全事件的存活周期,最大限度减少损失。简化运维是指增强安全可视化能力,提升安全运维管理自动化程度,减少人为参与带来的安全问题,简化安全管理运维人员工作难度。

3. 云安全模式架构　在构建云服务方面,有很多不断发展的技术,使得任何单一的引用或架构模型从一开始就过时了。基于云安全建设的理论依据,CSA 提出了云计算模式、安全控制矩阵以及安全合规的 CSA 云安全模式体系框架,CSA 云安全模式体系框架如图 3-11 所示。

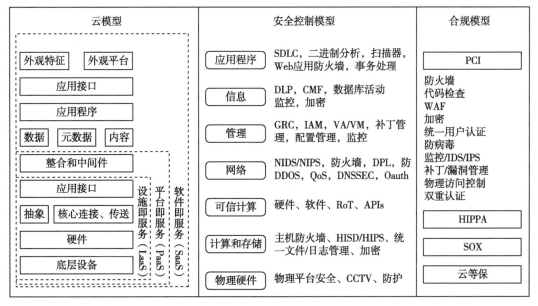

图 3-11　CSA 云安全模式体系框架

CSA 定义了三个云安全模式,它们描述了云安全的不同基础类别:①基础设施即服务(IaaS)提供了基础性的计算资源,例如计算、网络或存储;②平台即服务(PaaS)抽象并提供开发或应用平台,例如数据库、应用平台(运行 Python、PHP 或其它代码的地方),文件存储和协作,甚至专有的应用处理(机器学习、大数据处理或直接应用程序编程接口(application programming interface,APIs)访问完整的 SaaS 应用的特性),关键的区别在于,使用 PaaS 不需要管理底层的服务器、网络或其他基础设施;③服务即软件(SaaS)是由服务商管理和托管的完整应用软件,用户可以通过 Web 浏览器移动应用或轻量级客户端应用来访问它。看待云计算的一种方式是将其视为一个堆栈,SaaS 是位于 PaaS 之上,PaaS 位于 IaaS 之上。

(1)IaaS 模式:物理设施和硬件基础设施构成 IaaS 的基础,利用云计算将这些资源抽象并集中在一起,但是在最基本的层面上,总是需要物理硬件、网络和存储来进行构建。这些资源通过抽象和调配进行汇集。抽象通常通过虚拟化,将资源从物理约束中解放,生成池。然后一组核心连接和交付工具将这些抽象资源组合在一起,创建池并自动化将他们交付给用户。

所有这些都是通过 APIs 实现的。APIs 通常是云中组件的底层通信方法,其中一些(或完全不同的集合)公开给云用户以管理资源和配置。目前大多数云 APIs 都使用 REST(representational state transfer,REST)在 HTTP 协议上运行,非常适合于 Internet 服务。

在大多数情况下,这些 APIs 都是可以远程访问的,并被封装到基于 Web 的用户界面中。这种结合是云管理层面,因为用户使用它来管理和配置云资源,例如启动虚拟机(实例)或配置虚拟网络。从安全的角度来看,这既是与保护物理基础设施最大的区别(因为不能依赖物理访问作为控制),也是在设计云安全程序时,需要最优先考虑的问题。如果攻击者进入您的管理平面,可能获得您的整个云部署的远程访问完整权限。

因此 IaaS 由设备、硬件、抽象层、编排(核心连接和交付)层组成,将抽象资源绑定在一起,通过 APIs 远程管理资源并将它们交付给用户,IaaS 平台架构如图 3-12 所示。

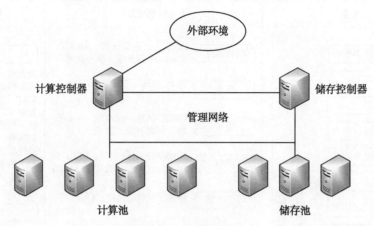

图 3-12   IaaS 平台架构

一系列物理服务器每个运行两个组件:虚拟机管理程序和管理/编排软件,以连接服务器并连接到计算控制器。用户请求一个特定大小的实例(虚拟服务器),而云控制器确定哪个服务器具有容量,并分配请求的大小的实例。控制器随后通过请求存储控制器的存储来创建一个虚拟硬盘驱动器,该存储控制器从存储池中分配存储,并通过网络将其连接到适当的主机服务器和实例(用于存储通信的专用网络),网络包括虚拟网络接口和地址,也被分配并连接到必要的虚拟网络。然后控制器将服务器映像的副本发送到虚拟机中启动它并配置它,虚拟网络和存储都配置好之后,就将创建一个在虚拟机中运行的实例。一旦整个过程完成,元数据和连接信息就由云控制器代理并提供给用户,就可以连接到实例并登录。

(2)PaaS 模式:在所有的服务模型中,PaaS 是最难以确定的,因为 PaaS 产品的范围广泛,并且构建 PaaS 服务的方法很多。PaaS 增加了与应用程序开发框架、中间件功能以及数据库、消息传递和队列等功能的集成层,这些服务允许开发人员在平台上构建应用程序,并使用程序支持的编程语言和工具。

在现实世界中经常见到的一个选择,在模型中也可以看到,就是在 IaaS 的基础上构建一个平台。在 IaaS 上构建了集成层和中间件,然后将其汇集在一起,进行编排,并使用 APIs 作为 PaaS 暴露给用户。例如可以通过在 IaaS 中运行的实例上部署修改后的数据库管理系统软件来构建数据库即服务,这个架构图展示了一个在 IaaS 架构之上运行的应用平台(PaaS),PaaS 平台架构如图 3-13 所示。

用户通过 API(和一个 Web 控制台)管理数据库,并通过普通的数据库网络协议访问它,或者通过 API 访问它。在 PaaS 中,云用户只看到平台,而不是底层的基础设施,数据库可根据需要进行伸缩,而不需要管理单个服务器、网络、补丁等。

(3)SaaS 模式:SaaS 服务是完整的、多租户的应用程序,也具有任何大型软件平台的复杂架构。为了提高敏捷性、弹性和(潜在的)经济利益,许多 SaaS 提供商构建在 IaaS 和 PaaS 之上,大多数现代云应用程序(SaaS 或其他)都使用 IaaS 和 PaaS 的组合,有时跨不同的云提供商,SaaS 平台架构如图 3-14 所示。

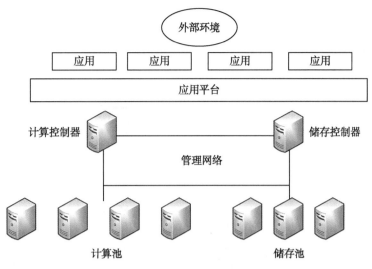

图 3-13　PaaS 平台架构

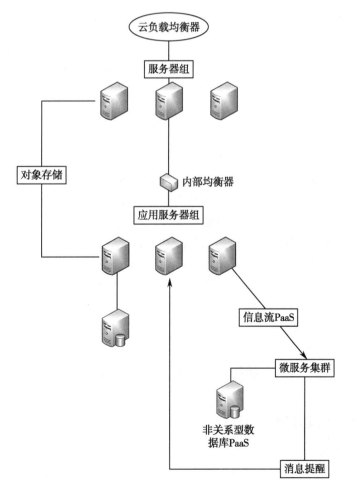

图 3-14　SaaS 平台架构

所有 SaaS 都有一个 API 位于应用程序 / 逻辑层和数据存储之上,有一个或多个表示层,通常包括 Web 浏览器、移动应用程序和公共 API 访问。

4. 云安全控制模型　基于 CSA 云安全模式体系框架,构建云安全控制模型,云安全控制模型如图 3-15 所示。

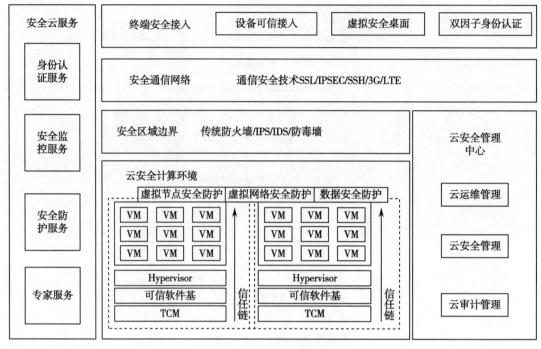

图 3-15　云安全控制模型

在考虑具体云安全控制模型时,治理策略必须考虑由云提供商的合同和该组织的内部治理策略共同组成的最小的公共控制措施集,云消费者同时采用两个云环境或数据中心的服务。在这两种情况下,整体治理是这两种模式的交集。例如如果数据中心通过专用的网络链接连接到云端,需要解决跨越两个环境的治理问题。

由于云安全控制模型是对特定的云安全控制或控制类别进行分类和细化,涉及多个组织,其治理延伸到各个主体之间的关系,而不仅仅是云供应商和云客户,混合了公有云和托管私有云的治理要求,涉及云服务、终端安全接入、安全通信网络、安全区域边界、云安全计算环境和云安全管理中心。需要利用治理工具,参考一定规模的公有云提供商的模式,但是基于混合控制的方式进行调整。

第四节　安　全　体　系

一、安全体系设计目标

1. 总体设计目标

(1)安全建设规范化:响应国家号召依据中国共产党第十九次全国代表大会会议精神,全面落实《中华人民共和国网络安全法》,其中第二十一条明确国家实行网络安全等级保护制度。根据《信息安全技术网络安全等级保护基本要求》(GB/T 22239—2019)等文件，信息安全等级保护是我国信息安全保障的基本制度、基本国策，是开展信息安全工作的基本方法，是促进信息化、维护国家信息安全的根本保障。全面推进落地地方政策要求，落实公安厅信息安全等级保护办公室建设指导建议，依据《中华人民共和国网络安全法》其中第二十一条，落实国家《信息安全技术网络安全等级保护基本要求》(GB/T 22239—2019)对政府信息系统系统的安全保护要求，在安全保护环境的基础上，通过实现基于安全策略模型和标记的强制访问控制以及增强系统的审计机制，落实国家对政府关键信息系统信息化安全建设规范化、体系化、标准化的政策要求。

(2) 安全建设体系化：以等保标准来开展政府信息安全建设，可以使得政府信息化安全建设更加体系化、标准化。通过从安全物理环境、安全通信网络、安全区域边界、安全计算环境及安全管理中心等多方面进行安全建设，打破过去传统"头痛治头、脚疼医脚"的建设状况，对信息安全建设形成完整的安全防护体系。

落实国家对于信息安全建设指导建议，落实国家 GB 17859—1999《计算机信息系统安全保护等级划分准则》对三级系统的安全保护要求，在安全保护环境的基础上通过实现基于安全策略模型和标记的强制访问控制以及增强系统的审计机制，使得系统具有在统一安全策略管控下保护敏感资源的能力。

全面实现《信息安全技术网络安全等级保护基本要求》(GB/T 22239—2019)中对于三级系统的安全要求。

2. 具体设计目标 大数据与传统数据资产相比具有较强的社会性。信息化安全建设、安全运维支撑体系建设在借鉴国内外相关项目建设成功经验的基础上，充分利用现有先进、成熟技术和考虑长远发展需求，统一规划、统一布局、统一设计、规范标准、突出重点、分步实施，在实施策略上根据实际需要及投资金额，统一领导、统筹规划、标准化及核心业务重点推进。实现上述安全目标，需要自上而下、不同层次综合考虑、系统性地解决问题，在进行架构设计时需要把握以下具体目标。

(1) 满足利益相关者数据安全要求：与海量数据有关的利益攸关者众多，从国家、合作第三方到用户，因位置和出发点不同，对数据的安全要求也不同。在设计大数据安全目标和策略时，需要平衡各方的安全诉求，实现安全管理的统筹规划。

(2) 实现覆盖数据生命周期的数据安全：大数据包罗万象，不同类别的数据安全要求不同，同一类别的数据也会因内容、时间和位置的不同而面临不同的安全风险和要达到不同的安全级别。大数据在采集、处理、使用过程中跨越不同系统，涉及拥有者、管理者以及使用者等不同角色，因此要实现覆盖数据生命周期的端到端的数据安全。

(3) 构建制度、流程、技术多重保障体系：信息系统中的各元素相互影响互为表里，要保障其中的数据安全，必须从治理着眼，自上而下设计，自下而上支撑，从制度、流程、技术等方面构建多重保障体系。

(4) 构建集成框架：大数据安全不仅仅是数据自身的安全，还包含其所处的环境安全(即IT 安全)以及数据管理安全。行业内都有成熟的框架、理论、标准以及最佳实践以供参考。因此构建的框架必须有较强的集成能力，抽取各方所长进行有效融合，使之为大数据安全服务。

(5) 分等级保护：分等级保护是根据需要保护的信息系统确定不同的安全等级，根据安全等级确定不同等级的安全目标，形成不同等级的安全措施进行保护。分等级保护的精髓思想就是"等级化"。等级保护可以把业务系统、信息资产、安全边界等进行"等级化"，分而治之，从而实现信息安全等级保护的"等级保护、适度安全"思想。

根据不同阶段的需求、业务特性及应用重点，采用等级化设计方法将需要保护的信息系统确定不同的安全等级，再确定不同等级的安全目标，形成不同等级的安全措施进行保护。

（6）分层保护：分层保护是指根据信息系统的架构组成进行分层保护。按照物理层、网络传输层、数据层、应用层四个层次构成，根据确定的安全策略，规范设置相应的安全防护、检测、响应功能，利用公钥基础设施/授权管理基础设施、防火墙、入侵检测及防御、流量清洗、防病毒、安全审计、线路冗余等多种安全技术和产品，进行全方位的安全保护。

（7）分域保护：安全域是具有相同或相似安全要求和策略的 IT 要素的集合，是同一系统内根据信息的性质、使用主体、安全目标和策略等元素的不同来划分的不同逻辑子网或网络，每一个逻辑区域有相同的安全保护需求，具有相同的安全访问控制和边界控制策略，区域间具有相互信任关系，而且相同的网络安全域共享同样的安全策略。

进行安全域划分可以帮助理顺网络和应用系统的架构，使得信息系统的逻辑结构更加清晰，从而更便于进行运行维护和各类安全防护的设计。基于安全域的保护极大地简化了系统的防护复杂度，由于属于同一安全域的信息资产具备相同的 IT 要素，因此可以针对安全域而不是信息资产来进行防护，这样会比基于资产的等级保护更易实施。由于安全域将具备同样 IT 特征的信息资产集合在一起，因此在防护时可以采用公共的防护措施而不需要针对每个资产进行各自的防护，这样可以有效减少重复投资。

二、安全体系总体架构

针对大数据安全威胁和技术挑战，需建立系统性的大数据安全体系来应对大数据应用中各种复杂的大数据安全问题。大数据安全体系总体框架主要包括大数据安全技术保障、过程管理、运行保障和组织管理 4 个方面。大数据安全体系总体框架如图 3-16 所示。

大数据安全体系架构需要完善大数据安全法律法规、健全大数据安全标准、建立大数据安全保障组织规划、制定大数据安全保障策略规划、制定数据开放策略等，做好大数据安全战略层面的整体规划和顶层设计。要在遵循国家安全政策的基础上，制定大数据安全保护方面的法规政策及实施办法，健全大数据安全相关标准及指南，完善大数据安全保障组织机构和保障角色的规划，制定大数据安全保障规划和指导意见，推进数据安全开放共享，满足国家层面安全管控要求，明确大数据总体安全策略，指导相关技术防护、过程管理、安全运营以及管理制度等工作的开展。

三、安全技术保障体系

大数据安全技术保障包括对平台与设施层安全、接口层安全、数据层安全和应用系统层安全等的安全保障。

1. 平台与设施层安全 大数据平台与设施层是由大数据框架提供商提供的大数据基础设施及其上的大数据分析平台软件的集合，为上层大数据应用提供大数据存储、计算和基础的大数据分析功能。大数据平台与设施层安全防护包括存储安全、网络通信安全、系统边界安全、计算环境安全以及平台管理安全。

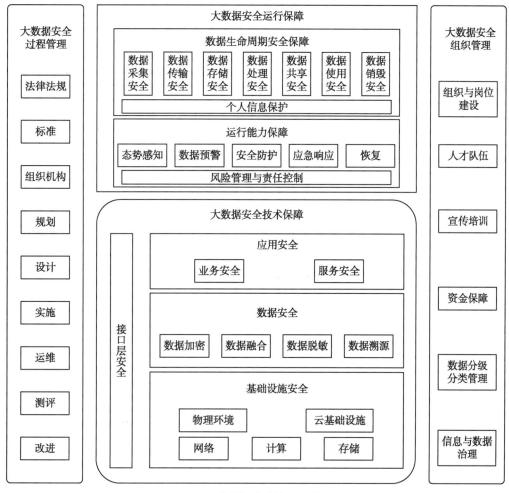

图 3-16 大数据安全体系总体框架

2. 接口层安全 接口层安全防护主要解决大数据系统中数据提供者、数据消费者、大数据应用提供者、大数据框架提供者、系统协调者等角色之间接口面临的安全问题，采用的关键技术包括对数据提供者 - 大数据应用提供者之间的接口安全控制技术、大数据应用提供者 - 数据消费者之间的接口安全控制技术、大数据应用提供者 - 大数据框架提供者的接口安全控制技术、大数据框架提供者内部以及系统控制器的安全控制技术等。

3. 数据层安全 数据层安全主要解决数据生命周期各阶段面临的安全问题，采用的关键安全防护技术包括数据加密技术、安全数据融合技术、数据脱敏技术、数据溯源技术等。

4. 应用系统层安全 应用层安全主要解决大数据业务应用的安全问题，采用的关键安全防护技术包括身份访问与控制、业务逻辑安全、服务管理安全、不良信息管控等。

四、安全过程管理体系

大数据安全管理过程保障是围绕大数据安全保障对象，基于大数据安全管理过程，采用 PDCA 循环方法建立的确保大数据安全可持续的安全能力，这种能力将贯穿大数据安全管理的整个生命周期，使大数据安全风险得到有效管理和控制。

大数据安全保障过程可分成规划、设计、实施、运维、测评与改进 6 个阶段：①规划阶段主要分析大数据安全存在的威胁与隐患，对大数据安全提出全局性、方向性和系统性的规划要求，明确大数据安全建设的目标和重点关注领域；②设计阶段主要制定为实现目标计划采取的安全策略和措施，明确大数据管理协调部门、关键基础设施及信息系统运行者以及其他参与者的责任与义务；③实施阶段主要采取安全防护管理措施和技术措施，建立起大数据安全管理能力、运行保障能力、技术防护能力、服务支撑能力、针对网络攻击的检测能力；④运维阶段主要对大数据安全进行全生命周期管理，通过监测感知层、网络层、平台层和应用层等各个层次中硬件设备、控制执行系统、应用程序的运行状况，对大数据安全事件及时响应并进行管理；⑤测评阶段主要包括对大数据安全规划的实施情况进行监督，全面评估规划设计的目标是否通过相应的安全策略得以实现；⑥改进阶段主要改进整个大数据安全保障体系，提升大数据安全保障整体能力。

五、安全运行保障体系

大数据安全运行保障包括对大数据生命周期安全的保障和大数据安全运行能力的保障。

1. 大数据生命周期安全保障 大数据生命周期安全保障是将大数据的原始数据转化为可用于行动的知识，进行知识应用，直至知识自然遗忘或主动遗忘的一组过程。大数据生命周期安全的保障是要保障大数据生命周期各环节的安全，包括数据采集安全、数据传输安全、数据存储安全、数据管理安全、数据分析安全、数据发布安全、数据交易安全、数据使用安全、数据销毁安全。此外还需对整个过程涉及的个人敏感信息进行安全保障，确保个人信息得到严格保密，不得泄露、丢失、损坏、篡改或不当使用，不得出售或者非法向他人提供。

2. 大数据运行能力安全保障 大数据安全运行能力的保障需要做好态势感知、预警监测、安全防护、应急响应和灾备恢复，对大数据运行过程中的安全风险进行管控。

六、安全组织管理体系

安全管理体系的作用是通过建立健全组织机构、规章制度以及通过人员安全管理、安全教育与培训和各项管理制度的有效执行，来落实人员职责、确定行为规范、保证技术措施真正发挥效用，与技术体系共同保障安全策略的有效贯彻和落实。大数据安全管理体系主要包括组织机构、规章制度、人员安全、安全教育和培训等四个方面内容。

1. 安全管理制度 制定安全检查制度，明确检查的内容、方式、要求等，检查各项制度、措施的落实情况并不断完善。定期对信息系统安全状况进行自查，第二级信息系统每年自查一次，第四级信息系统每半年自查一次。经自查信息系统安全状况未达到安全保护等级要求的，应当进一步开展整改。根据安全管理制度的基本要求制定各类管理规定、管理办法和暂行规定。从安全策略主文档中规定的安全各个方面所应遵守的原则方法和指导性策略引出的具体管理规定、管理办法和实施办法是具有可操作性，且必须得到有效推行和实施的制度。

制定严格的制度与发布流程、方式、范围等，制度需要统一格式并进行有效版本控制；发布方式需要正式、有效并注明发布范围，对收发文进行登记。信息安全领导小组负责定期组织相关部门和相关人员对安全管理制度体系的合理性和适用性进行审定，定期或不定期对安全管理制度进行评审和修订，修订不足及进行改进。

2. 安全管理机构 根据基本要求设置安全管理机构的组织形式和运作方式，明确岗位职责。

设置安全管理岗位，设立系统管理员、网络管理员、安全管理员等岗位，根据要求进行人员配备，配备专职安全员；成立指导和管理信息安全工作的委员会或领导小组，其最高领导由单位主管领导委任或授权；制定文件明确安全管理机构各个部门和岗位的职责、分工和技能要求。建立授权与审批制度，建立内外部沟通合作渠道，定期进行全面安全检查，特别是系统日常运行、系统漏洞和数据备份等。

3. 人员安全管理 人员安全管理主要包括人员录用、离岗、考核、教育培训等内容。

一般单位都有统一的人事管理部门负责人员管理，这里的人员安全管理主要指对关键岗位人员进行的以安全为核心的管理，例如对关键岗位的人员采取在录用或上岗前进行全面、严格的安全审查和技能考核，与关键岗位人员签署保密协议，对离岗人员撤销系统账户和相关权限等措施。

只有注重对安全管理人员的培养，提高其安全防范意识，才能做到安全有效的防范，因此需要对各类人员进行安全意识教育、岗位技能培训和相关安全技术培训。培训的内容包括单位的安全方针、安全方面的基础知识、安全技术、安全标准、岗位操作规程、最新的工作流程、相关的安全责任要求、法律责任和惩戒措施等。

4. 系统建设管理 系统建设管理的重点是与系统建设活动相关的过程管理，由于主要的建设活动是由服务方，例如集成方、开发方、测评方、安全服务方等完成，运营使用单位人员的主要工作是对之进行管理，应制定系统建设相关的管理制度，明确系统定级备案、方案设计、产品采购使用、软件开发、工程实施、验收交付、等级测评、安全服务等活动的管理责任部门以及具体的管理内容和控制方法，并按照管理制度落实各项管理措施，完整保存相关的管理记录和过程文档。

5. 系统运维管理

（1）环境和资产安全管理：环境包括计算机、网络机房环境以及设置有网络终端的办公环境，明确环境安全管理的责任部门或责任人，加强对人员出入、来访人员的控制，对物理访问、物品进出和环境安全等方面进行规定。对重要区域设置门禁控制手段或使用视频监控等措施。

资产包括介质、设备、设施、数据、软件、文档等，资产管理不等同于设备物资管理，而是从安全和信息系统角度对资产进行管理，将资产作为信息系统的组成部分，按其在信息系统中的作用进行管理。应明确资产安全管理的责任部门或责任人，对资产进行分类、标识，编制与信息系统相关的软件资产、硬件资产等资产清单。

（2）设备和介质安全管理：明确配套设施、软硬件设备管理、维护的责任部门或责任人，对信息系统的各种软硬件设备采购、发放、领用、维护和维修等过程进行控制，对介质的存放、使用、维护和销毁等方面作出规定，加强对涉外维修、敏感数据销毁等过程的监督控制。

（3）日常运行维护：明确网络、系统日常运行维护的责任部门或责任人，对运行管理中的日常操作、账号管理、安全配置、日志管理、补丁升级、口令更新等过程进行控制和管理；制定设备操作管理、业务应用操作管理、变更控制和重用管理、信息交换管理相应的管理制度；制定与信息系统安全管理相配套的规范和操作规程并落实执行；正确实施为信息系统可靠运行而采取的各种检测、监控、审计、分析、备份及容错等方法和措施,对运行安全进行监督检查。

(4)集中安全管理:第二级以上信息系统应按照统一的安全策略、安全管理要求,统一管理信息系统的安全运行,进行安全机制的配置与管理,对设备安全配置、恶意代码、补丁升级、安全审计等进行管理,对与安全有关的信息进行汇集与分析,对安全机制进行集中管理。

(5)事件处置与应急响应:按照国家有关标准规定,确定信息安全事件的等级。结合信息系统安全保护等级,制定信息安全事件分级应急处置预案,明确应急处置策略,落实应急指挥部门、执行部门和技术支撑部门,建立应急协调机制。落实安全事件报告制度,第二级以上信息系统发生较大、重大、特别重大安全事件时,运营使用单位按照相应预案开展应急处置,并及时向受理备案的公安机关报告。组织应急技术支撑力量和专家队伍,按照应急预案定期组织开展应急演练。

(6)灾难备份:要对第二级以上信息系统采取灾难备份措施,防止重大事故、事件发生。识别需要定期备份的重要业务信息、系统数据及软件系统等,制定数据的备份策略和恢复策略,建立备份与恢复管理相关的安全管理制度。

(7)安全监测:开展信息系统实时安全监测,实现对物理环境、通信线路、主机、网络设备、用户行为和业务应用等的监测和报警,及时发现设备故障、病毒入侵、黑客攻击、误用和误操作等安全事件,以便及时对安全事件进行响应与处置。

(8)其他:对系统运行维护过程中的其他活动,例如系统变更、密码使用等进行控制和管理。按国家密码管理部门的规定,对信息系统中密码算法和密钥的使用进行分级管理。

第四章

健康医疗大数据安全技术

安全技术是保障健康医疗大数据安全的基础，充分利用各种安全技术构建完善的安全防御体系，可以保障健康医疗大数据安全。健康医疗大数据安全技术体系由平台设施层安全技术、接口层安全技术、数据层安全技术、应用层系统层安全技术 4 个方面组成。健康医疗大数据安全技术体系如图 4-1 所示。

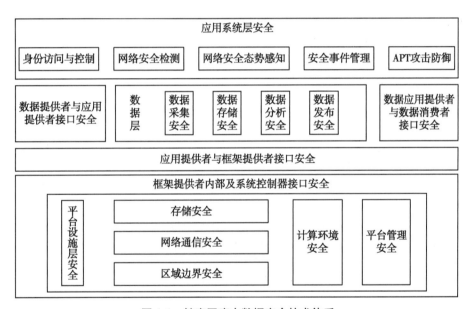

图 4-1　健康医疗大数据安全技术体系

第一节　平台设施层安全技术

健康医疗大数据平台设施层安全是对健康医疗大数据平台物理环境、计算等资源和功能的安全保障，包括存储安全、网络通信安全、系统边界安全、计算环境安全以及平台管理安全。存储安全是指对平台的数据设置备份与恢复机制，并采用数据访问控制机制来防止数据的越权访问，关键技术有细粒度访问控制、备份与恢复；网络通信安全是指网络系统的硬件、软件及其系统中的数据受到保护，不因偶然或恶意原因而遭受破坏、更改、泄露，系统连续可靠正常地运行网络服务不中断，关键技术有防火墙技术、访问权限技术、数据加密技术、入侵检测技术、病毒查杀技术；区域边界安全防护大数据平台设施层边界结构安全、用户访问等，主要技术包括 Anti-DDoS 流量清洗服务、防火墙、入侵防御系统、防病毒网关、虚拟专用网（virtual private network，VPN），安全审计系统等；计算环境安全是指提供相应的身份认证机制确保只有合法的用户才能发起数据处理请求，关键技术有身份认证、备份与恢复等；平台管理安全包括平台的安全配置、资源安全调度、补丁管理等内容，关键技术有安全审计。

一、存储安全技术

1. 细粒度访问控制技术 传统的大数据安全访问控制分为自主访问控制（discretionary access control，DAC）、强制访问控制（mandatory access control，MAC）和基于角色的访问控制（role-based access control，RBAC）。在健康医疗大数据平台设施的存储安全环境中，以上访问控制无法适应大数据环境所需的访问控制要求，因此细粒度访问控制更为重要。

细粒度访问控制就是对健康医疗大数据的平台设施数据存储层次进行权限控制，通过查询语句加上 3 个字段，即：①创建人的字段；②创建人所属部门；③用户对应的等级字段，来判断当前用户角色并控制每一个人读取到的数据不同。健康医疗大数据实现安全的细粒度访问控制应从两个方面入手：①可利用 4A 技术实现账号管理、认证管理、授权管理和安全审计整合成集中、统一的大数据安全服务系统平台；②可在大数据平台内部采用在应用过程中具有跨域式访问和协调工作两大特点的基于行为的访问控制模型（attribute-based access control，ABAC）。

2. 备份与恢复技术 备份与恢复是指利用备份系统实现数据备份和恢复的技术。通常操作系统都附带了备份程序，但随着数据的不断增加和系统要求的不断提高，附带的备份程序无法满足日益增长的需要。因此必须选择专门的备份软、硬件并制定相应的备份及恢复方案对数据进行可靠的备份。详细内容介绍见本章第三节。

二、网络通信安全技术

网络通信安全是当前信息领域研究的热点和难点之一，涉及多个学科的交叉，包括密钥管理、安全路由、入侵检测等许多技术都需要深入研究。其中防火墙技术、访问权限技术、数据加密技术、入侵检测技术、病毒查杀技术是保证网络通信安全的关键技术。

1. 防火墙技术 防火墙技术最初是针对 Internet 网络不安全因素所采取的一种保护措施。防火墙指用来阻挡外部不安全因素影响的内部网络屏障，其目的是防止外部网络用户未经授权的访问。它是一种计算机硬件和软件的结合，使 Internet 与 Internet 之间建立起一个安全网关（security gateway，SG）从而保护内部网免受非法用户的侵入。

（1）防火墙种类：从实现原理上防火墙分为网络级防火墙、应用级网关、电路级网关、规则检查防火墙 4 大类。

1）网络级防火墙：网络级防火墙也叫包过滤型防火墙，一般是基于源地址和目的地址、应用、协议以及每个 IP 包的端口作出通过与否的判断。一个路由器便是一个"传统"的网络级防火墙，大多数的路由器都能通过检查这些信息来决定是否将所收到的包转发，但它不能判断出一个 IP 包的来处和去向。防火墙检查每一条规则直至发现包中的信息与某规则相符，如果没有规则能符合，防火墙就会使用默认规则即防火墙丢弃该包。其次通过定义基于

TCP 或 UDP 数据包的端口号,防火墙能够判断是否允许建立特定的连接例如 Telnet、FTP 连接。

2)应用级网关:应用级网关能够检查进出的数据包,通过网关复制传递数据防止在受信任服务器和客户机与不受信任的主机间直接建立联系。应用级网关能够理解应用层上的协议,能够做复杂一些的访问控制并做精细的注册和稽核。它针对特别的网络应用服务协议即数据过滤协议并且能够对数据包分析并形成相关的报告。应用网关对某些易于登录和控制所有输出输入的通信的环境给予严格的控制以防有价值的程序和数据被窃取。在实际工作中应用网关一般由专用工作站系统来完成,但每一种协议需要相应的代理软件,使用时工作量大且效率不如网络级防火墙。应用级网关有较好的访问控制是最安全的防火墙技术,但实现困难而且有的应用级网关缺乏"透明度"。在实际使用中用户在受信任的网络上通过防火墙访问 Internet 时,经常会发现存在延迟并且必须进行多次登录才能访问 Internet 或 Intranet。

3)电路级网关:电路级网关通过监控受信任的客户或服务器与不受信任的主机间的 TCP 握手信息决定该会话是否合法,电路级网关是在 OSI 模型中会话层上来过滤数据包,比包过滤防火墙要高两层。电路级网关还提供一个重要的安全功能——代理服务器。代理服务器是设置在 Internet 防火墙网关的专用应用级代码,这种代理服务准许网管员允许或拒绝特定的应用程序或一个应用的特定功能。包过滤技术和应用网关是通过特定的逻辑判断来决定是否允许特定的数据包通过,一旦判断条件满足防火墙内部网络的结构和运行状态便"暴露"在外来用户面前,这就引入了代理服务的概念即防火墙内外计算机系统应用层的"链接"由两个终止于代理服务的"链接"来实现,这就成功地实现了防火墙内外计算机系统的隔离,同时代理服务还可用于实施较强的数据流监控、过滤、记录和报告等功能。代理服务技术主要通过专用计算机硬件来承担。

4)规则检查防火墙:规则防火墙结合了包过滤防火墙、电路级网关和应用级网关的特点。同包过滤防火墙一样规则检查防火墙能够在开放式系统互联通信参考模型(open system inter connection reference model,OSI)网络层上通过 IP 地址和端口号过滤进出的数据包。规则检查防火墙也像电路级网关一样能够检查同步序列编号(synchronize sequence numbers,SYN)和确认字符(acknowledge character,ACK)标记和序列数字是否逻辑有序。当然它也像应用级网关一样,可以在 OSI 应用层上检查数据包的内容,查看这些内容是否能符合企业网络的安全规则。规则检查防火墙虽然集成前 3 者的特点但是不同于一个应用级网关的是,它并不打破客户机/服务器模式来分析应用层的数据,允许受信任的客户机和不受信任的主机建立直接连接。规则检查防火墙不依靠与应用层有关的代理而是依靠某种算法来识别进出的应用层数据,这些算法通过已知合法数据包的模式来比较进出数据包,这样从理论上就能比应用级代理在过滤数据包上更有效。

(2)防火墙涉及的核心技术:在健康医疗大数据平台设施层环境中防火墙技术起到了很好的保护作用,在具体应用防火墙技术时涉及的主要技术有:数据包过滤、网络 IP 地址转换、虚拟专用网络、应用网关。

1)数据包过滤:网络上的数据都是以包为单位进行传输的,每一个数据包中都会包含一些特定的信息,例如数据的源地址、目标地址、源端口号和目标端口号等。防火墙通过读取数据包中的地址信息来判断这些包是否来自可信任的网络,并与预先设定的访问控制规则进行比较，进而确定是否需对数据包进行处理和操作。数据包过滤可以防止外部不合法用户对内部网络的访问，但由于不能检测数据包的具体内容，因此不能识别具有非法内容的数据包无法实施对应用层协议的安全处理。

2）网络IP地址转换：网络IP地址转换是一种将私有IP地址转化为公网IP地址的技术，它被广泛应用于各种类型的网络和互联网中。网络IP地址转换可隐藏内部网络的真实IP地址，使内部网络免受黑客的直接攻击，并且由于内部网络使用了私有IP地址，有效解决了公网IP地址不足的问题。

3）虚拟专用网络：虚拟专用网络将分布在不同地域上的局域网或计算机通过加密通信虚拟出专用的传输通道，从而将它们从逻辑上连成一个整体，不仅省去了建设专用通信线路的费用而且有效地保证了网络通信的安全。

4）应用网关：应用级网关能够检查进出的数据包，通过网关复制传递数据防止在受信任服务器和客户机与不受信任的主机间直接建立联系。应用级网关能理解应用层上的协议，能够做较复杂的访问控制并做精细的注册和稽核。它针对特别的网络应用服务协议即数据过滤协议，并且能够对数据包分析并形成相关的报告。

（3）防火墙的功能：防火墙对流经它的网络通信进行扫描，这样能够过滤掉一些攻击，以免其在目标计算机上被执行。具有以下4个功能。

1）网络安全的屏障：一个防火墙作为阻塞点、控制点能极大地提高一个内部网络的安全性，并通过过滤不安全的服务而降低风险。只有经过精心选择的应用协议才能通过防火墙，因此网络环境变得更安全。例如防火墙可以禁止众所周知的不安全的网络文件系统（network file system, NFS）协议进出受保护网络，这样外部的攻击者就不可能利用这些脆弱的协议来攻击内部网络。防火墙同时可以保护网络免受基于路由的攻击，例如IP选项中的源路由攻击和控制报文协议（internet control message protocol, ICMP）、重定向中的重定向路径。防火墙应该可以拒绝所有以上类型攻击的报文并通知防火墙管理员。

2）强化网络安全策略：通过以防火墙为中心的安全方案配置，能将所有安全软件例如口令、加密、身份认证、审计等配置在防火墙上。与将网络安全问题分散到各个主机上相比，防火墙的集中安全管理更经济。例如在网络访问时，一次一密口令系统和其他的身份认证系统完全不必分散在各个主机上，而集中在防火墙身上。

3）监控审计：如果所有的访问都经过防火墙，防火墙就能记录下这些访问并作日志记录，同时也能提供网络使用情况的统计数据。当发生可疑动作时防火墙能进行适当的报警，并提供网络是否受到监测和攻击的详细信息。另外收集一个网络的使用和误用情况也极其重要，不仅可以清楚防火墙是否能够抵挡攻击者的探测和攻击，并且能清楚防火墙的控制是否充足。而网络使用统计对网络需求分析和威胁分析等而言也是极其重要。

4）防止内部信息的外泄：通过防火墙对内部网络的划分实现内部网重点网段的隔离，从而限制了局部重点或敏感网络安全问题对全局网络造成的影响。再者隐私是内部网络非常关心的问题，一个内部网络中不引人注意的细节可能包含了有关安全的线索而引起外部攻击者的兴趣，甚至因此暴露了内部网络的某些安全漏洞。使用防火墙就可以隐蔽那些透漏内部细节例如Finger，域名系统（domain name system, DNS）等服务。Finger显示了主机的所有用户的注册名、真名、最后登录时间和使用shell类型等，但Finger显示的信息非常容易被攻击者所获悉。攻击者可以知道一个系统使用的频繁程度，这个系统是否有用户正在连线上网,是否在被攻击时引起注意等。防火墙可以同样阻塞有关内部网络中的 DNS 信息,这样一台主机的域名和 IP 地址就不会被外界所了解。除了安全作用,防火墙还支持具有 Internet 服务性的企业内部网络技术体系 VPN。

5)日志记录与事件通知:进出网络的数据都必须经过防火墙,防火墙通过日志对其进行记录,能提供网络使用的详细统计信息。当发生可疑事件时防火墙更能根据机制进行报警和通知,提供网络是否受到威胁的信息。

2. 访问权限技术　在大数据时代几乎每个组织机构的计算机网络系统都会利用访问权限技术来控制计算机操作者对网络的访问,在设置网络访问权限后,操作者若想要对某些网站或是某些计算机、某些软件系统进行访问,都需要其账户具备管理员的授权,否则将无权限进行访问操作,这种防御方式能够有效地控制计算机与病毒接触的概率。访问权限技术在本章第四节进行详细介绍。

3. 数据加密技术　数据加密指的是利用一系列的计算方式,将原本明文存储的数据进行加密存储,将数据改成密文,随后对加密后的数据进行传输。数据加密技术的核心在于加密算法的难易程度以及加密密钥的保管安全性,当黑客对企业计算机系统进行攻击,窃取资料时加密的资料黑客无法使用,因此密钥匙通常都是黑客主要攻击的目标。数据加密技术在本章第三节进行详细介绍。

4. 入侵检测技术　入侵检测技术是利用计算机软件对计算机系统内的数据包、应用程序进行快速搜索,从海量信息中挖掘出可能存在入侵的行为,一旦判断出系统中存在入侵概率较高的行为,软件会自动进行报警并及时地将黑客攻击、病毒入侵的渠道切断,进而保证计算机的网络信息安全。入侵检测技术具有检测消耗时间长的缺陷,但凭借其极高的正确率,仍是很多组织机构会采用的网络安全技术。然而当代信息飞速发展,入侵检测技术存在滞后性,所以通常在机构应用入侵检测技术期间,都是将此类入侵检测软件配合其他类型的杀毒软件共同使用,组建快速有效的网络安全屏障。

5. 病毒查杀技术　在大数据时代下病毒的更新速度更加飞快,所以在应用杀毒软件时,使用者必须定期更新病毒库,才能有效对市面上的主流病毒起到有效的防护作用。目前市面上杀毒软件的杀毒形式主要有 3 种,①特征码杀毒:这种杀毒方式虽然查杀准确、速度,但是病毒库资源极少无法有效查杀未知的病毒;②启发式杀毒:这种杀毒方式的优点是不依赖病毒库,可以及时发现新型病毒,但缺点在于经常出现误报并且速度较慢;③主动防御:这种杀毒形式的优点在于能够及时发现病毒、及时查杀病毒、有效度杜绝病毒和木马的传播,但缺点在于需要占用极高的资源。

三、区域边界安全技术

大数据平台设施层区域边界安全利用本身的安全防护资源及平台自建的安全防护设施,从边界结构安全、边界防护、用户访问、入侵防范、边界完整性检查、恶意代码防范、网络审计等方面实现平台边界安全防护,主要包括以下 6 种技术。

1. Anti-DDoS 流量清洗服务技术　在互联网出口处部署两台 Anti-DDoS 设备,两台设备工作在集群模式。边界路由交换设备通过策略路由将待清洗流量牵引至 DDoS 清洗设备,设备实时对流量进行识别和净化,将分布式拒绝服务攻击(distributed denial of service,DDoS)流量从混合流量中分离、过滤。Anti-DDoS 系统能有效检测防御流量型 DDoS 攻击、

Web 型 DDoS 攻击例如慢速攻击、TCP 连接耗尽攻击、TCP 空连接攻击、DNS 服务攻击、攻击/僵尸工具发起的分布式拒绝服务攻击。

2. 防火墙技术 在外网区和互联网区核心交换机上各旁挂两台核心防火墙,双机工作在主备模式。通过安全域的划分提供基础安全隔离,把网络和外部边界进行隔离。核心防火墙通过为每个租户建立虚拟防火墙,实现不同租户间、同一租户不同业务之间访问控制策略的灵活配置,同时提供防地址解析协议(啊、ddress resolution protocol,ARP)欺骗、畸形报文攻击防护、网络地址转换(network address translation,NAT)等多个功能。防火墙技术已在本小节网络通信技术部分介绍,此处不作赘述。

3. 入侵防御技术 在外网区和互联网区核心防火墙上各插一块入侵防御系统(intrusion prevention system,IPS)子卡,通过对流经核心的流量进行深度检测,提供南北向及东西向的入侵防御能力。IPS 针对应用流量做深度分析与检测,配合攻击特征知识库和用户规则,可以有效检测并实时阻断隐藏在海量网络流量中的病毒、攻击与滥用行为。同时可以对分布在网络中的各种流量进行有效管理,从而达到对网络应用层的保护。

4. 防病毒网关技术 外网区和互联网区核心交换机上各部署 2 台防病毒网关,在网关处提供病毒防护能力。防病毒网关设备通过对 http、ftp、邮件等常见应用协议进行病毒的检测和清除,在网关处有效限制病毒随互联网访问、远程运维等途径进入平台当中,同时能防止病毒在平台内传播扩散。

5. VPN 技术 通过部署 VPN 系统、接入认证管理系统、移动安全管理系统和防火墙系统,在互联网区建设安全接入平台,对远程部门接入用户提供远程接入和数据加密传输功能,防止数据篡改和数据窃听等风险。详细内容在本章第三节介绍。

6. 安全审计技术 为解决在实时流量中还原内容的审计难题,分别互联网区及外网区的核心交换机侧通过镜像流量的方式旁路部署安全审计系统,系统对网络内部的 http、简单邮件传输协议(simple mail transfer protocol,SMTP)、邮局协议版本 3(post office protocol - version 3,POP3)、远程桌面协议(remote desktop protocol,RDP)、文件传输协议(file transfer protocol,FTP)、网络文件系统(network file system,NFS)、数据库等多种常见应用协议的流量进行识别及内容还原、行为审计记录,及时发现安全隐患协助优化网络资源的使用,同时设备提供流量分析的能力帮助运维人员定位分析网络中带宽的占用情况,以快速发现问题优化网络。

四、计算环境安全技术

大数据平台设施层计算环境安全指通过确认用户身份处理多种原始数据、提交用户请求,构建大数据平台设施层计算环境安全防护体系,主要包括身份认证技术、备份与恢复技术。

1. 身份认证技术 身份认证是指计算机及网络系统确认操作者身份的过程,也就是证实用户的真实身份与其所声称的身份是否符合的过程。根据被认证方能够证明身份的认证信息,身份认证技术可以分为基于秘密信息的身份认证技术、基于信任物体的身份认证技术、基于生物特征的身份认证技术。

(1)基于秘密信息的身份认证:秘密信息指用户所拥有的秘密知识,根据你所知道的信息来证明你的身份例如用户 ID、口令、密钥、静态密码等。

基于静态密码的身份认证是基于秘密信息的身份认证技术的一种常见认证形式,用户的密码是由用户自己设定的。在网络登录时输入正确的密码,计算机就认为操作者就是合法用户。实际上由于许多用户为了防止忘记密码,经常采用例如生日、电话号码等容易被猜测的字符串作为密码,或把密码抄在纸上,放在一个自认为安全的地方,这样很容易造成密码泄露。如果密码是静态的数据,在验证过程中需要在计算机内存中和传输过程可能会在木马程序或网络中截获,因此静态密码机制无论是使用还是部署都非常简单,但从安全性上讲,用户名/密码方式是一种不安全的身份认证方式。目前智能手机的功能越来越强大,包含了很多私人信息,人们使用手机时为了保护信息安全会为手机设置密码,由于密码是存储在手机内部,称之为本地密码认证。与之相对的是远程密码认证,例如在登录电子邮箱时,电子邮箱的密码是存储在邮箱服务器中,在本地输入的密码需要发送给远端的邮箱服务器,只有和服务器中的密码一致,才被允许登录电子邮箱。为了防止攻击者采用离线字典攻击的方式破解密码,通常都会设置在登录尝试失败达到一定次数后锁定账号,在一段时间内阻止攻击者继续尝试登录。

(2)基于信任物体的身份认证:基于凭证的身份认证技术根据你所拥有的东西来证明你的身份,主要有基于智能卡、短信密码、动态口令等3种常用身份认证形式。

1)基于智能卡的身份认证:智能卡也叫令牌卡,是IC卡的一种。智能卡认证是通过智能卡硬件不可复制来保证用户身份不会被仿冒,然而由于每次从智能卡中读取的数据是静态的,通过内存扫描或网络监听等技术还是很容易截取到用户的身份验证信息,因此还是存在安全隐患。智能卡自身就是功能齐备的计算机,它有自己的内存和微处理器,该微处理器具备读取和写入能力,允许对智能卡上的数据进行访问和更改。智能卡被包含在一个信用卡大小或者更小的物体里,例如手机中的SIM卡就是一种智能卡。智能卡技术难以复制并且能够提供安全的验证机制来保护持卡人的信息。从安全的角度来看,智能卡提供了在卡片里存储身份认证信息的能力,该信息能够被智能卡读卡器所读取。智能卡读卡器能够连到PC上来验证VPN连接或验证访问另一个网络系统的用户。

2)基于短信密码的身份认证:短信密码以手机短信形式请求包含6位随机数的动态密码,身份认证系统以短信形式发送随机的6位密码到用户的手机上。用户在登录或者交易认证时候输入此动态密码,从而确保系统身份认证的安全性。短信密码认证方式具有以下优点,①安全性:由于手机与用户绑定比较紧密,短信密码生成与使用场景是物理隔绝的,因此密码在通路上被截取概率降至最低;②易收费:由于移动互联网用户天然养成了付费的习惯,这和PC时代互联网有着截然不同的理念,而且收费通道非常发达,如果是网银、第三方支付、电子商务,可将短信密码作为一项增值业务,每月通过服务提供商(service provider,SP)收费不会有阻力也可增加收益;③易维护:由于短信网关技术非常成熟,极大降低短信密码系统的复杂度和风险,短信密码业务后期成本低,稳定的系统在提升安全同时也营造了良好的口碑效应,这也是目前银行也大量采纳这项技术的重要原因。

3)基于动态口令的身份认证:基于动态口令的身份认证是一种动态密码,是目前最为安全的身份认证方式。动态口令牌是用户手持用来生成动态密码的终端,主流的是基于时间同步方式的,每60秒变换一次动态口令且一次有效,它产生6位动态数字进行一次一密的方式认证。但是由于基于时间同步方式的动态口令牌存在60秒的时间窗口,导致该密码在这60秒内存在风险,现在已有基于事件同步的双向认证动态口令牌。基于事件同步的动态口令是以用户动作触发的同步原则真正做到了一次一密,并且由于是双向认证即:服务器与客户端双向验证从而达到杜绝木马网站的目的。

(3)基于生理特征的身份认证:基于生理特征的身份认证是通过可测量的身体或行为等生物特征进行身份认证的一种技术。生物特征是指唯一可测量或可自动识别和验证的生理特征或行为方式。使用传感器或者扫描仪来读取生物的特征信息,将读取的信息和用户在数据库中的特征信息比对一致则通过认证。

生物特征分为身体特征和行为特征两类。身体特征包括:声纹、指纹、掌型、视网膜、虹膜、人体气味、脸型、手的血管和 DNA 等;行为特征包括:签名、语音、行走步态等。目前部分学者将视网膜识别、虹膜识别和指纹识别等归为高级生物识别技术;将掌型识别、脸型识别、语音识别和签名识别等归为次级生物识别技术;将血管纹理识别、人体气味识别、DNA识别等归为深奥的生物识别技术。

目前我们接触最多的是指纹识别技术,应用的领域有门禁系统、微型支付等。我们日常使用的部分手机和笔记本电脑已具有指纹识别功能,使用这些设备无需输入密码,只需将手指在扫描器上一按即可进入设备的操作界面,十分方便且难以被复制。

2. 备份与恢复技术 灾难备份与恢复包含从影响整个数据中心的自然灾难中恢复以及可能影响单个系统的事件,例如硬件错误、安全入侵等中恢复。在大数据环境中灾难恢复的定义与传统定义没有任何区别,同样需要决定一些内容例如可容忍的最大宕机时间、可容忍的最大数据损失等。在大数据环境中以离散式存放文件的虚拟化存储方式,使灾难恢复与备份流程可以更简单、资源应用更便捷及恢复备份时间更短。详细内容介绍见本章第三节。

五、平台管理安全技术

平台管理主要是记录健康医疗大数据用户的一切与大数据系统有关的平台管理安全活动,指在记录与系统安全有关活动的基础上,对其进行分析处理、评估审查查找安全隐患,对健康医疗大数据系统安全进行审核、稽查和计算,追查造成事故的原因并做进一步处理。

安全审计是大数据平台设施层平台管理安全涉及的主要技术,安全审计技术主要包括基于日志的审计技术、基于网络监听的审计技术、基于网关的审计技术、基于代理的审计技术。

1. 基于日志的审计技术 通常 SQL 数据库和 NoSQL 数据库均具有日志审计的功能,通过配置数据库的自审计功能即可实现对大数据的审计。基于日志的审计技术如图 4-2 所示。

日志审计能够对网络操作及本地操作数据的行为进行审计,一个日志审计系统从功能组成上至少应该包括信息采集、信息存储、信息分析、信息展示 4 个基本功能。

(1)日志采集功能:系统能够通过某种技术手段获取需要审计的日志信息。日志采集功能关键在于采集信息的手段种类、采集信息的范围、采集信息的粒度。

(2)日志分析功能:日志分析功能指对于采集上来的信息进行分析、审计,是日志审计系统的核心,审计效果好坏直接由此体现出来。在实现信息分析的技术上,简单的技术可以是基于数据库的信息查询和比较;复杂的技术则包括实时关联分析引擎技术,采用基于规则的审计、基于统计的审计、基于时序的审计以及基于人工智能的审计算法等。

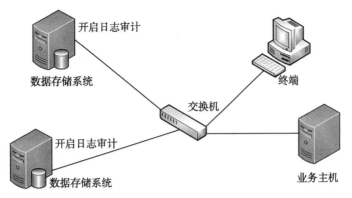

图 4-2　基于日志的审计技术

（3）日志存储功能：对于采集到的原始信息以及审计后的信息都要进行保存备查并可作为取证的依据。日志存储功能的实现关键点包括海量信息存储技术以及审计信息安全保护技术。

（4）信息展示功能：信息展示功能包括审计结果展示界面、统计分析报表功能、告警响应功能、设备联动功能等。这部分功能是审计效果的最直接体现，审计结果的可视化能力和告警响应的方式、手段都是该功能的关键。

日志审计技术也存在较明显的缺点：①在数据库存储系统上开启自身日志审计对数据存储系统的性能有影响，特别是在大流量情况下损耗较大；②日志审计在记录的细粒度较差，缺少一些关键信息例如源 IP、SQL 语句等，审计溯源效果不好；③日志审计需要到每一台被审计主机上进行配置和查看，较难进行统一的审计策略配置和日志分析。

2. 基于网络监听的审计技术　基于网络监听的审计技术是数据存储系统的访问流镜像到交换机某一个端口，然后通过专用硬件设备对该端口流量进行分析和还原，从而实现对数据访问的审计。基于网络监听的审计技术如图 4-3 所示。

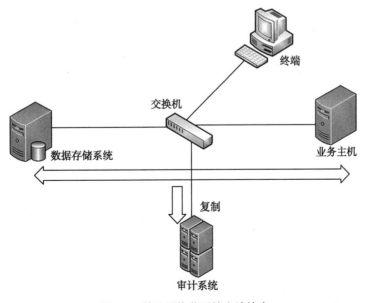

图 4-3　基于网络监听的审计技术

基于网络监听的审计技术最大的优点就是与现有数据存储系统无关,部署过程不会给数据库系统带来性能上的负担,即使是出现故障也不会影响数据库系统的正常运行。但是其部署的实现原理决定了网络监听技术在针对加密协议时,只能实现到会话级别的审计,即可以审计到时间、源 IP、源端口、目的 IP、目的端口等信息而无法对内容进行审计。

3. 基于网关的审计技术 在基于网关的数据存储系统前部署网关设备,在线截获并转发到数据存储系统的流量而实现审计。基于网关的审计技术如图 4-4 所示。

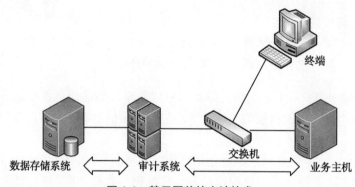

图 4-4 基于网关的审计技术

网关审计技术起源于安全审计在互联网审计中的应用,审计过程除记录外还需关注控制,而网络监听方式无法实现很好的控制效果,故多数互联网审计厂商选择通过串行的方式来实现控制。但数据存储环境与互联网环境大相径庭,由于数据存储环境存在流量大、业务连续性要求高、可靠性要求高的特点,在应用过程中网关审计技术往往主要运用在对数据运维审计的情况下,不能完全覆盖所有对数据访问行为的审计。

4. 基于代理的审计技术 基于代理的审计技术是通过在数据存储系统中安装相应的审计 Agent,在 Agent 上实现审计策略的配置和日志的采集。基于代理的审计技术与日志审计技术比较类似,最大的不同是需要在被审计主机上安装代理程序。代理审计技术从审计粒度上要优于日志审计技术,而因为代理审计不是基于数据存储系统本身的,性能上的损耗大于日志审计技术。在大数据环境下数据存储于多种数据库系统中,需要同时审计多种存储架构的数据,基于代理的审计存在一定的兼容性风险,并且在引入代理审计后,原数据存储系统的稳定性、可靠性、性能或多或少都会有一些影响,故基于代理的审计技术实际的应用面较窄。

第二节 接口层安全技术

健康医疗大数据接口层安全防护主要解决大数据系统中数据提供者、数据消费者、大数据处理提供者、大数据框架提供者、系统协调者等角色之间的接口面临的安全问题,包括隐私泄露、不明身份入侵、非授权访问、数据损失等,采用的关键技术包括对数据提供者与大数据应用提供者之间的接口安全控制技术、大数据应用提供者与数据消费者之间的接口安全控制技术、大数据应用提供者与大数据框架提供者的接口安全控制技术、大数据框架提供者内部以及系统控制器的安全控制技术等。

一、数据提供者与应用提供者接口安全技术

数据提供者与大数据应用提供者之间的接口安全防护需要运用的关键技术包括终端输入验证/过滤技术、实时安全监控技术、Deep Web数据源发现和分类技术、安全数据融合技术等。

1. 终端输入验证/过滤技术　终端输入验证/过滤技术用来验证来自数据提供者的数据完整性和真实性。移动终端的安全隐患不仅出现在设备本身，还包括移动设备与互联网连接过程中访问服务器对移动设备的管理过程。为了保护数据提供者提供数据的完整性和真实性，需要研究终点输入验证/过滤技术来确保对敏感数据的访问控制，提高对非法内容的管控力度。

2. 实时安全监控技术　实时安全监控技术用来监测数据传入的流量是否被恶意用于发动拒绝服务攻击（denial of service，DoS）或者利用软件漏洞定时地进行攻击，针对利用系统漏洞的攻击、DDoS以及危害较大的高级持续性威胁（advanced persistent threat，APT）攻击，需要利用大数据技术长时间、全流量对各种设备运行状况、网络行为和用户行为进行实时检测、深入分析和态势感知。

3. Deep Web数据源发现和分类技术　Internet网页上一些用户不可见的搜索引擎不能索引的这部分信息用户称为Deep Web。传统的搜索引擎只能依靠爬虫程序抓取Surface Web的数据信息，却不能依靠爬虫程序直接抓取到Deep Web中的数据信息。Deep Web中的信息是由后台的Web数据库动态生成的，用户通过填写查询接口的页面表单再提交的方式来获得。为了能够高效、合理、充分地运用Deep Web中的资源，必须要对Deep Web数据和信息执行大规模的数据集成处理。Deep Web数据源发现是这种Deep Web数据集成工作的第一步，是整合所需要Deep Web资源的首要工作，Deep Web数据源发现要进行两方面的工作：首先要在网络中找到一个真正包含有Web数据库的站点，之后再发现那些能够访问这个Web数据库的所有的查询接口。因此能否高效地以及用什么途径、什么方案来发现这个Deep Web站点就成为Deep Web数据信息获取的关键问题之一。

4. 安全数据融合技术　安全数据融合技术是利用计算机技术将来自多个传感器或多源的观测信息进行分析、综合处理的技术，不但可以去除冗余信息、减少数据传输量、提高数据的收集效率和准确度，还可以确保对采集数据的完整性进行隐私保护。详细内容在本章第三节介绍。

二、应用提供者与数据消费者接口安全技术

大数据应用提供者与数据消费者之间的接口安全防护关键技术包括防止隐私数据分析和传播的隐私保护技术及对敏感数据的访问控制技术等。

1. 防止数据分析和传播的隐私保护技术　数据拥有者提供共享数据给他人进行分析，但又不愿意透露原始数据的精确值。可先对原始数据进行干扰、匿名化等处理，形成新的数据集，并使新数据集不再明显含有个人隐私信息，同时保持原始数据分布特征，从而实现个体隐私信息的保护。

2. 对敏感数据的访问控制技术　对敏感数据的访问控制规定只有符合一定属性要求的终端用户才能查看数据，同时在数据使用者客户端嵌入权限使用监视器对用户进行监视

和控制,当用户的使用超出了权限范围时,该监视器会联合授权服务器端对用户进行责任追究,这样既可减少服务器的压力又能防止用户隐私被非法侵犯。

三、应用提供者与框架提供者接口安全技术

大数据应用提供者与大数据框架提供者的接口安全防护关键技术包括身份识别、基于策略的加密、加密数据的计算、访问控制的策略管理等。基于策略的加密技术可以允许应用程序对数据进行丰富的基于策略的访问,运用加密数据的计算可对加密数据进行搜索、过滤以及对明文的计算。访问控制的策略管理采用合适的接入控制策略,确保只有使用正确的凭证以需要的粒度才能访问数据。以上技术在本章第三节、第四节有详细介绍。

四、框架提供者内部以及系统控制器安全技术

大数据框架提供者内部的安全防护技术主要确保在大数据框架内部数据存储与数据处理之间的安全,包括确保数据来源正确、加强数据存储的安全防护、对密钥进行管理、减少拒绝服务攻击等。在大数据系统内部主要靠系统控制器来管理各关键组件之间的协同,由于系统控制器在识别、管理、审计和测序大数据各组件进程中发挥着关键作用,因此在大数据框架提供者内部还要通过贯彻安全机制、加强监控源控制、加强系统接入管理和粒度审计等来保证系统控制器的安全。涉及数据加密、访问控制等技术在本章第三节、第四节详细介绍。

第三节 数据层安全技术

根据健康医疗大数据特点及应用需求特点,可将大数据应用过程划分为采集、存储、分析、发布 4 个环节。数据采集环节的安全问题主要是数据汇聚过程中的传输安全问题;数据存储环节需要保证数据的机密性和可用性,提供隐私保护;数据分析环节需要认证挖掘者的身份、严格控制挖掘的操作权限,防止机密信息的泄露;数据发布环节需要进行安全审计,并保证可以对可能的机密泄露进行数据溯源。本节从数据采集安全技术、数据存储安全技术、数据分析安全技术、数据发布安全技术 4 个方面来阐述健康医疗大数据的数据层安全技术。

一、数据采集安全技术

健康医疗大数据采集安全技术主要有安全数据融合技术、虚拟专用网技术、数据溯源技术等。

1. 安全数据融合技术 安全数据融合技术包括对各种信息源给出的有用信息的采集、传输、综合、过滤、相关及合成,以便辅助人们进行态势 / 环境判定、规划、探测、验证、诊断,避免数据融合中的信息泄露、虚假信息的注入和重复消耗的攻击,确保对数据进行有效的管理和优化配置作用。安全数据融合技术包括数据层融合、特征层融合、决策层融合 3 种类型。

(1) 数据层融合:数据层融合是直接在采集到的原始数据层上进行的融合,在各种传感器的原始测报未经预处理之前就进行数据的综合与分析。数据层融合一般采用集中式融合

体系进行融合处理过程,这是低层次的融合,例如成像传感器中通过对包含某一像素的模糊图像进行图像处理来确认目标属性的过程就属于数据层融合。

（2）特征层融合:特征层融合属于中间层次的融合,它先对来自传感器的原始信息进行特征提取例如目标的边缘、方向、速度等,然后对特征信息进行综合分析和处理。特征层融合的优点在于实现了可观的信息压缩、有利于实时处理,并且由于所提取的特征直接与决策分析有关,因而融合结果能最大限度地给出决策分析所需要的特征信息。特征层融合一般采用分布式或集中式的融合体系。特征层融合可分为两大类:①目标状态融合;②目标特性融合。

（3）决策层融合:决策层融合通过不同类型的传感器观测同一个目标,每个传感器在本地完成基本的处理,包括预处理、特征抽取、识别或判决,以建立对所观察目标的初步结论,然后通过关联处理进行决策层融合判决,最终获得联合推断结果。

2. VPN 技术　VPN 在大数据采集传输过程中应用广泛。虚拟专用网技术将隧道技术、协议封装技术、密码技术和配置管理技术结合在一起,采用安全通道技术在源端和目的端建立安全的数据通道,通过将待传输的原始数据进行加密和协议封装处理后再嵌套装入另一种协议的数据报文中,像普通数据报文一样在网络中进行传输。采用 VPN 技术可以通过在数据节点以及管理节点之间布设 VPN 的方式,满足安全传输的要求。目前较为成熟的VPN 实用技术均有相应的协议规范和配置管理方法。常用配置方法和协议主要包括路由过滤技术、通用路由封装协议（generic routing encapsulation,GRE）、第二层转发协议（layer 2 forwarding,L2F）、第二层隧道协议（layer 2 tunneling protocol,L2TP）、IP 安全协议（IP security,IPSec）、安全套接层协议（secure sockets layer,SSL）等。

SSL VPN 采用标准的安全套接层协议,可以提供基于应用层的访问控制,具有数据加密、完整性检测和认证机制,而且客户端无需特定软件的安装,具有更加容易配置和管理等特点,从而降低用户的总成本并增加远程用户的工作效率。SSL VPN 系统的组成按功能可分为 SSL VPN 服务器和 SSL VPN 客户端。SSL VPN 服务器是公共网络访问局域网的桥梁,它保护了局域网内的拓扑结构信息。SSL VPN 客户端是运行在远程计算机上的程序,它为远程计算机通过公共网络访问私有局域网提供一个安全通道,使得远程计算机可以安全地访问私有局域网内的资源。SSL VPN 服务器的作用相当于一个网关,它拥有 2 种 IP 地址:一种 IP 地址的网段和私有局域网在同一个网段,并且相应的网卡直接连在局域网上;另一种 IP 地址是申请合法的互联网地址,并且相应的网卡连接到公共网络上。

在 SSL VPN 客户端,需要针对其他应用实现 SSL VPN 客户端程序,这种程序需要在远程计算机上安装和配置。SSL VPN 客户端程序的角色相当于一个代理客户端,当应用程序需要访问局域网内的资源时,它就向 SSL VPN 客户端程序发出请求,SSL VPN 客户端程序再与 SSL VPN 服务器建立安全通道,然后转发应用程序并在局域网内进行通信。通常 SSL VPN 有 3 种工作模式。

（1）Web 浏览器模式:远程计算机使用 Web 浏览器通过 SSL VPN 服务器来访问企业内部网中的资源。SSL VPN 服务器相当于一个数据中转服务器,所有 Web 浏览器对服务器的访问都经过 SSL VPN 服务器的认证后转发给服务器,从服务器发往 Web 浏览器的数据经过 SSL VPN 服务器加密后送到 Web 浏览器,从而在 Web 浏览器和 SSL VPN 服务器之间由SSL 协议构建了一条安全通道,此模式是 SSL VPN 的主要优势所在。由于 Web 浏览器内置了 SSL 协议，只要在 SSL VPN 服务器上集中配置安全策略用户即可使用。这种模式的缺点是仅能保护 Web 通信传输安全。

（2）SSL VPN 客户端模式：这种模式与 Web 浏览器模式的差别主要是远程计算机上需要安装一个 SSL VPN 客户端程序，远程计算机访问企业内部的应用服务器时，需要经过 SSL VPN 客户端和 SSL VPN 服务器之间的保密传输后才能到达。SSL VPN 服务器相当于一个代理服务器，SSL VPN 客户端相当于一个代理客户端。在 SSL VPN 客户端和 SSL VPN 服务器之间，由 SSL 协议构建了一条安全通道，用来传送应用数据。这种模式的优点是支持所有建立在 TCP/IP 和 UDP/IP 上的应用通信传输的安全，Web 浏览器也可以在这种模式下正常工作。这种模式的缺点是客户端需要额外的开销。

（3）LAN 到 LAN 模式：这种模式下客户端不需要做任何安装和配置，仅在 SSL VPN 服务器上安装和配置。当一个网内的计算机要访问远程网络内的应用服务器时，需要经过两个网的 SSL VPN 服务器之间的保密传输后才能到达。SSL VPN 服务器相当一个网关，在两个 SSL VPN 服务器之间，由 SSL 协议构建了一条安全通道，用来保护在局域网之间传送的数据，此模式对局域网（local area network，LAN）与 LAN 间的通信传输进行安全保护。它的优点是拥有更多的访问控制方式，缺点是仅能保护应用数据的安全并且性能较低。

在大数据环境下的数据应用和分析，需要以海量数据的采集与汇聚为基础，采用 SSL VPN 技术可以保证数据在节点之间传输的安全性。以电信运营商的大数据应用为例，运营商的大数据平台一般采用多级架构，处于不同地理位置的节点之间需要传输数据，在任意传输节点之间均可部署 SSL VPN，保证端到端的数据安全传输。安全机制的配置意味着额外的开销，引入传输保护机制后除数据安全性外，对数据传输效率的影响主要有两个方面：①加密与解密对数据速率造成的影响；②加密与解密对于主机性能造成的影响。在实际应用中选择加解密算法和认证方法时，需要在计算开销和效率之间寻找平衡。

3. 数据溯源技术　健康医疗大数据领域的数据溯源就是对大数据应用生命周期各个环节的操作进行标记和定位，在发生数据安全问题时可以准确地定位到出现问题的环节和责任，以便对数据安全问题制定更好的安全策略和安全机制。在健康医疗大数据系统中，数据溯源需要在多个分布式系统之间进行数据追踪，通常可采用数字水印技术。

数字水印是指将标识信息以难以察觉的方式嵌入在数据载体内部且不影响其使用的方法，多见于多媒体数据版权保护，也有部分针对数据库和文本文件的水印方案。由数据的无序性、动态性等特点所决定，在数据库、文档中添加水印的方法与多媒体载体上有很大不同，其基本前提是数据中存在冗余信息或可容忍一定精度误差。数字水印的主要特征有如下 5 个方面，①不可感知性：包括视觉上的不可见性和水印算法的不可推断性；②强壮性：嵌入水印难以被一般算法清除，可抵抗各种对数据的破坏；③可证明性：对嵌有水印信息的图像可通过水印检测器证明嵌入水印的存在；④自恢复性：含有水印的图像在经受一系列攻击后，水印信息也经过了各种操作或变换，但可以通过一定的算法从剩余的图像片段中恢复出水印信息，而不需要整改原始图像的特征；⑤安全保密性：数字水印系统使用一个或多个密钥以确保安全、防止修改和擦除。

数字水印利用数据隐藏原理使水印标志不可见，既不损害原数据又达到对数据进行标记的目的。利用这种隐藏标识的方法，标识信息在原始数据上是看不到的，只有通过特殊的阅读程序才可以读取，基于数字水印的篡改提示是解决数据篡改问题的理想技术途径。

在健康医疗大数据医用场景下强健水印类可用于大数据的起源证明;而脆弱水印类可用于大数据的真实性证明,通过对数字水印的提取可以确定数据泄露的源头,对数据进行追踪溯源。

二、数据存储安全技术

大数据环境下健康医疗数据被窃取的风险极大,另外由于大数据具有较高的价值,大量的黑客设法窃取平台中存储的大数据以牟取利益,不可避免增加了数据存储的安全风险。如果数据存储的安全性得不到保障,会极大地限制健康医疗大数据的应用与发展。数据存储安全技术包括个人隐私保护技术、数据备份与恢复技术等。

1. 个人隐私保护技术 在健康医疗大数据应用中,隐私即为数据所有者不愿意被披露的敏感信息,包括敏感数据以及数据所表征的特征。隐私保护技术主要保证数据在应用过程中不泄露隐私和确保数据更有效的利用两方面内容。

目前应用最广泛的个人隐私保护技术为数据脱敏,数据脱敏是指对某些敏感信息通过脱敏规则进行数据的变形,实现对个人数据的隐私保护。目前的脱敏技术主要有基于数据变换的隐私保护、基于数据加密的隐私保护、基于匿名化的隐私保护3种技术。

(1)基于数据变换的隐私保护:数据变换就是对敏感属性进行转换,使原始数据部分失真但同时保持某些数据或数据属性不变的保护方法。数据失真技术通过扰动原始数据来实现隐私保护,它要使扰动后的数据同时满足两点:①攻击者不能发现真实的原始数据,即攻击者通过发布的失真数据不能重构出真实的原始数据;②失真后的数据仍然保持某些性质不变,即利用失真数据得出的某些信息等同于从原始数据上得到的信息,这就保证了基于失真数据的某些应用的可行性。

(2)基于数据加密的隐私保护:数据加密算法分为对称加密和非对称加密。常见的对称加密算法有 DES、AES、RC4、RC5、RC6 等,其加密和解密使用同一个密钥。常见的非对称加密算法有 RsA、ElGamal 等,使用两个不同的密钥即公钥和私钥。在实际工程中常将对称和非对称加密算法结合起来,利用对称密钥系统进行密钥分配,利用非对称密钥加密算法进行数据的加密,此种方式尤其适合大数据环境下加密大量数据。

大数据环境下健康医疗数据可分为两类:静态数据和动态数据。静态数据是指文档、报表、资料等不参与计算的数据;动态数据则是指需要检索或参与计算的数据。

1)静态数据加密机制:在健康医疗大数据存储系统中并非所有的数据都敏感,因此可根据数据敏感性对数据进行有选择的加密,仅对敏感数据进行按需加密存储,而免除对不敏感数据的加密,可以减少加密存储对系统造成的损失,对维持系统的高能性有积极的意义。静态数据加密密钥管理方案主要包括密钥粒度的选择、密钥管理体系以及密钥分发机制。密钥是数据加密不可或缺的部分,密钥的数量多少与密钥的粒度直接相关。密钥粒度较大时方便用户管理,但不适合细粒度的访问控制。密钥粒度小时可实现细粒度的访问控制,安全性更高,但产生的密钥数量大,难于管理。适合健康医疗大数据存储的密钥管理办法主要是分层密钥管理即"金字塔"式密钥管理体系。这种密钥管理体系就是将密钥以金字塔的方式存放,上层密钥用来加/解密下层密钥,只需将顶层密钥分发给数据节点,其他层密钥均可直接存放于系统中。考虑到安全性,健康医疗大数据存储系统需要采用中等或细粒度的密钥,因此密钥数量多,而采用分层密钥管理数据节点只需保管少数密钥就可以对大量密钥加以管理,效率更高。

2)动态数据加密机制:动态加密是基于数学难题的计算复杂性理论的密码学技术。对经过同态加密的数据进行处理得到一个输出,将这一个输出进行解密,其结果与用同一方法未处理未加密的原始数据得到的输出结果是一样的。动态加密技术是密码学领域的一个重要课题,目前还没有真正可用于实际的全动态加密算法,现有的多数动态加密算法只对加法动态或只对乘法动态或同时对加法和简单的标量乘法动态,少数的几种算法同时对加法和乘法动态,但是由于严重的安全问题也未能应用于实际。动态技术在加密的数据中进行检索、比较等操作得出正确的结果,在整个处理过程中无需对数据进行解密,其意义在于真正从根本上解决大数据及其操作的保密问题。

(3)基于匿名化的隐私保护:匿名化是指根据具体情况有条件地发布数据,例如不发布数据的某些域值。限制发布即有选择地发布原始数据、不发布或者发布精度较低的敏感数据以实现隐私保护。数据匿名化一般采用两种基本操作,①抑制:抑制是指抑制某项数据项,即不发布该项数据项;②泛化:泛化是指对数据进行更概括、抽象的描述。

匿名化算法能够在数据发布环境下防止用户敏感数据被泄露,保证发布数据的真实性,匿名化算法需要解决隐私性和可用性之间的平衡问题、执行效率问题、度量和评价标准问题、动态重发布数据的匿名化问题、多维约束匿名问题等,目前在健康医疗大数据领域的应用存在众多挑战亟待解决。

基于数据变换的技术效率比较高,但存在一定程度的信息丢失;基于加密的技术刚好相反,它能保证最终数据的准确性和安全性,但计算开销比较大。而限制发布技术的一点是必须能保证所发布的数据一定真实,但发布的数据会有一定的信息丢失。在大数据隐私保护方面,需要根据具体的应用场景和业务需求,选择适当的隐私保护技术。

2. 备份与恢复技术 数据存储系统应提供完备的数据备份和恢复机制来保障数据的可用性和完整性。一旦发生数据丢失或破坏,可利用备用来恢复数据,从而保证在故障发生后数据不丢失。常见的备份与恢复机制包括异地备份、磁盘阵列(redundant arrays of independent drives,RAID)、数据镜像、快照等。

(1)异地备份:异地备份是保护数据最安全的方式。在发生突发情况,当其他保护数据的手段都不起作用时,异地容灾的优势就体现出来了。困扰异地容灾的问题在于速度和成本,这要求拥有足够宽带的网络连接和优秀的数据复制管理软件。一般主要从 3 个方面实现异地备份,①基于磁盘阵列:通过软件的复制模块,实现磁盘阵列之间的数据复制,这种方式适用于在复制的两端具有相同的磁盘阵列;②基于主机方式:这种方式与磁盘的阵列无关;③基于存储管理平台:它与主机和磁盘阵列均无关。

(2)RAID:RAID 系统使用许多小容量磁盘驱动器来存储大量数据并且使可靠性和冗余度得到增强。所有的 RAID 系统共同特点是"热交换"能力,即用户可以取出一个存在缺陷的驱动器,并插入一个新的予以更换。于大多数类型的 RAID 而言不必中断服务器或系统,就可自动重建某个出现故障磁盘上的数据。RAID 有外接式磁盘阵列柜、内接式磁盘阵列卡,利用软件来仿真 3 种样式。①外接式磁盘阵列柜:外接式磁盘阵列柜最常被使用于大型服务器上,具可热交换的特性,然而此类产品价格昂贵。②内接式磁盘阵列卡:内接式磁盘阵列卡价格便宜但需要较高的安装技术,适合技术人员使用操作。硬件阵列能够提供在线扩容、动态修改阵列级别、自动数据恢复、驱动器漫游、超高速缓冲等功能。它能提供性能、数据保护可靠性、可用性和可管理性的解决方案。③利用软件仿真：利用软件仿真的方式是指通过网络操作系统自身提供的磁盘管理功能将连接的普通小型计算机系统接口（small computer system interface，SCSI）上的多块硬盘配置成逻辑盘组成阵列。软件阵列可以提供数据冗余功能，但是磁盘子系统的性能会有所降低，有的降低幅度较大达 30% 左右。因此会拖累机器的速度，不适合大数据流量的服务器。

（3）数据镜像：数据镜像就是保留两个或两个以上在线数据的拷贝。以两个镜像磁盘为例，所有写操作在两个独立的磁盘上同时进行，当两个磁盘都正常工作时数据可以从任意磁盘读取，如果一个磁盘失效数据还可以从另外一个正常工作的磁盘读出。远程镜像根据采用的协议不同可划分为两种方式，即同步镜像和异步镜像。本地设备遇到不可恢复的硬件毁坏时，仍可以启动异地与此相同环境和内容的镜像设备以保证服务不间断。

（4）快照：快照可以是其所表示数据的一个副本，也可以是数据的一个复制品。快照可以迅速恢复遭破坏的数据减少宕机损失。快照的作用主要是能够进行在线数据备份与恢复。当存储设备发生应用故障或者文件损坏时可以进行快速的数据恢复，将数据恢复到某个可用时间点的状态。快照可以实现瞬时备份，在不产生备份窗口的情况下也可以帮助客户创建一致性的磁盘快照，每个磁盘快照都可以认为是一次对数据的全备份。快照还具有快速恢复的功能，用户可以依据存储管理员的定制，定时自动创建快照，通过磁盘差异回退。

三、数据分析安全技术

数据分析融合了数据库、人工智能、机器学习、统计学、高性能运算、模式识别、神经网络、信息检索和空间数据分析等多个领域的理论和技术。数据分析的专业性决定了拥有大数据的机构往往不是专业的数据分析者，因此在大数据核心价值发掘过程中可能会引入第三方分析机构，要确保第三方在进行大数据分析过程中不植入恶意程序、不窃取系统数据，首要解决的安全问题就是数据分析者的身份认证。常用的认证机制有 Kerberos 认证技术、基于公告密钥的认证技术、基于动态口令的认证技术和基于生物识别的认证技术。

1. Kerberos 认证技术　Kerberos 是一种基于可信任第三方的网络认证协议，旨在解决分布式网络环境下服务器如何对接入的用户进行身份认证。Kerberos 除服务器和用户外，还包括可信任第三方密钥发放中心（key distributed center，KDC）。KDC 包括两部分：认证服务器（authentication server，AS）和凭据发放服务器（credential issuing server，CIS），前者用于在登录时验证用户身份，后者用于发放"身份证明许可证"。

2. 基于公共密钥的认证技术　基于公共密钥的认证机制是一种运用非对称密码技术来实施并提供安全服务的具有普遍适用性的网络安全基础设施。它采用证书管理公钥，通过第 3 方可信任机构认证中心，把用户的公钥和用户的其他标识信息捆绑在一起，在 Internet 上验证用户身份以保证数据在网上安全传输。

3. 基于动态口令的认证技术　为了解决静态口令的不安全性提出了动态口令机制，其基本思想是：在客户端登录过程中，基于用户的秘密通行短语（secure pass phrase，SPP）加入不确定因素，SPP 和不确定因素进行变换所得结果作为认证数据即动态口令提交给认证服务器。由于客户端每次生成认证数据都采用不同的不确定因素值，保证了客户端每次提交的认证数据都不相同，因此动态口令机制有效提高了身份认证的安全性。

4. 基于生物识别的认证技术　目前业界已经广泛采用利用生物特征识别技术来认证

用户真实身份，无需记忆密码。由于生物特征具有与生俱来的自然属性，因此无需用户记忆，具有难以被复制、分发、伪造、破坏、共享、失窃等特点，使安全性大大提升。在大数据分析过程中的身份认证往往采用多因素认证，即将生物认证与密码技术相结合，提供用户更高安全性。

四、数据发布安全技术

数据发布是指大数据在经过分析后，向数据应用实体输出分析结果数据的环节。数据发布前必须利用安全审计技术对即将输出的数据进行全面的审查，确保输出的数据"不泄密、无隐私、不超限、合规约"。但是再严密的审计手段也难免有疏漏之处，因此需要必要的数据溯源机制保证一旦数据发布后出现机密外泄和隐私泄露等数据安全问题时能够迅速定位到出现问题的环节和实体。

1. 安全审计技术　安全审计是指在记录一切或部分与系统安全有关活动的基础上，对其进行分析处理、评估审查，查找安全隐患对系统安全进行审核、稽查和计算，追查造成事故的原因并作出进一步的处理。目前常用的审计技术有基于日志的审计技术、基于网络监听的审计技术、基于网关的审计技术和基于代理的审计技术。

2. 数据溯源技术　数据溯源就是对大数据应用周期的各个环节的操作进行标记和定位，在发生数据安全问题时可以及时准确地定位到出现问题的环节和责任者，便于对数据安全问题的解决。数字水印技术可用于数据溯源，它是将一些标识信息直接嵌入数字载体中，利用数据隐藏原理使水印标志不可见，既不损害原数据又达到了对数据进行标记的目的。在大数据应用领域对数据发布出口建立数字水印加载机制，在进行数据发布时针对重要数据为每个访问者获得的数据加载唯一的数字水印。当发生机密泄露或隐私问题时可以通过水印提取的方式确定数据泄露的源头以便及时进行处理。

第四节　应用系统层安全技术

健康医疗大数据应用系统层安全防护主要解决应用系统面临的安全问题，包括访问控制、僵尸攻击、平台攻击、运行干扰、远程操控、APT攻击、业务风险等等，采用的关键技术包括身份访问与控制技术、网络安全检测技术、网络安全态势感知技术、安全事件管理技术、APT攻击防御技术等。

一、身份访问与控制技术

身份访问与控制指当信息资源遭受到未经授权的操作威胁时，通过适当的策略及防护措施来保护信息的机密性及完整性。身份访问控制的实质就是为了限制访问主体例如用户、进程、服务等对访问客体例如文件、系统等的访问权限，从而使计算机系统在合法的范围内使用。只有经授权的用户才允许访问特定的系统资源。当访问者向系统展现了自己的身份后系统进行验证，如果验证正确则访问者可以访问系统。访问者可访问的资源由授权模块所决定。授权时必须遵循最小特权原则，访问者只能拥有其职责所必需的权限。它涉及的3个基本要素是：发起访问的主体、接受访问的客体和访问授权规则。

一般访问控制方法有3种：自主访问控制（discretionary access control，DAC）、强制访问控制（mandatory access control，MAC）和基于角色的访问控制（role-based access control，RBAC）。

1. 自主访问控制技术　自主访问控制最早出现在 20 世纪 60 年代末期的分时系统中，它是在确认主体身份及所属的组的基础上，对访问进行限定的一种控制策略。其实现理论基础是访问控制矩阵（access control matrix，ACM），它将系统的安全状态描述为一个矩阵，矩阵的行、列分别表示系统中的主体和系统中的客体，中间每个元素为对应主体对于对应客体所拥有的访问权限。

自主访问控制有两种实现方式：基于主体的 DAC 实现和基于客体的 DAC 实现。

（1）基于主体的 DAC 实现：它通过权利表表明主体对所有客体的权限。当删除一个客体时要检查所有主体的权利表。

（2）基于客体的 DAC 实现：它通过访问控制列表（access control list，ACL）来表明客体对所有主体的权限。当删除一个主体时要检查所有客体的 ACL。在自主访问控制中用户可以针对被保护对象制定自己的保护策略：①每个主体拥有一个用户名并属于一个组或具有一个角色；②每个客体都拥有一个限定主体对其访问权限的 ACL；③每次访问发生时都会基于访问控制列表检查用户标志以实现对其访问权限的控制。在一定程度上 DAC 实现了多用户的权限隔离和资源保护并且简便，因此通常应用于商业环境中。大多数系统都仅是基于自主访问控制机制来实现访问控制的，例如主流操作系统 Windows、UNIX 系统、防火墙等。但 DAC 的缺点也十分明显，资源管理过于分散给控制这个系统的安全造成极大不便。

2. 强制访问控制技术　强制访问控制是指系统强制主体服从事先制定的访问控制策略。主要用于多层次安全级别的军事应用中，预先定义用户的可信任级别及信息的敏感程度，当用户提出访问请求时系统对两者进行比较以确定访问是否合法。MAC 用来保护系统确定的对象，用户不能对此类对象进行更改即系统独立于用户行为强制执行访问控制，用户不能改变他们的安全级别或对象的安全属性。这样的访问控制规则通常对数据和用户按照安全等级划分标签，访问控制机制通过比较安全标签来确定授予还是拒绝用户对资源的访问。强制访问控制实现了很强的等级划分，所以经常用于军事用途。在 MAC 系统中所有主体和客体都被分配了安全标签，安全标签用来标识一个具体的安全等级。主体被分配一个安全等级，客体也被分配一个安全等级，访问控制执行时对主体和客体的安全级别进行比较。

3. 基于角色的访问控制技术　目前实施授权最常见的方式是基于角色的访问控制。它是一种非自主的访问控制机制，支持对特定安全策略进行集中管理。它的非自主性表现在用户并不"拥有"所访问的对象，即用户并不能任意地将自己拥有的访问权限授予其他用户。RBAC 是对 DAC 和 MAC 的改进，它是基于用户在系统中所起的作用设置来访问权限。与DAC 相比，RBAC 以非自主性取代自主性，提高了系统安全性。与 MAC 相比，RBAC 将基于角色的控制取代基于用户的控制，提高了系统的灵活性。基于角色的访问控制是美国国家标准与技术研究院（National Institute of Standards and Technology，NIST）提出的一种新的访问控制技术。该技术主要研究将用户划分成与其在组织结构系统相一致的角色，以减少授权管理的复杂性，降低管理开销和为管理员提供一个比较好的实现复杂安全政策的环境。访问者的权限在访问过程中是变化的。有一组用户集和权限集在特定的环境里，某一用户被分派一定的权限来访问网络资源；在另外一种环境里这个用户又可以被分派不同的权限来访问另外的网络资源。这种方式更便于授权管理、角色划分、职责分担、目标分级和赋予最小特权，是访问控制发展的趋势。RBAC 在 2004 年 2 月被美国国家标准委员（American National Standards Institute，ANSI）和 IT 国际标准委员会（International Committee for Information Technology Standards，INCITS）接纳为 ANSIINCITS 359—2004 标准。RBAC 标准包括两个主要部分：RBAC 参考模型和 RBAC 功能描述。RBAC 模型定义了 RBAC 基本语义和基本元素集合，并通过集合论给出了一套 RBAC 数学模型。RBAC 功能描述定义了 RBAC 系统必备特征，包括管理操作、系统级功能等。

4. 零信任安全体系架构　零信任安全（或零信任网络、零信任架构、零信任）最早由约翰·金德维格（John Kindervag）在 2010 年提出。美创科技在 2010 年并行地提出了零信任安全体系并加以实践，是全球最早的零信任安全体系架构构建者和实践者。美创科技在多年的零信任实践中形成了系列的零信任安全体系的基本原则和实践原则。

在零信任安全体系构建中，遵循如下四个基本原则。

（1）灯下黑：不会被发现就意味着不会被攻击，纵然我们的业务和系统充满着各种各样的安全漏洞。比如隐形战机的速度慢、防御差，但是受到攻击的概率不高。灯下黑放弃了传统的对抗思路，让我们在黑客扫荡式的互联网攻击中免疫。

（2）与狼共舞、带毒生存：在网络边界模糊的今天，假定我们的网络总是被攻破，网络内部总是会存在"坏人"，我们需要在一个充满"坏人"的网络环境中确保关键资产不会受到破坏和泄露，确保关键业务不会受到影响。

（3）不阻断、无安全：入侵者或破坏者往往只需几秒到几分钟就可以对关键资产和关键业务造成破坏和影响。除了极个别专业机构之外，绝大部分机构都无法对入侵作出快速响应。即使机构具有这个快速响应能力，其巨大的快速响应成本也是绝大部分机构所无法承受的。我们需要在事件发生之前阻断事件的发生，在无须部署快速响应能力之下做到最大安全。

（4）知白守黑：如何识别"坏人"一直是传统网络安全的核心命题，我们通过日积月累的"坏人库"来勾画各种"坏人"的特征。遗憾的是海量的"坏人"特征依然无法更好地帮助我们识别出可能的"坏人"。知白守黑从另一个角度去看待"坏人"，我们不去勾画"坏人"的特征，而是去勾画"好人"的特征，不符合"好人"特征的就是"坏人"。从业务的角度来看，"坏人"的特征是无法穷尽的，而"好人"的特征在特定场景下是可以穷尽的，知白守黑可以更好地保障数据安全和业务安全。

在零信任安全体系实践中，遵循如下五个实践原则。

（1）从保护目标开始，知道保护什么才谈得上安全：很难想象，在连保护目标都不知道的情况下如何保证安全性。当你不知道保护目标的时候或者保护目标虽然知道但是不可描述的时候，你只能竭力去识别可能的"坏人"，你只能进行面面俱到的通用防护，或者对于臆想中的攻击进行场景式防御。数据安全不同于网络安全，它定义了一个明确的保护目标：数据。每一份数据都有其固有的特征和行为，我们可以围绕着这些固有的特征和行为来构建保护和防御体系。

（2）保护要由内而外，不是由外而内：当我们明确定义了数据是保护目标时，由内而外的保护就成为我们自然的选择。越靠近数据的地方，保护措施就越健壮，这是一个常识性认知。由内而外的层层保护都本着相同的目的——更加有效地保护数据安全。

（3）以身份为基础而不是以账户为基础：定义数据本身访问的时候，并非以账户为基础。账户仅仅是一个信息化符号，是访问数据库、业务、操作系统等的一个凭证，但并非访问数据的凭证。我们总是尽可能以接近于人的真实身份来定义数据的访问，定义某个人或者某个身份可以访问特定的数据。或者定义特定的数据可以被特定的代表身份的规则所访问。

（4）知白守黑，从正常行为和特征来推断安全：当我们明确了保护目标的数据时，发现访问数据的正常行为是可以被定义和穷尽的。因此，所有在穷尽的访问定义列表之外的访问都是不合规、不安全的。而且，通过对于历史访问行为的学习，可以刻画出正常访问的特征，不符合正常访问特征的访问行为都是不合规的、不安全的。

（5）消除特权账户：消除特权账户是零信任安全体系建设的前提条件。引进多方联动监督制约机制，是零信任安全的基础实践。

互联网、移动互联网和社交网络已经突破了时间和空间的限制，网络边界变得越来越模糊，实际上已经不存在安全的网络。因此以账户为基础的安全体系无以为继，需要把账户转变为身份才可以在这种网络中安全生存。现实生活中涉及巨大价值或巨大公共利益时，往往通过零信任体系而不是通过可信任体系来解决。数据的价值在不断放大，数据的托管性和多面性总会涉及众多的公共利益，参照现实模型构建零信任体系，以管理战略情报的思维来管理数据，零信任安全体系可以作为最恰当的数据安全体系架构。

二、网络安全检测技术

安全检测与大数据的融合能够及时发现潜在的威胁、提供安全分析与趋势预测、加强应对威胁的能力。其需要首先对数据进行分类、过滤与筛选，其次采用信息安全检测技术对系统环境和数据环境进行检测，然后通过关联分析和数据分析构建安全威胁模型，经过数据分析预测安全趋势。

1. 数据提炼与处理技术　在收集到原始海量数据后应当根据数据的敏感程度、影响范围、应用场景以及业务合作的数据需求对数据进行分类分级分域的预处理，然后过滤敏感数据、保密数据、非法数据，得到有价值的可使用的数据。数据过滤与筛选需要达到的性能要求包括海量处理规模、多字段过滤、智能筛选、高效过滤等。因此针对大数据的智能过滤和内容审计能够快速便捷地匹配大量自定义的关键字，智能过滤可去掉违反国家法律法规以及侵犯用户权益的内容，确保信息内容的安全。

（1）大数据智能匹配：大数据智能匹配要求用户输入关键字、词后系统能够自动匹配，计算出有关该字词的相关信息。同时保证用户定义的关键词数目不限，可以并发支持百万级别的关键词。依据 Google、百度等公司定义的关键字匹配方式，大数据智能匹配大致有广泛匹配、词组匹配、精准匹配、多关键字匹配等方式。①广泛匹配：广泛匹配可对关键字的任一顺序进行匹配，对包含其他字词的查询也能触发，并且对相似字词也能触发；②词组匹配：词组匹配只有搜索字词同词组顺序完全匹配时才触发，并且允许词组周围存在其他搜索字词；③精准匹配：精准匹配只会对完全匹配的关键字进行触发，限制触发范围、减少触发次数；④多关键字匹配：多关键字匹配是从大量数据中快速匹配多个关键字的技术，需要对文本进行预先处理。

（2）大数据智能逻辑关系运算：大数据的智能逻辑关系运算应支持关键字、词复杂匹配，包括常用的"AND、OR、NOT"，同时支持"NEAR"临近关系的复杂算法。按照用户自定义的类别体系分类整理过滤出的信息内容，根据自身业务的特点自定义内容过滤体系，将自定义的类别输出。

（3）大数据样本机器学习：在没有关键字时机器通过自动学习技能达到对信息文本的相似类划分。由大数据环境提供信息，学习部分则实现信息转换用能够理解的形式记忆下来，并从中获取有用的信息。学习过程与推理过程是紧密相连的，按照学习中使用推理的多少，机器学习所采用的策略大体上可分为4种：机械学习、通过传授学习、类比学习和通过事例学习。学习中所用的推理越多系统的能力越强。

2. 信息安全检测技术 根据检测原理与应用机制的不同，目前常用的安全检测技术有入侵检测、漏洞检测、审计追踪等方法。入侵检测是对系统的运行状态进行监视，发现各种攻击企图、攻击行为或者攻击结果，以保证系统资源的机密性、完整性和可用性。漏洞扫描是对重要信息系统和数据环境进行检查，发现其中可被黑客利用的漏洞。安全审计对系统安全和数据安全进行实时监控，及时发现整个环境中的动态、发现外部入侵和违规行为。这3种技术各有不同的特点和适用场景，本节逐一对此进行介绍。

（1）入侵检测：入侵检测通过收集和分析网络行为、安全日志、审计数据、其他网络上可以获得的信息以及计算机系统中若干关键点的信息，检查网络或系统中是否存在违反安全策略的行为和被攻击的迹象。其作用包括威慑、检测、响应、损失情况评估、攻击预测和起诉支持。入侵检测的第一条防线是接入控制，第二条防线是检测。入侵检测可分为两种：基于主机的入侵检测和基于网络的入侵检测，一个完备的入侵检测系统是基于主机和基于网络两种方式兼备的分布式系统。根据检测系统所分析的原始数据不同，可以将入侵检测分为来自系统日志和网络数据分组两种。利用最新的可适应网络安全技术和P2DR安全模型，可以深入地研究入侵事件、入侵手段本身及被入侵目标的漏洞等。

对安全事件的检测包括大量复杂的步骤，涉及很多系统，任何单一技术很难提供完备的检测能力，需要综合多个检测系统以达到尽量完备检测能力。因此国内外专家十分重视入侵检测框架的研究。较有名的是通用入侵检测框架（common intrusion detection framework，CIDF）和入侵检测交换格式（intrusion detection exchange format，IDEF）。通常入侵检测的过程分为3部分：信息收集、信息分析和结果处理。①信息收集：收集内容包括系统、网络、数据及用户活动的状态和行为。由放置在不同网段的传感器或不同主机的代理来收集信息，包括系统和网络日志文件、网络流量、非正常的目录和文件改变、非正常的程序执行。②信息分析：收集到有关系统、网络、数据及用户活动的状态和行为等信息时送到检测引擎，通过3种手段进行分析：模式匹配、统计分析和完整性分析。当检测到某种误用模式时产生告警并发送给控制台。③结果处理：控制台按照告警产生预定义的响应措施，可以是重新配置路由器或防火墙、终止进程、切断连接、改变文件属性，也可以只是简单的告警。

入侵检测是动态安全技术的核心技术之一。传统的操作系统加固技术和防火墙隔离技术等都是静态安全防御技术，对网络环境下日新月异的攻击手段缺乏主动的反应。入侵检测被认为是防火墙之后的第二道安全防线，能够帮助系统对付内外部网络攻击，扩展了系统管理员的安全管理能力，提高了信息安全基础结构的完整性。

（2）漏洞检测：对信息系统的安全而言仅具有事后追查或实时报警功能的安全检测装

备是不够的，还需要具备系统安全漏洞扫描能力的事先检查型的安全工具。入侵者常常是从收集、发现和利用信息系统的漏洞来发起攻击的。不同的应用甚至同一系统不同的版本，其系统漏洞都不尽相同，大致上可以分为：网络传输和协议漏洞、系统漏洞和管理漏洞。针对网络传输和协议漏洞，攻击者利用网络传输时对协议的信任以及网络传输的漏洞进入系统。针对系统漏洞，攻击者可以利用服务进程的 BUG 和配置错误进行攻击。针对管理漏洞，攻击者可以利用各种方式从系统管理员和用户那里诱骗或套取可用于非法进入的系统信息。

漏洞检测技术通常采用两种策略：被动式策略和主动式策略。前者是基于主机的检测，对系统中不合适的设置、脆弱的口令以及其他同安全策略相抵触的对象进行检查。后者是基于网络的检测，通过执行一些脚本文件对系统进行攻击并记录它的反应从而发现其中的漏洞。

依据采用的策略和技术特点，漏洞检测技术可分为：基于应用的检测技术、基于主机的检测技术、基于目标的检测技术、基于网络的检测技术、综合的技术 5 大类。对漏洞的发掘有黑盒测试、白盒测试、灰盒测试、动态跟踪分析和补丁比较等方法。①黑盒测试：黑盒测试在完全不考虑程序内部结构和内部特性的情况下，检查程序功能是否按照需求规格说明书的规定正常使用，是否能适当地接收输入数据而产生正确的输出信息等；②白盒测试：白盒测试按照程序内部的结构测试程序，通过测试来检测产品内部动作是否按照设计规格说明书的规定正常进行，检验程序中的每条通路是否都能按预定要求正确工作；③灰盒测试：灰盒测试介于白盒测试与黑盒测试之间，关注输出对于输入的正确性，同时也关注内部表现，通过一些表征性的现象、事件、标志来判断内部的运行状态；④动态跟踪分析：动态跟踪分析是记录程序在不同条件下执行的全部和安全问题相关的操作，然后分析这些操作序列是否存在问题，这是竞争条件类漏洞发现的主要途径之一，其他的污点传播跟踪也属于这类；⑤补丁比较：补丁比较通过对比补丁前后文件的源码就能了解到漏洞的具体细节。

（3）审计追踪：审计追踪是系统活动的流水记录，按事件从始至终的途径顺序检查、审查和检验每个事件的环境及活动。通过书面方式提供应负责任人员的活动证据以支持职能的实现。审计追踪记录系统活动和用户活动。审计追踪是正常系统操作的一种支持也是一种安全策略，用于帮助系统管理员确保系统及其资源免遭黑客、内部使用者或技术故障的伤害。它需要足够的信息以确定事件的内容和引起事件的因素。通常事件记录应该列有事件发生的时间、与事件有关的用户识别码、启动事件的程序或命令，以及事件的结果。

大数据与安全检测技术的整合提高了信息系统捕获数据、关联分析、深度挖掘、实时监测、预测趋势等能力，提高了机构评估风险、跟踪威胁、应对处理的能力。受益于这种安全能力的提高，机构不会再根据极少的数据来作出临时性应对决策，而是在明确了解关联事件及其对基础设施的影响后采取果断行动。

三、网络安全态势感知技术

大规模网络节点众多、分支复杂、数据流量大，存在多种异构网络环境和应用平台且面对网络攻击技术和手段呈平台化、集成化和自动化的发展趋势，网络攻击具有更强的隐蔽性和更长的潜伏时间，网络威胁不断增多且造成的损失不断增大。为了实时、准确地显示整个网络安全态势状况，检测出潜在、恶意的攻击行为，网络安全态势感知要在对网络资源进行要素采集的基础上,通过数据预处理、网络安全态势特征提取、态势评估、态势预测和态势展示等过程来完成,这其中涉及许多相关的技术问题,主要包括流量数据网络态势感知技术、数据融合技术、特征提取技术、态势预测技术和可视化技术等。

1. 流量数据网络感知技术 由于网络技术的迅速发展,网络传输速率大大加快,入侵检测系统(intrusion detection system,IDS)对攻击活动检测的可靠性不高。在应对外部攻击时,IDS 对其他传输的检测也会被抑制。同时由于模式识别技术的不完善,IDS 的高虚警率也是一大问题。因此 IDS 目前多部署于中小规模的分支网络中。目前监控带宽主干网往往采用网络流量分析技术,以发现流量的变化趋势和突变。网络流量突变是指网络业务流量突然出现不正常的重大变化,及时发现网络流量的突变对于快速定位异常、采取后续相应措施具有重要意义。主干网络反映的大规模网络状态和趋势也需要从流量中分析,因而这是网络态势感知的重要组成部分。

目前的网络流量研究基本都是基于流量采样的分析,主流采样方式是 NetFlow。NetFlow 工作时通过交换设备采集所有经过的流数据,并将其存放到自身的缓存中,然后按预设的格式发送给指定的服务器。流缓存技术相比传统的流量采集模式有分组丢失率低的特点,保证了能够提供比传统简单网络管理协议(simple network management protocol,SNMP)更加丰富的流量信息、可回答更精细的问题。因此 NetFlow 被广泛用于高端网络流量测量技术的支撑,以提供网络监控、流量分析、应用业务定位、网络规划、快速排错、安全分析、域间记账等高级分析功能。

在获得网络数据之后由于网络数据的体量巨大、内容复杂,网络管理人员从原始数据中很难得到有用的信息,这些网络流量数据必须经过分析形成简明的、能够理解的网络状态,即通过网络流量判断网络的状态正常与否、异常情况在什么时间和位置发生。目前对网络造成重大影响的异常流量主要有以下 4 种。

(1)DoS 攻击:DoS 攻击的目的是使计算机或网络无法提供正常的服务,最常见的 DoS 攻击有计算机网络带宽攻击和连通性攻击。入侵者使用非正常的数据流量攻击网络设备或其接入的服务器,致使网络设备或服务器的性能下降或占用网络带宽影响其他相关用户流量的正常通信,最终可能导致网络服务的不可用。

(2)DDoS 攻击:DDoS 攻击指借助于客户/服务器技术,将多个计算机联合起来作为攻击平台,对一个或多个目标发动 DoS 攻击从而成倍地提高拒绝服务攻击的威力。这种攻击行为可以协调多台计算机上的进程,利用合理的服务请求来占用过多的服务资源从而使合法用户无法得到服务的响应,在这种情况下会有一股拒绝服务洪流冲击网络,使被攻击目标因过载而崩溃。

(3)网络蠕虫病毒流量:网络蠕虫病毒是指包含的程序或一套程序,能传播它自身功能的拷贝或它的某些部分到其他的计算机系统中,其传播会对网络产生影响。近年来 Red Code、SQL Slammer、冲击波、振荡波等病毒的相继爆发,不但对用户主机造成影响而且对网络的正常运行也构成危害,因为这些病毒具有扫描网络、主动传播病毒的能力,会大量占用网络带宽或网络设备系统资源。

(4)其他异常流量:其他能够影响网络正常运行的流量都归为异常流量的范畴,例如一些网络扫描工具产生的大量 TCP 连接请求,很容易使一个性能不高的网络设备瘫痪。

针对上述几种实际应用中的流量异常,其检测方法主要有:分类过滤、统计分析、TOPN

排序、模式匹配等方法。由于网络流量本身具有突发性和快速变化的特点,因此在实际使用时需要结合网络拓扑、流量特点、采集协议、监控目的等情况适当选择相应方法。①分类过滤:网络流量包含非常丰富的内容,一般会按不同标准将流量分类并过滤出需要的部分重点分析。可以通过灵活的多层逻辑分析功能将关心的流量从庞杂的流量中抽取出来,在此基础上再进一步分析。②统计分析:在分类的基础上,对数据流量按照设定的标准进行统计例如求和、求差、求平均数等。历史数据可以用于对不同属性建立正常模型,常用的方法包括绝对值模型、移动平均模型、正态分布模型等。这些模型设定不同的上下限,超过限定值则触发报警。③ TOP 排序:对流量速率、发包速率、流速率或者流量、发包数、流数进行排序。如果发现网络有问题,则排名在前的几项可能是问题所在。④模式匹配:根据已有的异常数据库的规则,对特定的流属性进行匹配可以判断发生的异常类型。常见的模式匹配包括特定端口匹配、IANA 保留 IP 地址匹配、特定 IP 地址匹配等。

2. 数据融合技术 由于网络空间态势感知的数据来自众多的网络设备,其数据格式、数据内容、数据质量千差万别,存储形式各异,表达的语义也不尽相同。如果能够将这些使用不同途径、来源于不同网络位置、具有不同格式的数据进行预处理,并在此基础上进行归一化融合操作,就可以为网络安全态势感知提供更为全面、精准的数据源,从而得到更为准确的网络态势。数据融合技术是一个多级、多层面的数据处理过程,主要完成对来自网络中具有相似或不同特征模式的多源信息进行互补集成,完成对数据的自动监测、关联、相关、估计及组合等处理,从而得到更为准确、可靠的结论。数据融合按信息抽象程度可分为从低到高的三个层次:数据级融合、特征级融合和决策级融合,其中特征级融合和决策级融合在态势感知中具有较为广泛的应用。

3. 特征提取技术 网络安全态势特征提取技术是通过一系列数学方法处理,将大规模网络安全信息归并融合成一组或者几组在一定值域范围内的数值,这些数值具有表现网络实时运行状况的一系列特征,用以反映网络安全状况和受威胁程度等情况。网络安全态势特征提取是网络安全态势评估和预测的基础,对整个态势评估和预测有着重要的影响,网络安全态势特征提取方法主要有层次分析法、模糊层次分析法、德尔菲法和综合分析法。

4. 态势预测技术 网络安全态势预测就是根据网络运行状况发展变化的实际数据和历史资料,运用科学的理论、方法和各种经验、判断、知识去推测、估计、分析其在未来一定时期内可能的变化情况,是网络安全态势感知的一个重要组成部分。网络在不同时刻的安全态势彼此相关,安全态势的变化有一定的内部规律,这种规律可以预测网络在将来时刻的安全态势,从而可以有预见性地进行安全策略的配置,实现动态的网络安全管理,预防大规模网络安全事件的发生。网络安全态势预测方法主要有神经网络预测法、时间序列预测法、基于灰色理论预测法。

四、安全事件管理技术

安全事件管理需要搭建统一的数据安全管理体系,通过分层建设、分级防护达到平台能力及应用的可成长、可扩充,创造面向数据的安全管理体系框架。

以安全对象管理为基础、以风险管理为核心、以安全事件为主线对海量信息数据进行深度归一化分析,结合有效的网络监控管理、安全预警响应和工单处理等功能,实现对数据安全时间管理的深度解析。涉及的主要技术有敏感数据隔离交换技术、数据防泄露技术、风险管理技术和数据库安全加固技术。

1. 敏感数据隔离交换技术 利用深度内容识别技术首先对用户定义为敏感、涉密的数据进行特征的提取,可以包括非结构化数据、结构化数据、二进制文件等,形成敏感数据的特征库,当有新的文件需要传输的时系统对新文件进行实时的特征比对,敏感数据禁止传输。通过管理中心统一下发策略,可以在存储敏感数据的服务器或者文件夹中利用用户名和口令主动获取数据,对相关的文件数据进行检测并根据检测结果进行处置。

2. 数据防泄露技术 数据防泄露技术是安全技术管理技术的重要技术之一,主要包括数据控制和数据过滤两大类。

(1) 数据控制类:数据控制类技术主要采用软件控制、端口控制等有效手段对计算机的各种端口和应用实施严格的控制和审计,对数据的访问、传输及推理进行严格的控制和管理。通过深度内容识别的关键技术,进行发送人和接收人的身份检测、文件类型检测、文件名检测和文件大小检测,实现敏感数据在传输过程中可有效管控、定时检查事件安全事后审计,防止未经允许的数据信息被泄露,保障数据资产可控、可信、可充分利用。

(2) 数据过滤类技术:数据过滤类技术在网络出口处部署数据过滤设备,分析网络常见的协议例如 TCP、HTTP、POP3、FTP、即时通讯等,对上述所涉及的协议内容进行分析、过滤,设置过滤规则和关键字,过滤出相关内容,防止敏感数据的泄露。

3. 风险管控技术 风险控制是指风险管理者采取各种措施和方法,消灭或减少风险事件发生的各种可能性,或者减少风险事件发生时造成的损失。风险控制的 4 种基本方法是:风险回避、损失控制、风险转移和风险保留。

(1) 风险回避:风险回避是投资主体有意识地放弃风险行为,完全避免特定的损失风险。简单的风险回避是一种最消极的风险处理办法,因为投资者在放弃风险行为的同时,往往也放弃了潜在的目标收益。

(2) 损失控制:损失控制不是放弃风险而是制定计划和采取措施降低损失的可能性或者是减少实际损失。控制的阶段包括事前、事中和事后 3 个阶段,事前控制的目的主要是为了降低损失的概率,事中和事后的控制主要是为了减少实际发生的损失。

(3) 风险转移:风险转移是指通过契约将让渡人的风险转移给受让人承担的行为。通过风险转移过程有时可大大降低经济主体的风险程度。风险转移的主要形式是合同和保险。①合同转移:合同转移通过签订合同可以将部分或全部风险转移给一个或多个其他参与者;②保险转移:保险转移是使用最为广泛的风险转移方,帮助机构风险管理者消灭或减少风险事件发生。

(4) 风险保留:风险保留指如果损失发生,经济主体将以当时可利用的任何资金进行支付。风险保留包括无计划自留、有计划自我保险。①无计划自留:无计划自留指风险损失发生后从收入中支付,即不是在损失前做出资金安排。当经济主体没有意识到风险并认为损失不会发生时或将意识到的与风险有关的最大可能损失显著低估时,就会采用无计划保留方式承担风险。无资金保留应当谨慎使用,因为如果实际总损失远远大于预计损失将引起资金周转困难。②有计划自我保险:有计划自我保险指可能的损失发生前,通过做出各种资金安排以确保损失出现后能及时获得资金以补偿损失。有计划自我保险主要通过建立风险预留基金的方式来实现。

4. 数据库安全加固技术 数据库安全加固核心技术为数据库状态监控、数据库风险扫描、数据库审计、数据库防火墙和数据库透明加密技术。通过构建数据库安全加固平台，以"第3者"的角度观察和记录网络中对数据库的一切访问行为，从源头保护数据，建立纵深防御体系。

五、APT攻击防御技术

对于APT攻击比较权威的定义是由NIST提出的，该定义给出了APT攻击的4个要素，①攻击者：拥有高水平专业知识和丰富资源的敌对方；②攻击目的：破坏某组织的关键设施或阻碍某项任务的正常进行；③攻击手段：利用多种攻击方式，通过在目标基础设施上建立并扩展立足点来获取信息；④攻击过程：在一个很长的时间段内潜伏并反复对目标进行攻击，同时适应安全系统的防御措施，通过保持高水平的交互来达到攻击目的。

APT攻击有如下特征。

（1）极强的隐蔽性：APT攻击与被攻击对象的可信程序漏洞与业务系统漏洞进行了融合，在组织内部很难被发现。

（2）潜伏期长：APT攻击是一种很有耐心的攻击形式，攻击和威胁可能在用户环境中存在一年以上，他们不断收集用户信息直到收集到重要情报。他们往往不是为了在短时间内获利而是把被控主机当成跳板持续搜索，直到充分掌握目标对象的使用行为。所以这种攻击模式本质上是一种"恶意商业间谍威胁"，因此具有很长的潜伏期和持续性。

（3）目标性强：不同于以往的常规病毒，APT制作者掌握高级漏洞发掘和超强的网络攻击技术。发起APT攻击所需的技术壁垒和资源壁垒要远高于普通攻击行为。其针对的攻击目标也不是普通个人用户而是拥有高价值敏感数据的高级用户，特别是可能影响到国家和地区政治、外交、金融稳定的高级别敏感数据持有者。

（4）技术高级：攻击者掌握先进的攻击技术，使用多种攻击途径包括购买或自己开发的0day漏洞，而一般攻击者却不能使用这些资源。

（5）威胁性大：APT攻击通常拥有雄厚的资金支持，由经验丰富的黑客团队发起，一般以破坏国家或大型企业的关键基础设施为目标，窃取内部核心机密信息危害国家安全和社会稳定。

APT攻击的流程一般包括如下步骤。

（1）信息侦查：在入侵之前攻击者首先会使用技术和社会工程学手段对特定目标进行侦查。侦查内容主要包括两个方面：①对目标网络用户的信息收集，例如高层领导、系统管理员或者普通职员等员工资料、系统管理制度、系统业务流程和使用情况等关键信息；②对目标网络脆弱点的信息收集，例如软件版本、开放端口等。随后攻击者针对目标系统的脆弱点，研究0day漏洞、定制木马程序、制订攻击计划，用于在下一阶段实施精确攻击。

（2）持续渗透：利用目标人员的疏忽、不执行安全规范以及利用系统应用程序、网络服务或主机的漏洞，攻击者使用定制木马等手段不断渗透以潜伏在目标系统，进一步地在避免用户觉察的条件下取得网络核心设备的控制权。例如通过SQL注入等攻击手段突破面向外网的Web服务器或通过钓鱼攻击，发送欺诈邮件获取内网用户通讯录并进一步入侵高管主机，采用发送带漏洞的Office文件诱骗用户将正常网址请求重定向至恶意站点。

（3）长期潜伏：为获取有价值信息，攻击者一般会在目标网络长期潜伏达数年之久。潜伏期间攻击者还会在已控制的主机上安装各种木马、后门，不断提高恶意软件的复杂度以增强攻击能力并避开安全检测。

（4）窃取信息：目前绝大部分APT攻击的目的都是窃取目标组织的机密信息。攻击者一般采用SSL VPN连接的方式控制内网主机，对于窃取到的机密信息，攻击者通常将其加密存放在特定主机上，再选择合适的时间将其通过隐秘信道传输到攻击者控制的服务器。由于数据以密文方式存在，APT程序在获取重要数据后向外部发送时利用了合法数据的传输通道和加密、压缩方式，难以辨别出其与正常流量的差别。

从APT攻击的过程可以看出整个攻击循环包括了多个步骤，这就为检测和防护提供了多个契机。当前APT检测技术主要有如下4种。

1. 智能沙箱技术　APT攻击者往往使用了0day的方法导致特征匹配不能成功，因此需要采用非特征匹配的方式来识别，智能沙箱技术就可以用来识别0day攻击与异常行为。智能沙箱技术最大的难点在于客户端的多样性，智能沙箱技术检测结果与操作系统类型、浏览器的版本、浏览器安装的插件版本都有关系，在某种环境当中检测不到恶意代码或许另种环境就能检测到。

2. 异常检测技术　异常检测的核心思想是通过流量建模识别异常。异常检测的核心技术是元数据提取技术、基于连接特征的恶意代码检测规则以及基于行为模式的异常检测算法。其中元数据提取技术是指利用少量的元数据信息，检测整体网络流量的异常。基于连接特征的恶意代码检测规则是检测已知僵尸网络、木马通信的行为，而基于行为模式的异常检测算法包括检测隧道通信、可疑加密文件传输等。

3. 全流量审计技术　全流量审计的核心思想是通过对全流量进行应用识别和还原检测异常行为。核心技术包括大数据存储及处理、应用识别、文件还原等。全流量审计与现有的检测产品和平台相辅相成、互为补充、构成完整防护体系。在整体防护体系中传统检测设备的作用类似于"触发器"，检测到APT行为的蛛丝马迹，再利用全流量信息进行回溯和深度分析，可用一个简单的公式说明：全流量审计＋传统检测技术＝基于记忆的检测系统。

4. 攻击溯源技术　通过已经提取出来的网络对象可以重建一个时间区间内可疑的Web Session、E-mail、对话信息。通过将这些事件自动排列可以帮助分析人员快速发现攻击源。

在APT攻击检测中，存在的问题包括：①攻击过程包含路径和时序；②攻击过程的大部分貌似正常操作；③不是所有的异常操作都能立即被检测；④不能保证被检测到的异常在APT过程的开始或早期。基于记忆的检测可以有效缓解上述问题。现在对抗APT的思路是以时间对抗时间，既然APT是在很长时间发生的，我们的对抗也要在一个时间窗内来进行对抗，对长时间、全流量数据进行深度分析。针对A问题，可采用沙箱方式、异常检测模式来解决特征匹配的不足；针对P问题，可将传统基于实时时间点的检测转变为基于历史时间窗的检测，通过流量的回溯和关联分析发现APT模式。而流量存储与现有检测技术相结合构成了新一代基于记忆的智能检测系统，此外还需要利用大数据分析的关键技术。

第五章

健康医疗大数据安全产品

本章主要探讨安全产品的划分方式，从产品功能、产品安全管理流程、产品形态等方面对现阶段的安全产品进行分类。结合有关分类标准，将健康医疗大数据安全产品类型分为计算机网络安全类产品、应用安全类产品、数据安全类产品以及管理与支持安全类产品4大类。分别论述各类产品的功能和原理，以求全面系统地梳理目前健康医疗大数据具体安全产品。

第一节　网络安全产品分类

一、分类标准与规范

目前我国关于安全产品分类的标准主要有公安部负责牵头制定的《信息安全技术　信息安全产品类别与代码》（GB/T 25066—2010）以及中国人民解放军信息安全测评中心制定的《军用计算机信息系统安全保密产品分类》（GJB 5613—2006）。两种标准的分类方式类似，都是根据产品所部署的环境和发挥的功能来对产品进行划分。主要目的在于为相关监管机构测评安全产品提供参考。

国外安全产品的分类，主要由美国在主导安全产品分类标准的制定。美国是对网络安全管控十分重视的国家，对信息系统施行严格的分级分类监管，制定的安全产品分类标准，主要目的在于指导管理人员合理、科学的实施网络信息安全防范及控制措施。例如《IT安全产品的选择》（SP 800-36）《联邦信息系统和组织机构的安全和隐私控制》（SP 800-53）《信息技术安全评估通用准则》（GB/T-18336）《美国国家安全体系黄金标准》等标准。

另外还有些未形成标准的安全产品分类。例如欧盟从可获得的欧盟标准信息来看，并没有发现一个特定的安全产品分类标准。但在欧洲信息安全局的官网上有关于安全产品主题的划分。主要有根据应用领域划分的云和大数据、关键基础设施、安全服务、隐私和数据保护、风险管理和评估、认证和加密等6大产品划分。

结合以上产品分类标准，大致可按功能、安全管理流程、形态等3种方式对安全产品类别进行划分。

二、网络安全产品类别

1. 按产品功能分类

（1）公安部信息安全产品类别与代码标准：公安部计算机信息系统安全产品质量监督

检验中心、中国信息安全测评中心信息安全实验室于 2010 年开发的安全产品标准规定,将安全产品分成物理安全类、主机及其计算环境安全类、网络通信安全类、边界安全类、应用安全类、数据安全类、安全管理与支持类及其他类 8 个类别。以下是类别产品内容及功能。

1)物理安全类包括环境安全(灾备防护等)、设备安全(设备防毁、电磁屏蔽、防电磁干扰等)、介质安全(介质数据安全等)等功能。该类产品通过一定的信息技术,用以保护环境、设备、设施以及介质免遭物理破坏,例如地震、火灾等自然灾害以及物理上的窃取、毁损等人为破坏。

2)主机及其计算环境安全类包括身份识别(电子 / 生物信息鉴别)、主机防护(可信计算、入侵检测、访问控制等)、防恶意代码(病毒防治等)、操作系统安全等功能。该产品主要部署在主机及其计算环境中,保护用户计算环境保密性、完整性和可用性。

3)网络通信安全类包括通信安全(通信鉴权、保密等)、网络监测(入侵检测、网络监测)等功能。该类产品部署在网络设备或通信终端上,用于监测、保护网络通信,保障网络通信的保密性、完整性、可用性。

4)边界安全类包括内容安全(内容过滤与控制、防泄露)、边界安全边界隔离、入侵防范、边界访问控制(防火墙、安全路由器等)、网络终端安全(接入控制等)等功能。该类产品部署在安全域的边界上,用于防御安全域外部对内部网络 / 主机设备进行攻击,防止安全域内部网络 / 主机设备向外部泄露信息。

5)应用安全类包括应用服务安全、应用服务安全支持等功能。该类产品部署在特定的应用系统中,用于保障应用系统的安全,例如应用层的身份鉴别和访问控制。

6)数据安全类包括数据平台安全(安全数据库、数据库安全部件等)、备份与恢复等功能。防止信息系统数据被故意或无意非授权泄露、更改、破坏。防止信息被非授权的系统辨识、控制,即确保数据的完整性、保密性、可用性和可控性。

7)安全管理及支持类包括综合审计、应急响应支持、密码支持(密钥管理)、风险评估、安全管理(安全产品管理平台、安全监控等)等功能。主要是为保障信息系统正常运行提供安全管理和支持,以降低运行过程中的安全风险。

8)其他类

不能归为上述 7 类的网络安全产品归为其他类。

(2)美国 NIST SP800-36 标准:由美国国家标准与技术研究院(National Institute of Standards and Technology,NIST)开发,美国联邦政府于 2003 年 10 月发布 NIST SP800-36 标准,其目的在于方便美国联邦政府从实用角度从市场上选择安全产品,该标准将安全产品分为了 9 大类。

1)标识与鉴别类产品指的是对各类数据资源标识的有效性进行校验和测试的产品。例如 PCMCIA 安全令牌、智能卡令牌证书、鉴别协议、生物识别等。

2)访问控制类产品指防止对任何资源进行未授权的访问,从而使计算机系统在合法的范围内使用的安全产品。例如访问控制列表、基于角色的访问控制等。

3)入侵检测类产品是一种对网络传输进行即时监视,在发现可疑传输时发出警报或者采取主动反应措施的网络安全产品。例如基于网络的 IDS、基于主机的 IDS、基于应用的 IDS、入侵防御 IPS 等。

4)防火墙类产品是一个由软件和硬件设备组合而成、在内部网和外部网之间、专用网与公共网之间的界面上构造的保护屏障，从而保护内部网免受非法用户的侵入的产品。例如包过滤防火墙、状态监测防火墙、应用代理网关防火墙、专用代理防火墙、混合技术防火墙、网络地址翻译、基于主机的防火墙、个人防火墙/个人防火墙代理、集中管理分布式防火墙等。

5）公钥基础设施类产品是一种基于公钥加密技术的安全技术体系，目的在于创建、管理、存储、分配和吊销用户的数字证书。例如私钥保护和密码模块、交叉认证和联邦PKI体系结构、证书仓库、密钥恢复、证书状态、基于PKI的应用等。

6）恶意代码防护是指识别防止恶意代码侵入的产品。例如扫描器、完整性检查工具、脆弱性监测、行为遏制工具等。

7）漏洞扫描类产品指通过扫描等手段对指定的远程或者本地计算机系统的安全脆弱性进行检测，发现可利用漏洞的一种安全检测产品。例如网络漏洞扫描、主机漏洞扫描、外包扫描等。

8）取证类产品指能够检查追踪非法入侵类型、行为、特征、轨迹并及时记录有助于日后调查取证的安全产品。例如证据保存和收集工具、分析工具、各类审计工具等。

9）介质安全类产品指对计算机介质进行信息消除或销毁，防止介质内的敏感信息泄露的安全产品。例如覆写、消磁、销毁、内存清除等。

（3）信息技术安全评估通用准则：信息技术安全评估通用准则（Common Criterion，CC），国内等同采用为信息技术安全评估准则（GB/T 18336），是目前国际权威的信息技术产品安全性评估标准，现有20多个国家签订了关于该准则的互认协议。2017年4月发布第3.1版，整个标准共分三部分，其中第二部分"安全功能要求"定义了若干基本功能单元，为厂家定义安全产品的功能提供了统一的通用说明模块。安全功能共分11大类，分别是安全审计、通信、密码支持、用户数据保护、标识和鉴别、安全管理、隐私、TSF保护、资源利用、TOE访问、可信路径/信道。

众多安全产品往往需要实现上述功能单元的多个模块，所以无法依照该标准的单一功能要求对产品进行界定。虽然该功能是对信息产品中的安全功能进行说明，而不是特定于信息安全产品，但这些功能单元对于分类中定义类型属性提供了有价值的参考。

2. 按产品安全管理流程分类

（1）美国国家安全体系黄金标准：根据美国国家安全局于2014年6月发布的《美国国家安全体系黄金标准》（Community Gold Standard v2.0，CGS2.0），将网络空间安全划分成4大总体领域：治理（govern）、保护（protect）、检测（detect）和响应与恢复（respond & recover）。其中治理流程为各机构全面了解整个组织的使命与环境、管理档案与资源、建立跨组织的弹性机制等行为提供指南；保护流程为机构保护物理和逻辑环境、资产和数据提供指南；检测流程为识别和防御机构的物理及逻辑事务上的漏洞、异常和攻击提供指南；响应与恢复流程则为建立针对威胁和漏洞的有效响应机制提供指南。相应的安全产品也按以下4大安全管理活动进行归类。具体分类如图5-1所示。

（2）美国安全控制措施管理标准：美国政府根据有关的技术标准、指南，对联邦政府的一些重要的信息系统实现了安全分级管理。采用不同管理的工作模式，形成了体系化的标准和指南性文件。《SP800-53 联邦信息系统和组织机构的安全和隐私控制》提供了安全控制的层次化、结构化的安全控制措施要求，划分了意识和培训、认证、认可和安全评估、配置管理、持续性规划、事件响应、维护、介质保护、物理和环境保护、规划、人员安全、风险评估、系统和服务采购、系统和信息完整性等安全技术、管理和运营控制族。具体安全控制措施类族和标识符如表5-1所示。

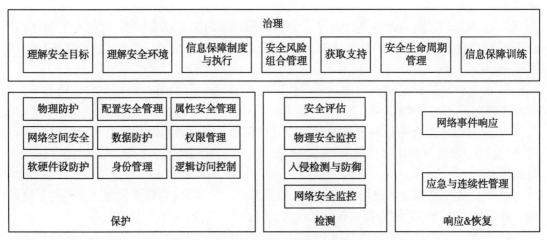

图 5-1　CGS2.0 的框架结构

表 5-1　NIST SP800-53 安全控制措施类族和标识符

标识符	AC	AT	AU	CA	CM	CP	IA	IP	IR	MA
族	访问控制	安全培训	审核/可审核性	评估/授权	配置管理	应急规划	标识/鉴别	个别参与	事件响应	维护
标识符	MP	PA	PE	PL	PM	PS	RA	SA	SC	SI
族	媒体保护	隐私权限	物理/环境保护	规划	大纲管理	人员安全	风险评估	服务获取	系统通信保护	系统和信息完整性

2017 年 8 月更新的修订版进行了一系列更改，旨在将隐私措施更全面地整合到安全目录中。该标准将原有的"系统"替换成"信息系统"，更清晰地表明了可以将文件用于物联网、医疗设备、汽车等等任何计算机安全联网场所。

3. 按产品形态分类　另外还可根据产品形态，将安全产品分为硬件产品、软件产品2大类。安全硬件主要是指针对系统设备的安全产品，例如入侵防御系统、防火墙、网关、数据备份系统等，往往针对的安全风险较为广泛，功能模块可以进行拓展。而安全软件则是针对具体的安全风险进行专门设计的产品，例如身份管理、漏洞管理、内容安全等。具体的软硬件划分类别如图5-2所示。

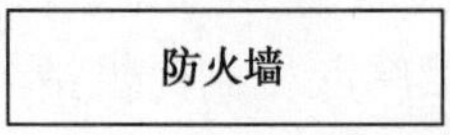

防火墙

图 5-2　安全产品软硬件划分类别

本章节有关安全产品的分类介绍主要参考公安部信息安全产品类别与代码标准进行梳理。将安全产品分为计算机网络安全类产品、应用安全类产品、数据安全类产品、管理与支持安全类产品。

第二节 计算机网络安全类产品

一、下一代防火墙

1. 产品简介 下一代防火墙（next generation firewall，NGFW），是相对于传统防火墙而言的。传统防火墙存在安全监控方式陈旧、无法抵御应用层攻击、维护成本较高等缺点。而随着云计算、移动互联网等技术的发展，传统防火墙已不能满足日益复杂的安全防护需求。为了消除应用层安全威胁，下一代防火墙应运而生。下一代防火墙主要可以提供针对应用层的一体化防护。入侵防御系统、防病毒、内容过滤是下一代防火墙所具备的基本要素，在这些要素的整合下，实现对应用层安全威胁的防御。下一代防火墙网络拓扑结构如图5-3所示。

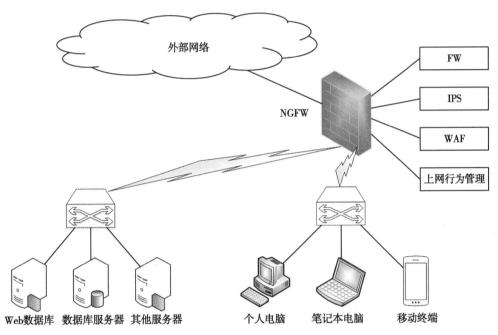

图5-3 下一代防火墙网络拓扑结构

2. 产品功能 有别于传统防护墙，下一代防火墙主要具有以下最新功能。

（1）识别和控制任何端口上的应用程序：下一代防火墙应用时，除了对标准端口进行识别、控制外，还能实现所有端口的识别和控制。目前很多软件研发时，越来越多的应用程序都是在非端口上、跳端口等实现的。而第一代防火墙技术只能对标准端口进行识别、控制，因此为了保证应用程序的安全，就需要采用下一代防火墙。应用下一代防火墙时，可以在任何端口上应用，并在其所在端口上，根据应用实现了信息流的分类，以保证应用程序的安全。

（2）识别用户身份：下一代防火墙能对用户身份进行识别，这是下一代防火墙的另一大特性。本地通信设备、用户等如果不合法，则会给系统带来安全威胁，因此下一代防火墙中具备的认证系统,能够实现对网络进出通信的用户身份、类型识别,并对数据接收者的用户身份进行判断,从而实现数据的有效传输,这些都是用户身份识别的表现。

(3)检测恶意软件:下一代防火墙还具备恶意软件检测特性。根据业务行为学习构建动态安全模型,并且能够对服务器等应用程序中出现的各种异常行为进行偏离度分析,从而对存在的恶意软件进行检测,例如网络爬虫、扫描攻击、信息泄露等都能检测出来,以保证应用层的安全。

(4)具备桥接和路由模式:桥接、路由模式是下一代防火墙中的一个重要特性。组织机构当前应用的防火墙中,并非都是传统防火墙,很多都是第一代防火墙。而要实现两代防火墙的过渡,则需要桥接或路由模式的实现,进而实现下一代防火墙的应用。

(5)应用程序可视化:下一代防火墙还具备为受信任远程用户提供应用程序可视化的能力,以实现应用的访问控制,保证宽带应用的合理性、安全性。下一代防火墙的可视化能力主要有 DPI、DFI 两种。DPI 即深度数据包监测,该监测除了具备传统防火墙的作用外,还实现了应用层的分析,即可将数据包进行拆分、识别,实现精细访问控制。DFI 即流特征监测,将流量特征和后台模型进行比较分析,实现精细识别控制。

(6)入侵防御:操作系统、应用程序运行时面临着严重的安全隐患,黑客会根据系统、程序漏洞等进行网络攻击,给网络带来严重的安全隐患。在下一代防火墙中,集成式入侵防御系统的存在,能有效应对 Web、服务器等应用层面临的网络攻击。入侵检测能够对数据包进行拆分、检查,并对其类型进行识别,从而判断是否允许该数据包进入。在服务器网络保护方面,主要通过网站攻击防护、口令防护、权限控制、网站扫描、异常检测等方式实现。随着网络攻击方式等的不断变化,入侵检测特征库也不断处于更新中,例如特洛伊、SQL 注入等都包括在其中,因此入侵防御系统是下一代防火墙的一个重要特征。

(7)服务质量和带宽管理:下一代防火墙还具备服务质量和宽带管理功能。为了保证服务质量,下一代防火墙的应用,能够对机构内网用户应用进行相应控制,防止过多访问和下载导致其他程序宽带数据流量变慢,从而影响网络其他程序的正常应用,保证了系统应用的服务质量。同时,管理员也能对网络使用情况进行定期查看,并根据应用情况确定其合适的应用带宽,实现带宽的有效管理。

二、入侵检测/防御系统

1. 产品简介 入侵检测/防御系统(intrusion detection & prevention, IDP)是一种通过分析网络流量,检测入侵(包括缓冲区溢出攻击、木马、蠕虫等),并以一定的响应方式,实时地中止入侵行为,从而保护机构信息和网络架构免受侵害的安全防护产品。该产品是一种既能发现又能阻止入侵行为的新安全防御技术。通过检测发现入侵后,能自动丢弃入侵报文或者阻断攻击源,从而从根本上避免攻击行为。入侵检测/防御产品按照检测数据的采集来源可以分为网络入侵检测/防御产品和主机入侵检测/防御产品。按照实现技术可以分成特征检测和异常检测。

网络入侵检测/防御系统作为网络之间或网络组成部分之间的独立硬件设备,通过对过往数据包进行深层检查,然后确定是否放行。其借助攻击特征和异常协议,阻止有害代码传播。网络入侵检测/防御系统还能够对可疑代码的回答进行跟踪和标记,然后看谁使用这些回答信息而请求连接,这样就能更好地确认发生了入侵事件。

主机入侵检测 / 防御系统通过监视正常程序，例如 Internet Explorer、Outlook 等，在它们所夹带的有害代码向作业系统发出请求指令、改写系统文件、建立对外连接时，进行有效阻止，它不需要求助于已知病毒特征和事先设定的安全规则；主机入侵 / 防御系统能使大部分钻空子行为无法得逞。该系统一般是基于代理的，即需要在被保护的系统上安装一个程序，用于保护关键应用的服务器，提供对典型应用的监视。

特征检测的原理是假设入侵活动可以用一些特征来表示，系统的目标是检测主体活动是否符合这些特征模式；特征检测的优点是可以准确检测出已有的攻击行为，缺点是对新的攻击行为无能为力；特征检测最常用的方法是模式匹配。异常检测的原理是假设入侵活动异常于主体的正常活动，先建立主体正常活动的轨迹，将待检测主体的活动状况与正常活动轨迹做比较，如果违反正常活动轨迹，则认为该活动可能是攻击行为，即如果不符合"正常"则认为是"异常"；异常检测的难度在于如何建立正常活动轨迹；异常检测的优点在于可以发现未知攻击行为，缺点是常常会误报。

目前系统在医院主要采用虚拟线部署方式，串联接入于抗拒服务系统与 Web 应用防护系统中间，配置两根虚拟线，分别检测外网至内网流量，内网至 DMZ 区流量，最大程度防护对整个系统的攻击。防护策略采用 default 模板，经不同行业客户和防护经验积累，该默认防护策略模板可覆盖大部分防护场景。

2. 产品功能 入侵检测 / 防御系统主要有实时监视和拦截攻击、虚拟补丁、保护客户端、协议异常检测、流量安全防护、知识库和引擎升级等功能。

（1）实时监视和拦截攻击：实时主动拦截黑客攻击、蠕虫、网络病毒、后门木马、DOS 等恶意流量，保护组织信息系统和网络结构免受侵害，防止操作系统和应用程序损坏或宕机。

（2）虚拟补丁：基础系统漏洞主要指的是操作系统的基本服务或主流服务器软件的漏洞。只有特定纹路的钥匙才能打开一个锁，只有特定"特征"的攻击才能攻陷一个漏洞。采用基于漏洞存在检测技术的引擎，通过检测攻击的特征，能够有效地对抗经过特殊设计的躲避技术，做到"零"误报，从而达到给受保护的操作系统和服务器软件安装"虚拟补丁"的效果。

（3）保护客户端：现今主流的攻击很多是面向客户端程序的。例如浏览器、可编辑文档、多媒体是防护的重中之重，客户端防护的薄弱使大量的 PC 被黑客控制成为僵尸机，PC 上的重要信息（银行账户、网络密码等）也被窃取。引擎可以根据协议与文件格式来做深入解析，可以检测被编码或压缩的内容，例如 GZIP、UTF 等；解析过程中，自动跳过与威胁无关的部分，为用户提供浏览器及其插件（Java、ActiveX）的安全防护，检测 PDF、Word、Flash、AVI 等文件中的攻击代码和可能的木马、蠕虫及对操作系统的攻击，保障 Web 浏览和应用的安全。

（4）协议异常检测：黑客通常利用网络上很多应用服务器设计中的不完善对服务器加以攻击。通过向服务器发送非标准或者缓冲区溢出的通信数据，进而夺取服务器控制权或者造成服务器宕机。协议解析引擎可以对网络报文进行深度协议分析，对于那些违背 RFC 规定的行为，或者对于明显过长的字段、明显不合理的协议交互顺序、对异常应用协议的各个参数等信息进行识别。协议异常检测覆盖的协议有 HTTP、SMTP、FTP、POP3、IMAP4、MSRPC、NETBIOSSMB 等常用协议。同时，引擎把内容层面例如 XML 页面和 PDF 文件等也看作一种"协议"，如果遇到异常的文件结构，也会认为是一种协议异常，通过这种方法，分析出潜藏在文件内容中的缓冲区异常攻击或者脚本攻击等入侵行为。

（5）流量安全防护：入侵检测／防御系统应具备从网络层到应用层的 DDoS 攻击检测能力，可以在拒绝攻击发生或短时间内大规模爆发的病毒导致网络流量激增时，自动发现并检测异常流量，提醒管理员即时应对，保护路由器、交换机、VoIP 系统、DNS、Web 服务器等网络基础设施免遭各种拒绝服务攻击，保证关键业务的通畅。

（6）知识库和引擎升级：入侵检测／防御系统可以即时升级，实时捕获最新的攻击、蠕虫病毒、木马等，提取威胁的签名，发现威胁的趋势，从而及时升级检测引擎，具备防御 0day 攻击的能力。签名库定期升级，特殊情况下可即时进行升级。为满足设备在各种应用环境下的灵活部署，支持多种升级方式。

3. 产品原理　典型入侵检测／防御系统产品的总体架构如图 5-4 所示，一共由 6 大模块组成。

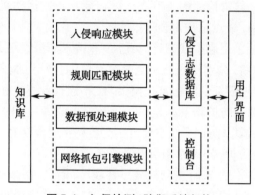

图 5-4　入侵检测／防御系统架构

（1）网络抓包引擎模块：网络抓包引擎模块可以捕捉监听网络中的原始数据包，作为入侵防御系统分析的数据来源。

（2）数据预处理模块：数据预处理模块主要是对数据报文进行协议解析及标准化，包括 IP 碎片重组、TCP 流重组、HTTP、Unicode、RPC、Telnet 解码等功能。经过数据预处理模块处理后提取相关信息，并将处理后的报文交由规则匹配模块进行处理。

（3）规则匹配模块：规则匹配模块对协议解码模块提交的数据，运用匹配算法和规则库中的规则进行比较分析，从而判断是否有入侵行为。

（4）控制台模块：控制台是引擎和外部指令交互的窗口，主要接受外部的指令执行相关操作。

（5）入侵日志数据库：入侵日志数据库的作用是用来存储网络数据引擎模块捕捉的原始数据，分析模块产生的分析结果和入侵响应模块日志等，提供大量的日志存储及为威胁报表生成提供依据。

（6）用户界面模块：用户界面是用户和入侵防御系统互动的直接窗口，界面提供可视化的威胁分析、系统状态显示、用户指令输入接口等功能，可以 Web 方式提供给用户使用。

入侵检测／防御系统重要特征在于可以提供主动防护，其设计宗旨是预先对入侵活动和攻击性网络流量进行拦截，避免其造成损失，而不是简单地在恶意流量传送时或传送后才发出警报。该系统能直接嵌入到网络流量中实现这一功能，即通过一个网络端口接收来自外部系统的流量，经过检查确认其中不包含异常活动或可疑内容后，再通过另外一个端口将它传送到内部系统中。这样一来,有问题的数据包以及所有来自同一数据流的后续数据包,都能在设备中被清除掉。入侵检测/防御系统工作原理如图5-5所示。

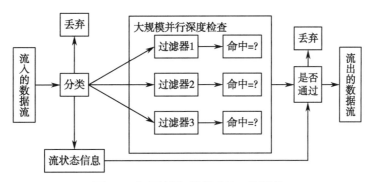

图 5-5 入侵检测/防御系统工作原理

该类产品能够实现实时检测和防御入侵的原理在于其拥有数目众多的过滤器,能够防止各种攻击。当新的攻击手段被发现之后,系统就会自动创建一个新的过滤器。入侵检测/防御数据包处理引擎是专业化定制的集成电路,可以深层检查数据包的内容。如果有攻击者利用Layer2(介质访问控制)至Layer7(应用)的漏洞发起攻击,能够从数据流中检查出这些攻击并加以阻止。传统的防火墙只能对Layer3或Layer4进行检查,不能检测应用层的内容。防火墙的包过滤技术不会针对每一字节进行检查,因而也无法发现攻击活动,而入侵检测/防御系统可以做到逐字节地检查数据包。所有流通的数据包都被分类,分类的依据是数据包中的报头信息,例如源IP地址和目的IP地址、端口号和应用域。每种过滤器负责分析相对应的数据包。通过检查的数据包可以继续前进,包含恶意内容的数据包就会被丢弃,被怀疑的数据包需要接受进一步的检查。针对不同的攻击行为,需要不同的过滤器。每种过滤器都设有相应的过滤规则,为了确保准确性,这些规则的定义非常广泛。在对传输内容进行分类时,过滤引擎还需要参照数据包的信息参数,并将其解析至一个有意义的域中进行上下文分析,以提高过滤准确性。过滤器引擎集合了流水和大规模并行处理硬件,能够同时执行数千次的数据包过滤检查。并行过滤处理可以确保数据包能够不间断地快速通过系统,不会对速度造成影响。这种硬件加速技术对于入侵的检测和防御具有重要意义,因为传统的软件解决方案必须串行进行过滤检查,会导致系统性能大打折扣。

三、网络审计系统

1. 产品简介 网络审计产品通过采集和分析网络通信数据,可以对审计目标网络内用户的网络行为(包括网页浏览、FTP和TELNET通信、收发邮件、IM上下线等)、网络流量、网络攻击等行为进行记录和分析。网络审计产品能够帮助使用者记录被审计网络内网络通信行为,追溯违反安全策略要求的用户责任。此外,网络审计产品还负责保护产品自身及其内部重要数据的安全。

网络审计产品按照部署模式划分,可分为串联部署和旁路部署两种。在串联部署模式下,网络审计产品串联在访问客户端与网络服务端之间。在旁路部署模式下,网络审计产品并联在访问客户端交换机上,通过镜像口获取网络通信数据,无论是哪种部署模式,网络审计产品均可以记录和分析访问客户端的网络通信行为。网络中需要安全审计,该产品主要目的在于重现网络入侵者的操作过程,提供认定其入侵行为的证据,也可以分析目前安全防御系统中的漏洞。所以能够对非法入侵者起到一个威慑和防御的作用。

2. 产品原理 传统的网络审计系统模型主要由事件产生器、事件数据库、事件分析器、响应单元4个部分组成,如图5-6所示。

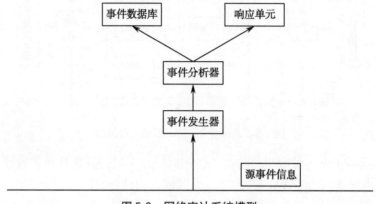

图5-6 网络审计系统模型

事件产生器的主要作用是从单位网络获得事件,同时将此事件提供给网络安全审计系统;事件分析器的主要作用是对得到的数据进行详细的分析;事件响应单元的主要作用是根据时间分析器得到的分析结果作出相应的反应;事件数据库的主要作用是存储时间分析器得到的分析结果。

3. 产品功能

(1) 数据采集:网络审计产品应能够定制网络通信数据采集策略,例如采集目标的 IP 地址或 IP 地址段策略,采集时间段策略。

(2) 数据还原:数据还原包括网络协议和应用还原、网络攻击还原以及非标准端口事件还原 3 种。就网络协议和应用还原而言,产品需能够还原网络通信事件,例如在 HTTP 通信过程还原目标 URL;在 FTP 通信过程中还原使用的账号、输入命令;在 SMTP 和 POP3 通信过程中还原源邮件、目的邮件;以及还原各类应用的账号、名称等。另外产品还能够还原网络攻击事件,例如 DOS 攻击、口令暴力猜测攻击、端口扫描攻击等。

(3) 事件与流量统计:网络审计产品应能够对某个网络通信事件进行描述,具体包括网络通信时间的总数统计、某种及某类网络通信时间的数量统计。另外该产品还需针对流量进行统计,具体包括 TCP 协议、UDP 协议、网络应用等的流量统计。

(4) 事件分析能力:网络审计产品应提供事件分级功能,根据策略将事件划分成不同的安全级别,方便用户查看。能够预定义异常事件,并可在异常事件发生后提供警报,警告方式可以有邮件警告、SNMPtrap 警告、声光电警告、短信警告。

(5) 自动生成安全分析报告:根据日志数据库记录的日志数据,分析网络或系统的安全性,并输出安全性分析报告。报告的输出可以根据预先定义的条件自动地产生、提交给管理员。

(6) 日志生成与管理:网络审计产品应对例如用户鉴别(包括成功和失败);数据采集策略的更改;审计记录的备份和恢复;超过保存时限的审计记录的删除等事件生成日志。日志内容应包含:日期、时间、事件主体、事件描述等信息。同时网络审计产品应提供日志管理功能,例如只允许授权用户访问日志;将日志存储于掉电非易失性存储介质中;能够提供按照日期、时间、事件主体等条件查询日志的功能;提供日志的存档、删除功能。

(7)标识与鉴别:网络审计产品应保证任何用户都具备全局唯一的标识。并应将用户角色进行划分,不同角色的用户具备不同的权限。在用户执行产品的安全功能之前,都要进行身份鉴别,若产品采用网络远程方式管理,还应对管理 IP 地址进行限制。当用户连续鉴别失败达到预定义的次数时应阻止用户进一步的鉴别请求。网络审计产品应还需提供用户登录超时锁定或注销功能,当用户超过预定义的时间仍没有任何操作时终止该用户当前的管理会话,需要再次进行身份鉴别才能重新进行管理操作。同时应保证鉴别数据以非明文形式存储,不被未授权查阅或修改。

(8)集中管理:网络审计系统通过提供一个统一的集中管理平台,实现对日志代理、安全审计中心、日志数据库的集中管理。网络安全审计系统作为一个独立的软件,和其他的安全产品(例如防火墙、入侵检测系统、漏洞扫描系统等)在功能上互相独立,但是同时又能互相协调、补充,保护网络的整体安全。

四、APT 高级威胁检测系统

1. 产品简介 APT 高级威胁检测系统与以往的入侵检测系统不同,其具备未知威胁与攻击的检测功能,系统可以通过文件威胁检测、漏洞攻击检测等恶意代码检测手段,有效降低关键业务系统与终端敏感信息被窃取、业务系统运行被非法控制与干扰、业务数据被篡改、业务系统被破坏等恶性网络安全事件发生的风险。

传统的入侵检测系统仅能检测已知威胁,但现实网络环境面临的威胁往往过于复杂,例如一份含有反向链接的 Word 文档在网络中传播,传统的防火墙设备、入侵检测系统都无法进行内容级和行为模拟级别的检测,这就是我们常说的对未知威胁的防护。未知威胁包括未知安全漏洞与缺陷、未知木马行为与特征、未知攻击行为。其攻击的高级程度,不是通过编辑规则库所能完成,是对一个行为的分析和预判。

为此大型组织机构通常都部署了专业的 APT 高级威胁检测系统,来应对日益严重的 APT 攻击行为。APT 检测应具有实时检测、报警和动态响应等功能,还能对特定威胁、未知威胁、恶意代码、隐秘通道、嵌套攻击等进行深度识别,从而找到网络中可能存在的隐患。所以,对 APT 检测的选型应主要考虑 9 个方面因素:①检测精度,即是否能够准确地检测出 APT 的入侵行为;②检测性能,即针对 APT 攻击的检测性能如何;③检测方式,即所采用的技术手段是否完善;④易用性,即管理界面是否做到易于管理、方便配置、操作简单;⑤硬件安全性,即采用的硬件设备是否专业、可靠;⑥软件安全性,即检测设备本身是否具有良好的安全性,不易遭受攻击;⑦报警与响应,即检测设备是否具备丰富的响应能力,报警的准确率高,误报和漏报率低;⑧网络适应性,即检测设备是否能够满足不同网络规模的检测需求,对于大型企业网可采取分布式部署;⑨报警联动性,即检测设备是否具有与其他网络安全设备(例如 SOC、入侵检测、防火墙等)联动的能力。

2. 产品原理 目前主流 APT 检测技术均采用双重检测方法(静态检测和动态检测),并应用多种核心检测技术手段:二进制检查、堆喷检测、ROP 利用检测、敏感 API 检测、堆栈检测、Shellcode 检查、沙箱检查等,可以检测出 APT 攻击的核心步骤。APT 检测系统可通过联动接口与传统入侵检测与防御、网闸等安全防护产品进行联动。入侵检测等可将检测到的可疑文件通过联动接口传送至本系统,由本系统进行动态沙箱检测。系统检测的结果也可以通过联动接口传送回入侵检测等设备,以作为入侵检测等传统安全产品对于恶意文件类型的攻击无法准确检测的补充,做到全方位的防护,如图5-7所示。

(1)静态检测:静态检测是指通过一定的特征比对或算法对被检测文件的二进制内容进行匹配或计算的检测方法,静态检测并不真实运行被检测文件。静态检测主要采用虚拟 Shellcode 执行、暴力搜索隐藏 PE 等多种方式对被检测文件的文件内容进行静态检测,以此来确定文件是否为恶意文件。静态检测的优点是速度快。

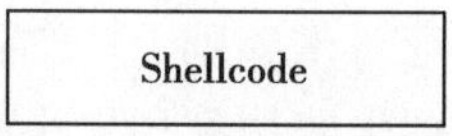

图 5-7 APT 系统检测原理

1)虚拟 Shellcode 执行:Shellcode 是一段代码或填充数据,是利用程序或复合文档作为载体,通过特定漏洞可以在目标主机上非法触发执行的代码,该代码执行后一般可以用来获取权限、执行或下载木马病毒等。虚拟 Shellcode 执行是在 APT 攻击常用的文档类文件中搜索可能存在的可执行代码,一旦找到疑似代码后则将这段二进制内容送入到虚拟执行引擎中当作代码进行虚拟执行。如果这段二进制内容恰好能够在虚拟引擎中得到顺利执行,则说明该文档中含有可执行的 Shellcode 代码。由于正常的文档文件中的二进制内容几乎不可能恰好可以作为代码得以执行,所以该方法可以有效判定文档文件是否为恶意。

2)暴力搜索隐藏 PE:APT 攻击的最主要目的是获得对目标对象的长时间控制,因此在目标对象中种植后门就成了 APT 攻击的最终目标。而后门的主要载体就是可执行的 PE 文件,这些 PE 文件通常会被提前嵌入恶意文档中。当漏洞成功触发后 Shellcode 会从恶意文档中释放出该 PE 文件(一般为木马),进行进一步的攻击。PE 文件有明显的特征格式,为了避免被查杀,攻击者会通过一些算法来对该 PE 文件进行变形,以达到隐藏自己的目的。暴力搜索隐藏 PE 文件就是通过已知的一些常用变形算法逐一对整个目标文件进行逆向解码,然后在解码后的文件中查找其是否含有 PE 文件。如果搜索到了就证明该文件是故意嵌入了隐藏的 PE 文件。由于正常的文档中不可能故意编码嵌入 PE 文件,因此该方法的误报率几乎为 0。

(2)动态检测:动态检测是指系统使用多种虚拟机环境运行被检测文件,检测文件打开后的各种行为和系统环境,以确定文件是否具有恶意行为。动态检测的优点是检测率高、误报率低。动态检测能在很大程度上克服静态检测的通过代码混淆、压缩加密等方式便被绕过的缺点,直接把样本放到真实环境中模拟运行,并观察样本的恶意行为。当样本存在可疑漏洞利用行为、可疑文件动作行为以及可疑网络行为时则报警提示给用户。漏洞利用检测引擎是专门针对 APT 攻击常见的漏洞攻击行为设计的专用检测引擎。该检测引擎通过对常见漏洞攻击的系统脆弱点进行监控,在监控到对应脆弱点被攻击后则报警提示用户。例如常见的堆栈溢出漏洞,计算机操作系统在执行一段程序的时候,需要划分一块内存区域用于存放用户输入的数据。如果编程人员没有对输入数据的大小做检查,当用户输入的数据超过事先分配的内存大小时,就有可能覆盖到相邻程序或函数的数据区。通过精心构造输入的数据,可能会使之覆盖到相邻数据区的重要数据,以此造成程序崩溃甚至篡改程序执行流程,达到攻击的目的。在此类漏洞成功利用后会覆盖其后面的重要数据返回地址,返回地址指向程序接下来要执行的代码,当返回地址被覆盖后,程序的执行逻辑就可能被篡改,甚至执行用户输入的数据。漏洞利用检测引擎可以用来监控类似的漏洞攻击行为。

3. 检测方法 APT 高级检测方案包括 URL 异常检测、Email 异常检测、沙箱检测、安全信誉、异常流量分析策略、大数据分析策略等6种方法。

（1）URL异常检测可以深度分析URL内User-Agent字段以及HTTP状态码来判断网站是否异常，以及网站中是否有恶意文件的下载链接。

（2）Email异常检测通过对邮件的包头、发件人和邮件内附件或者链接检查，分析是否有恶意软件或链接存在。

（3）沙箱检测可以模拟Linux、Windows、Android环境，用户可以将文件放在沙箱中模拟运行，通过自动观测、自动分析、自动警告发现未知威胁。沙箱同时又叫作沙盘，是一种APT攻击核心防御技术，该技术在应用时能够创造一种模拟化的环境来隔离本地系统中的注册表、内存以及对象，而实施系统访问、文件观察等可以通过虚拟环境来实施操作。同时沙箱能够利用定向技术在特定文件夹当中定向进行文件的修改和生成，防止出现修改核心数据和真实注册表的现象，一旦系统受到APT攻击，实现的虚拟环境能够对特征码实施观察和分析，从而将攻击进行有效的防御。在实际应用过程中，沙箱技术能够充分发挥防御作用，但是由于其消耗本地资料过多，导致工作处理过程周期过长，对此要进一步加强其应用效率的提升，从而有效区分和处理软件与文件，有效提升自身的应用效率，充分防御来自外界的APT攻击。

安全信誉主要是评估互联网资源和有关服务主体在安全性能方面的指数和表现，而信誉检测在应用过程中能够以一种辅助的方式来检测APT攻击，并针对性建设信誉数据库，其中包括威胁情报库、僵尸网络地址库、文件MD5码库以及网址信誉库，能够作为辅助支撑技术帮助系统提升检测APT攻击，例如常见的木马病毒和新型病毒等，一旦遇到不良信誉资源能够利用网络安全设备进行过滤和阻断。在此过程中，信誉库能够充分发挥自身优势，有效保护系统相关数据和信息，提升安全产品的安全防护指数，依照实际情况来分析，信誉检测已经广泛应用到网络类安全产品当中，并且通过安全信誉评估策略服务和信誉过滤器等功能为信息系统的安全提供有效保障。

异常流量分析策略是以一种流量检测和分析的方式对有关流量信息实施提取，并且针对其中的带宽占用、CPU、物理路径、IP路由、标志位、端口、协议、帧长、帧数等实施有效的监视和检测，并且融入节点、拓扑和时间等分析手段来统计流量异常、流量行为等可能出现的异常信息，之后依照分析的结果和数据来对可能出现的0day漏洞攻击进行准确识别。同时，异常流量分析可以进一步融入机器学习技术和统计学技术，能够以科学化、合理化的方式来建立模型。与传统的网络防御技术相比，异常流量分析技术能够充分发挥自身优势，以一种数据采集机制来保护原有系统，并且对出现的异常行为进行有效的追踪，分析历史流量数据，从而有效确定异常流量点，最终起到防御APT攻击的目的。

在防御APT攻击时，可以充分发挥大数据分析的优势，针对网络系统中出现的日志数据和SOC安全管理平台中出现的日志数据，利用大数据分析能够实施有效的防御，并通过态势分析、数据分析、数据统计技术，对大量历史数据进行分析，获取其中存在的APT攻击痕迹，从而以一种弥补方式来对传统安全防御技术实施加强。

五、安全隔离与信息交换系统

1. 产品简介　安全隔离与信息交换系统是具有隔离与信息交换两个特点的网络信息安全系统，是一种通过专用硬件使不同网络在不连通的情况下实现安全数据传输和资源共享的产品。隔离指的是把不安全的外部网络和安全的内部网络隔离起来；交换指的是利用第三方系统，为外部网络和内部网络提供数据交换的能力。该产品可对需要传输的数据进行定义，称为"白名单"，符合定义的数据时允许，其余的禁止。安全隔离与信息交换系统的应用需求主要有两大类：一类是用于 Internet 和涉密网络之间，例如 Internet 与政务内网（涉密网）之间，此处需要数据只能从互联网流向涉密网络，而不能从涉密网络流向互联网；另一类是用于其他类别的网络之间，例如政务内网（涉密网，与互联网物理隔离）和政务外网（非涉密网，与互联网逻辑隔离）之间等。

2. 产品原理　安全隔离与信息交换系统由内网主机系统、外网主机系统、隔离交换模块共 3 部分组成，使用带有多种控制功能的固态开关读写介质连接两个独立的主机系统，模拟人工在两个隔离网络之间实现信息交换。安全隔离与信息交换系统本质在于：两个独立主机系统之间，不存在通信的物理连接和逻辑连接，不存在依据 TCP/IP 协议的信息包转发，只有数据块的无协议"摆渡"。安全隔离与信息交换系统的工作原理如图 5-8 所示。安全隔离与信息交换系统支持双向数据交换，以应用代理访问的方式实现。系统一端主机作为客户端接收来自访问客户端的访问，对通过预先配置的检测控制规则的报文，以格式化数据块的方式通过隔离交换模块交换到服务端。服务端再以访问客户端代理身份访问真实的应用服务器。

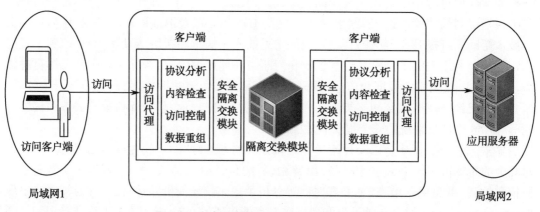

图 5-8　安全隔离与信息交换系统的工作原理

安全隔离与信息交换系统包含多种安全技术手段，集成安全隔离、实时信息交换、协议分析、内容检测、访问控制，安全决策等多种安全功能，通过对连接和数据包的获取、阻断、分离、检测、重组、交换、恢复、连接，来保证网络系统的安全运行。

第三节　应用安全类产品

一、Web 应用防护系统

1. 产品简介　Web 应用防护系统（Web application firewall，WAF）是面向 Web 应用的入侵防御系统，可对各种流量实施深层探测并阻止各类网络攻击。另外 Web 应用防护系统还可以对 Web 服务器进行安全防护，主要防护的攻击行为有 XML 攻击、XSS 攻击、SQL 注入等。不同于传统的防火墙、入侵防御等信息安全产品，Web 应用防护系统工作在应用层，通常被部署在 Web 服务器的前端，通过执行专门针对 HTTP/HTTPS 的安全策略来维护 Web 应用系统的安全。通常 WAF 采用串联部署，部署于 IPS 与核心防火墙之间。

近年来随着 Web 应用的快速发展与普及，Web 安全问题日益凸显，针对 Web 攻击所能造成的危害日益严重。为了抵御针对 Web 应用系统的各种恶意攻击，用于防护 Web 攻击的应用防护系统的重要性也日益凸显。

2. 产品原理　WAF 是在 Web 服务器获取网络数据包前，对数据包进行深度检查，精确辨别正常用户访问与恶意攻击，对恶意攻击的数据包进行过滤，从而达到保护 Web 服务器的目的。WAF 一般至少有 3 个核心模块，分别为入侵检测模块、规则策略模块和防护模块，WAF 应用防护系统的基本工作原理如图 5-9 所示。

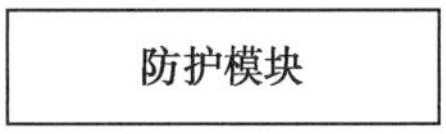

防护模块

图 5-9　WAF 应用防护系统的基本工作原理

WAF 还有其他的一些必需模块来实现例如管理、授权认证等功能，有些厂商产品为了增加 WAF 的附加特性还会增加数据加密、负载均衡等额外的模块。

（1）入侵检测模块：WAF 的入侵检测模块是用来处理所有输入输出的信息流，所有发往 Web 应用的数据都会被截取并做有效的分析与检测。WAF 的入侵检测方法和技术路线与 IPS 基本相似，只是在处理协议栈上稍有不同，IPS 需要处理各种各样的协议，而 WAF 只需高效处理 HTTP 和 HTTPS 两种协议即可。

（2）规则策略模块：WAF 规则策略模块作为 WAF 检测和过滤恶意流量的依据，类似于传统防火墙的规则表。WAF 的规则策略一般要求可以自定义，并用逻辑对有害的行为和恶意的代码进行描述和判断，或者是用逻辑对合法的行为和代码进行描述和判断，以此分别形成黑名单和白名单，黑白名单即为 WAF 的规则集。黑名单是尽可能地列出有害的恶意流量，这个工作基于用户对恶意流量的认知程度，对于传统的、已知的威胁，WAF 把威胁列入黑名单即可访问，但是对于未知的威胁，或者已经挖掘出的但未公开的漏洞等，黑名单是无能为力的。白名单却正好相反，其核心思想是，除了合法的其他都是非法的，也就是说其建立一个合法的白名单，在名单内部的客户端可以访问，不在名单内的则拒绝访问，这种方式确实有效地保护了 Web 服务器的安全，但是却拒绝了或者牺牲了部分合法的用户访问，同时如何建立白名单，以及白名单退出机制也是比较棘手的问题。

（3）防护模块：防护模块是 WAF 在检测到入侵行为后，做出相应的有效防御行为。WAF 在受到恶意的攻击后可以进行断开链接、重置链接、丢弃数据包、封锁恶意用户等，实时地保护 Web 服务器的安全。

二、统一身份认证系统

1. 产品简介　统一身份认证系统的首要功能就是判断一个用户是否为合法用户。最常用的简单身份认证方式是系统通过核对用户输入的用户名和口令，看其是否与系统中存储的该用户的用户名和口令一致，来判断用户身份是否正确。复杂一些的身份认证方式采用一些较复杂的加密算法与协议，需要用户出示更多的信息（例如私钥）来证明自己的身份，例如 Kerberos 身份认证系统。身份认证一般与授权控制是相互联系的，授权控制是指一旦用户的身份通过认证以后，确定哪些资源该用户可以访问、可以进行何种方式的访问操作等问题。在一个数字化的工作体系中，应该有一个统一的身份认证系统供各应用系统使用,但授权控制可以由各应用系统自己管理。

2. 产品原理 统一身份认证系统的设计采用层次式结构,主要分为数据层、认证通道层和认证接口层。同时分为多个功能模块,其中最主要的有身份认证模块和权限管理模块。

身份认证模块管理用户身份和成员站点身份。该模块向用户提供在线注册功能,用户注册时必须提供相应信息(例如用户名、密码),该信息即为用户身份的唯一凭证,拥有该信息的用户即为统一身份认证系统的合法用户。身份认证模块还向成员站点提供在线注册功能,成员站点注册时需提供一些关于成员站点的基本信息,还包括为用户定义的角色种类(例如普通用户、高级用户、管理员用户)。

权限管理模块主要可以实现成员站点对用户的权限控制、用户对成员站点的权限控制、成员站点对成员站点的权限控制。用户针对某成员站点申请分配权限时,需向该成员站点提供他的某些信息,这些信息就是用户提供给成员站点的权限,而成员站点通过统一身份认证系统身份认证后就可以查询用户信息,并给该用户分配权限,获得权限的用户通过统一身份认证系统身份认证后就可以以某种身份访问该成员站点。统一身份认证系统与用户的接口必须同时支持 B/S 和 C/S 的模式,同时还必须支持 Notes 应用认证接口,不同的认证接口具有不同的优势,具有不同的应用场合,例如 B/S 接口不需要专门安装相应的客户端软件,C/S 接口的安全性稍高等。

3. 产品功能 统一身份认证系统的功能主要包括:

(1)统一用户身份管理:统一管理用户的身份验证避免在多个应用系统中反复登录,创建统一的标准客户端登录操作界面,创建统一身份认证系统的全局账号与既有的各关联应用系统的局域账号之间的映射关系,实现各关联应用系统的统一身份认证。

(2)双向认证:当使用证书服务时,可以实现服务器和用户端的双向认证。通常当用户端要求访问一些保密资源时,会采用双向认证的方式以确保资源访问的安全可行,也就是在安全的认证协议(secure socket layer,SSL)支持下,服务器和用户端对彼此提供的数字证书加以验证,完成相互认证,由此双方都可确认对方的可信真实身份。

首先用户提交访问某个关联应用系统的请求;然后使用应用认证接口,通过安全的传输渠道,应用系统将用户的认证信息传递至统一身份认证系统,进行用户身份认证;最后用户信息经过统一身份认证系统的验证后,将生成一系列的具有唯一性的用户端认证信息。据此,用户获取对所有关联应用系统的访问权。统一身份认证系统的系统架构如图 5-10 所示。

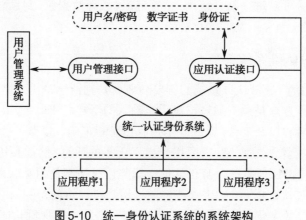

图 5-10 统一身份认证系统的系统架构

统一身份认证系统的工作模式在一个已有若干应用系统的环境中建立统一身份认证系统,不仅要考虑将既有应用系统纳入,还要能够完成新建应用系统的用户身份认证。为此,优质的统一身份认证系统还具备多种工作模式,以满足复杂应用环境中的客观需要。

第四节　数据安全类产品

一、数据泄露防护系统

1. 产品简介　数据泄露防护(data leakage prevention,DLP)是通过一定的技术手段,防止组织机构的指定数据或信息资产以违反安全策略规定的形式流出的一种信息安全产品。其核心能力就是内容识别,通过识别扩展到对数据的防控,最终形成具备智能发现、智能加密、智能管控、智能审计功能的一整套数据泄露防护方案。目前,数据泄露的途径可归类为3种:在使用状态下的泄露、在存储状态下的泄露和在传输状态下的泄露。一般组织机构可通过安装防火墙、杀毒软件等方法来阻挡外部的入侵,但是事实上97%的信息泄密事件源于组织内部,具体的泄露途径如下。

(1)使用泄露:操作失误导致技术数据泄露或损坏。通过打印、剪切、复制、粘贴、另存为、重命名等操作泄露数据。

(2)存储泄露:数据中心、服务器、数据库的数据被随意下载、共享泄漏;离职人员通过U盘、CD/DVD、移动硬盘随意拷走机密资料,例如移动笔记本被盗、丢失或维修造成数据泄露。

(3)传输泄露:通过E-mail、QQ、MSN等轻易传输机密资料,通过网络监听、拦截等方式篡改、伪造传输数据。

所以DLP防护范围包括网络防护和终端防护。就目前来看,网络防护主要以审计、控制方式为主,终端防护除审计与控制能力外,还包含传统的主机控制能力、加密和权限控制防护能力。

2. 产品原理　DLP数据泄露防护系统包括服务端和客户端软件(含USB KEY)两部分,服务端可以是纯软件,也可以是硬件服务端的设备形式,现在市面上大多数产品软件硬件均支持多台同级服务器分布部署模式,系统整体架构如图5-11所示。

(1)服务端:DLP数据泄露防护系统服务端具备证书密钥管理、策略库管理、系统管理、日志记录、外部存储设备管理、用户管理等功能。服务器端结合这些功能向客户端下发管理策略,客户端再根据相关策略来执行相应的加密保护动作。可以针对不同数据文档的保护进行策略的设置。服务端同时也接收客户端上传的操作日志。服务端控制台基于Web方式登录管理。若放宽登录限制,只要能上网,即可登录服务端控制台进行配置操作。

(2)客户端:客户端软件运行于需要保护的计算机终端后台,实现策略加密、策略解密、日志管理、数据通信等功能,并集成文件外发工具。客户端采用安全的方式接受服务器统一管理,接受服务器下发的策略,并通知相应的功能模块执行策略。客户端软件还要与服务端通讯,上传日志和其他服务器需要的数据,同时客户端提供加解密功能,并通过服务端下发的策略来对不同类型的文件进行加解密。当受保护的文件需要外发时,可以通过客户端集成的外发工具给管理者审核,审核通过后可以外发。

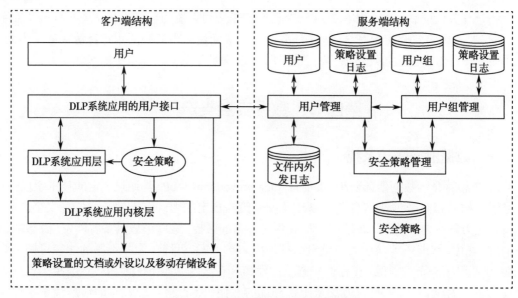

图 5-11 数据泄露防护系统基本架构

3. 产品功能

（1）数据输出方式监测：产品应能够对用户使用各类途径进行数据传输或操作的行为进行监测，各类途径具体包括存储介质（例如光盘、闪存盘、硬盘、存储卡等）、接口方式（例如蓝牙等）、基于网络的数据泄露防护（例如网络提交、IM 工具、网络共享）、打印（例如网络打印和本地打印）、剪切和拷贝等。

（2）文件与网络协议数据内容识别：产品应能对各类文件中的数据内容进行识别，例如文档类文件、压缩类文件、图像类文件等。此外就网络数据泄露防护而言，产品应能对网络协议中的数据内容进行识别。能够被识别的网络协议应包括 HTTP、FTP、SMTP、IM、HTTPS、文件共享等协议。

（3）策略响应：产品能够按照预定义的策略对需要识别的数据的操作或传输的行为进行控制，控制的粒度包括明确的允许和禁止、对用户进行提醒，由用户决定是否继续操作、提交审批。

（4）策略调整：产品应具有数据识别的策略调整功能，包括手动调整识别方法和规范或是基于自学习的方式自动调整识别方法和规则。

目前市场 DLP 系统所涉及的前沿技术主要有 4 种。

（1）设备过滤驱动技术：一种设备过滤驱动编程技术，可实现对终端任意设备（USB 端口、打印机、光驱、软驱、红外、蓝牙、网卡等）的安全保护及控制。自动识别硬件信息、用户标识、存储设备与非存储设备、授权设备与非授权设备等信息。

（2）文件级智能动态加解密技术：一种文件级过滤驱动编程技术，通过实时拦截文件系统的读 / 写请求，对文件进行动态跟踪和透明加 / 解密处理。其主要优点：文件加 / 解密动态、透明，不改变使用者的操作习惯；性能影响小，系统运行效率高；不改变原始文件的格式和状态，同时，部署和内部使用非常方便。

（3）网络级智能动态加解密技术：该技术是一种网络过滤驱动编程技术，该技术横跨传输层、网络层和数据链路层,定义了网卡或网卡驱动程序与上层协议驱动程序之间的通信接口规范,屏蔽了底层物理硬件的不同,使上层的协议驱动程序可以和底层任何型号的网卡通信,具体技术架构如图5-12所示。

网络级智能动态加密解密技术可实现对网络传输协议及网络应用协议数据的过滤和控制。目前该类技术主要应用于防火墙、VPN、网络准接入等相关领域。

(4)磁盘级智能动态加解密技术:一种磁盘级过滤驱动编程技术,也称全盘加解密技术(full disk encryption,FDE),具体技术架构如图5-13所示。其核心技术工作于操作系统底层,可实现对包括操作系统文件在内的硬盘所有数据的加密保护。

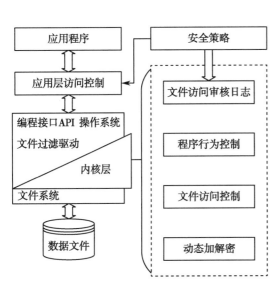

图5-12 文件级智能动态加解密技术

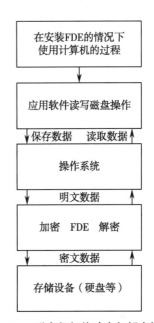

图5-13 磁盘级智能动态加解密技术

采用基于物理扇区级的加密方法,可将保存在硬盘上的所有数据进行加密,与文件加密方式不同,磁盘加密能够加密硬盘上的任何数据,当然也能够加密操作系统,非授权用户不仅看不到硬盘上的文件内容,而且也看不到保存在磁盘上的任何文件的名称。文件级的加密方式一般均能获得加密文件的文件名称、使用时间等信息,甚至能从临时文件、磁盘交换文件中获取一定的内容信息。而磁盘加密使硬盘上的所有数据均处于加密状态,得到加密硬盘的人无法得到任何信息。因为在加密的分区中,没有文件的名称和内容等信息。

为方便用户操作和不改变用户的计算机使用习惯,采用的是动态加密和解密的方法,在操作系统和磁盘之间安装了一个数据加密和解密程序,该程序不需要用户的干预,自动对存储到磁盘的数据作加密运算,对从磁盘读取的数据做解密操作,用户在正常使用计算机的时候,也不会感觉到此程序的存在。

数据防泄密产品近些年来走过了4个阶段,分别是囚笼型DLP、枷锁型DLP、监察型DLP、智慧型DLP四类产品阶段。

(1)囚笼型DLP产品:这个阶段的产品主要特点为设备强管控,采用逻辑隔离手段,构建安全隔离容器。自2000年后国外的安全管理产品相继涌入中国,刚开始是概念式引导,慢慢地转化为产品,有名的产品厂商包括 Symantec、LANDesk,2005—2008 年他们在中国的市场占有率已经到了 80%。2008 年以后,随着发展,国内产品开始大量进入市场,至今国外终端管理类产品已经被国内产品大量替换,虽然市场已经呈现出饱和状态,但每年还有将近人民币 4 000 万元左右的份额来自这个强管控的终端管理产品。

（2）栅锁型 DLP 产品：栅锁型 DLP 产品主要表现为文档强管控,主要提供数据文档的分类、分级、加密、授权与管理。

与终端管理不同,数据加密与权限控制产品已经将关注点从设备变化成了具体的数据文件,控制方式更加细粒度化,保密方式更优秀,从 2007 年开始至今,市场中涌现出很多有实力的优秀厂商,因为国家的监管要求,加密类产品只能获得相关保密资质、密码认证才可以在国内使用,所以使得国外产品无法在国内大面积的销售,加密和权限类产品至今为止每年还拥有 10 亿元左右的市场份额,各个行业都有数据防护的需求,虽然市场竞争激烈,但使用者还是担心数据会被加密绑架,而且是全局范围内的。不过还好目前所有产品都很成熟,很稳定。

（3）监察型 DLP 产品：监察型的产品特点是行为强审计,利用准确关键字对数据操作行为进行审计,对文档的新建、修改、传输、存储、删除等进行监察。

行为审计分为网络行为审计和终端行为审计,网络行为审计可以有效地监控员工工作时间的网络访问行为,而终端行为审计可以更有针对性地完成对关键数据文件的操作行为。审计产品与其他网络和终端产品共存,可以互相补充,至今市场占有率依然很高,不过随着发展,很多网络和终端产品的不断完善和提升,单独行为审计产品已经无法顺利的存活,多元化开始受到客户青睐。

（4）智慧型 DLP 产品：智慧型产品则追求智能管控,可识别、可发现、可管理,提供共性管控能力。为了更加全面地对数据进行管控,终端管理产品与加密权限类产品做了很多组合的方案,但都是属于全局强管控,有一定的局限性,无法应用到更加复杂的数据环境中,在这种情况下世界各地又不断发生着各种各样的数据泄密事件,公众对数据的重视程度就落在了内容上。内容感知型 DLP 产品应运而生,通过内容来识别数据的重要性,通过内容来为数据进行分类,通过内容来对数据进行级别划分,智能化的管控方式也带来了便利性和灵活性。

二、数据备份系统

1. 产品简介 数据备份是指为防止系统出现操作失误或系统障碍导致数据丢失,而将全系统或部分数据集合,从应用主机的硬盘或阵列中复制到其他存储介质上的过程。

早期的数据备份产品通常是采用单个主机内置或外置的磁带机或磁盘机对数据进行冷备份,但随着网络的发展和广泛应用、数据量的大量增长,单机备份方式已不再适用。网络系统备份不仅备份系统中的数据,还备份系统中的应用程序、数据库系统、用户设置、系统参数等信息,以便迅速恢复整个系统。一个理想的网络数据备份是在软件数据备份的基础上加上硬件级物理容错系统,并且能够自动地跨越整个网络系统平台,具有保护性、可管理性以及可扩展性。

2. 产品原理 一个完整和完善的备份系统主要包括备份硬件、备份管理软件、备份策略、灾难恢复计划 4 个部分。

（1）备份硬件：目前比较流行的硬件备份解决方法包括硬盘存储、光学介质和磁带 / 磁带机存储备份技术。与磁带 / 磁带机存储技术、光学介质备份相比，硬盘存储所需费用极其昂贵。磁盘存储技术虽能提供容错性解决方案，但容错却不能抵御用户错误和病毒。一旦两个磁盘在短时间内失灵，在一个磁盘重建前，不论是磁盘镜像还是磁盘双工都不能提供数据保护。因此在大容量数据备份方面，硬盘并不是备份介质的最佳选择。与硬盘备份相比，光学介质备份提供了比较经济的存储解决方案，但其所用的访问时间要比硬盘多几倍，且容量相对较小。当备份大容量数据时，所需光盘数量多，虽保存时间较长，但整体可靠性较低。所以光学介质也不是大容量数据备份的最佳选择。利用磁带机进行大容量的信息备份具有容量大、可灵活配置、速度相对适中、介质保存长久（存储时间超过 30 年）、成本较低、数据安全性高、可实现无人操作的自动备份等优势。所以一般来说，磁带设备是大容量网络备份用户的主要选择。

目前，磁带技术与产品主要有 AIT（advanced intelligent tape）、DLT（digital linear tape）、LTO（line tape open）、DAT（digital audio tape）等 4 种。AIT 格式采用螺旋扫描技术，是 SONY 公司在快速访问高密度磁带录制技术方面的创新。DLT 原为 Quantum 公司的专利技术，现以 OEM 方式向多厂家开放。而 LTO 技术最初是由 HP、SEAGATE 及 IBM 等厂商推出的开放的标准磁带技术，应用在 Ultrium 磁带机上，目的在于确保来自不同厂商的 Ultrium 磁带机实现数据的互换性。

（2）备份管理软件：备份软件主要分为两大类：一是各个操作系统厂商在操作系统软件内附带的备份功能，例如 NetWare 操作系统的 Backup 功能；二是各个专业厂商提供的全面的专业备份软件，例如 HP OpenView OmniBack 和 CA 的 ARCserveIT 等。对于备份软件的选择，需注重使用方便、自动化程度高、好的扩展性和灵活性。同时，跨平台的网络数据备份软件能满足用户在数据保护、系统恢复和病毒防护方面的支持。一个专业的备份软件配合高性能的备份设备，能够使遭受损坏的系统迅速恢复。

数据备份的核心是数据库软件备份，流行的数据库（例如 Oracle、MS-SQL）均有自己的数据库备份工具，但不能实现自动备份，只能将数据备份到磁带机或硬盘，而不能驱动磁带库等自动加载设备。显然利用数据库本身的备份工具远达不到用户要求，必须采用具有自动加载功能的磁带库硬件产品与数据库在线备份功能的自动备份。

目前流行的备份软件有多种，例如 Legato Networker、CA ARCserveIT、HP Openview Omniback、IBM Adsm 和 Veritas Netbackup。各家软件在备份管理方式上各有千秋，都具有自动定时备份管理、备份介质自动管理、数据库在线备份管理等功能。其中 Legato、CA 是独立软件开发商，注重于对各种操作系统和数据库平台的支持，而 HP 和 IBM 等更注重于对本公司软 / 硬件产品的支持。各家软件凭借自身的功能特性和优势，在网络数据备份领域都占据了一定的市场。

（3）备份策略：备份策略是指确定需要备份的内容、备份时间以及备份方式。备份的数据往往根据组织的需要来确定。在实际应用中，必须根据备份窗口和恢复窗口的大小、整个数据量决定备份方式。

（4）灾难恢复计划：数据备份与灾难恢复密不可分，数据备份是灾难恢复的前提和基础，而灾难恢复是在数据备份基础上的具体应用。灾难恢复的目标与计划决定了所需要采取的数据备份策略。

三、数据库审计系统

1. 产品简介 数据库审计系统是对用户访问数据库行为进行记录、分析并响应的产品。主要用于监视并记录针对数据库服务器的各类操作行为,通过对网络数据的分析,实时地、智能地解析对数据库服务器的各种操作,并记入审计数据库中以便日后进行查询、分析、过滤,从而实现对目标数据库系统的安全防护。该产品可以监控和审计用户对数据库中的数据库表、视图、序列、包、存储过程、函数、库、索引、同义词、快照、触发器的创建、修改和删除,分析的内容可以精确到 SQL 操作语句一级。

另外还可以根据设置的规则,智能地判断出违规操作数据库的行为,并对违规行为进行记录、报警。由于数据库审计系统是以网络旁路的方式工作于数据库主机所在的网络,因此产品可以在根本不改变数据库系统的任何设置的情况下对数据库的操作实现跟踪记录、定位,有助于及时地发现网络上针对数据库的违规操作行为,并进行记录、报警和实时阻断。

2. 产品功能 数据库审计产品主要可实现以下功能:实时监测并智能地分析、还原各种数据库操作;根据规则设定及时阻断违规操作,保护重要的数据库表和视图;实现对数据库系统漏洞、登录账号、登录工具和数据操作过程的跟踪,发现对数据库系统的异常使用;支持对登录用户、数据库表名、字段名及关键字等内容进行多种条件组合的规则设定,形成灵活的审计策略;提供包括记录、报警、中断和向网管系统报警等多种响应措施;具备查询统计功能,可生成专业化的报表。

数据库审计工作原理图 5-14 所示。

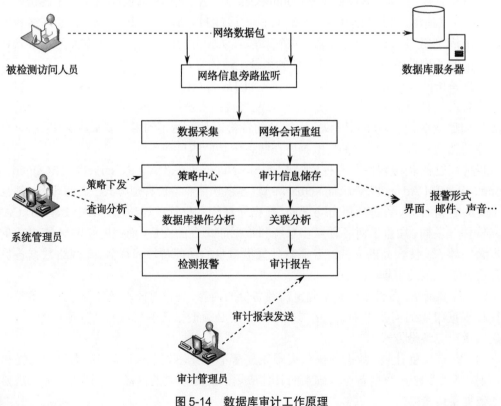

图 5-14 数据库审计工作原理

3. 市场产品分析　当前，数据库安全审计产品已成为各大企事业单位信息安全建设的标配。根据产品市场应用的先后顺序，追溯渊源，可以把数据库安全审计产品划为三代。第一代是入门级数据库安全审计产品，这代产品解决的是有和无的问题。第二代是专业型数据库安全审计产品，这代产品解决的是准确性和易用性问题。第三代是业务型数据库安全审计产品，这代产品解决的是数据价值问题。

（1）第一代数据库审计系统：第一代数据库审计系统可以被称为入门级，这是在数据库安全审计产品在国外取得成功、外商进入中国推行这个概念之后，一些传统网络安全公司迅速跟进，基于传统的网络审计产品简单改造或未经改造就推向市场的产品。这一代产品的本质就是使用传统的网络审计功能，再加上一些正则匹配功能和一些简单的特征追踪，数据库安全审计的管理基本上是融入原有网络管理界面中。

第一代数据库审计系统产品的主要缺陷：①长 SQL 语句漏审；②多语句无法有效分割；③复杂语句对象解析错误；④参数值与 SQL 语句匹配错误；⑤错误的应答结果，特别是影响行数解析不正确；⑥充满失真率的应用用户关联；⑦未专业化的审计界面；⑧过度冗余的审计信息存储。

（2）第二代数据库审计系统：第二代数据库安全审计产品主要是由新兴安全厂商研发，这些厂商大多采用自行研发的方式，结合国外数据库安全产品的设计理念、产品界面，再加上自己的创新，生产出纯粹的数据库安全审计产品。第二代产品的基本功能在于对数据库的包能够进行精确分析，并且能够根据上下文语境进行追踪（这需要模拟数据库的行为）。同时，数据库的操作除了通信协议外，就是千变万化的 SQL 语法，若要对数据库的行为进行充分理解，就需要对 SQL 进行充分解析。第一代产品此处用的是正则匹配的技术，而第二代数据库安全审计产品则使用的是类似数据库厂商 yacc/lex 这样的词法语法解析方法，只有这样才能进行准确的访问告警和审计行为分析。另外第二代数据库审计系统的界面组织清晰，完全采用了面向数据库化的界面组织，例如数据库、会话、语句、表、存储过程等。这样的产品概念有助于运维人员和安全管理人员清晰地组织相关问题的线索。

（3）第三代数据库审计系统：第三代数据库安全审计产品的关键特征在于，可通过业务化的语言呈现出对数据库的访问行为；将传统数据库中的要素客户端 IP、数据库用户、SQL 操作类型、数据库表名称、列名称、过滤条件变成业务人员熟悉的要素，例如办公地点、工作人员名称、业务操作、业务对象、业务元素、某种类别的业务信息等。这就意味着数据库审计不仅仅是审计记录的展现，而且还包括数据在业务形式上的再组织。这有助于安全管理人员的审计业务价值快速提升。

四、文档安全管理系统

1. 产品简介　电子文档安全管理系统是一款能够对电子信息进行集中存储、加密保护、授权使用、精确控制和全程审计的安全管理产品。能在不改变用户操作习惯的前提下实现文档的安全使用和精确控制，主要对终端计算机和单位内部网络中交换的各种信息采用了集中管控手段，解决了单位办公文件资料分散存储、电子信息个人存储、信息载体随意携带、电子文档随意打印等问题，保护了网内电子信息的安全，防止了用户重要信息的意外泄密，极大地保障了单位计算机系统上的信息安全。

目前来看，主流文档安全管理系统大多通过文档主动授权（手动加密）、系统自动加密、文件集中安全保护三种模式对文档进行全方位的安全保护。

（1）电子文档主动授权模式：用户可以自行选择加密文档使用的授权内网对象和外网对象、授权使用时间、授权文档打开次数、授权方式、认证方式。

（2）系统自动加密模式：管理员通过北信源电子文档安全管理系统管理平台，进行对密钥、可信进程、用户权限、文档密集权限管理。终端用户在使用系统规定应用程序创建及编写文档时，系统施行自动加密。

（3）文档集中安全保护：组织机构内部文档集中管理时，授权用户从文件服务器端下载文档后进行自动加密，用户使用可信任应用程序打开后以明文显示，不影响文件正常使用。在用户使用期间，文档全程是加密状态。未经授权或外发，文档仍然处于安全状态，非法获得者不能使用，确保了文档内容不泄露。用户上传文档后，系统会自动解密，使文件服务器中的文件以明文方式存在。

2. 产品原理 电子文档安全管理系统服务器主要由系统数据库、Web 管理平台、区域管理器组成。客户端主要是客户端程序和浏览器程序组成。用户安装完系统数据库、Web 管理平台、区域管理器后，系统运行正常，管理员可通过浏览器登录 Web 管理平台进行系统的配置与管理。内网中的客户端用户通过 Web 管理平台可下载客户端程序，进行安装与注册。用户注册程序，注册程序自动采集系统的硬件设备信息，经过区域管理器处理后存入数据库，同时区域管理器将代理驻留程序发送到计算机终端，实时运行。通过探头、区域扫描器等对计算的电子文档操作进行探测。

对电子文档进行安全保护的策略主要有以下 7 类。

（1）自定义密钥：每个使用文档保护产品的机构将自动配置唯一的密钥。同时为了满足医疗机构中部门之间的文档安全，用户可以非常灵活地配置部门密钥。密钥如同一把钥匙，只有拥有"钥匙"的部门才能使用本部门的加密文档。

（2）进程指纹识别：进程指纹的设置，可以防止别人非法篡改应用程序文件，通过指纹技术智能识别用户应用程序，为应用程序执行解密功能提供了安全的保障。

（3）可信进程策略：通过可信进程策略制定与用户自定义策略对象分配，用户可以灵活地设定哪些应用程序使用的文件需要加密。策略制定后，用户可以按照多种分配形式，制定策略使用者。同时，为了满足特定用户的需要，用户可以自己使用指纹识别软件获取需要加密的应用程序指纹，上传给服务器，然后经管理员审批后通过安全策略授权用户要求。

（4）自定义的身份认证：产品支持多种身份认证，满足用户各种安全级别的身份认证，满足与组织机构内部 OA、CRM、ERP 等系统的统一认证需要。产品支持操作系统默认认证、用户自定义口令认证、USB KEY 认证、单点登录认证和 PKI 认证。通过灵活的技术架构设计，也可以根据医疗机构的需要制定个性化的认证要求。

（5）邮件自动解密策略：用户可通过策略中设置的发件人及收件人邮箱。收件人收到的加密文件将在邮件发送过程中自动解密，以明文的形式收取文件。

（6）密级管理：管理员可以制定用户的密级，根据中华人民共和国《中华人民共和国保密法》规定，密级分为"绝密""机密""秘密"。为了满足更多数医疗机构的使用要求，可以在《中华人民共和国保密法》的基础上增加了"内部""普通""公共"等级。电子文档的密级也可分为"绝密""机密""秘密""内部""普通""公共"等级。为了减少用户使用产品的复杂度，产品也可以不进行对电子文档的密级管理，而是通过什么密级的用户可以创建等同用户密级以下的电子文档,以这样的解决方案满足用户的保密要求。

(7)策略授权加密:通过管理员安全策略制定,安装了电子文档安全管理系统的客户端用户,在使用可信任应用程序创建文档时,系统将自动加密文档,在加密过程中不会生成临时文件,不会影响办公软件的正常使用,不会改变用户正常使用软件行为方式。加密后的文档,根据用户及文档密级策略进行医疗机构内部部门及人员浏览权限安全保护,同时医疗机构内部人员有意或无意泄密文档,或者文档未经授权被拷贝、流转到外网计算机上,文档以密文存储均不能正常打开。电子文档安全系统支持所有文件类型的加密,并且可进行灵活管理。

第五节 管理与支持安全类产品

一、堡垒机

1. 产品简介 "堡垒"一词的含义是指用于防守的坚固建筑物或比喻难于攻破的事物,因此从字面的意思来看"堡垒机"是指用于防御攻击的计算机。在实际应用中堡垒机又被称为"堡垒主机",是一个主机系统,其自身通常经过了一定的加固,具有较高的安全性,可抵御一定的攻击。其作用主要是将需要保护的信息系统资源与安全威胁的来源进行隔离,从而在被保护的资源前面形成一个坚固的"堡垒",并且在抵御威胁的同时又不影响普通用户对资源的正常访问。

基于其应用场景,堡垒机可分为2种类型。

(1)网关型堡垒机:网关型的堡垒机被部署在外部网络和内部网络之间,其本身不直接向外部提供服务而是作为进入内部网络的一个检查点,用于提供对内部网络特定资源的安全访问控制。这类堡垒机不提供路由功能,将内外网从网络层隔离开来,因此除非授权访问外还可以过滤掉一些针对内网的来自应用层以下的攻击,为内部网络资源提供了一道安全屏障。但由于此类堡垒机需要处理应用层的数据内容,性能消耗很大,所以随着网络进出口处流量越来越大,部署在网关位置的堡垒机逐渐成为了性能瓶颈,因此网关型的堡垒机逐渐被日趋成熟的防火墙、网关、IPS、网闸等安全产品所取代。

(2)运维审计型堡垒机:第二种类型的堡垒机是审计型堡垒机,有时也被称作"内控堡垒机",这种类型的堡垒机也是当前应用最为普遍的一种。

运维审计型堡垒机的原理与网关型堡垒机类似,但其部署位置与应用场景不同且更为复杂。运维审计型堡垒机被部署在内网中的服务器和网络设备等核心资源的前面,对运维人员的操作权限进行控制和操作行为审计。运维审计型堡垒机既解决了运维人员权限难以控制混乱局面,又可对违规操作行为进行控制和审计,而且由于运维操作本身不会产生大规模的流量,堡垒机不会成为性能的瓶颈,所以堡垒机作为运维操作审计的手段得到了快速发展。

最早将堡垒机用于运维操作审计的是医疗、金融等高端行业的用户,由于这些用户的信息化水平相对较高、发展也比较快,随着信息系统安全建设发展,其对运维操作审计的需求表现也更为突出,而且这些用户更容易受到"信息系统等级保护""萨班斯法案"等法规政策的约束,因此基于堡垒机作为运维操作审计手段的上述特点,这些高端行业用户率先把堡垒机应用于运维操作审计。

2. 产品功能 从功能上讲,该产品综合了核心系统运维和安全审计管控两大主干功能,从技术实现上讲,通过切断终端计算机对网络和服务器资源的直接访问,而采用协议代理的方式,接管了终端计算机对网络和服务器的访问。形象地说,终端计算机对目标的访问,均需要经过运维安全审计的翻译。运维安全审计扮演着看门者的工作,所有对网络设备和服务器的请求都要从这扇大门经过。因此运维安全审计能够拦截非法访问,和恶意攻击,对不合法命令进行命令阻断,过滤掉所有对目标设备的非法访问行为,并对内部人员误操作和非法操作进行审计监控,以便事后责任追踪。堡垒机最初又被称为跳板机,简易的跳板机功能简单,核心功能是远程登录服务器和日志审计,但堡垒机还有资产管理(CMDB)、监控及用户权限等功能。目前比较优秀的开源软件有 Jumpserver、Teleport、GateOne、CrazyEye 等;商业的堡垒机功能更为强大,有齐治、Citrix XenApp 等。

目前主流堡垒机都涵盖以下功能。

(1)登录功能:支持对 Linux、Unix、数据库、网络设备、安全设备等多种授权账号进行密码的自动化周期更改,简化密码管理,让使用者无需记忆众多系统密码,即可实现自动登录目标设备,便捷安全。

(2)账号管理:设备支持统一账户管理策略,能够实现对所有服务器、网络设备、安全设备等账号进行集中管理,完成对账号整个生命周期的监控,并且可以对设备进行特殊角色设置,例如审计巡检员、运维操作员、设备管理员等自定义设置,以满足审计需求。

(3)身份认证:设备提供统一的认证接口,对用户进行认证,支持身份认证模式包括动态口令、静态密码、硬件 key、生物特征等多种认证方式,设备具有灵活的定制接口,可以与其他第三方认证服务器之间结合;安全的认证模式,有效提高了认证的安全性和可靠性。

(4)资源授权:设备提供基于用户、目标设备、时间、协议类型 IP、行为等要素实现细粒度的操作授权,最大限度保护用户资源的安全。

(5)访问控制:设备支持对不同用户进行不同策略的制定,细粒度的访问控制能够最大限度地保护用户资源的安全,严防非法、越权访问事件的发生。

(6)操作审计:设备能够对字符串、图形、文件传输、数据库等全程操作行为审计;通过设备录像方式实时监控,运维人员对操作系统、安全设备、网络设备、数据库等进行各种操作,对违规行为进行事中控制。对终端指令信息能够进行精确搜索,进行录像精确定位。

运维人员在操作过程中首先连接到堡垒机,然后向堡垒机提交操作请求。该请求通过堡垒机的权限检查后,堡垒机的应用代理模块将代替用户连接到目标设备完成该操作,之后目标设备将操作结果返回给堡垒机,最后堡垒机再将操作结果返回给运维操作人员。通过这种方式,堡垒机逻辑上将运维人员与目标设备隔离开来,建立了从"运维人员 - 堡垒机用户账号 - 授权目标设备账号 - 目标设备"的管理模式,解决操作权限控制和行为审计问题的同时,也解决了加密协议和图形协议等无法通过协议还原进行审计的问题。具体堡垒机工作原理如图 5-15 所示。

3. 市场产品分析 现今,我国市场的堡垒机的产品已经经历了三次产品功能变革。

(1)第一代堡垒机:跳板机可被称为第一代堡垒机。2000 年左右,高端行业用户为了对运维人员的远程登录进行集中管理,会在机房里部署跳板机。跳板机就是一台服务器,维护人员在维护过程中,首先要统一登录到这台服务器上,然后从这台服务器再登录到目标设备进行维护。但跳板机并没有实现对运维人员操作行为的控制和审计,使用跳板机过

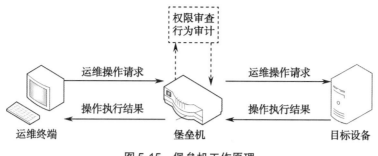

图 5-15　堡垒机工作原理

程中还是会有误操作、违规操作导致的操作事故，一旦出现操作事故很难快速定位原因和责任人。

（2）第二代堡垒机：由于跳板机存在的各类问题，出现了改进后的第二代堡垒机。第二代堡垒机被部署在外部网络和机构内部网络之间，提供对内部网络特定资源的安全访问，主要采用 SSL VPN 方式工作。对内部网络特定资源的访问则必须先登录到堡垒机上方可完成。主要满足用户对最常用的运维协议的功能性需求，支持对文本类（例如 Telnet，SSH）和图形类（例如 RDP）等运维协议的审计。

（3）第三代堡垒机：随着运维审计需求的增多，用户对堡垒机支持的协议种类需求越来越多，第二代堡垒机在响应这些需求方面显得力不从心，因此出现了采用协议代理方式的第三代堡垒机，其主要特点在于切断了终端计算机对网络和服务器资源的直接访问，接管了终端计算机对网络和服务器的访问。第三代堡垒机综合了更多的用户应用需求，其支持的协议相应增加了例如数据库协议、Web 应用协议等。目前市面上销售的堡垒机大多属于第三代堡垒机。

目前部分运维堡垒机厂商的产品普遍存在许多问题，首先运维堡垒机成为了新的系统脆弱点。由于运维堡垒机是连接前后端的唯一途径，其首当其冲成为了被攻击的重要目标，风险加大。因此应该尽量减少系统加载的服务或模块，从而尽可能减少可被攻击的风险。另外部署困难，管理繁琐，用户操作体验不佳。特别是在管理设备种类较多、设备数量规模较大的情况下，存在配置界面复杂，操作方式不连贯，部署费工费时等问题。

二、漏洞扫描系统

1. 产品简介　漏洞扫描系统能够对计算机系统和网络进行检查，发现其脆弱性，对其安全状况进行评估、风险分析、安全趋势分析，并可以对发现的安全隐患提出针对性的解决方案和建议，从而提高计算机系统和网络安全性。通过使用漏洞扫描产品，系统管理员能够发现所维护 Web 服务器的各种 TCP 端口的分配、提供的服务、Web 服务软件版本和这些服务及软件呈现在 Internet 上的安全漏洞。从而在计算机网络系统安全管理中做到精确定位，有助于及时修补漏洞，构筑坚固的安全技术保障。按常规标准，可以将漏洞扫描系统分为两种类型：主机漏洞扫描（host scanner）和网络漏洞扫描（network scanner）。主机漏洞扫描是指在系统本地运行检测系统漏洞的程序，例如著名的 COPS、Tripwire、Tiger 等自由软件。网络漏洞扫描是指基于 Internet 远程检测目标网络和主机系统漏洞的程序，例如 Satan、ISS Internet Scanner 等。以下主要围绕网络安全漏洞扫描展开。

漏洞扫描系统主要检测和分析以下 8 大网络漏洞攻击。

（1）SQL 注入：一个完整的 Web 应用程序可由前端的 Web 程序和后台的数据库构成，SQL 注入指的是恶意攻击者通过页面上的输入区域，例如 URL 和表单等，输入一些 SQL 语句，通过 Web 应用程序将其拼接成完整的数据库操作语句，对后台数据库进行操作，以达到篡改数据库中的信息或者盗取用户的敏感信息的目的。在所有的 Web 安全漏洞中，SQL 注入发生的频率最高，对组织机构和用户的伤害也是很大的，由于 SQL 注入有其隐蔽性，若系统管理员不经常查看日志信息的话，很可能长时间都无法发现已经遭受到攻击。

（2）跨站脚本：跨站脚本指的是恶意攻击者在页面的输入区域输入恶意代码，如果应用程序对输入区域没有进行合法性检查和过滤，而是直接将输入内容存入数据库或者提交给 HTML 页面显示，则用户在访问这些信息时，恶意代码将在浏览器端执行，脚本将以用户的权限来盗取用户私人信息，进而伪装成用户，访问例如网上银行等重要账户，使组织机构和个人蒙受巨大损失。

（3）认证及会话管理漏洞：Web 应用需要创建和维持与客户端的会话，以获取和传递请求、响应等信息，其中授权认证是会话管理中的一个重要方面，而在传统的授权认证中存在漏洞，会导致用户或者系统管理员的账号和密码遭到破坏，而如果一个会话处于激活态，而其会话标识并未得到妥善保管，也极可能被攻击者截获，攻击者利用这些漏洞，就能获得密码信息，或者伪装用户登录应用。

（4）不安全的直接对象引用：对象引用指的是应用程序的开发者直接引用一些内部使用的例如数据库记录、目录、文件等对象，如果应用程序在 URL 中暴露了对其内部对象的引用方法，且对对象的引用并未设置权限认证或其他的保护机制，则攻击者可能利用猜测、目录遍历等攻击方法引用并未得到授权的内部对象。

（5）伪造的跨站请求：伪造跨站请求指的是攻击者利用已登录某应用程序的用户，使其客户端向存在应用漏洞的服务器发送请求，以获得攻击者需要的信息，服务器端认为该合法请求是由认证成功的用户发送的，事实上却是由攻击者强迫用户发送的。

（6）不完善的安全配置：一个完整的安全配置包含 Web 服务器、应用服务器、Web 应用、所使用的框架例如 Spring、Struts、.Net 等的安全配置及平台的安全配置，由于一些 Web 应用在发布时对这些安全配置采用默认值，并未对其进行相应的安全配置，导致 Web 应用产生漏洞。

（7）URL 访问控制失败：很多应用在用户访问某些页面时会对其进行授权认证，然后只给用户显示其已经通过验证的菜单和页面，然而，这仅仅只是表示层的一个访问认证，并未真正的生效，攻击者很容易通过修改来访问那些并未得到授权认证的页面和资源。

（8）未经认证的重定向和跳转：一些 Web 站点经常让用户的访问重定向到其他的外部页面和资源，并且采用一些不安全的数据来产生重定向的地址，攻击者常常利用这个漏洞使访问重定向到包含钓鱼网站和非法网站链接的页面，使用户点击，或者使用户跳转到一些未得到授权的页面。

2. 产品原理 漏洞扫描系统的核心原理在于系统将自动模拟黑客入侵的方式来判断目标站点是否存在漏洞，通过向目标站点发送一系列事先构造好的攻击请求，获取其响应信息，分析响应信息中的漏洞特征码，来判断目标站点是否存在特定的漏洞。从本质上说，漏洞检测和黑客攻击是一样的，只是漏洞检测必须保证不破坏目标主机系统。一般来说，一个应用漏洞扫描系统的工作步骤大致如下。

首先确定待检测站点，待检测站点一般以 URL 的方式给出。然后确定检测的漏洞类型，并从漏洞规则库中提取其检测参数，或者调用用于检测相应漏洞类型的扫描插件。向目标站点发送检测请求，获取响应信息，并判断脆弱性。最后生成检测结果，记录目标系统中存在的漏洞相关信息。

一个基于网络的漏洞扫描系统的工作流程如图 5-16 所示。

3. 漏洞扫描模式 现有基于网络的漏洞扫描系统在进行漏洞的扫描和判定过程中大多采用两种实现模式，即匹配模式和插件模式。

匹配模式指的是系统中存在一个漏洞特征库，这个特征库的形成依赖于专家对漏洞形成原理的研究，对特定案例的分析，以及系统管理员对服务器运行环境的配置经验形成，扫描功能模块通过对目标站点发送大

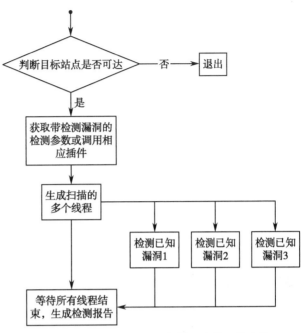

图 5-16 基于网络的漏洞扫描系统的工作流程

量的检测请求后，获取其响应信息，对其响应信息做规则化后与漏洞特征库中的特征信息进行匹配，以判定其是否符合某个漏洞的特征，从而确定是否存在该漏洞。在基于匹配模式的扫描器中，漏洞特征库是核心模块，其信息量的大小将直接决定扫描结果的全面性和准确性。在采用匹配模式的扫描器中，一般其后台主要由扫描引擎和漏洞规则库等模块组成，对外则通过界面和用户交互，通过客户端和目标系统进行交互，采用匹配模式的漏洞扫描器一般扩展性较差。

插件模式指的是采用脚本语言或者其他语言，对特定种类的漏洞检测编写相应的程序，集成到扫描器中，插件和扫描器都实现统一的接口，当要检测某一类漏洞时，扫描器便调用相应的插件，而扩展扫描器的功能，集成新型漏洞的检测功能也只需添加新的插件，使得扫描器的可扩展性得到提升，插件模式的关键在于漏洞攻击脚本的编写，在编写插件脚本之前，需要用实际的漏洞探测工具对某一个具体的漏洞进行攻击，并将攻击的所有步骤都记录下来，包括发送的测试请求，服务器的应答信息和状态信息等，然后编写脚本程序模拟实际的攻击过程，一个漏洞插件通常只针对某一种漏洞进行测试扫描，而攻击脚本的数量决定了扫描器能够发现的漏洞数量。

4. 市场产品分析 针对当前市场的发展趋势和网络环境，一款好的漏洞扫描系统需要满足多方面的条件。例如全面性、准确性、可扩展性、对检测目标影响小等。一款漏洞扫描系统需要同时满足这些条件才能被市场接受，使客户满意。

全面性指的是应尽可能多的发现检测目标的漏洞，有些用户常常用几款不同厂家的漏洞扫描系统对同一个目标站点先后进行扫描，再将几款不同扫描器得出的结果进行综合，

以确定最后的评测报告。这就说明，若某一款漏洞扫描器能做到全面性，将有效节约用户进行漏洞扫描的成本。而要做到全面性就必须先得到目标站点中尽可能多的动态交互点，因为漏洞只发生在用户和服务器的动态交互点上。准确性指的是对漏洞的误报率低，这就要求扫描器对漏洞特征的判定做到精确。可扩展性指的是对于日新月异的漏洞，扫描器应能轻易方便地扩展，将新类型漏洞的检测集成到系统当中。对检测目标的影响小指的是应在扫描过程中尽可能地少占用服务器的系统资源以及网络带宽，由于漏洞日益增多，大多数扫描器扫描时采用多线程并行扫描的方式，这将大规模增加服务器和网络的负载，有时甚至会造成服务器不可逆的软件损害或者宕机等不良后果。鉴于以上标准，再对比目前市面上的应用漏洞扫描器的性能，可发现目前产品存在以下几点不足。

（1）不具全面性：目前大多数的应用漏洞扫描系统只能对已知漏洞进行检测。多数基于漏洞规则库或者漏洞扫描插件的方式，扫描时根据已知漏洞的规则构造检测参数，或者调用相应的扫描插件对标站点发起测试请求，再根据其响应信息判定是否存在此漏洞。而事实上，站点上还存在很多未知漏洞，只是尚未被正式公布，等其被权威机构公布出来后，再形成漏洞规则和开发新的插件，但实际已经滞后了。

（2）不具完整性：目前的多数扫描器还无法扫描需要登录才能访问的页面。而实际上，很多网站需要先验证用户的身份，再对其提供相对重要的服务，很多比较重要的动态交互点，也存在于需要登录才能访问的页面上。因此扫描器若不能访问需要身份验证的网页，将会遗漏一些比较重要的动态交互点。

（3）不具精准性：目前还有很多漏洞扫描系统采用黑名单的方式进行漏洞判定。采用这种方法的扫描器中最典型的 NSS，其原理是在系统中有一个记录已知有漏洞的可执行代码或者脚本文件名字的"黑名单"。在扫描的过程中，扫描器会将服务器上的文件名称与"黑名单"进行比对，若存在于黑名单中，则简单判定目标站点含有相应漏洞，而并不去验证其是否真正存在该漏洞，这样的漏洞判定标准太过片面，因为很可能在服务器上并不存在有问题的可执行代码或脚本，而只是正常的文件采用了"黑名单"中的某个名称，从而导致误报。

（4）不具针对性：目前的漏洞扫描系统并不区分待扫描的目标站点所提供的服务类型。不管目标站点的情况，只要是一个可达 URL，就开始对其发送大规模的测试请求，实际上，不同类型的 Web 应用，所存在的漏洞也是不同的，应该更具针对性地对目标站点加以区分后再进行检测。否则，不但使得扫描效率降低，还易对目标站点造成干扰。

综上所述，目前基于网络的漏洞扫描系统采用漏洞规则库或者扫描插件的模式，针对性和效率都不高。现今的漏洞扫描产品正朝着更具针对性、高效率的方向发展。

三、安全态势感知系统

1. 产品简介　网络安全态势感知系统能够将数据分析所得到的各类数据进行筛选处理，然后通过数据可视化形式进行图形展现，使管理员在解决网络安全时能有一个数据参考。现今随着网络安全问题不断地出现，网络攻击所导致的潜在损失也越来越大。网络安全态势感知是一门针对现今的网络安全问题所提出的网络安全产品。

安全态势感知起源于 20 世纪 80 年代，首次在美国军事领域中被提出。美国空军提出了态势感知的概念，覆盖感知（感觉）、理解和预测 3 个层次。因为时代的发展与网络的普及，网络中各类网络安全问题的出现，网络安全态势感知逐渐地被网络安全人员们所熟知、研究与推广。网络安全态势感知技术是使用各种网络安全技术进行数据的挖掘、研究、分析与处理，然后提供一个当前的网络安全示意图，让网络安全管理员可以清楚地了解当前的网络安全状况，通过了解到的状况进行分析，以采取对应的保护方式，达到保护网络安全的作用。

2. 产品原理 安全态势感知系统基本体系如图 5-17 所示。

在数据采集与处理阶段，通过数据采集技术所得到的数据还有很多的错误与重复，所以需要数据处理进行筛选、分类、归纳与分析，使数据在为网络安全评估与预计时能起到作用。

事件的关联性分析是指充分利用数据挖掘技术与融合技术对数据进行分析处理，从而得到对态势评估有用的数据。

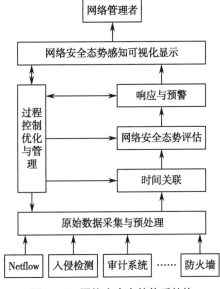

图 5-17　网络安全态势体系结构

态势评估是指利用网络安全系统的评估模式，分析网络中的攻击方式、非安全事件及所发生的频率、系统受威胁的程度等，为之后的网络安全提供保障。

将态势评估的信息进行处理与分析，对潜在的网络攻击进行报警与响应，采取措施进行保护。研究之前和现在的网络攻击等数据信息，研究所得到的数据为以后的网络安全提供参考。

对过去数据表现形式进行改进，研究出新型的数据可视化技术，用大量的数据及动态图形化等来显示当前的网络安全态势。

优化网络安全状况体系结构整个过程的控制与管理，并将网络安全状况的可视化结构输出到流程优化和控制管理模块，优化整个系统。

四、云桌面系统

1. 产品简介 云桌面是指将桌面与 PC 分开，所有桌面在数据中心进行集中化保存和管理，并虚拟交付到终端用户的一种产品。

云桌面改变了过去分散、独立的桌面系统环境，给组织带来了前所未有的办公优势。由于云桌面系统的所有应用、数据及用户桌面都存在于网络数据中心云服务器中，用户终端只需有鼠标等输入设备和显示设备而不会有任何的应用和数据。这就使得数据能够有效远离各种病毒、木马等的攻击，有效保障了系统安全和数据安全。除此之外，通过集中快速地执行桌面 IT 管理工作，大大提高了 IT 管理效率。安装软件、升级、补丁、恢复、扩展等工作都可由后台快速、统一地执行。网络管理人员还可以设置云桌面终端控制策略，禁用终端用户对 USB 等外部设备访问权限，从而实现数据隔离，有效地防范数据被窃取以及传播。

此外，云桌面系统支持快速转移及复制虚拟服务器，为灾难恢复提供了简单便捷的解决方案。管理技术人员可以设置策略保障信息安全，同时还可以实现数据的自动备份，用户的重要数据就不会因硬件故障或非专业的错误操作而造成损毁或丢失，这样做使得原先分散的桌面系统构成一个完整的容灾体系。如果发生了异常情况，所有的用户托管桌面会被快速恢复，从而保证单位所有办公业务的正常进行。

随着互联网技术和虚拟化技术的迅速发展,云桌面产品在市场上出现并日益成熟。由于其具有的部署集中、运维便捷、保障安全、使用灵活、节能环保等方面的良好表现,越来越多的医疗和企事业单位逐渐使用云桌面产品。

2. 产品原理　云桌面系统架构组成一般可分为云服务器、云管理软件、控制平台、网络接入、云终端设备等5部分。

(1)云服务器:配备云桌面虚拟化专用服务器。可供本地管理,可显示运行状态,可实现和操作系统相独立的远程操作,例如远程开关机、重启、监控等。还能提供跨平台数据库支持、数据库诊断以及对数据库的运行状态进行分析报告等功能。

(2)云管理软件:云管理软件即云平台软件,可以把现有设施或计算机硬件资源转换成独立资源库(云系统),经过重新划分将资源合理分配提供给用户。支持对虚拟化系统(例如vShpere、Xen Server、KVM等)的有效管理、虚拟机用到的虚拟存储资源管理、对虚拟机的全生命周期有效管理、虚拟机的动态迁移以及对数据的备份和恢复管理等。

(3)控制平台:控制平台能对云服务器进行有效监管,例如网络连接、存储设备的管理以及对云服务器的一些运行性能实施监控,例如内存使用情况和CPU使用率等。

(4)网络接入:用户接入云桌面时方式灵活多样。可以通过有线网络或者无线网络,可以是局域网或者广域网,可以采用普通连接或者安全连接。

(5)云终端:云终端是用户使用云桌面时的一台不需要CPU、硬盘和CD-ROM的多用户网络终端设备。云终端内部有嵌入式的独立操作系统,可借助各种协议连接至运行于云服务器上的桌面,从而实现服务器的软、硬件资源和其他外部设备资源的多用户共享。

第六节　三级医院网络安全设备部署

一、Web防火墙

Web网站访问防护专用安全设备,具备Web访问控制、Web网络数据分析等基本功能。具备对SQL注入、跨站、扫描器扫描、信息泄露、文件传输攻击、操作系统命令注入、目录遍历、异常发现、Webshell攻击检测、盗链行为、拒绝服务攻击防护、网页防篡改、身份认证、日志审计等14项安全功能。

三级乙等医院Web防火墙,应具备如上所述的9项及以上功能。

三级甲等医院Web防火墙,应具备如上所述的12项及以上功能。

二、数据库防火墙

三级乙等医院:具备数据库审计、数据库访问控制、数据库访问检测与过滤、数据库服务发现、脱敏数据发现、数据库状态和性能监控、数据库管理员特权管控等功能。

三级甲等医院:除满足三级乙等医院的相关要求之外,还应支持桥接、网关和混合接入方式,基于安全等级标记的访问控制策略和双机热备功能,保障连续服务能力。

三、网络防火墙

1. 网络边界防护功能　具备访问控制、入侵防御、病毒防御、应用识别、WEB防护、负载均衡、流量管控、身份认证、数据防泄露等9项功能。

2. 访问控制专用设备 支持区域访问控制、数据包访问控制（例如基于IP、端口、网络协议访问的数据包）、会话访问控制、信息内容过滤访问控制、应用识别访问控制等5种访问控制类型。

三级医院网络防火墙均应具备3项及以上防护功能、支持3种及以上访问控制类型。

四、网络安全审计

三级医院安全审计设备均需记录网络行为并进行审计和异常行为发现的专用安全设备，满足以下要求：对网络系统中的网络设备运行状况、网络流量、用户行为等进行日志记录；审计记录包括事件的时间和日期、用户、事件类型、事件是否成功及其他与审计相关的信息；能够对记录数据进行分析，生成审计报表。

五、数据库审计

三级医院数据库审计需满足以下要求：具备数据库操作记录的查询、保护、备份、分析、审计、实时监控、风险报警和操作过程回放等功能；支持监控中心报警、短信报警、邮件报警、Syslog报警等报警方式。

六、运维审计

三级医院运维审计需满足以下要求：具备资源授权、运维监控、运维操作审计、审计报表、违规操作实时告警与阻断、会话审计与回放等功能；支持基于用户、运维协议、目标主机、运维时间段（年、月、日、时间）等授权策略组合；支持运维用户、运维客户端地址、资源地址、协议、开始时间等实时监控信息项。

七、主机安全审计

三级医院主机安全审计需满足以下要求：支持重要用户行为、系统资源的异常使用和重要系统命令的使用等系统内重要事件审计；支持记录事件的日期、时间、类型、主体标识、客体标识和结果等。

八、入侵防御设备

1. 入侵防御功能 入侵防御设备可以具有深层检测、内容识别、即时侦测、主动防御、无线攻击防御、抗拒绝服务、日志审计、身份认证等功能。

2. 入侵防御技术 支持攻击行为记录（包括攻击源IP、攻击类型、攻击目的、攻击时间等）、协议分析、模式识别、异常流量监视、统计阈值、实时阻断攻击等6种入侵防御技术。

3. 抗拒绝服务技术 抗拒绝服务技术包括支持流量检测与清洗（流量型DDoS攻击防御、应用型DDoS攻击防御、DoS攻击防御、非法协议攻击防御、常用攻击工具防御等）、流量牵引和回注等2种。

三级医院入侵防御设备应具备4项及以上的防御功能、支持3种及以上入侵防御技术和2种抗拒绝服务技术。

九、防病毒网关设备

防病毒网关设备功能包括病毒过滤、内容过滤、反垃圾邮件、日志审计、身份认证、高可用等6项。

病毒过滤方法包括流杀毒、文件型杀毒、常用协议端口病毒扫描、IPv4和IPv6双协议栈的病毒过滤、病毒隔离等5种方法。

三级医院应该具备5项及以上的功能，支持4种及以上病毒过滤方法。

十、上网行为管理

上网行为管理功能包括上网人员管理、上网浏览管理、上网外发管理、上网应用管理、上网流量管理、上网行为分析、上网隐私保护、风险集中告警等8项。

上网人员身份管理方式包括IP/MAC识别方式、用户名/密码认证方式、与已有认证系统的联合单点登录方式等3种。

对主流即时通讯软件外发内容包括关键字识别、记录、阻断等3项操作。

三级乙等医院应具备5项及以上功能、支持2种及以上身份管理方式、外发内容管理支持2项及以上操作。

三级甲等医院应具备6项及以上功能、支持2种及以上身份管理方式、外发内容管理支持3项及以上操作。

十一、统一安全管理

医院统一安全管理包括资产管理、资产风险管理、网络安全事件采集、网络安全事件分析、网络安全事件分析模型、实时安全监测、分析结果可视化、安全运营决策和处置服务等8项功能。

基于数据分析模型的可视化结果展示方式包括表格、指示灯、3D图表、雷达图、拓扑图、热度图等6种。

三级甲等医院具备6项及以上功能、支持4种及以上可视化展示方式。

十二、具体设备部署

1. 必须部署　主机恶意代码防范、网页防篡改、统一身份管理、电子认证服务、用户身份鉴别、个人隐私保护、网络设备身份鉴别、主机身份鉴别、日志审计系统、电子信息鉴别、客户端终端认证、虚拟专用网络客户端管理、桌面终端安全管理、移动终端安全管理、移动存储介质管理、单向网闸、双向网闸、虚拟专用网络设备、流量控制、安全策略管理、网络设备管理等。

2. 推荐部署　漏洞扫描设备、Web漏洞扫描设备、网络防泄露设备、存储数据防泄露设备、数据库加密设备、邮件加密设备、网络准入控制设备、网络安全入侵防范、主机入侵防范、虚拟化安全防护、文档安全管理、资产风险管理、生物信息鉴别、安U盘、移动存储介质、加密机设备、广域网加速设备、链路负载均衡设备等

以上所列出的设备中，功能方面会出现重复的状况，例如Web防火墙中包含网页防篡改，则一台设备就可解决两种需求，但具体如何实施，医院信息安全部门可咨询对应地区政府网信办。

第六章

健康医疗大数据安全管理过程

健康医疗大数据安全管理过程是在结合大数据安全管理规范及指南的基础上,采取有效措施实现数据的保密性、完整性、真实性、可控性、可靠性和可核查性时需要经历的不同阶段。安全管理过程具体包括安全规划、安全设计、安全实施、安全运维、安全测评与安全改进6个阶段。

第一节 安全规划

一、规划概念

安全规划是指根据组织战略目标和用户安全需求,从用户健康医疗大数据的安全现状出发,经过调查,对所要建设的安全项目技术方案、实施过程、阶段划分、组织和人员安排、投资规模、资金来源及工作进度,用系统的、科学的、发展的观点进行全面规划。

根据《中华人民共和国网络安全法》相关规定,以"同步规划、同步建设、同步使用"为指导思想,明确大数据安全建设的目标和重点关注领域,开展健康医疗大数据安全管理规划设计。在大数据安全规划的指导下建设网络与大数据安全,让各种业务解决方案、应用系统和数据有安全机制的控制与制约,避免遭受负面因素带来的威胁。安全规划不应只是规划未来几个月,而是规划未来几年内如何达到大数据管理远景规划指导下的安全建设目标的过程。

科学合理的安全规划需要全面综合考虑政策依据、法规标准、风险评估、各种技术手段、管理、策略、机制和服务等方面,根据具体规模、范围、安全等级要求等进行统筹规划。安全规划的原则有:①紧密结合组织机构的实际情况,始终保持和组织机构战略一致;②使用自上而下的结构化方法,把组织机构的战略转换为一个个具体的战术目标;③全面分析组织机构业务流程及相关信息等,统一规范管理各类信息资源。

二、规划方法

安全规划相关的方法论包括系统分析方法论、霍尔三维结构方法论、软系统方法论和风险分析方法论等,健康医疗大数据安全规划一般采用风险分析方法,从风险管理角度出发,运用科学的方法和手段,系统分析健康医疗大数据安全所面临的威胁及其存在的脆弱性,评估安全事件一旦发生可能造成的危害程度,提出有针对性的抵御威胁的防护对策和整改措施,为防范和化解安全风险,将风险控制在可接受的水平,最大限度地保障健康医疗大数据安全提供科学依据。

在具体的风险分析过程中,风险计算方法分为定量和定性两大类。定量计算方法是通过将风险量化为具体数值的方式来进行定量计算。定性计算方法是根据安全事件的统计记录并通过与组织的相关管理、技术人员的讨论、访谈、问卷调查等方式来确定信息系统的安全风险等级。

风险分析方法会涉及健康医疗大数据资产识别、脆弱性识别和威胁识别等3个方面。

1. 资产识别 从资产的保密性、完整性和可用性出发评估健康医疗大数据资产价值及重要性。

2. 脆弱性识别 脆弱性识别是风险分析过程中最重要的一个环节,以健康医疗大数据资产为核心,针对每一项需要保护的资产识别可能被威胁利用的弱点,并对脆弱性的严重程度进行评估。从物理、网络、系统、应用等层次进行识别,与资产、威胁对应起来。脆弱性识别的依据可以是国际或国家安全标准,也可以是行业规范、应用流程的安全要求等。

3. 威胁识别 威胁可以通过威胁主体、资源、动机、途径等多种属性来描述。造成威胁的因素可分为人为因素和环境因素。根据威胁的动机,人为因素又可分为恶意和非恶意两种。环境因素包括自然界不可抗的因素和其他物理因素。威胁作用形式可以是对健康医疗大数据直接或间接的攻击,在保密性、完整性和可用性等方面造成损害,也可能是偶发的或蓄意的事件。

三、规划内容

健康医疗大数据安全规划应该充分考虑健康医疗行业特点、不同侧重要求和安全需求,有步骤地制定具体规划和方案,形成总体规划并分步有计划地组织实施。规划内容包括整体安全规划和重点建设项目安全规划两个方面。

1. 整体安全规划 健康医疗大数据安全管理过程中整体规划内容包括以下7个方面。

(1)确定组织机构的数据安全目标、战略和策略。

(2)确定组织机构的数据安全要求。

(3)识别并分析对组织机构数据的安全威胁。

(4)识别并分析组织机构数据安全风险。

(5)规定合适的防护措施。

(6)监督防护措施的实施与运行。

(7)监测并及时响应数据安全事件。

2. 建设项目安全规划 健康医疗大数据项目建设安全规划包括安全体系建设和具体安全内容建设两部分。

(1)体系建设:安全体系建设以安全策略为核心,从安全技术体系、安全组织和管理体系、运营保障体系等3个方面进行安全体系框架的制定。

1)构建完善的安全技术体系。安全技术体系是整个大数据安全体系框架的基础,包括安全基础设施平台、安全应用系统平台和安全综合管理平台这三个部分,以数据安全基础设施平台为支撑,以数据安全系统应用平台为辅助,在综合安全管理平台管理下的技术保障体系框架。

以数据安全关键环节和关键技术的研究为突破点，完善大数据安全技术体系，促进整个大数据产业的健康发展。积极推动产学研用结合，加快密文计算等关键技术在运算效率提升方面的研究和应用推广；加强数据采集、运算、溯源等关键环节的保障能力建设；强化数据安全监测、预警、控制和应急处置能力。

2）建规范的安全组织和管理体系。安全组织和管理体系是安全技术体系真正有效发挥保护作用的重要保障，安全组织和管理体系的设计应立足于总体安全策略，并与安全技术体系相互配合，增强技术防护体系的应用效果，同时也弥补当前技术无法完全解决的安全缺陷。技术和管理是相互结合的，一方面，安全防护技术措施需要安全管理措施来加强，另一方面技术也是对管理措施贯彻执行的监督手段。

3）构建高效的运行保障体系。运行保障体系由安全技术和安全管理紧密结合的内容所组成，包括了系统可靠性设计、系统数据的备份计划、安全事件的应急响应计划、安全审计、灾难恢复计划等，运行保障体系对于数据的安全可持续性运行提供了重要的保障手段。

（2）内容建设：健康医疗大数据项目安全规划主要内容建设包括如下10点。

1）界定健康医疗数据安全工作范围。

2）建立健康医疗数据安全策略并通告全组织。

3）建立数据安全相关规章制度并通告全组织。

4）建立健康医疗数据安全风险评估方案和合规评估方案。

5）梳理健康医疗数据相关业务及涉及的系统和数据。

6）识别健康医疗数据安全风险并评估影响。

7）识别健康医疗数据安全合规风险点并评估影响。

8）针对风险建立风险处置方案。

9）评审并通过风险处置方案。

10）建立数据安全应急处置方案。

四、规划步骤

根据安全规划的概念和方法，健康医疗大数据安全规划制定具体步骤如下。

（1）识别风险，确认安全需求：风险识别阶段的主要工作是识别健康医疗大数据安全风险要素，包括数据资产、威胁、脆弱性等的风险识别，对已建的信息系统的安全措施的效果进行评估。

经过识别阶段之后，得到健康医疗大数据在资产、威胁、脆弱性和安全控制措施方面的相关数据，利用这些数据按照一定的计算模型来确定安全风险和安全需求。

（2）控制风险，建设安全项目：根据风险分析得出的健康医疗大数据安全需求，充分考虑健康医疗行业特点、不同侧重要求等，有针对性、有步骤地组织具体安全建设项目和安全技术方案的建设。健康医疗大数据的安全风险具有危害严重、不可转移等特性，具体处理方式包括以下3种。

1）降低风险。对于不能接受的风险，采取适当的控制措施，例如系统安全加固、修补漏洞、人员培训等，减少风险发生的可能性，降低风险发生的影响。

2）避免风险。对于可以通过技术措施或管理/操作措施避免的风险，应当采取措施予以避免，例如内外网隔离措施等。

3)接受风险。对于那些已采取措施予以降低或避免的风险,出于实际和其他方面的原因,其残余风险在组织接受的范围内可以考虑接受风险。

(3)组建团队,全面规划项目建设:组建适当的风险分析管理团队和实施团队,以支持整个过程的推进,保证安全规划工作的顺利和高效开展。安全规划应得到高层管理者的批准,并对下属人员进行传达以明确相关人员在健康医疗大数据安全规划中的任务。整体规划各个安全建设项目的设计及实施工作进度,包括各个项目的技术方案撰写、实施过程、阶段划分以及人员安排和资金投入等。

第二节 安 全 设 计

一、设计概念

安全设计是建立在安全规划的基础上,通过制定具体的安全策略和措施,明确大数据管理协调部门、关键基础设施及信息系统运行者以及其他参与者的责任与义务来实现安全规划目标的综合性设计活动。以适度风险为核心,以重点保护为原则,从健康医疗大数据安全管理过程的角度出发,在安全设计阶段遵循以下几点原则。

(1)适度安全原则:从物理和环境、网络和通信、设备和计算、应用和数据等层面加强防护措施,保障健康医疗大数据管理系统的机密性、完整性和可用性。针对健康医疗大数据安全管理的实际风险,提供对应的保护强度,并按照保护强度进行安全防护系统的设计和建设,从而有效控制成本。

(2)重点保护原则:根据数据各自的重要程度、业务特点,通过划分不同安全保护等级的大数据管理系统,实行不同强度的安全保护,集中资源优先保护涉及核心业务或关键数据的系统安全。

(3)技术管理并重原则:把技术措施和管理措施有效结合起来,加强健康医疗大数据系统的整体安全性。

(4)标准性原则:健康医疗大数据系统安全建设是非常复杂的过程,在规划、设计阶段单纯依赖经验无法对抗未知的威胁和攻击,因此需要遵循相应的安全标准,从更全面的角度进行差异性分析。

二、设计方法

(1)PDCA 循环法:在健康医疗大数据安全管理体系构建过程方法论中,可遵循 PDCA 循环法。① Plan:计划阶段解决信息系统安全的目标、范围的确认。安全管理的实质就是风险管理,管理设计应紧紧围绕风险建立,所以本阶段首要任务是建立适用的风险评估方法论。其中,管理评估中所识别的不可接受风险是本阶段主要设计依据。② Do:执行环节解决风险评估的具体实施以及风险控制措施落实,风险评估仅能解决当前状态下的安全风险问题,因此,必须建立风险管理实施规范,风险评估可以是自评估,也可以委托第三方进行。本环节的设计必须涵盖管理风险中所有不可接受风险的具体处置,重点关注管理机构的设置与体系文件的建立和落实。③ Check:检查阶段是建立有效的内审机制和监测机制,没有检测就没有改进,通过设计审计体系完成对大数据安全管理体系的动态运行。④ Act:处理环节是在完成审计之后针对是否有效执行纠正措施的落实设计审计跟踪和风险再评估过程。此环节既是大数据安全管理体系的最后一个环节，也是新的 PDCA 循环过程的推动力。

（2）战略目标法：安全设计必须扭转传统观念，立足长远，将安全规划上升至战略层面中去，并且设置战略管理目标。结合健康医疗大数据实际情况，在安全规划中凸显其特色，使得大数据安全管理规划能够为组织机构未来一段时间的发展，提供支持和辅助。从战略层面而言，健康医疗大数据安全规划处于动态发展中，在总结前期经验的基础上，结合未来一段时间内发展趋向的预测，针对不同时期的安全规划设计阶段性任务。

（3）安全目标法：安全目标法也是大数据安全规划当中的重要手段，需要以健康医疗大数据的安全性作为出发点，突出安全的价值，并且在安全目标的指引下，逐步完成规划设计和建设。对过去一段时间内出现的安全方面受到威胁的事件进行总结，分析风险出现的原因从而确定危险发生的根源，进一步设置安全目标，防范这一风险事件的发生，起到针对性的安全保护功效。例如在过去一段时间内有遭受黑客非法入侵的历史，则在安全目标的设计中，需要将这一部分作为重点内容，对服务器进行更新和维护后，提升安全防护的等级，并且对信息数据的传输进行监控，或者对服务器访问权限进行优化设置等，从而切断信息泄露的根源。安全目标方法的使用，使得健康医疗大数据安全规划工作的可执行性更强，所起到的效果也将更加显著。

（4）技术、组织及管理安全综合法：健康医疗大数据安全规划的基本框架中，主要包含了技术、管理，以及组织结构几个层面，在规划设计过程中应当从 3 个不同层面出发，实施综合性保护的方法。其中在管理和组织结构方面，制定科学的管理制度，对健康医疗大数据的安全规划进行监督和规范，是对健康医疗大数据安全规划的辅助和支持手段。技术层面则是健康医疗大数据安全规划的重点内容，例如在大数据运营安全方面，需要从入侵检测技术、口令核对、系统补丁修复以及数据备份等方面进行技术的更新等。

三、设计内容

健康医疗大数据安全设计的相关策略和措施应符合组织机构的规划目标，通过在组织机构中发布和维护数据安全管理策略表明管理层对数据安全的支持力度和数据安全承诺，为大数据安全管理提供方法和具体实施依据和基础，明确各部门要遵守的规范及应负的责任，调动、协调和组织各方面的资源共同保障健康医疗大数据管理的安全。主要从技术设计、管理设计和人员设计 3 个方面展开。

1. 技术设计 大数据安全技术体系设计从大数据应用安全、大数据支撑环境安全、访问安全、数据传输安全及管理安全等角度出发，围绕"一个中心、三重防护"的原则，构建大数据安全防护技术设计框架，其中一个中心指的是安全管理中心，三重防护包括：安全计算机环境、安全区域边界和安全通信网络。

技术设计是建立在平均安全水平基础上，设计应遵循多种技术标准体系，建立基于网络安全等级保护的 5 个层面技术设计要求。技术设计可在原有的技术框架下建立云安全、大数据安全等专项技术安全设计，也可在网络安全中增加虚拟网络安全设计等方式，以应对新技术领域的安全设计。

安全技术体系架构是组织机构根据其系统安全风险评估的结果和系统安全策略的要求，参考相关安全技术体系架构的标准和最佳实践，结合组织机构信息技术系统的具体现状和需求,建立的符合组织机构信息技术安全战略发展规划的整体安全技术体系框架。它是组织机构信息技术系统安全战略管理的具体体现。安全技术体系架构能力是组织机构执行系统安全技术能力的整体反映,是组织机构在进行信息安全技术体系框架管理并达到预定成本、功能和质量目标的度量体现。

技术设计实现手段有:①技术配置。在现有的技术能力下通过基于业务的安全策略和合规性基线进行安全配置。常见的手段包括补丁的修订、安全域的划分与访问控制列表(access control list, ACL)的设计、基于基线的系统配置等手段。②技术产品。在现有产品不能满足安全控制能力时通过添加新的安全产品结合原有的控制措施和产品统一部署、统一管理。

2. 管理设计 信息安全管理保障体系建立了组织机构信息安全管理保障框架的内容和工作范围。大数据安全管理保障框架是信息系统安全保障框架的一个重要组成部分,它充分反映了以风险和策略为核心、覆盖大数据整个生命周期的数据安全保障框架的核心思想。

大数据安全管理设计以风险和策略为核心,规范和指导整个组织机构的大数据安全保障工作,提供大数据安全策略在制定和维护方面的管理,为大数据安全提供符合业务要求和相关法律法规的管理指导和支持。通过定义一套规则来规范大数据安全体系的建设、运行和管理,为数据安全建设指明方向,使大数据安全管理工作符合业务要求和相关的法律法规要求。

3. 人员设计 人员安全是大数据安全管理中不可或缺的层面,长期以来过于关注技术设计而忽略了人的安全问题,内部人员安全问题构成了数据安全的重要隐患。

人员设计重点关注人员岗位、技术要求、背景以及培训与教育,充分体现最小特权、职责分离及问责制等原则。根据《中华人民共和国网络安全法》第四章要求,关键基础设施应建立数据安全管理机构,并设置数据安全专职人员。在人员设计中还应充分考虑到第三方运维人员的管理及供应商管理等新问题的产生。

健康医疗大数据安全管理角色包括组织内部的安全管理团队和职能部门。安全管理团队对组织的大数据安全全面负责。职能部门是根据业务需求对数据进行收集、分析或使用的具体部门,负责数据收集、分析或使用等的技术实现。职能部门对本部门收集或使用的数据安全负责,细化数据在收集、分析或使用等阶段的安全要求,并推动落实。

健康医疗大数据安全管理设计人员既包括数据安全风险管理的直接参与人员,也包括数据安全管理的相关人员。健康医疗大数据安全管理相关人员角色与责任如表6-1所示。

表6-1 健康医疗大数据安全管理相关人员角色与责任

层面	角色	内外部	责任
决策层	决策人员	内部	负责大数据安全管理的重大决策和总体规范;负责大数据安全风险管理的重大决策、总体规划和批准
管理层	管理人员	内部	负责大数据安全各过程中的管理、组织和协调
执行层	规划制定人员	内或外	负责制定大数据安全管理工作规划
	安全设计人员	内或外	根据大数据安全管理规划目标制定具体的安全策略和措施
	运维人员	内或外	负责大数据安全保障防护系统的日常维护、应急响应、监管评估和优化改善等
支持层	测评人员	内或外	对大数据安全管理规划的实施情况进行测试和评估

四、设计步骤

健康医疗大数据安全设计具体步骤如下。

（1）确定应用范围：在安全管理策略与措施设计之前一个必要的步骤是确认该策略所应用的范围，例如是在整个组织还是在某个部门，如果没有明确范围就制订策略无异于无的放矢。

（2）获得管理支持：获得管理层的支持，不仅可以从管理层获得足够的承诺，为后面的工作铺平道路，还可以了解组织总体上对安全策略的重视程度，而且管理层的沟通也是将安全工作进一步导向更理想状态的契机。

（3）进行安全分析：在安全分析中应确定需要保护的信息资产，信息资产的价值、需要方法的威胁源、受到攻击的可能性，在攻击发生时可能造成的损失，能够采取什么防范措施，防范措施的成本和效果评估等。

（4）保证关键人员参与：在制定信息安全策略时至少应有技术部门和业务部门的人员参与，应共同探讨安全分析结果。如果有其他属于安全策略应用范围内的业务单位，也应该让其加入这项工作。

（5）合法合规设计：健康大数据安全管理策略和措施的制定应符合国家、大数据安全主管单位、行业、上级主管机关的法律法规要求，数据安全策略文件应符合组织机构的业务和风险管理要求，参考相关的大数据安全标准和相似组织的安全管理经验。

第三节 安 全 实 施

一、实施概念

实施的关键是将战略规划管理活动转化成组织的常规活动，实现战略管理机制与组织运行机制的有机结合。健康医疗大数据安全实施阶段主要是执行规划设计阶段制定的安全管理策略和措施，建立起大数据安全管理能力、运行保障能力、技术防护能力、服务支撑能力和针对网络攻击的检测能力等。

二、实施内容

安全实施阶段主要是执行规划设计阶段制定的安全管理策略和措施，安全实施阶段各项工作应形成相应文档记录，主要内容如下。

（1）健康医疗大数据在使用过程中，各个环节需严格执行既定安全相关规章制度、安全策略和流程等。

（2）制定实施风险处置方案，包括实施选定的安全措施。

（3）配备适当的资源，包括人力、物力、资金等支撑安全实施工作开展。

（4）开展必要的信息安全教育和培训。

（5）对开展的信息安全工作和投入信息安全工作的各项资源实施有效的管控。

（6）针对信息安全事件采取有效应对措施。

为支撑安全实施工作开展需配备适当的资源，包括人员、物资等，对投入的资源需进行有效管理和控制,保障安全实施工作有序进行。

(1)建立完善的人员管理制度,保证人员操作规范,科学管理,是提高大数据安全性的重要保障,同时也是减少人员误操作引起安全事故,保证人员人身安全的重要措施。其中安全实施过程中的人员管理对象应该包括:开发人员、维护人员、业务操作人员和第三方服务人员。人员管理内容包括:人员招聘管理、人员权限管理、人员调离管理和人员审计管理,具体人员管理内容参见本书第十六章。

(2)改革传统物资管理方法。通过创新物资管理平台、探索物资管理新模式来提升物资管理效率与利用效率,从而为健康医疗大数据安全实施提供物资保障。

三、实施方法

选择恰当的规划实施方法,是提升规划实施成效、实现战略目标的关键。健康医疗大数据安全规划实施方法包括:协商参与方法、发展目标分解法、实施过程监控法、权变法和规划项目管理法等。

(1)协商参与法:强调民主管理、相互沟通和集体负责的组织中,在规划实施的目标分解、资源分配和过程监控等方面,应该选择和运用协商参与的方式进行大数据安全规划的实施。规划的具体实施中,可以充分利用组织成员之间频繁互动了解各组织成员与子系统的规划实施情况,有效实现对规划实施的过程监控。

(2)发展目标分解法:发展目标的分解法必须将战略目标分解为表述清晰、可操作性强并责任落实的近期目标,以实现将规划活动转化为组织常规运行活动。发展目标主要从时间维度、职能维度、和测量维度3个维度来分解。

(3)实施过程监控法:实施过程监控法是对安全规划实施过程进行动态监控,及时了解实施进度及过程中出现的问题,对于实施成效的提升至关重要。必须通过定期评估,了解安全规划实施的进度,发现过程中存在的问题并及时调整政策,优化资源配置,对组织内部的子系统和人员进行激励和约束。

(4)权变法:权变方法是指根据规划目标的特点、规划任务的形状和组织机构的运行机制等因素,共同确定安全规划的实施方法。在权变方法运用中,规划目标的特点至关重要,决定着规划实施方法的选择。

(5)规划项目管理法:规划项目管理法是完成安全规划中的重点目标、关键指标和重要任务的重要保证,直接关系到安全规划实施的成效和目标的实现。需要将规划设立为相应的规划实施项目,经过论证、审议和批准后将规划转变为一系列项目包,并列入阶段性或年度预算计划,配备相应的人员、物资等资源,然后将项目包细化,确定各规划实施项目的建设目标、任务、立项资格、经费预算、考核指标和预期成果等具体内容,进行招标并按照项目运行的方式进行管理。

四、实施步骤

安全规划制定出来之后,最重要的是使其得到有效的实施,安全策略只有通过实施,才能对安全管理活动产生积极影响。健康医疗大数据安全实施具体步骤如下。

(1)建立规章制度:数据安全管理策略只是描述保证组织机构大数据安全的指导性文件,应在其指导下建立各项安全规章制度和操作流程,使安全管理策略能够在组织机构中成功执行。

（2）成立实施组织：成立大数据安全管理策略实施组织，确定安全策略实施负责人，落实责任，确保安全策略与措施的顺利落实。组织机构中应设置一名管理人员负责来对接安全策略与措施实施工作，当组织机构的体系、业务环境、技术环境发生变化时，对安全的需求也会发生变化，组织的安全策略需要进行相应调整，保证安全策略与措施的适用性、充分性和有效性。

（3）有序实施：大数据安全策略与措施应通过组织机构的主要信息发布渠道进行广泛发布，例如组织的内部信息系统、例会、培训活动等。在安全策略与措施实施过程中还应该进行定期或者不定期的维护和更新。

（4）加强监督审核：安全规划实施过程中，应加强对安全策略实施情况的监督和审核力度。安全策略监督审核内容包括：①所采取的安全策略与措施的效果；②大数据安全策略的符合性；③影响组织机构数据安全管理方法发生变化的因素，包括组织机构物理环境、业务环境、资源可用性、技术环境以及合同或法律法规方面的因素；④威胁和挑战的变化趋势。

第四节 安 全 运 维

一、运维概念

运维是指对已经建立好的信息系统的运行和维护。安全运维是以面向业务的运维服务出发，依据安全需求对信息系统进行安全运维准备、安全运维实施，并对实施安全运维服务的有效性进行评审，从而进行持续性改进，全过程、全生命周期地为信息系统运行提供安全保障。

安全运维重点在于运维，是对信息系统现有的安全保障措施和安全设备进行运维，从而使已部署的安全保障措施和安全设备有效运行。通过开展日常维护、应急响应、优化改善和监管评估等服务保障业务系统的持续、稳定运行，从而满足信息系统安全运行保障的需求。

二、运维模式

安全运维工作模式根据运维服务的外包情况分为自主运维模式、完全外包运维模式和混合运维模式。各种运维模式下安全运维角色工作一致，但承担工作的人员因组织机构的不同而有所不同。

自主运维模式是指信息主管单位或部门负责对其拥有的信息资源进行运维工作。自主运维模式中安全运维服务提供者、安全运维服务使用者以及安全运维服务管理者在同一个组织里，运维服务提供者容易管控，可根据自身需要进行能力培训，完成所需的各项相应工作。在自主运维模式下，对运维服务的规划和评估工作容易实施和落实，但该模式存在人员技术能力、人员数量不能满足需要的问题。

完全外包运维模式是指安全运维服务管理者通过与其他组织签署运维外包协议，将所拥有的全部信息资源的安全运维服务外包给安全运维服务提供者，共同满足安全运维服务使用者的业务需求。完全外包运维模式的优势在于充分利用外部力量，能够快速提供组织所需的运维能力,同时运维人员扩充较为容易,能够应对大规模的运维需求。安全运维服务提供者负责安全运维服务的设计、实施和改进,安全运维管理部门作为安全运维管理者负责对安全运维服务提供者的选择、使用和评估。完全外包运维模式也存在外部人员管控有难度、组织信息泄露风险高的问题。

混合运维模式是介于自主运维模式和完全外包运维模式之间的运维模式,是指安全运维服务管理者对所拥有的一部分资源自行运维,对于另一部分资源通过与其他组织签署运维外包协议实施外包服务。混合运维模式能够充分发挥自主运维和外包运维的优势,但由于存在两种运维人员,增加了运维工作管理的复杂度,延长了运维流程。

三、运维内容

安全运维活动内容包括日常运维、应急响应、监管评估和优化改善 4 个方面。安全运维服务流程涉及事件管理、问题管理、配置管理、变更管理、发布管理、流程管理和知识管理等。具体运维内容与运维流程介绍参见本书第九章。

四、运维步骤

安全运维步骤分为:运维准备、运维实施、运维评审与运维改进 4 个阶段。4 个阶段具体细分为:合规要求、安全策略、运维准备、运维实施、运维评审与运维改进 6 个环节。

(1)运维准备:运维准备阶段包含了合规要求、安全策略、运维准备 3 个环节,该阶段主要完成信息系统安全运维策略制定和安全运维前期的准备工作。

(2)运维实施:运维实施阶段重点解决安全策略落实和运维服务的实施,即通过技术手段和方式开展运维服务工作,解决信息系统的业务流程、数据安全、载体安全、环境安全及边界安全问题。

(3)运维评审:运维评审主要是对安全运维服务的有效性进行评价,从质量控制、全生命周期过程管控、运维费用控制等方面衡量安全运维服务。

(4)运维改进:运维改进则是实现自我纠错、逐步提升的过程,安全运维的改进主要包括信息系统改进和安全运维能力改进两个方面。

第五节 安全测评

在健康医疗大数据安全测评阶段主要包括对大数据安全规划的实施情况进行监督,全面评估规划设计的目标是否通过相应的安全策略得以实现。

一、测评概念

安全测评是指对健康医疗大数据的使用情况进行评估的活动,包括安全技术评估和安全管理评估。安全测评方式分为自评估、检查评估和第三方评估。

(1)自评估:由健康医疗大数据所有者自身发起,组成组织机构内部的评估机构,依据国家有关法规与标准,对健康医疗大数据安全管理进行的评估活动。

(2)检查评估:由被评估健康医疗大数据所有者的上级主管部门、业务部门或国家相关监督部门发起,依据国家有关法规与标准,对健康医疗大数据安全管理进行的评估活动。

（3）第三方评估：由健康医疗大数据所有者委托商业评估机构或其他评估机构，依据国家有关法规与标准，对健康医疗大数据安全管理进行的评估活动。

二、测评方法

健康医疗大数据安全测评的常用方法主要有访谈调查法、符合性检查法、有效性验证法、技术检测法等。

1. 访谈调查

（1）访谈调查对象：访谈调查的主要对象一般可包括：①高级管理层；②执行管理层；③信息技术和信息安全人员；④健康医疗大数据使用人员。

（2）访谈调查流程：访谈调查流程可包括：①访谈调查前，应准备访谈问卷，并与访谈对象进行必要的沟通；②初步访谈用于收集大数据安全管理的一般信息，策划后续各种访谈战略；③实例收集访谈用于根据安全管理特定要求，针对特定对象的访谈；④后续深入访谈是在对实例收集访谈收集到的信息进行分析并发现问题后进行，目的是寻找解决问题的答案；⑤结案性访谈在评估工作结束前，通过与被评估组织机构的讨论，保证评估结论、评估发现、建议的正确性。

2. 符合性检查

（1）检查对象：符合性检查主要对象包括①大数据安全方针、政策、计划、规程、系统要求文档；②系统设计和接口规格文档；③大数据使用、管理及各类日志管理的相关规定；④备份操作、安全应急处置和复审以及意外防范计划演练的相关文档；⑤安全配置设定的有关文档；⑥技术手册和用户指南、管理员指南。

（2）检查流程：符合性检查具体流程如下，①明确提出需检查的文档清单；②依据文档检查表对文档逐一检查，并填写文档检查表相关科目内容；③对文档的格式检查，包括对文档的名称、发布日期、发布者、编号以及文本样式的规范化，以及同类文档的一致性进行评价；④对文档的内容检查，根据与被检查文档相关的安全管理标准和被评估组织机构的安全管理要求，检查文档中是否包括了相关的安全管理要素，是否存在确实或多余的内容，对文档的内容完整性和必要性进行评价；⑤必要时，对文档相关安全管理的一致性以及相关材料，例如记录、日志、报告、检验／评估／审计结果等进行评价；⑥归纳汇总并进行分析，形成结果文档。

3. 有效性验证

（1）验证对象：有效性验证的对象主要是安全管理机制，具体对象是①针对信息系统总体安全策略，以及信息系统设计实施中采取的安全保护措施，信息系统运行维护中执行的安全管理措施，验证其是否充分必要；②针对信息系统物理环境，包括大数据设计和运行的物理环节安全状况，设定访问控制的功能验证；③针对信息系统运行维护，日常各种工作记录中反映的实际管理状况，安全配置设定的功能验证，访问控制、身份鉴别等实际控制能力的验证；④针对信息系统业务连续性，包括安全事件和应急响应记录中反映的实际管理状况，事件响应和意外防范能力的验证；⑤针对信息系统监视和审计，包括系统状态监视及安全审计信息记录中反映的实际管理状况，系统监视功能及安全审计能力的验证；⑥针对被评估方已有的信息系统安全保护措施，验证其实际落实、执行以及效果状况。

（2）验证流程：针对被评估对象确立的安全管理目标，通过对安全管理活动的实际考查，检验证明安全管理机制的有效性。有效性验证流程为：①确定有效性验证的主要对象，并按照信息系统设计、物理环境、工作记录、安全事件应急响应、安全监视及审计、已有保护措施执行等方面分类列出清单；②编制用于本次评估的有效性验证的各类现场检查表，并填写各个有效性验证对象的相关安全要求及管理目标等科目；③依据现场检查表分别对有效性验证的各类主要对象进行检验，通过观察和判断，适当时结合测试等辅助手段所进行的综合性的评价，并填写现场检查表相关科目内容；④归纳汇总并进行分析，形成结果文档。

4. 技术检测

（1）技术检测对象：独立的安全管理评估一般不进行技术检测，通常只是收集有关技术检测的结果作为管理评估分析补充的依据。技术检测主要针对与安全管理有关的审计信息和检测、监控信息，具体包括：①信息系统的各种审计信息，例如操作系统、数据库管理系统、应用系统、网络设备、安全专用设备以及终端设备等生成的安全审计信息；②信息系统的各种安全检测、监控信息，包括独立检测、监控设备和集中管控的监测、监控设备所收集的信息；③信息系统的物理环境的有关的安全检测、监控信息，例如门禁系统、机房屏蔽系统、温湿度控制系统、供电系统、接地系统、防雷系统等收集的安全检测、监控信息；④信息系统安全性检测的结果，包括针对操作系统、数据库管理系统、网络系统、应用系统、硬件系统进行的安全性检测获得的人工检查、工作扫描、应用分析、硬件检测、渗透测试等结构信息。

（2）技术检测流程：安全管理技术检测的流程为，①以对安全管理的有关信息的分析为依据，对安全策略、操作规程和规章制度的符合性、一致性程度逐一进行评价；②人工检查是以管理员身份评估文件许可、文件宿主、网络服务设置、安全策略配置、账户设置、程序真实性以及一般的与用户相关的安全点、入侵迹象等，发现存在的安全隐患；③工具扫描是通过工具扫描发现与鉴别、授权、访问控制和系统完整性设置等相关的安全脆弱性；④应用分析是通过对所开发的应用系统进行系统运行的安全性检测分析，发现与鉴别、授权、访问控制和系统完整性设置等相关的安全脆弱性；⑤硬件检测是通过对支持系统运行的硬件系统进行安全性检测，发现与系统运行和数据保护有关的特定安全脆弱性；⑥渗透测试是通过专业技术攻击检测，检查信息系统存在的缺陷和漏洞。

三、测评内容

健康医疗大数据安全测评工作主要从安全检测评价指标、评估过程控制点、保障证据收集、生存周期划分、评估风险规避等5个方面具体开展。

1. 安全检测评价指标　健康医疗大数据安全检测评价指标分为技术类指标和管理类指标两大类，具体安全检测评价指标如表6-2所示。

2. 评估过程控制点　根据评估目的以及被评估大数据生存周期的不同阶段，确定安全管理评估的范围；根据评估活动内容，在充分考虑安全目标和安全要求的基础上，确定评估过程的计划安排、评估过程深度和强度以及评估进度；根据评估方法要求，对评估实施过程中采取的访谈调查、符合性调查、有效性验证以及技术检测进行相应的质量控制。

3. 保障证据收集　保障证据用来证明安全管理措施选择得当并正确实施，以及安全管理体系按照既定目标运行，符合大数据安全要求的预期结果，建立保障证据的工作包括通过从各种来源收集保障证据，收集安全评估结果、被评估内容在各个阶段中发生重要安全事件时相关的工作记录和安全信息以及当时采取的行之有效的安全控制措施。

表6-2 安全监测评价指标

指标类别	一级指标	二级指标	评估要点	备注
技术性指标	监测措施	数据安全监测	是否实施该项监测及监测质量	
		载体安全监测		
		边界和环境安全监测		
		人力资源安全监测		
		信息资源安全监测		
		技术资源安全监测		
		财务资源安全监测		
	技术监测平台	可靠性	对技术监测平台本身的技术特性进行评价	
		有效性		
		完备性		
管理类指标	组织建设	成立安全监测工作组	考察是否建立了完成安全监测工作的正式组织	
		工作组有单位或科室主要领导主持工作		
	制度建设	制度一	考察是否建立了完成安全监测工作的相关制度	
		制度二		
		工作计划		
		……		
	制度执行	制度一	考察各项安全监测工作制度的落实情况	
		制度二		
		工作计划		
		……		

4. 生存周期划分 安全管理评估应贯穿于大数据整个生存周期,对大数据的安全管理评估可分阶段进行,各阶段的安全管理评估的原则和方法一致,因为生存周期各阶段安全管理的内容、对象、安全需求不同,使得安全管理评估的对象、目的、要求等各方面也有所不同。

5. 评估风险规避 安全管理评估实施过程应注意规避敏感信息泄露、对评估结果存有争议、评估进行未能按计划完成等问题。

四、测评步骤

1. 评估准备与启动

(1)评估准备:评估方应通过与被评估方评估管理机构沟通,从以下方面开展评估准备工作:①确定评估实施团队的成员及职责;②对评估实施团队的成员进行培训;③确定评估范围和管理界限;④确定评估的具体判断依据;⑤协商选择被评估方的参与人员;⑥协商解决评估所需的后勤保障工作;⑦协商确定评估工作计划和时间进度安排。

(2)评估工作需获得的支持:通过评估准备工作应得到被评估方最高管理者的批准同意,评估实施团队应将评估的过程、存在的风险、花费的时间和人员的使用情况等告知被评估方主管评估的领导。

(3)评估启动:在评估准备工作完成的基础上,召开评估启动会,向与会被评估方领导及所有参与者进行工作简介,并宣布评估工作启动。

2. 确定数据资产及安全需求　对高级管理层、执行管理层、信息技术和信息安全人员、业务应用人员等进行访谈调查,确定数据资产的使用情况,确定人员认识到大数据面临的威胁、对大数据安全的关注范围,以及确定他们认为最关键资产及其管理的安全需求,将内容汇总记录在调查表。

3. 确定大数据安全管理现状　对高级管理层、执行管理层、信息技术和信息安全人员、业务应用人员等进行访谈调查,确定已实施的大数据安全保护措施和管理制度以及执行情况,确定大数据安全管理机构和相关人员的职责要求以及执行情况,确定现行安全策略和安全管理存在的不足以及发生过的安全事件,将内容汇总记录在调查表。

4. 确定大数据安全管理评估结论　以大数据安全管理现状为依据,编制大数据安全管理评估报告,召开评估验收会议,要求评估实施团队、评估管理机构及有关领导、被评估方的信息部门和业务部门代表参加,对检查评估总结并确认评估结果,并提出大数据安全管理改进建议及计划。

第六节　安全改进

安全改进阶段主要针对健康医疗大数据安全管理过程进行改进,包括采取预防性措施,或是调整可能影响健康医疗大数据安全的业务活动内容,建立整改计划,并按计划实施。

一、改进概念

在安全测评结束以后,被评估方的评估管理机构应依据评估报告,给出的大数据安全保护策略以及风险缓解计划、整改建议措施,考虑本次安全测评的后续安排,称为安全改进。组织机构建立、实施和保持大数据安全的目的是不断改进机构的信息安全管理绩效,降低安全风险,保护关键的数据资产,保持商务可持续发展。不断对大数据安全管理现状进行评审与审核是持续改进大数据安全绩效的有效手段和途径,持续改进是一个或几个安全管理区域内对风险的程度所采取的改进措施。因为大数据所处的环境是不断变化的,数据资产所面临的风险也是一个变数,要想将风险控制在机构可以接受的水平,持续改进是必须坚持的大数据安全管理原则。

在这个过程中组织可能持续地进行以下操作:①测量大数据安全管理体系满足安全方针和目标方面的业绩;②识别信息安全管理体系的改进,并有效实施;③采取适当的纠正和预防措施;④沟通结果及活动,并与所有相关方磋商;⑤必要时修订大数据安全管理体系;⑥确保修订达到预期的目标。

在这个阶段需要注意的是很多看起来单纯的、孤立的事件,如果不及时处理就可能对整个组织产生影响,所采取的措施不仅具有直接的效果,还可能带来深远的影响,组织需要把措施放在大数据安全管理体系持续改进的大背景下,以长远的眼光来打算,确保措施不仅致力于眼前的问题,还要杜绝类似事故再发生或者降低其在发生的可能性。

二、改进方法

1. 纠正措施　组织应确定措施,以消除信息安全管理体系措施、运作和使用过程中不符合的原因，防止再发生。组织的纠正措施的文件化程序应该规定以下方面的要求：①识别大数据安全管理体系实施、运作过程中的不符合；②确定不符合的原因；③评价确保不符合不再发生的措施要求；④确定并实施所需的纠正措施；⑤记录所采取措施的结果。⑥评审所采取措施的有效性。

2. 预防措施　组织应确定措施，以消除潜在不符合的原因，防止其发生。预防措施应与潜在问题的影响程度相适应。预防措施的文件化程序应该规定以下方面要求：①识别潜在不符合及其原因；②确定并实施所需的预防措施；③记录所采取措施的结果；④评审所采取的预防措施；⑤识别已变化的风险，并确保对重大变化的风险予以关注。

三、改进内容

安全改进计划主要包括大数据安全战略改进计划、组织管理改进计划、运行保障改进计划、技术保障改进计划。

1. 安全战略改进　安全战略改进主要从完善大数据安全法律法规、健全大数据安全标准、建立大数据安全保障组织规划、制定大数据安全保障策略规划、制定数据开放策略等方面着手，做好大数据安全战略层面的整体规划和顶层设计。要在遵循国家安全政策的基础上，制定大数据安全保护方面的法规政策及实施办法，健全大数据安全相关标准及指南，完善大数据安全保障组织机构和保障角色的规划，制定大数据安全保障规划和指导意见，推进数据安全开放共享，满足国家层面安全管控要求，明确大数据总体安全策略，指导相关管理制度、技术防护、安全运营以及过程管理等工作的开展。

2. 安全技术改进　包括对平台与设施层、接口层、数据层、应用层安全和系统层的安全技术改进。

3. 安全运行保障改进　安全运行保障改进主要对大数据生命周期安全的保障和大数据安全运行能力的保障。大数据生命周期是将大数据的原始数据转化为可用于行动的知识，进行知识应用，直至知识自然遗忘或主动遗忘的一组过程。此外，还需对整个过程涉及的个人敏感信息进行安全保障，确保个人信息得到严格保密，不得泄露、丢失、损坏、篡改或不当使用，不得出售或者非法向他人提供。大数据安全运行能力的保障需要做好态势感知、预警监测、安全防护、应急响应和灾备恢复，对大数据运行过程中的安全风险进行管控。

4. 安全组织管理改进　安全组织管理改进主要是从大数据安全的组织建设与岗位设置、人才储备、宣传培训、基础建设资金保障、数据分级分类管理、信息与数据治理等方面着手，积极推进网络安全责任落实制度，建立跨部门、跨单位的大数据安全组织协同机制，通过明确分工、协同配合，强化执行，规范运行监督，确保大数据安全要求的落地，共同推进大数据安全能力建设。

健康医疗大数据安全管理是一项长期的系统工程，是从安全规划、安全设计、安全实施、安全运维、安全测评再到安全改进这样一个循环往复的过程，只有在不断评估、改进的动态过程中才能保证健康医疗大数据的安全。

第七章

健康医疗大数据平台系统安全

健康医疗大数据平台为实现数据的采集、存储、处理、传输、交换和管理,包括计算、存储、网络、安全等关键基础设备,以及平台系统软件和平台应用系统。平台基础设施建设是保障平台安全、稳定和可靠运行的基础工程,机房建设为平台设备正常运行和数据信息安全提供环境保障。本章主要从平台基础设施安全、平台系统软件安全、平台应用系统安全三个方面展开详细介绍。

第一节 平台基础设施安全

一、物理和环境安全

健康医疗大数据平台物理和环境安全主要是指机房的安全。《GB 50174—2008 电子信息系统机房设计规范》将电子信息系统机房的等级划分为 A、B、C 三级,以满足不同的设计要求。根据机房的使用性质、管理要求及其在经济和社会中的重要性确定所属级别。

A 级为最高级别,主要是指涉及国计民生的机房设计。其电子信息系统运行中断将造成重大的经济损或公共场所秩序严重混乱,例如国家气象台、国家级信息中心、重要的军事指挥部门、大中城市的机场、银行总行等。B 级为第二级别,其电子信息系统运行中断将造成较大的经济损失或公共场所秩序混乱。例如科研院所、高等院校、三级医院、疾病预防与控制中心、国际会议中心等。A 级或 B 级范围之外的电子信息系统机房为 C 级机房。

1. 计算机房位置选择 计算机房位置选择应符合下列要求:①电力供给应稳定可靠,交通通信应便捷,自然环境应清洁;②应远离产生粉尘、油烟、有害气体以及生产或贮存具有腐蚀性、易燃、易爆物品的场所;③远离水灾火灾隐患区域;④远离强震源和强噪声源;⑤避开强电磁场干扰。

对于多层或高层建筑物内的电子信息系统机房,在确定主机房的位置时应对设备运输、管线敷设、雷电感应和结构荷载等问题进行综合考虑和经济比较。采用专用空调的主机房应具备安装室外机的建筑条件。

2. 计算机房功能分区 计算机房一般由主机房、辅助区、支持区和管理区等功能区组成。主机房的使用面积应根据设备数量、外形尺寸和布置方式确定,并预留今后业务发展需要的使用面积。在设备外形尺寸不完全掌握的情况下,主机房的使用面积可按下列方法确定:

（1）当设备已确定规格时，可按下式计算：

$$A = K\sum S$$

A- 电子信息系统主机房使用面积（m^2）；

K- 系数，取值为 5～7；S- 电子设备的投影面积（m^2）。

（2）当设备尚未确定规格时，可按下式计算：

$$A = KN$$

K- 单台设备占用面积，可取 3.5～5.5（m^2/ 台）；

N- 计算机主机房内所有设备的总台数。

（3）辅助区面积一般为主机房面积的 0.2～1 倍。

（4）管理区可按每人 3.5～4m^2 计算。硬件及软件人员办公室等有人长期工作的房间，可按每人 5～7m^2 计算。

3. 计算机房设备布局 机房内各设备及附加设备的布局没有统一要求，一般布局要求便于使用和有利于维修，各个设备之间连接线要求最短。操作员经常操作的设备，例如控制台终端、磁带机等，应放在互相靠近的区间内，该区称为操作区。其他设备，例如中央处理机、磁盘机以及操作员不常接触的机器可放置在另一个区域，该区称为非操作区。而通信控制器、调制解调器、转录设备等，一般放在终端电缆入口附近的角落里。为了便于操作员操作，其操作区应留有足够的空间，同时还要考虑到今后的扩展和防火等。A 级电子信息系统机房内的场地设施应按容错系统配置，在电子信息系统运行期间，场地设施不应因操作失误、设备故障、外电源中断、维护和检修而导致电子信息系统运行中断。B 级电子信息系统机房内的场地设施应按冗余要求配置，在系统运行期间，场地设施在冗余能力范围内，不应因设备故障而导致电子信息系统运行中断。C 级电子信息系统机房内的场地设施应按基本需求配置，在场地设施正常运行情况下，应保证电子信息系统运行不中断。

国内外的大、中型计算机系统的布局多采取各主机柜紧贴并排，操作控制台安置在主机的对面，由控制设备控制多台输入输出设备，可在控制台直接看到主机，使操作人员便于监视各主机的运行情况。根据国内外对计算机的操作、保养、维修，总结出机房设备各机柜间的要求有如下 8 条。

（1）从建筑布局考虑，计算机所有设备最好设置在同一层里，为了缩短工艺流程，从接收数据到传出结果的全过程，应在一个大机房内完成。

（2）电子信息系统机房的设备布置应满足机房管理、人员操作和安全、设备和物料运输、设备散热、安装和维护的要求。

（3）产生尘埃及废物的设备应远离对尘埃敏感的设备，并宜布置在有隔断的单独区域内。

（4）当机柜或机架上的设备为前进风 / 后出风方式冷却时，机柜和机架的布置宜采用面对面和背对背的方式。

（5）主机房内和设备间的距离应符合下列规定：用于搬运设备的通道净宽不应小于 1.5m；面对面布置的机柜或机架正面之间的距离不应小于 1.2m；背对背布置的机柜或机架背面之间的距离不应小于 1m；当需要在机柜侧面维修测试时，机柜与机柜、机柜与墙之间的距离不应小于 1.2m；成行排列的机柜，其长度超过 6m 时，两端应设有出口通道；当两个出口通道之间的距离超过 15m 时，在两个出口通道之间还应增加出口通道；出口通道的宽度不应小于 1m，局部可为 0.8m。

（6）对于噪声大，灰尘多的打印机等设备，应远离对净化要求很高的磁盘机，并且要求尽量安置在回风口处，有条件时要单独设置房间。

（7）终端室内机器布局，要求屏幕应避开太阳光线的直射。

（8）计算机房的形状应接近于正方形。为了不影响操作人员的视线和自由调整设备，机房内最好不设柱、梁等障碍物。为了机房的管理方便与安全，计算机机房最好能设计成独立区，设立单独的进入门。

4. 计算机房环境要求　计算机房的环境条件主要包括三个方面：温度、湿度、洁净度。根据计算机房安全等级要求，健康医疗大数据计算机房各种环境条件的要求如下：

机房空气调节系统应具有加湿装置和去湿装置，并要求安装有温湿度指示和自动调节装置。主机房和辅助区内的温度、相对湿度应满足电子信息设备的使用要求。无特殊要求时，应根据电子信息系统机房的等级，按照 B 级以上的要求执行。

计算机机房洁净度涉及空气中的尘埃和空气中所含有害气体两方面。A 级和 B 级主机房的含尘浓度，在静态条件下测试，每升空气中大于或等于 0.5μm 的尘粒数应少于 18 000 粒。降低计算机房环境的含尘量主要方法包括：①机房周围大面积的绿化降尘；②进入机房的人员应换上专用工作服和工作鞋；③市内的门窗应为双层密封式，机房门前应设置前置门；④在空调系统中安装过滤器，收集进入机房和回风中的灰尘，防止对空气的尘染；⑤地板上应涂以附着力强的漆，最好铺水磨石和瓷砖，使其表面光洁不起灰尘。

防止机房的有害气体的主要方法包括：①控制相对湿度在 40%～60% 之间；②使用新风系统也能在一定程度上过滤机房内的有害气体；③采用全封闭式计算机房也能直接将机房和外部环境隔离开，使外界的污染气体不能从门窗的缝隙进入。

5. 机房防电磁干扰　电磁干扰对计算机设备影响很大，轻则引起误操作，重则会使计算机停止工作，甚至使其瘫痪，难以恢复。电力线周围产生的磁场和变压器的线路磁通，除了对信号产生干扰外，主要影响阴极射线管等电磁作用的设备和部件的工作，此外，电磁感应对磁带机、磁盘机等使用磁媒体的设备也有影响。我国对计算机房内电磁干扰的要求为：主机房和辅助区内的无线电场强在 80MHz～1 000MHz 和 1 400MHz～2 000MHz 频段范围内不应大于 130dB，工频磁场场强不应大于 30A/m。

6. 机房空调系统　空调系统是电子计算机机房建设的关键问题之一，在设计机房时应遵从以下要求：

（1）空调系统和设备应根据电子信息系统机房的等级、机房的建筑条件、设备的发热量等进行选择，并按 B 级以上的要求执行。要求有空调的房间宜集中布置，室内温、湿度要求相近的房间，宜相邻布置。

（2）主机房采暖散热器的设置应根据电子信息系统机房的等级，按照 B 级以上的要求执行。例如设置采暖散热器，设置漏水检测报警装置，并在管道入口处装切断阀，漏水时应自动切断给水，安装温度调节装置。

（3）电子信息系统机房风管及管道的保温、消声材料和黏结剂，应选用非燃烧材料或难燃 B1 级材料。冷表面需作隔气、保温处理。

（4）采用活动地板下送风时，活动地板下的空间应考虑线槽及消防管线等所占用的空间。

（5）风管不宜穿过防火墙和变形缝。如必须穿过时，应在穿过防火墙处设防火阀；穿过变形缝处，应在两侧设防火阀。防火阀应既可手动又能自动。

（6）机房宜维持正压。主机房与其他房间、走廊间的压差不宜小于 5Pa，与室外静压差不宜小于 10Pa。

（7）空调系统的新风量应取下列二项中的最大值：按工作人员计算，维持室内正压所需风量。

（8）主机房内空调系统用循环机组宜设初、中效过滤器。新风系统或全空气系统应设初、中效空气过滤器，也可设置亚高效过滤器。末级过滤装置宜设在正压端。设有新风系统的主机房，在保证室内外一定压差的情况下，送排风应保持平衡。

（9）分体式空调机的室内机组可安装在靠近主机房的专用空调机房内，也可按装在主机房内。空调设计应根据当地气候条件，选择采用下列节能措施：大型机房空调系统宜采用冷水机组空调系统；北方地区采用水冷冷水机组的机房，冬季可利用室外冷却塔作为冷源，并应通过热交换器对空调冷冻水进行降温；空调系统可采用电制冷与自然冷却相结合的方式。

（10）打印室等易对空气造成二次污染的房间，对空气系统应采取防止污染物随气流进入其他房间的措施。

7. 机房配供电系统　电子信息系统机房用电负荷等级及供电要求应根据机房的等级，按照现行国家标准《供配电系统设计规范》GB 50052—2009 规定执行。

（1）供配电系统应为电子信息系统的可扩展性预留备用容量。户外供电线路不宜采用架空方式敷设。当户外供电线路采用具有金属外护套电缆时，在电缆进出建筑物处应将金属外护套接地。电子信息系统机房应由专用配电变压器或专用回路供电，变压器宜采用干式变压器。

（2）电子信息系统机房内的低压配电系统不应采用 TN-C 系统。电子信息设备的配电应按设备要求确定。电子信息设备应由不间断电源系统供电。不间断电源系统应有自动和手动旁路装置。

（3）用于电子信息系统机房内的动力设备与电子信息设备的不间断电源系统应由不同的回路配电。

（4）电子信息设备的配电应采用专用配电箱（柜），专用配电箱（柜）应靠近用电设备安装。电子信息设备专用配电箱（柜）宜配备浪涌保护器电源监控和报警装置，并提供远程通信接口。当输出端中性线与 PE 线之间的电位差不能满足设备使用要求时，宜配备隔离变压器。

（5）电子信息设备的电源连接点应与其他设备的电源连接点严格区别，并应有明显标识。A 级电子信息系统机房应配置后备柴油发电机系统，当市电发生故障时，后备柴油发电机能承担全部负荷的需要。

（6）后备柴油发电机的容量应包括 UPS 的基本容量、空调和制冷设备的基本容量、应急照明及关系到生命安全等需要的负荷容量。并列运行的发电机，应具备自动和手动并网功能。柴油发电机周围应设置检修用照明和维修电源，电源宜由不间断电源系统供电。

（7）市电与柴油发电机的切换应采用具有旁路功能的自动转换开关。自动转换开关检修时，不应影响电源的切换。

（8）敷设在隐蔽通风空间的低压配电线路应采用阻燃铜芯电缆，电缆应沿线槽、桥架或局部穿管敷设；当电缆线槽与通信线槽并列或交叉敷设时，配电电缆线槽应敷设在通信线槽的下方。活动地板下作为空调静压箱时，电缆线槽（桥架）的布置不应阻断气流通路。

（9）配电线路的中性线截面积不应小于相线截面积；单相负荷应均匀地分配在三相线路上。

8. 机房照明系统

（1）主机房和辅助区一般照明的照度标准值应按照 300～500lx 设计，一般显色指数不宜小于 80。

（2）主机房和辅助区内的主要照明光源宜采用高效节能荧光灯，也可采用 LED 灯。

（3）辅助区的视觉作业宜采取下列保护措施：视觉作业不宜处在照明光源与眼睛形成的镜面反射角上；辅助区宜采用发光表面积大、亮度低、光扩散性能好的灯具；视觉作业环境内宜采用低光泽的表面材料。

（4）照明灯具不宜布置在设备的正上方，工作区域内一般照明的照明均匀度不应小于 0.7，非工作区域内的一般照明照度值不宜低于工作区域内一般照明照度值的 1/3。

（5）主机房和辅助区应设置备用照明，备用照明的照度值不应低于一般照明照度值的 10%；有人值守的房间，备用照明的照度值不应低于一般照明照度值的 50%；备用照明可为一般照明的一部分。

（6）数据中心应设置通道疏散照明及疏散指示标志灯，主机房通道疏散照明的照度值不应低于 5lx，其他区域通道疏散照明的照度值不应低于 1lx。

（7）数据中心内的照明线路宜穿钢管暗敷或在吊顶内穿钢管明敷。

（8）技术夹层内宜设置照明和检修插座，应采用单独支路或专用配电箱（柜）供电。

9. 机房消防安全　数据中心防火和灭火系统设计应符合现行国家标准的规定，并按 B 级以上机房建设要求执行。

（1）A 级数据中心的主机房宜设置气体灭火系统，也可设置细水雾灭火系统。当 A 级数据中心内的电子信息系统在其他数据中心内安装有承担相同功能的备份系统时，也可设置自动喷水灭火系统。

（2）B 级数据中心和 C 级数据中心的主机房宜设置气体灭火系统，也可设置细水雾灭火系统或自动喷水灭火系统。总控中心等长期有人工作的区域应设置自动喷水灭火系统。

（3）数据中心应设置火灾自动报警系统，并应符合现行国家标准《火灾自动报警系统设计规范》GB 50116—2013 的有关规定。数据中心应设置室内消火栓系统和建筑灭火器，室内消火栓系统宜配置消防软管卷盘。

（4）当数据中心与其他功能用房在同一个建筑内时，数据中心与建筑内其他功能用房之间应采用耐火极限不低于 2.0h 的防火隔墙和 1.5h 的楼板隔开，隔墙上开门应采用甲级防火门。

（5）主机房的顶棚、壁板和隔断应为不燃烧体，且不得采用有机复合材料。地面及其他装修应采用不低于 B1 级的装修材料。

（6）采用管网式气体灭火系统或细水雾灭火系统的主机房，应同时设置两组独立的火灾探测器，火灾报警系统应与灭火系统和视频监控系统联动。

（7）采用全淹没方式灭火的区域，灭火系统控制器应在灭火设备动作之前，联动控制关闭房间内的风门、风阀，并应停止空调机、排风机，切断非消防电源。采用全淹没方式灭火的区域应设置火灾警报装置，防护区外门口上方应设置灭火显示灯。灭火系统的控制箱应设置在房间外便于操作的地方,并应有保护装置防止误操作。

(8)当数据中心与其他功能用房合建时,数据中心内的自动喷水灭火系统应设置单独的报警阀组。

(9)数据中心内,建筑灭火器的设置应符合现行国家标准《建筑灭火器配置设计规范》GB 50140—2005的有关规定。

10. 防雷电措施 机房建设需重点考虑因雷击或线路过电压对计算机及其相关设备造成的损坏,进行合理的等电位连接,从而提高整体机房的耐雷电冲击水平。选用电源防雷器件对计算机设备及其他重要终端进行保护。

电源第一级防雷:在引入机房电源总输入处分别加装一套防雷器,其通流容量为60KA,残压≤2.5KV,响应时间<25ns,作为机房电源系统第一级防雷保护措施。

电源第二级防雷:在机柜等重要设备总输入端加装一套防雷器,防雷模块通流容量为40KA,残压≤2 000V,响应时间<25ns,作为机房电源系统的第二级防雷保护措施。

电源第三级防雷:在机柜等重要设备总输出端加装一套防雷器,模块通流容量为20KA,残压≤1 600V,响应时间<25ns,作为机房电源系统的第三级防雷保护措施。

防护半径一般不大于5.8m,距墙、风口、大梁不小于0.5m。缆式烟感器可沿墙敷设。

11. 物理安全管理规范

(1)日常管理:①管理目标是保证机房设备与信息的安全,保障机房具有良好的运行环境和工作环境。②机房日常管理指定专人负责。③机房钥匙要严格保管,不得随意转借,一旦丢失要及时报告并积极寻找,并采取有效措施予以补救。④无关人员未经批准不得进入机房,不得动用机房设备、物品和资料,确因工作需要,相关人员需要进入机房操作必须经过批准方可在管理人员的指导或协同下进行。⑤机房应保持清洁、卫生,温度、湿度适可,机房内严禁吸烟,严禁携带无关物品尤其是液体、易燃、易爆物品及其他危险品进入机房。⑥消防物品要放在指定位置,任何人不得随意挪动;机房工作人员要掌握防火技能,定期检查消防设施是否正常。出现异常情况应立即采取切断电源、报警、使用灭火设备等正确方式予以处理。⑦硬件设备要注意维护和保养,做到设备物卡相符、设备使用状态记录完整。⑧建立机房登记制度,对本地局域网、广域网的运行情况建立档案。未发生故障或故障隐患时,网管人员不可对交换机、光纤、网线及各种设备进行任何调试,对所发生的故障、处理过程和结果等要做好详细记录。⑨网管人员应做好网络安全工作,严格保密服务器的各种帐号和密码,监控网络上的数据流,从中检测出攻击的行为并给予响应和处理。⑩网管人员要对数据实施严格的安全与保密管理,防止系统数据的非法生成、变更、泄露、丢失及破坏。网管人员在数据库的系统认证、系统授权、系统完整性、补丁和修正程序方面实时修改。

(2)设备管理:①网管人员对各种网络设备的使用需按操作程序或使用说明书进行,必须熟知机房内设备的基本安全操作和规则。②经常对硬件设备进行检查、测试和修理,确保其运行完好。③所有贵重设备均由专人保管,专人使用,不得外借或由非专业人员单独操作。④机房的所有设备未经许可一律不得挪用和外借,特殊情况经批准后办理借用手续,借用期间如有损坏由借用单位或使用人员负责赔偿。⑤应定期检查、整理硬件物理连接线路,定期检查硬件运作状态,例如设备指示灯、仪表,定期调阅硬件运作自检报告,从而及时了解硬件运作状态。⑥禁止随意搬动设备、随意在设备上进行安装、拆卸硬件或随意更改设备连线、禁止随意进行硬件复位。⑦禁止在服务器上进行试验性质的配置操作，需要对服务器进行配置，应在其他可进行试验的机器上调试通过并确认可行后，才能对服务器进行准确的配置。⑧对会影响到全局的硬件设备的更改、调试等操作应预先发布通知，并且应有充分的保障措施，才能进行硬件设备的更改。⑨对重大设备配置的更改，必须首先形成方案文件，经过讨论确认可行后，由具体负责技术人员进行更改和调整，并应做好详细的更改和操作记录。对设备的更改、升级、配置等操作之前，应对更改、升级、配置所带来的负面后果做好充分的准备，必要时需要先准备好后备配件和应急措施。⑩不允许任何人在服务器、交换设备等核心设备上进行与工作范围无关的任何操作。未经上级允许，不允许他人操作机房内部的设备，对于核心服务器和设备的调整配置，需要技术管理处人员的共同同意后才能进行。

（3）系统软件、应用软件管理：①定期检查软件的运行状况、定期调阅软件运行日志记录，进行数据和软件日志备份。②机房中须备有与系统软件有关的使用手册和各种指南等资料，以便维护人员查阅。应用软件人员应将项目的调研资料、各阶段的设计说明书、图表、源程序、应用系统运行流程图等进行分类归档，以便查阅。资料未经许可，不得拿出机房。③禁止在服务器上进行试验性质的软件调试，禁止在服务器随意安装软件。需要对服务器进行配置，必须在其他可进行试验的机器上调试通过并确认可行后，才能对服务器进行准确的配置。④对会影响到全局的软件更改、调试等操作应先发布通知，并且应有充分的时间、方案、人员准备，才能进行软件配置的更改。⑤对重大软件配置的更改，应先形成方案文件，经过讨论确认可行后，由具体负责的技术人员进行更改，并应做好详细的更改和操作记录。⑥不允许在服务器等核心设备上进行与工作范围无关的软件调试和操作。未经上级允许，不允许带领、指示他人进入机房、对网络及软件环境进行更改和操作。⑦当应用软件修改时，具体的功能修改、逻辑修改、程序变动等，都应有相应的文档记录，以备查阅。

（4）数据保密及数据备份：①根据数据的保密规定和用途，确定使用人员的存取权限、存取方式和审批手续；②禁止泄露、外借和转移专业数据信息；③未经批准不得随意更改业务数据；④网管人员制作数据的备份要异地存放，确保系统一旦发生故障时能够快速恢复，备份数据不得更改；⑤业务数据必须定期、完整、真实、准确地转储到不可更改的介质上，并要求集中或异地保存；⑥备份的数据由网管人员负责保管，备份的数据应在指定的数据保管室或指定的场所保管；⑦备份数据资料保管地点应有防火、防热、防潮、防尘、防磁、防盗等设施。

（5）用电安全：①机房人员应学习常规的用电安全操作和知识，了解机房内部的供电、用电设施的操作规程。②机房人员应经常实习、掌握机房用电应急处理步骤、措施和要领。③机房应安排有专业资质的人员定期检查供电、用电设备、设施。④不得乱拉乱接电线，应选用安全、有保证的供电、用电器材。⑤在真正接通设备电源之前必须先检查线路、接头是否安全连接以及设备是否已经就绪、人员是否已经具备安全保护。⑥严禁随意对设备断电、更改设备供电线路，严禁随意串接、并接、搭接各种供电线路。⑦如发现用电安全隐患，应即时采取措施解决，不能解决的必须及时向相关负责人员提出解决。⑧机房人员对个人用电安全负责。外来人员需要用电的，必须得到机房管理人员允许，并使用安全和对机房设备影响最少的供电方式。⑨机房工作人员需要离开当前用电工作环境，应检查并保证工作环境的用电安全。⑩最后离开机房的工作人员，应检查所有用电设备，应关闭长时间带电运作可能会产生严重后果的用电设备和电灯。

（6）消防安全：①机房工作人员应熟悉机房内部消防安全操作和规则，了解消防设备操作原理、掌握消防应急处理步骤、措施和要领。②任何人不能随意更改消防系统工作状态、设备位置。需要变更消防系统工作状态和设备位置的，必须取得主管领导批准。工作人员更应保护消防设备不被破坏。③应定期进行消防演习、消防常识培训、消防设备使用培训。④如发现消防安全隐患，应即时采取措施解决，不能解决的应及时向相关负责人员提出解决。⑤应严格遵守张贴于相应位置的操作和安全警示及指引。⑥最后离开的机房工作人员，应检查消防设备的工作状态，关闭将会带来消防隐患的设备，采取措施保证无人状态下的消防安全。

二、服务器安全

1. 服务器安全技术要求

（1）身份鉴别：通过使用安全操作系统或相应的系统加固软件实现用户身份鉴别、用户身份标识唯一性检查、用户身份鉴别信息复杂度检查以及登录失败处理功能，并根据安全策略配置相关参数。

提供用户身份标识唯一和鉴别信息复杂度检查功能，保证系统中不存在重复用户身份标识，身份鉴别信息不易被冒用。提供登录失败处理功能，可采取结束会话、限制非法登录次数和自动退出等措施。当对服务器进行远程管理时，应采取必要措施，防止鉴别信息在网络传输过程中被窃听。采用两种或两种以上组合的鉴别技术对管理用户进行身份鉴别。

（2）访问控制：①策略控制，接收管理中心下发的安全策略，依据此策略对登录用户的操作权限进行控制；②客体创建，用户可以在管理中心下发的安全策略控制范围内创建客体，并拥有对客体的各种访问操作权限；③授权管理，用户可以将自己创建的客体的访问权限部分全部授予其他用户，对重要信息资源设置敏感标记，依据安全策略严格控制用户对有敏感标记重要信息资源的操作，对重要服务器进行监视，包括监视服务器的 CPU、硬盘、内存、网络等资源的使用情况，能够对系统的服务水平降低到预先规定的最小值进行检测和报警，重要服务器的 CPU 利用率、内存、磁盘存储空间等指标超过预先规定的阈值后应进行报警。

（3）安全审计：在管理区域部署审计系统，对区域卫生平台范围内的主机探测、记录、相关安全事件，实现系统安全审计。审计系统需具备以下功能：①审计范围应覆盖到服务器上的每个操作系统用户和数据库用户；②审计内容应包括重要用户行为、系统资源的异常使用和重要系统命令的使用等系统内重要的安全相关事件；③审计记录应包括事件的日期、时间、类型、主体标识、客体标识和结果等；④保护审计记录，避免受到未预期的删除、修改或覆盖等；⑤审计记录应至少保存 6 个月；⑥应能够根据记录数据进行分析，并生成审计报表；⑦应保护审计进程，避免受到未预期的中断。

（4）恶意代码防范：通过部署病毒防护系统或配置具有相应功能的安全操作系统，实现主机计算环境的病毒防护以及恶意代码防范。病毒防护系统需具备以下功能：①远程控制与管理；②保持操作系统补丁及时得到更新；③全网查杀毒；④防毒策略的定制与分发实时监控；⑤客户端防毒状况；⑥病毒与事件报警；⑦病毒日志查询与统计；⑧集中式授权管理；

⑨全面监控邮件客户端。

（5）剩余信息保护：剩余信息保护技术要求包括：应保证操作系统和数据库系统用户的鉴别信息所在的存储空间，被释放或再分配给其他用户前得到完全清除，无论这些信息是存放在硬盘上还是在内存中；应确保系统内的文件、目录和数据库记录等资源所在的存储空间，被释放或重新分配给其他用户前得到完全清除。

（6）入侵防范：入侵防范技术要求包括：①操作系统应遵循最小安装的原则，仅安装需要的组件和应用程序，并通过设置升级服务器等方式保持系统补丁及时得到更新；②应能够检测到对重要服务器进行入侵的行为，能够记录入侵的源IP、攻击的类型、攻击的目的、攻击的时间，并在发生严重入侵事件时提供报警；③应能够对重要程序的完整性进行检测，并在检测到完整性受到破坏后具有恢复的措施，如不能正常恢复，应停止有关服务，并提供报警。

2. 服务器安全巡检

（1）安全巡检作用：安全巡检是通过人工的定期检查工作，来提高对服务器安全的管理。定期的巡检工作不但可以及时发现一些安全漏洞和异常，还可以及时发现一些日常管理的问题，为服务器的安全和管理措施的整改做好基础。

（2）安全巡检内容：安全巡检的关注点是系统异常，在一台服务器上线前必须做好一份系统状态的镜像。抓住异常情况并进行处理和跟踪，有效地降低管理成本和管理风险。安全巡检应尽可能覆盖不能现场观察到的一切内容，例如系统服务、系统账户和权限、策略、防火墙、防病毒系统、操作系统补丁、用户密码安全、应用安全、磁盘权限等。

（3）安全巡检过程：安全巡检步骤如下，①远程服务器至桌面；②查看系统进程，比对异常情况，发现可疑进程登记并结束进程；③查看系统用户账户、密码，发现可疑用户立即登记并禁用，修改其密码，查看其登录痕迹，用户组中清理其权限；④查看系统服务，比对有无异常，发现可疑服务登记其位置，停止运行状态，后续处理；⑤检查防火墙是否开启，例外列表异常；⑥检查防病毒系统更新情况，运行是否正常，有无篡改痕迹；⑦检查系统日志，关注安全日志，可以备份后下载至本地进行分析；⑧检查数据库，比对数据库列表；⑨检查备份任务执行情况，及时纠正错误的任务。

（4）异常管理和跟踪：发现异常情况应特别对待，先保护现场，留下证据，然后切断同外部的异常联系。

3. 服务器安全管理规范

（1）服务器管理：①不得在服务器上使用带有病毒和木马的软件、光盘和可移动存储设备，使用上述设备前一定要先做好病毒检测；不得利用服务器从事工作以外的事情，无工作需要不得擅自拆卸服务器零部件，严禁更换服务器配套设备。不得擅自删除、移动、更改服务器数据；不得故意破坏服务器系统；不得擅自修改服务器系统时间。②服务器系统必须及时升级安装安全补丁，弥补系统漏洞；必须为服务器系统做好病毒及木马的实时监测，及时升级病毒库。③管理员对管理员账户与口令应严格保密、定期修改，以保证系统安全，防止对系统的非法入侵。④任何无关人员不得擅自进入主机房，确属需要进入的须征得服务器管理人员同意，爱护主机房内的设备和物品，未经允许非管理人员不得擅自操作机房内设备。⑤严禁易燃易爆和强磁物品及其他与机房工作无关的物品进入机房，严禁吸烟。⑥服务器主机房内必须配备一定数量的防火（灭火）器材，并有专人负责管理，注意妥善保管，定期检查,使其处于随时可用的良好状态。⑦做好机房防火、防潮、防尘、防虫工作,坚持"预防为主,防治结合"的原则。⑧双休日、节假日,要有专人检查网络运行情况,如发现问题及时解决,并做好记录处理,解决不了的及时报告。

(2)病毒防范制度:①网络管理人员应有较强的病毒防范意识,定期进行病毒检测,发现病毒立即处理;②未经上级管理人员许可,不得在服务器上安装新软件,若确需要安装,安装前应进行病毒例行检测;③经远程通信传送的程序或数据,必须经过检测确认无病毒后方可使用;④及时关注电脑界病毒防治情况和提示,根据要求调节电脑参数,避免服务器被侵袭;⑤建立动态防护为主,静态杀毒为辅的病毒防护体系;⑥定期实施静态杀毒,对服务器统一杀毒处理。

(3)数据保密及数据备份制度:①实时备份服务器数据库,服务器内的重要数据备份异地存放,确保系统一旦发生故障时能够快速恢复。重要的数据定期、完整地转储到不可更改的介质上,并进行集中和异地保存,每月定期检查备份数据,如有损坏,及时重新备份。②备份的数据指定专人负责保管,备份数据应在指定的数据保管室或指定的场所保管,资料保管地点应有防火、防热、防潮、防尘、防磁、防盗设施。③建立双备份制度,对重要资料除在服务器贮存外,还应拷贝到其他介质上,以防遭病毒破坏而遗失。

三、存储安全

1. 存储安全技术要求　存储安全的目标是实现可检测系统管理数据、身份鉴别信息、电子健康档案和电子病历等重要业务数据在传输和存储过程中完整性受到破坏,并能够采取必要的恢复措施。

存储安全技术要求如下:①采用数字摘要技术保障数据的完整性;②采用数字签名/验签技术、时间戳技术保障数据的真实性及不可抵赖性;③对身份鉴别信息、电子健康档案和电子病历等重要业务数据在传输和存储过程中的敏感信息字段进行加密;④建立数据备份管理制度,制定数据备份策略,对重要信息进行备份。

2. 保密防范措施

(1)泄密途径

1)计算机电磁波辐射泄密:计算机辐射主要有四个部分,显示器的辐射、通信线路(连接线)的辐射、主机的辐射、输出设备(打印机)的辐射。计算机是靠高频脉冲电路工作的,由于电磁场的变化,必然要向外辐射电磁波。这些电磁波会把计算机中的信息带出去,犯罪分子只要具有相应的接收设备,就可以将电磁波接收,从中窃得秘密信息。

2)计算机联网泄密:计算机联网后,传输线路大多由载波线路和微波线路组成,这使计算机泄密的渠道和范围大大增加。网络越大,线路通道分支就越多,输送信息的区域也越广,截取所送信号的条件就越便利,窃密者只要在网络中任意一条分支信道上或某一个节点、终端进行截取,就可以获得整个网络输送的信息。

3)计算机媒体泄密:计算机的存储器分为内存储器和外存储器两种,内存储器要求存取速度快,外存储器要求存储容量大。计算机出故障时,存有秘密信息的硬盘不经处理或无人监督带出修理会造成泄密。秘密信息和非秘密信息放在同一媒体上,明密不分也容易造成泄密。

4)计算机工作人员泄密:计算机工作人员泄密包括①无知泄密,例如由于不知道计算机的电磁波辐射会泄露秘密信息,计算机工作时未采取任何措施,因而给他人提供窃密的机会等;②违反规章制度泄密,例如将一台发生故障的计算机送修前既不做消磁处理,又不安排专人监修,造成秘密数据被窃取等;③故意泄密,例如操作员被收买而把计算机保密系统的文件、资料向外提供等。

(2)防范措施:计算机的保密防范措施主要包括技术、行政和法律等三个层面。

1)技术防范:针对电磁波辐射泄密的技术防范包括使用低辐射设备、采取屏蔽措施、干扰辐射信号等措施。针对联网泄密的技术防范包括身份鉴别、监视报警、数字签名及加密等措施。对媒体泄密技术防范包括防拷贝、加密、消磁等措施。

2)行政管理:建立严格的机房管理制度,禁止无关人员随便进出机房,网络系统的中心控制室更应该有严格的出入制度。同时,机房选址要安全可靠,重要部门的机房要有必要的保安措施。规定分级使用权限,加强对媒体及工作人员的管理。

3)法律监督:计算机保密防范必须以法律法规为依据。目前我国已有《保密法》《计算机信息系统安全保护条例》《计算机信息网络国际联网管理暂行规定》等法律法规。按照规定和要求,做好计算机的保密防范工作,不得利用计算机从事危害国家安全、泄露国家秘密的违法犯罪活动。

四、计算机网络安全

1. 网络安全内容　计算机网络安全主要包括网络运行安全、网络系统安全、信息传输安全和信息内容安全等。

(1)网络运行安全:网络运行安全是保证信息处理和传输系统安全,它侧重于保护系统的正常运行,避免因为系统的崩溃和损坏,而对系统内储存、处理和传输的信息造成破坏和损失,本质上是保护系统的合法操作和正常运行。

(2)网络系统安全:网络系统安全包括用户口令鉴别、用户存取权限控制、数据存取权限、方式控制、安全审计、安全问题跟踪、计算机病毒防治、数据加密等。

(3)信息传输安全:信息传输安全指信息传播后果的安全,侧重于防止和控制非法有害信息的传播,防止在公用通信网络上大量自由传输的信息失控。

(4)信息内容安全:信息内容安全侧重于信息的保密性、真实性和完整性,避免攻击者利用系统安全漏洞进行窃听、冒充、诈骗等有损合法用户的行为,本质上是保护用户的利益和隐私。

2. 网络安全防范体系

(1)物理层安全:物理层安全包括通信线路的安全、物理设备的安全、机房的安全等。物理层的安全主要体现在通信线路可靠性、软硬件设备安全性、设备备份、防灾害能力及防干扰能力、设备运行环境、不间断电源保障等。

(2)系统层安全:系统层安全问题来自网络内使用操作系统的安全,例如 Windows NT、Windows 8 等。主要表现在三方面:①操作系统本身的缺陷带来的不安全因素;②对操作系统的安全配置问题;③恶意代码对操作系统的威胁。

(3)网络层安全:网络层安全问题主要体现在网络方面的安全性,包括网络层身份认证、网络资源的访问控制、数据传输的保密与完整性、远程接入安全、域名系统安全、路由系统安全、入侵检测手段、网络设施防病毒等。

（4）应用层安全：应用层安全问题主要由提供服务所采用的应用软件和数据的安全性产生，包括 Web 服务、电子邮件系统、DNS、FTP 安全等。

（5）管理层安全：管理层安全包括安全技术和设备的管理、安全管理制度、部门与人员组织规则等。管理的制度化极大程度地影响着整个网络的安全，严格的安全管理制度、明确的部门安全职责划分、合理的人员角色配置可以降低其他层次的安全漏洞。

3. 网络安全防范对策

（1）计算机网络脆弱性分析：任何单位或个人都可以在网上方便地传输和获取各种信息，这种特点就对计算机网络安全提出了挑战。网络的不安全性主要体现在以下几个方面：

1）操作系统：网络操作系统体系结构本身就是不安全的，采用动态联接结构，操作系统可以创建进程，为维护方便而预留的无口令入口和提供的远程过程调用（RPC）服务，超级用户的存在都可能使系统产生漏洞，为黑客入侵提供方便。

2）计算机系统本身：计算机系统的硬件故障通常有硬件故障、电源故障、芯片主板故障、驱动器故障等；系统的软件故障通常有操作系统故障、应用软件故障和驱动程序故障等。不论是硬件故障还是软件故障，严重时系统会因此而停止工作。

3）通信系统和通信协议：通信协议在设计和制定时存在着安全漏洞和缺陷，造成系统资源浪费、E-mail 中潜伏着电子炸弹、受到恶意病毒和黑客的威胁。导致系统故障、信息丢失，甚至使系统瘫痪，造成重大经济损失。

4）网络存储介质：各种存储器中存储大量的信息，这些存储介质很容易被盗窃或损坏，造成信息的丢失；存储器中的信息也很容易被复制而不留痕迹，信息的保密性受到威胁。

5）传送文件、加载或安装程序，包括可执行文件，这些过程也会带来不安全因素。

6）防火墙的脆弱，难以防范网络内部的攻击和病毒的侵犯，一些新的破解的方法也给防火墙造成一定隐患。

7）各种自然灾害还有一些偶发性因素，也对计算机网络构成威胁。

8）管理不好、规章制度不健全、安全管理水平较低、操作失误、渎职行为等都会对计算机信息安全造成威胁。

（2）计算机网络安全防范对策

1）技术对策：计算机网络安全技术主要包括实时扫描技术、实时监测技术、防火墙、完整性检验保护技术、病毒情况分析报告技术和系统安全管理技术。及时备份数据、采用网络访问控制策略、应用密码技术、安装病毒防火墙、采用防病毒卡、采用物理访问控制、设多层安全防护圈等技术手段防范计算机网络安全。

2）管理对策：计算机网络的安全管理，既要重视所采用的安全技术和防范措施，又要重视它所采取的管理措施和执行计算机安全保护法律、法规的力度，将两者紧密结合使计算机网络安全确实得到有效保证。

加强对计算机用户的安全教育、建立相应的安全管理机构、不断完善和加强计算机的管理功能、加强计算机及网络的立法和执法力度等。加强计算机安全管理、加强用户的法律、法规和道德观念，提高计算机用户的安全意识，防止计算机犯罪、抵制黑客攻击和防止计算机病毒干扰。

第二节　平台系统软件安全

一、操作系统安全

1. 安全威胁　操作系统的安全性在计算机系统的整体安全性中具有至关重要的作用，操作系统的安全机制在支持高层应用程序的安全性上有着重要的作用，对整个系统安全的重要性是不可替代的。操作安全威胁主要包括：

（1）可用性威胁。系统的资源被破坏或变得不可用或不能用，例如破坏硬盘、切断通信线路或使文件管理失效等。

（2）机密性威胁。未经授权的用户、程序或计算机系统获得了对某些资源的访问，例如在网络中窃取数据非法拷贝文件和程序等。

（3）完整性攻击。未经授权的用户不仅获得了对某些资源的访问，而且进行篡改，例如修改数据文件中的值，修改网络中正在传送的消息内容等。

（4）合法性威胁。未经授权的用户将伪造的对象插入到系统中，例如非法用户把伪造的消息加到网络中或向当前文件加入记录等。

2. 安全要求　安全操作系统是指系统本身具备一系列特定的安全属性。并能够使用这些属性提供的支持来对系统中的信息的访问操作，从而确保只有具备合理授权的用户或者是代表这些用户的进程才有能力对指定的信息进行读、写、创建或者删除。要达到安全系统的目标，就要满足下面的 4 个基本条件：①为系统定义一个清晰、完整的安全策略，并且系统在这一安全策略上实施；②为系统中的每个实体指派相关的标志；③提供有效全面的责任说明；④能够提供连续的保护要求。

3. 安全防护

（1）Windows 安全机制：Windows 是一个为个人计算机和服务器用户设计的操作系统，从 1983 年 Microsoft 公司宣布 Windows 的诞生至今，其系统一直处于全球个人计算机垄断地位。多年来，Windows 系统逐步引入了越来越多的安全机制，例如身份验证机制、访问控制机制、数据保护机制、安全审计机制等。

1）身份验证机制。Windows 系统最常用的身份验证机制是基于用户名 / 密码方式。当用户登录 Windows 系统时，系统首先启动一个自启动 Windows 程序，监视整个系统登录的过程。

2）访问控制机制。Windows 系统依靠访问控制表（access control list，ACL）对系统资源访问进行控制，访问控制表有两种：一种是自主访问控制表（discretionary access control list，DACL），它包含了用户组的列表以及相应的权限，每一个用户或组在 DACL 中都有特殊的权限；另一种是系统访问控制表（system access control list，SACL），它是为了审计服务的，设置建立了需要记录到审核日志的事件。

3）数据保护机制。自 Windows 2000 操作系统开始，微软就在操作系统上采用加密文件系统实现对存储在 NTFS 磁盘卷上的文件和文件夹进行加 / 解密操作，有效地保证数据存储的安全性。然而 EFS 对系统的某些敏感区城，例如注册表配置单元文件、计算机设备的物理丢失导致的数据失窃或恶意泄露等问题无法实施保护。因此在 Windows Vista 中，新加入了一个叫作 BitLocker 的数据保护功能，可以提供磁盘级的数据加密能力。

4）安全审计机制。安全审计是一种事后追查的安全机制，通过对所关心的事件日志进行记录和分析来实现目标，检测和判定非法用户对系统的渗透或入侵，识别误操作并记录进程。

（2）Linux 安全机制：Linux 是一种可以免费运行在个人计算机上的类 Unix 操作系统。Linux 的开源特性不仅在灵活性和扩展性方面赢得了人们的信赖，在安全方面的优势同样也被寄予了很高的期望。除符合 POSIX 安全标准以外，Linux 提供的安全机制主要有：身份验证机制、访问控制机制、加密文件系统和安全审计等安全技术等。

1）身份验证机制。Linux 系统最常用的身份验证机制是采用用户名和口令的方式，另外还提供"安全注意键"和 PAM 两种验证机制。

2）访问控制机制。Linux 对文件的访问控制机制包括基于权限位的访问控制、访问控制列表、特权管理等。

3）加密文件系统。内核为 2.6.19 版本的 Linux 系统中引入了功能强大的企业级加密文件系统，为应用程序提供透明、动态、高效和安全的加密功能。

4）安全审计。Linux 系统的日志信息主要由审计服务进程来维护与管理。

（3）安全解决方案：操作系统安全加固。安全操作系统的含义是在操作系统的工作范围内，提供尽可能强的访问控制和审计机制，在用户 / 应用程序和系统硬件 / 资源之间进行符合安全策略的调度，限制非法的访问，在整个软件信息系统的最底层进行保护。根据有关信息系统安全标准的定义，安全的操作系统设计要遵循如下原则：①最小特权原则；②访问控制原则；③安全审计原则；④安全域隔离原则。利用这些最底层的安全功能，抵制各种病毒、木马程序、网络入侵行为和人为非法操作。

1）国外解决方案：①Windows 操作系统安全加固。目前比较可行的解决方案是对现有的主流操作系统进行安全加固，对操作系统的超级用户权限进行合理分散与适度制约。②Linux 操作系统安全加固。Linux 安全模块采用了通过访问前在内核源代码中放置钩子的方法，来仲裁对内核内部对象进行的访问。

2）国内解决方案：国内对操作系统安全问题的解决方案包括：基于 Linux 开源代码研究的基础上，对 Linux 操作系统进行安全改造，重新构建一个新的安全的操作系统，保证了操作系统的可控性、可信性。主要通过实现基于策略的强制访问控制，对目前主流操作系统进行安全加固。

二、数据库安全

数据库作为重要的数据存储工具，保存着重要的、敏感的、有价值的商业和公共安全中最具有战略性的资产。数据库安全包括物理数据库的完整性、逻辑数据库的完整性、存储数据的安全性、可审计性、访问控制、身份验证、可用性等方面的安全。

1. 数据库硬件环境安全

（1）存储安全：存储是存放数据最重要的硬件设备，存储的安全特别重要。选择国内或者国外知名品牌设备，保证控制器大于等于 2 个，且有双电源，存储设备应考虑维保服务及本地售后情况等。

（2）服务器安全：PC 服务器首选知名主流品牌，有双电源且磁盘可以做成 RAID5、RAID6 或 RAID10，小型机推荐使用 Linux LVM 等技术确保安全稳定。

2. 数据库软件环境安全

（1）云平台安全：云平台实现了所有应用系统的高可用，云平台上不再装 RAC，使用可靠的数据库备份平台软件作为配套设施。

（2）操作系统安全：Linux、Windows、UNIX 等操作系统都应该选择主流版本，安装 Windows 系统打全补丁，测试运行稳定之后再安装数据库等应用软件，最后安装杀毒软件。

3. 数据库管理系统安全 数据库管理系统是为管理数据库而设计的计算机软件系统，一般具有存储、截取、安全保障、备份等基础功能，目前主流的数据库管理系统有：Oracle、MySQL、SQL Server、DB2 和 Sybase。

（1）Oracle：Oracle 数据库是甲骨文公司推出的一款关系数据库管理系统，是当前数据库领域最有名、应用最广泛的数据库管理系统之一，Oracle 产品覆盖了大、中、小型机等几十种机型。

Oracle 数据库具有以下特点：①可运行于大部分硬件平台与操作系统上；②能与多种通信网络相连，支持多种网络协议；③操作较为复杂，对数据库管理人员要求较高；④具有良好的兼容性、可移植性、可连接性和高生产率；⑤安全性非常高，安全可靠。

（2）MySQL：MySQL 是由 My SQLAB 公司开发的一款关系型数据库管理系统，属于 Oracle 旗下产品，也是一款开源的 SQL 数据库管理系统，是众多小型网站作为网站数据库的选择。

MySQL 数据库具有以下特点：①是开源的，可供用户免费使用；②支持多线程，充分利用 CPU 资源；③对 PHP 有很好的支持，PHP 是比较流行的 Web 开发语言，搭配 PHP 和 Apache 可组成良好的开发环境；④提供 TCP/IP、ODBC 和 JDBC 等多种数据库连接途径。

（3）SQL Server：SQL Server 是美国微软公司推出的一款关系型数据库管理系统，是一款可扩展的、高性能的、为分布式客户机/服务器计算所设计的数据库管理系统，实现了与 Windows NT 的有机结合，提供了基于事务的企业级信息管理系统方案。

SQL Server 数据库具有以下特点：①采用图形界面，操作简单，管理方便；②开放性不足，只能在 Windows 平台上运行；③可以用 ADODAO、OLEDB、ODBC 连接；④收费较低；⑤具有强有力的事务处理功能，采用各种方法保证数据的完整性。

（4）DB2：DB2 是美国 IBM 公司开发的一款关系型数据库管理系统，主要应用于大型应用系统，具有较好的可伸缩性，可支持从大型机到单用户环境，应用于所有常见的服务器操作系统平台下。

DB2 数据库具有以下特点：①采用了数据分级技术，能够使大型机数据很方便地下载到 LAN 数据库服务器，使得客户机/服务器用户和基于 LAN 的应用程序可以访问大型机数据，并使数据库本地化及远程连接透明化；②性能高，适用于数据仓库和在线事物处理；③向下兼容性较好，广泛应用于大型软件系统；④拥有一个非常完备的查询优化器，为外部连接改善了查询性能；⑤具有很好的网络支持能力，可同时激活上千活动线程。

（5）Sybase：Sybase 数据库是由美国 Sybase 公司推出的一种关系数据库系统，是一种典型的 UNIX 或 Windows NT 平台上客户机/服务器环境下的大型数据库系统，由于基于客户机/服务器体系结构，Sybase 支持共享资源且在多台设备间平衡负载。

Sybase 数据库具有以下特点：①基于客户/服务器体系结构的数据库，支持共享资源且在多台设备间平衡负载；②操作较为复杂，对数据库管理员的要求较高；③有非常好的开放性,能在几乎所有主流平台上运行;④是一款高性能、安全性非常高的数据库。

4. 数据库安全性影响因素 影响数据库安全性的主要因素有以下几点:①数据库数据量大,数据敏感度不同而且粒度很细;②用户成分复杂;③数据操作的种类多;④推导控制问题;⑤分布式数据库带来更多的安全性问题。

由数据库自身的特点,决定了数据库在安全保密方面有其自身的要求:①物理完整性与逻辑保密性。任何主体在非授权情况下均不能直接访问数据库中数据,从而保证整个系统结构的完整。②推导控制。防止任何主体通过执行某些数据操作或运算。③灵活性。在各种要求层次上,合法的授权用户均能很方便地获得相应的操作特权。④高效性。数据库安全机制要尽可能少的降低数据库基本操作的效率,同时应满足用户的需求。⑤合理性。用户可存取的数据不能因安全机制的引入而减少,安全机制在时间和空间上的开销要合理。

5. 数据库安全技术 数据库安全要依托整个网络安全体系才能提高数据库安全防御能力,因此,涉及的安全技术较多,目前相关的安全技术主要有访问控制技术、数据库安全加密技术、数据库审计技术、多级安全数据库技术、数字水印技术和大数据安全相关新技术等。

(1)访问控制技术:访问控制是数据库安全的基本机制。访问控制根据规定的安全策略和安全模式对合法用户进行访问授权,并防止未经授权用户以及合法授权用户的非法访问。涉及的对象通常包括访问主体、资源客体、访问策略、策略强制执行等组件。作为安全基本机制,访问控制实施对资源或操作的限制,并进行授权,可以直接支持机密性、完整性、可用性,常使用的技术包括访问控制矩阵、访问控制列表、访问标签、权限、鉴别凭证、安全标记、访问时间、访问路由。访问控制策略模型包括自主访问控制策略和强制访问控制策略。

(2)数据加密技术:数据加密是将数据库中的数据通过身份认证、密钥+密码、密钥管理等进行数据保护的技术,是防止数据库的数据信息篡改和泄露的有效手段,通过数据信息加密能够确保数据用户信息的安全,即使数据被非法导出、备份文件被窃取,也无法恢复和访问丢失的数据。

(3)数据库审计技术:提高数据库的安全级别,还需要数据库审计技术支撑。在国内外数据库安全相关标准中,例如《可信计算机系统评估标准关于可信数据库系统》TDI/TCSEC、《信息安全技术数据库管理系统安全技术要求》GB/T 20273—2006,都有对数据库提出安全审计的要求。数据库审计技术用于监视并记录对数据库服务器的各类操作行为,通过对网络数据的分析,实时、智能地解析对数据库服务器的各种操作,并记入审计数据库中以便日后进行查询、分析、过滤,实现对目标数据库系统用户操作的监控和审计。数据库审计技术可以监控和审计用户对数据库中的数据库表、视图、序列、包、存储过程、函数、库、索引、同义词、快照、触发器等的创建、修改和删除等,分析的内容可以精确到 SQL 操作语句一级;还可以根据设置的规则,智能地判断出违规操作数据库的行为,并对违规行为进行记录、报警。

(4)多级安全数据库技术:多级安全数据库技术其核心是通过数据库系统存储和管理不同安全等级的敏感数据,同时通过自主访问控制或者强制访问控制机制保持数据的安全性。该项技术在考虑设计和实现一个多级安全数据库系统时,依据提供多种密级粒度、确保一致性和完备性、实施推理控制、防止敏感聚合、进行隐蔽通道分析、支持多执行并发控制等原则,解决多级安全数据库的各种关键问题。

多级安全数据库体系结构是实现多级安全数据库管理系统的基础,在多级安全数据库管理系统体系结构领域，国内外已经进行了很多研究，并且提出了大量的多级安全数据库体系结构，主要分为三类：TCB（trusted computing base）子集结构（TCB Subset DBMS）、可信主体结构（Trusted Subject DBMS）和完整性锁结构。

TCB 子集结构，使用 DBMS 外的可信计算基础对数据库对象进行强制存取控制。该方法具有 3 个特点：①多级数据库管理系统实际上是多个单级数据库管理系统的实例化；②多级数据库及其数据被分解成不同等级的对象保存在操作系统对象中；③多级数据库管理系统有一定的访问控制权，但操作系统对于数据库管理系统访问数据的操作实行完全访问控制。

（5）数字水印技术：数字水印是一种将可识别的数据嵌入数字作品中的技术，用人类感官无法识别，只有使用专门的检测软件才可以方便地识别。数字水印是数字内容的唯一标识，即使数字内容经过拷贝、编辑处理、压缩／解压、加密／解密或广播等操作，数字水印仍能保持不变，同时数字水印的存在对数字作品的质量没有影响。在云端的数据库中应用数字水印技术能够较好地解决保护云数据库的版权、合法用户的泄密追踪以及恢复原始数据等问题，能够给云数据库安全技术支撑。

（6）大数据安全相关技术：针对大数据快速发展带来的数据库安全问题，数据脱敏技术、密文检索技术等技术研究和应用的快速发展，也将成为云计算、大数据应用中数据库安全不可缺少的组成部分。

三、中间件安全

1. 中间件分类 中间件包括应用系统类中间件和服务类中间件（ESB）。应用系统类中间包括：消息中间件、事务中间件、数据存取管理中间件等。服务类中间件包括：Web 服务器中间件、安全中间件、跨平台和架构中间件、专用平台中间件、网络中间件等。

（1）消息中间件：消息中间件能在不同平台之间通信，实现分布式系统中可靠的、高效的、实时的跨平台数据传输，例如 Tong LINK、BE Ae Link、MQSeries 等，是需求量最大的中间件产品，目前在 Windows 操作系统中已包含其部分功能。

（2）事务中间件：事务中间件最早出现在大型机上，为其提供支持大规模事务处理的可靠运行环境。随着分布计算技术的发展，分布应用系统对大规模的事务处理也提出了需求。事务处理中间件位于客户和服务器之间，完成事务管理与协调、负载平衡、失效恢复等任务，以提高系统的整体性能。例如东方通科技公司的 Tong LINK 和 Tong EASY 等。

（3）数据存取管理中间件：在分布式系统中，重要的数据都集中存放在数据服务器中，它们可以是关系型的、复合文档型、具有各种存放格式的多媒体型，或者是经过加密或压缩存放的，该类型中间件为网络上虚拟缓存、格式转换、解压等带来方便。

（4）Web 服务器中间件：浏览器图形用户界面已成为公认规范，然而它的会话能力差、不能作数据写入、受 HTTP 协议的限制等，就必须进行修改和扩充，形成了 Web 服务器中间件，例如 Silver Stream 公司的产品。

（5）安全中间件：军事、政府和商务部门上网的最大障碍是安全保密问题，而且不能使用国外提供的安全措施，由操作系统引起的不安全因素需要用中间件去解决。

（6）跨平台和构架的中间件：当前开发大型应用软件通常采用基于构架和构件技术，在分布系统中，还需要集成各节点上的不同系统平台上的构件或新老版本的构件，由此产生了构架中间件,功能最强的是 CORBA,可以跨任意平台,但是太庞大;JavaBeans 较灵活简单,很适合于做浏览器,但运行效率差;DCOM 模型主要适合 Windows 平台,已广泛使用。实际上国内新建系统主要是 UNIX(包括 LINUX)和 Windows,因此针对这两个平台建立相应的中间件要实用得多。

(7)专用平台中间件:为特定应用领域设计参考模式,建立相应构架,配置相应的构件库和中间件,为应用服务器开发和运行特定领域的关键任务。

(8)网络中间件:网络中间件包括网管、接入、网络测试、虚拟社区、虚拟缓冲等,也是当前最热门的研发项目之一。

2. 中间件优势 中间件的优势主要包括:①缩短应用的开发周期,本来由程序开发做的控制,通过中间件介入都可以完成。使用标准商业中间件完成基础软件的开发可缩短开发周期 50%~75%。②降低开发的失败率,通过引入成熟的中间件,增加了软件应用开发的成功率。③提高应用的开发质量。④减少前期开发成本和维护费用,标准中间件的规范化模块可以有效地保证应用系统质量及减少新旧系统维护开支。

3. 企业服务总线

(1)概念:企业服务总线(enterprise service bus,ESB)是传统中间件技术与 XML、Web 服务等技术结合的产物。企业服务总线的概念是从面向服务体系架构(service-oriented architecture,SOA)发展而来的。SOA 描述了一种 IT 基础设施的应用集成模型,其中的软构件集是以一种定义清晰的层次化结构相互耦合,一个 ESB 是一个预先组装的 SOA 实现,它包含了实现 SOA 分层目标所必需的基础功能部件。

(2)应用特征:ESB 是传统中间件技术与 XML、Web 服务等技术相互结合的产物,用于实现企业应用不同消息和信息的准确、高效和安全传递。ESB 提供了网络中最基本的连接中枢,是构筑企业神经系统的必要元素。ESB 的出现改变了传统的软件架构,可以提供比传统中间件产品更为廉价的解决方案,消除不同应用之间的技术差异,让不同的应用服务协调运作,实现不同服务之间的通信与整合。从功能上看,ESB 提供了事件驱动和文档导向的处理模式,以及分布式的运行管理机制,它支持基于内容的路由和过滤,具备了复杂数据的传输能力,并可以提供一系列的标准接口。

(3)Ensemble 中间件:Ensemble 是一个单一的、构架一致的产品内将整合服务器、应用服务器、高性能对象数据库和紧密整合的开发管理环境集为一身的应用整合平台。这个独一无二的技术融合开发出一个能简单有效整合最复杂系统的应用整合平台。

Ensemble 可以超快地整合和开发复合应用。以当今的面向服务构架(SOA)和事件驱动(Event-Driven)为设计理念,Ensemble 能优异、快速地建立并实施利用现有应用功能、协助新业务流程和跨企业整合数据的新业务方案。Ensemble 的目的是提供客户能够开发、配置、部署和管理的整合平台。Ensemble 产品整合多样的、异构的软件系统。一个产品流程处理外部系统的沟通,也有的流程是处理内部过程的沟通。

(4)Orion 中间件:Orion 中间件是为实现医院内部临床信息整合的同时,统一设计和实现临床信息的对外交换共享的模型,从而方便地实现与社区医疗、区域医疗和公卫系统的衔接。Orion Health 是新西兰的一家医疗健康领域的软件上市公司开发。通过异构系统之间的医疗信息交换以及将健康信息在一个统一门户上的整合,解决了"信息孤岛"和"信息烟囱"的问题,进而提高了医疗质量和临床决策的精度和速度。

Orion Health 医院系统利用强大的集成引擎 Orion Health ™ Rhapsody® 对所有现有和老旧系统的数据进行了无缝集成。Rhapsody 强大的集成能力允许新的系统和模块成功地集成到现有的系统中。Orion Health 医院系统本身可以很容易地被集成到现有的系统架构内，而不需要更换现有的临床系统，例如实验室信息系统、放射科信息系统或其他专业系统。

第三节 平台应用系统安全

一、代码安全

1. 代码审计环境　搭建 PHP 代码审计环境，应尽量使用最简单的搭建方法，例如安装 Wamp/Wnmp、Lamp/Lnmp 等环境集成包，快速构建所需 PHP 运行环境。在选择集成包时须考虑集成环境版本，对于 PHP、MySQL、Apache 等服务软件版本，尽量使用 PHP5.2.x、MySQL5.0 及以上版本，在针对特殊的漏洞测试时，还需要安装不同的版本，在不同的操作系统下进行测试。

2. 代码审计工具

（1）代码编辑器：常用的轻量级代码编辑器有 Nodepad ++、Editplus、UltraEdit、pspad、Vim、Gedit 等，这些都是通用型文本编辑器，支持多种编程语言代码高亮，操作简单，启动快并且对文本操作很方便。

常用的完备型 PHP 开发软件编辑器主要有 ZendStudio、PhpStorm、PhpDesigner、NetBeans 等。其优点是功能全；对代码调试、代码提示等支持较好；开发 bug 少，开发效率高等。

（2）代码审计工具：代码审计工具是一类辅助白盒测试的程序，它可以分很多类，例如安全性审计、代码规范性审计工具等。也可按审计的编程语言分类，目前商业性的审计软件大多支持多种编程语言，也有个人或团队开发的免费开源审计软件。常用代码安全审计软件有 Fortify SCA、RIPS、Find Bugs、Code scan 等。

（3）漏洞验证辅助：借助代码审计工具和读 PHP 文件发现漏洞，都需要验证漏洞是否真实可用。主要的漏洞验证辅助工具包括数据包请求工具类、暴力枚举类、编码转换及加解密类、SQL 执行监控软件等。

3. 漏洞挖掘与防范　每类漏洞都有针对性的审计技巧和针对性挖掘漏洞的方法。漏洞大致分为 SQL 注入、XSS、CSRF 漏洞、文件操作、代码 / 命令执行、变量覆盖以及逻辑处理等，这些都是常见的 Web 漏洞。

（1）SQL 注入漏洞：SQL 注入漏洞是目前被利用得最多的漏洞。SQL 注入漏洞的原理是由于开发者在编写操作数据库代码时，直接将外部可控的参数拼接到 SQL 语句中，没有经过任何过滤就直接放入数据库引擎执行。

通常利用 SQL 注入的攻击方式有如下几种：①在权限较大的情况下，通过 SQL 注入可以直接写入 Webshell，或者直接执行系统命令等；②在权限较小的情况下，也可以通过注入来获得管理员的密码等信息，或者修改数据库内容进行一些钓鱼或者其他间接利用。

（2）XSS 漏洞：XSS 为跨站脚本攻击，在 Web 漏洞中 XSS 是出现最多的漏洞。这种漏洞分为反射型 XSS 和存储型 XSS。反射型 XSS 是通过外部输入然后直接在浏览器端触发的漏洞，存储型 XSS 是先把利用代码保存在数据库或文件中，当 Web 程序读取利用代码并输出在页面上时触发漏洞。

（3）CSRF漏洞：CSRF为跨站请求伪造攻击，是一种劫持被攻击者浏览器发送HTTP请求到目标网站触发某种操作的漏洞。在原理上是一种与XSS相左的攻击方式，其最终的作用对象是服务器上远端Web程序，而XSS的最终作用对象是本地浏览器。由于发生CSRF攻击后，攻击者是强迫用户向服务器发送请求，所以会造成用户信息被迫修改，严重者引发蠕虫攻击。

（4）SSRF漏洞：SSRF为服务端请求伪造，即服务端的网络访问能够被攻击者操纵所导致的安全漏洞。攻击者若提供一个恶意的url，那么服务器端就会出现异常。因此，SSRF往往意味着僵尸网络，恶意代理，甚至跳板入侵内网等。

二、算法安全

常用的安全算法主要包括数字摘要、对称加密算法、非对称加密算法、信息编码等。

1. 数字摘要 数字摘要也称为消息摘要，它是唯一对应一个消息或文本的固定长度的值，它由一个单向Hash函数对消息进行计算而产生。消息在传递中改变了，接受方对收到的消息采用相同的Hash重新计算，产生的摘要跟原摘要进行比较，即可知道消息是否被恶意篡改了，所以消息摘要能够验证消息的完整性。

（1）MD5：MD5即message digest algorithm5，是数字摘要的一种实现，用于确保信息传输完整性和一致性，摘要长度为128位。MD5由MD4、MD3、MD2改进而来，主要增强了算法复杂度和不可逆性。

（2）SHA：SHA即secure hash algorithm，是安全散列算法。1993年该算法由美国国家标准和技术协会提出，并作为联邦信息处理标准（FIPSPUB180）公布，1995年又发布了一个修订版FIPSPUB180-1，通常称之为SHA-1，并被广泛使用。SHA-1的摘要信息长度为160位，由于生成的摘要信息更长，运算的过程更加复杂，在相同的硬件上，运算速度比MD5更慢，也更为安全。

2. 对称加密 对称加密算法是应用较早的加密算法，加解密使用相同的密钥。对称加密算法特点是算法公开、计算量小、加密效率高，使用长密钥时难破解性，但安全性由于依赖于密钥，泄露密钥就意味着任何人都可以对加密的密文进行解密，因此密钥的保护对于加密信息是否安全至关重要。常用的对称加密算法包括DES算法、3DES算法、AES算法等。

3. 非对称加密 非对称加密算法又称为公开密钥加密算法，两个密钥，一个公钥，另一个私钥。公钥与私钥需要配对使用，如果用公钥对数据进行加密，只有对应的私钥才能进行解密，而如果使用私钥对数据进行加密，那只有对应的公钥才能解密。由于加密和解密使用的是两个不同的密钥，所以这种算法称为非对称加密算法。

三、应用安全

1. 运营理念 基本的安全原则是任何环境中安全运营的核心。这些原则包括知其所需、最小特权、职责和责任分离、岗位轮换和强制休假。将它们结合使用，有助于防止安全事故的发生，并限制发生的范围。根据安全原则，管理员和运营者有特殊的特权去完成他们的工作。

监控特权活动以确保特权实体不滥用他们的访问权限也是十分重要。介质设备或其他含有数据的资产在其整个生命周期都受保护。介质设备包括任何可以保存数据的设备,例如磁带、内部驱动器、便携式驱动器(USB、Firewre 和 eSATA)、CD 和 DVD、移动设备、存储卡和打印输出设备。带有敏感信息的介质设备会被组织以相应的处理办法标记、处理、存储和销毁。

安全运营实践的主要目的是保障系统中信息资产的安全性。这些实践有助于确定威胁和漏洞,并实施控制来降低整个组织资产的风险。在信息安全环境中,应尽关注和应尽职责依靠不断演进的基本原则,采取合理的关注来保护组织的资产,高级管理人员对执行应尽关注和应尽职责有直接责任,执行周期性的审计和检验。

2. 资源管理　安全运营知识域的另一个元素是整个生命周期中的资源配置及管理,这包括多种类型的资产,例如硬件、软件、物理资产、虚拟资产和基于云的资产。

(1)软硬件资产管理

1)硬件清单:在设备的整个生命周期中,许多组织使用数据库和库存应用程序来清点库存和跟踪硬件资产。例如条形码系统可以打印条形码并放置在设备上,使用无线射频识别仪 FID 标签,检查表清理硬盘、非易失性存储器和可移动介质,使用条形码库存系统定期完成库存清点等。

2)软件许可:组织购买软件,并经常使用许可证密钥来激活软件。激活过程通常需要在互联网上连接一台许可证服务器,以防止盗版。如果许可证密钥泄露,该服务器能够使密钥失效。软件许可也能够确保系统没有未授权的软件被安装。

(2)物理资产管理:物理资产在 IT 硬件范围之外,包括所有的物理设施,例如组织的办公建筑及其内部设施。保护物理资产的方法包括使用栅栏、路障、门锁、安保、闭路电视系统等。

组织在规划布局时,通常把敏感的物理资产定位到建筑物的中心。这就使得组织能够逐步加强物理安全控制。附加的物理安全控制限制对内部工作区域的进出。密码锁、陷阱、安全徽章和保安是用来控制进出的常用方法。

(3)虚拟资产管理:为了大幅度节约成本,组织逐步使用越来越多的虚拟化技术。例如组织可以将 100 台物理服务器减少到 10 台,托管 100 台虚拟服务器。这降低了供暖、通风、空调、电力和整体运营成本。

虚拟化中的主要软件组件是管理程序。虚拟机管理程序管理虚拟机、虚拟数据存储和虚拟网络组件。作为物理服务器上附加的一个软件层,它也是另外的一个攻击面。许多虚拟化工具都具有内置的工具来创建虚拟系统的完整备份,并创建定期快照,以便及时进行较为方便的数据恢复。

(4)基于云的资产管理:基于云的资产包括组织使用云计算访问的任何资源。云计算资源高度可用、易于扩展,组织通常从其他组织租用基于云的资源,但也可在组织内部管理云资源。其中面临的一个主要的挑战是,这些资源是在组织的直接控制之外,这使得组织更难以管理风险。当在云中存储数据时,组织必须确保安全控制能防止未授权的数据访问,应正式定义存储和处理存储在云中的数据要求。

(5)介质管理:介质管理是指对介质和存储在介质上的数据进行管理。介质主要包括磁带、CD、DVD 光盘、便携式 USB、外部 SATA 驱动器、内部硬盘、固态硬盘、USB 闪存驱动器等。磁带常用于备份,所以介质管理直接涉及磁带,介质管理的扩展范围则超出了备份磁带,可延伸到任何类型的可保存数据的介质。当介质设备包含敏感信息时,信息应被存储在安全的位置,加以严格的访问控制,以防止由于未经授权的访问造成损失。用于存储介质设备的任何位置都应该有温度和湿度控制,以防止因腐蚀而引起的损失,介质管理还包括使用技术控制限制来自计算机系统的设备访问,正确管理介质可保持信息的机密性、完整性和可用性。

3. 配置管理　配置管理有助于确保系统处于一致安全的状态,并在整个生命周期维护这种状态。

(1)管理方法:配置管理使用基线管理的方法。基线是一个起点,在配置管理中,它是一个系统的启动配置。管理员为了满足不同需求,可在完成系统部署之后修改基线。

(2)创建步骤:采用镜像创建基线的一般步骤是:①在计算机上安装操作系统和所有所需的应用程序并对系统进行相关的安全配置和其他设置以满足组织的需求,将进行人工测验来确保系统正常运行;②使用镜像制作软件,捕获系统的镜像,并将其存储在服务器上;③根据需要手动将镜像部署到系统中。

(3)实现效果:基线镜像提高了系统的安全性,确保所需的安全设置始终正确配置;减少了部署和维护系统所需的时间,从而降低了整体维护成本。当用户的系统损坏时,技术人员可以在几分钟内重新部署镜像,无需耗时排除系统故障或重建系统。

4. 变更管理　变更管理的主要目标是确保变更不会导致中断。变更管理流程要求适当的人员在实施变更前审查和批准变更,并做详细记录。变更管理有助于减少因未授权变更造成的不可预料的中断。

5. 补丁和漏洞管理　在操作系统和应用程序中经常发现错误和安全漏洞,补丁和漏洞管理同时用于保护系统免受威胁。补丁管理能够确保应用适当的补丁,并且漏洞管理有助于验证系统免受已知的威胁干扰。

(1)补丁管理:补丁是用于任何类型代码编写的笼统术语,写补丁能够纠正错误或修复漏洞,或提高现有软件的性能。在系统安全的状态下,管理员主要关心的是安全补丁,这是影响系统漏洞的补丁。供应商经常发布的补丁只有在被应用时才是有用的,有效的补丁管理程序能够确保系统安装当前最新的补丁。

(2)漏洞管理:漏洞管理是指定期检测漏洞,评估并采取相应措施以减少相关风险。其不可能消除风险,也不可能消除漏洞。有效的漏洞管理程序能够帮助组织定期检测评估漏洞,并及时修补高危漏洞。漏洞扫描和漏洞评估是漏洞管理程序的两个常见要素。

1)漏洞扫描:漏洞扫描器是用来测试系统和网络有无已知安全问题的软件工具。攻击者利用漏洞扫描器来检测系统和网络中的漏洞,例如补丁丢失或密码等级较弱。当发现弱点时,就会发动攻击并利用这些漏洞。许多组织中的管理员使用相同类型的漏洞扫描器来检测他们网络中的漏洞。他们的目标是检测漏洞,并在被攻击之前修补漏洞。正如防病毒软件使用特征文件来检测已知病毒,漏洞扫描器有个已知安全问题的数据库,并能够根据数据库检测系统。

2)漏洞评估:漏洞评估通常包含漏洞扫描结果,但真正的评估将涵盖更多的内容。漏洞评估往往是风险分析或风险评估的一部分,以确定某个时间点的漏洞。漏洞评估还检测其他领域,以确定风险。例如漏洞评估通过检测敏感信息在整个生命周期中如何被标记、处理、存储和销毁,来解决潜在风险。

第八章

健康医疗大数据生命周期安全管理

健康医疗大数据生命周期安全管理是对健康医疗大数据从采集到数据销毁整个生命周期过程中各个阶段的安全管理，包括数据采集安全、数据传输安全、数据存储安全、数据管理安全、数据分析安全、数据发布安全、数据交易安全、数据使用安全和数据销毁安全。本章从大数据的整个生命周期出发，对健康医疗大数据安全管理展开详细介绍。

第一节　数据采集安全

一、数据采集安全问题

在大数据的生命周期中，数据采集处于第一个环节，数据采集是获取原始大数据的过程，需从不同数据源实时或批量地采集各种类型数据，并发送到存储系统或数据中间件系统进行后续处理。采集通常包括两种方式：①不同数据源产生数据，由机器自动生成，然后通过网络传输到指定位置；②由组织机构根据自身需求，有目的地从各种数据源采集所需信息。数据采集系统整合了信号、传感器、激励器、信号调理、数据采集设备和应用软件。在数据大爆炸的互联网时代，数据的类型也复杂多样，包括结构化数据、半结构化数据、非结构化数据等。结构化数据是以明确定义的数据类型组成，其模式可以使其易于搜索，结合到典型场景中，例如企业 ERP、财务系统、医疗 HIS 数据库、教育一卡通、政府行政审批、其他核心数据库等。非结构化数据是数据结构不规则或不完整，没有预定义的数据模型，包括所有格式的办公文档、文本、图片、XML、HTML、各类报表、图像和音频/视频信息等。数据采集阶段会存在来自采集环境、设施、技术和管理等方面的安全隐患。

1. 采集环境安全　数据采集是大数据应用的源头，对源数据进行相应的安全处理是保障大数据安全的关键，其质量尤其是真实性对之后的数据分析、预测结论的正确性产生巨大影响。但是在实际场景中，大数据的源头众多、数据多样、数据增长速度快，加上数据采集中的各种主观客观因素，带来了保障数据采集质量的困难。大数据采集的环境安全是一个重要关注点，其面临的安全威胁之一是数据被伪造或刻意制造，诱导数据分析产生错误结论，影响决策判断力。例如交易的虚假评论、互联网应用中的数据伪造或粉饰，黑客利用网络攻击向数据采集端注入脏数据，也会破坏数据真实性，故意将数据分析的结果引向预设的方向，进而实现操纵分析结果的攻击目的。

数据采集环境中存在大量的、重复的、垃圾的噪声数据，需要对采集数据的真伪进行客观性甄别。数据的真实性不能得到确认，其分析预测结果的正确性也难以保证，使大数据所创造的价值难以使人信服，影响产业的发展。

因此，如何对采集到的大数据去伪存真进行评估，提高识别非法数据源的技术能力，确保数据来源安全可信是大数据采集安全面临的一个重要挑战。

2. 采集设施安全 大数据采集活动通过各种数据采集设备、应用软件、传感器、互联网等进行，大数据的正常运作也需要这些基础设施提供保障，一旦这些采集设备被人为或者自然地发生损坏，会发生数据丢失，增大隐私泄露的可能性，从而形成隐私安全风险。

3. 采集技术安全 大数据本身所蕴含的价值以及数量的庞大会吸引更多的攻击者。例如系统中网络缺陷与不足、信息安全系统不够强大、采集安全技术的不完善以及大数据模式下的数据更容易被发现等，这些问题的存在会引起黑客的注意，会加大外部恶意攻击的频率。

4. 采集管理安全 大数据非法采集和权属分歧等都是采集管理面临的难题。而相关的法律法规还不够健全，缺少对数据采集环节用户权利与隐私被侵犯的明确规定，属于灰色地带，隐私泄露时有发生，使得用户的隐私安全得不到保障。身份认证不完善、访问控制不健全等也会导致大数据在采集环节出现一定的安全隐患。

二、数据采集安全管理

1. 技术层面 健康医疗大数据采集环节安全管理主要涉及数据加密技术、数据融合技术和数据溯源技术的应用。采用加密处理技术对用户的敏感数据等隐私信息进行保护，通过入侵检测、漏洞检测、审计跟踪与大数据技术相结合实现实时安全检测，及时发现健康医疗大数据的隐私安全威胁，避免隐私遭到侵犯。采取安全的数据融合技术去除冗余信息，减少数据传输量，提高数据的采集效率和准确度，确保采集数据的完整性。运用恰当的数据溯源技术，例如数字水印技术，标记和定位大数据应用各个环节的操作，提高健康医疗大数据采集的准确性和完整性。

为了进行高效的数据采集，可以使用 Chukwa、Scribe 等工具，采用分布式采集方法，传输速度达到几百兆以上，能够满足快速采集的需求。数据采集网络层可以针对数据应用的网络架构与系统入口进行安全防护，例如防火墙和入侵监测等手段。设备层可采用设备安置及物理保护、设备处置与重用安全、存储设备安全要求、服务器安全要求、终端安全管理、接入设备安全要求等防护措施。

2. 管理层面

（1）创新采集监管手段：创新健康医疗大数据采集监管手段可以通过以下两种途径进行。①重视大数据人才的培养。通过与高校、研究院等单位合作，联合培养大数据人才，为创新改变目前的监管手段奠定人才基础。②加强与大数据公司等机构合作。有些大数据公司已经拥有成熟的大数据技术，充分利用其先天优势条件，重视大数据、云计算等新兴技术在监管方面的开发和运用，积极探索符合健康医疗大数据采集模式的监管方式，由以往的机构监管转变为行为监管、定期监管转变为实时监管，实现对包括采集行为在内的业务进行动态、全程、全面地监管，保证健康医疗大数据采集行为的合法性。

（2）健全采集监管制度：健康医疗大数据采集安全管理需要有安全、高效、可控的基础网络和各种业务数据库作为保障，各级政府要加大信息化基础设施建设力度，鼓励各类医疗卫生机构构建健康医疗大数据集。根据《国家健康医疗大数据标准、安全和服务管理办法（试行）》的规定，医疗卫生机构应当根据本单位健康医疗大数据管理的需求，明确相应的管理部门和岗位，按照国家授权，实行"统一分级授权、分类应用管理、权责一致"的管理制度，建设相应的健康医疗大数据信息系统作为技术和管理支撑。

严格执行国家和行业相关标准和规定，符合业务应用技术标准和管理规范，做到标准统一、术语规范、内容准确，保证服务和管理对象在本单位信息系统中身份标识唯一、基本数据项一致，所采集的信息应当严格实行信息复核终审程序，做好数据质量管理。

第二节　数据传输安全

一、数据传输安全问题

数据传输指依照适当的规程，经过一条或多条链路，使数据从一个地方传送到另一个地方的通信过程。数据传输系统通常由传输信道和信道两端的数据电路终接设备组成。数据传输系统的输入输出设备为终端或计算机，统称数据终端设备，它所发出的数据信息一般都是字母、数字和符号的组合，为了传送这些信息，就需将每一个字母、数字或符号用二进制代码来表示。数据传输安全关注数据在传输过程中的机密性和完整性，包括数据共享管控风险、跨系统数据传输风险和跨境数据管控风险等问题。

1. 跨系统数据传输风险　频繁的数据传输和交换使数据流动路径变得交错复杂，不再是单向、单路径的简单流动模式，也不再仅限于组织内部流转，而会从一个数据控制者流向另一个控制者。在此过程中，实现异构网络环境下跨越数据控制者或安全域的全路径数据追踪溯源变得更加困难，特别是数据溯源中数据标记的可信性、数据标记与数据内容之间捆绑的安全性等问题更加突出。越来越多的组织机构以数据传输与合作为基础进行生产活动，在使用数据资源参与合作的应用场景中，数据的传输使数据突破了组织和系统的界限，产生跨系统的访问或多方数据汇聚进行联合运算。保证个人信息、商业机密或独有数据资源在合作过程中的机密性是组织机构参与数据流动与数据合作的前提，也是数据安全有序互联互通必须要解决的问题。

2. 跨境数据管控风险　跨境数据传输中存在包括服务外包与合作等渠道泄露关键数据的风险。大量的健康医疗大数据以及国家安全相关信息和数据流向发达国家，发达国家就会获得对信息资源更有力的战略控制能力，从而危及我国公共卫生安全。组织机构缺乏跨境数据传输安全管理制度，对合作方的约束、个人隐私的保护意识比较薄弱，相关法律制度有待完善。已颁布的《中华人民共和国网络安全法》尚未形成针对跨境数据传输的完整框架，也缺乏具体要求，需要进一步的系统和规范的管理，相应的部门职责、数据分级分类管理、数据主体权利义务、安全审查、评估与认证等制度尚待确立。

面对跨境数据流动的安全隐患，没有一个国家可以独善其身，需要各国共同商讨。目前还没有在国际层面上推动形成网络空间治理中打击跨境数据网络犯罪的顶层制度设计，没有配套的数据治理规范，无法针对跨境数据网络犯罪的特性，进行合作跨境防御与打击网络犯罪执法。由于各个国家法律法规、管理制度、历史文化的差异和数据要素本身的复杂性，各个国家对数据安全风险的界定和关注视角不同，形成各国所认同的跨境数据传输安全制度还具有很大挑战。

3. 数据传输管控风险 数据传输管控风险包括数据传输接口和中间层的安全问题。数据传输接口安全即采用安全接口设计及高安全的数据传输协议，保证在通过接口访问、处理、传输数据时的安全性，避免数据被非法访问、窃听或旁路嗅探。大数据传输接口层安全防护主要解决大数据系统中数据提供者、数据消费者、大数据处理提供者、大数据框架提供者、系统协调者等角色之间的接口面临的安全问题，包括例如隐私泄露、不明身份入侵、非授权访问、数据损失等安全问题。中间层安全问题指的是数据在通过中间层的过程时可能会被恶意截获的风险。

二、数据传输安全管理

2017年6月《中华人民共和国网络安全法》正式实施，其中不乏对个人信息保护、数据安全的规定。例如第二十一条："网络运营者应当按照网络安全等级保护制度的要求，履行下列安全保护义务，保障网络免受干扰、破坏或者未经授权的访问，防止网络数据泄露或者被窃取、篡改"。第四十五条："依法负有网络安全监督管理职责的部门及其工作人员，必须对在履行职责中知悉的个人信息、隐私和商业秘密严格保密，不得泄露、出售或者非法向他人提供"。这些规定主要针对运营商及网管部门，对于以上在数据采集、数据加工、数据流通产业链中的安全问题如何进行有效的界定、审查、管理等，尚未从法律角度提出可行的条款和规定。

大数据所面临安全风险和隐患已经对社会和谐与稳定发展带来了严重的威胁，法律上也没有与之相对应的评价认定及处罚条例，因此亟待对大数据安全传输的法律法规进行完善。

1. 技术层面

（1）接口安全控制技术：针对大数据传输接口层安全问题，主要采用安全接口设计及高安全的数据传输协议，保证在通过接口访问、处理、传输数据时的安全性，避免数据被非法访问、窃听或旁路嗅探。采用接口安全控制技术解决大数据系统中数据提供者、数据消费者、大数据应用提供者、大数据框架提供者、系统协调者等角色之间的接口面临的安全问题。同时采用 SSL VPN 技术可以保证数据在节点之间传输的安全性，在任意传输节点之间均可部署 SSL VPN，保证端到端的数据安全传输。

（2）新兴加密体制：针对大数据传输中间层安全问题，加密技术可为数据流的上传与下载提供有效的保护。使用加密等方法隐藏实际数据，使数据在通过中间层的过程时不会被恶意截获，只有数据管理者通过密钥等方式可以在平台中动态解密并访问原始数据。在数据传输过程中，数据加密通过加密算法为数据流的上传提供有效保护，实现信息隐蔽，使用数据脱敏技术对脱敏等级与效果进行度量。加密算法能确保大数据的机密性，传统的加密算法存在密钥管理复杂、计算开销过大等方面的不足，无法真正体现数据的高价值。

一些新兴的加密体制能克服传统加密算法的弊端，例如属性加密体制、代理重加密算法体制、全同态加密、可搜索加密技术等。①属性加密体制将用户的属性与数据属性相关联，只有满足解密数据属性的用户才能获得加密的数据，因此它能提供数据的保密性，提升数据的服务效率；②代理重加密算法体制能实现数据解密权限的传递，提供消息的保密性和访问控制的灵活性，不会泄露加密数据的内容；③全同态加密在不解密数据的前提下，能对加密数据进行检索、比较等操作；④可搜索加密技术能实现密文数据的查询和相关排序，能解决大数据面临的安全问题，但如何适应大数据应用场景的数据规模和数据增长速度仍需要进一步深入地研究。

2. 管理层面　2018年4月全国信息安全标准化技术委员会大数据安全标准特别工作组发布《大数据安全标准化白皮书》，对大数据基础标准、平台和技术、大数据安全传输、服务安全、行业应用5个类别的标准需求梳理，明确了大数据安全传输标准化需求，将进一步形成大数据安全传输的国家标准，为制订大数据安全传输相关的法律条例提供重要的依据。

卫生健康行政部门应当加强监督管理，对本行政区域内健康医疗大数据安全管理工作开展日常检查，指导监督本行政区域内数据综合利用工作，提高数据服务质量，确保数据安全。医疗卫生机构应当接入相应区域全民健康信息平台，传输和备份医疗健康服务产生的数据，并向卫生健康行政部门开放监管端口。

鉴于国际层面打击跨境数据网络犯罪的合作现状，我国应该积极推动形成网络空间治理中打击跨境数据网络犯罪的国际层面的顶层制度设计，完善配套的数据治理规范，形成各国所认同的跨境数据传输安全制度。针对跨安全域传输等存在潜在安全风险的环境，应对敏感信息的传输进行加密保护，并根据数据敏感级别采用相应的加密手段。对于目前已使用的未进行加密传输的数据，应令厂家尽快加入加密模块，并在传输两端协商好加解密算法与密钥，密钥应做到定期更换。

保卫健康医疗大数据安全传输，除了从技术和管理层面发力，全民的重视和参与同样重要，因此还需要普及大数据安全传输的基本知识，培养数据保护的意识和习惯，建立大数据安全传输的健康生态体系。

第三节　数据存储安全

一、数据存储安全问题

数据存储是在大数据采集之后，通过传输技术将数据持久保存在大数据平台，既可以保证数据的完整性，又可为随时使用和加工处理做准备。存储的数据包括采集的数据、分析结果数据等。数据存储管理安全防护措施漏洞难以避免，容易出现数据失窃和篡改问题，各种类型数据的集中存储也使得大数据应用系统更容易成为黑客的攻击目标。数据存储安全问题主要包括存储访问控制安全、数据副本安全和数据归档安全等。

1. 存储访问控制安全　存储系统可以是关系数据库、非关系数据库等，支持对不同类型数据的存储，且提供多种数据访问接口，例如文件系统接口、数据库接口等。直到数据被删除之前，存储的数据均可被合规使用，使用第三方的数据存储平台保存数据，会失去对存储基础设施的部分控制权，这种方式的数据存储将会存在一定的安全风险。

大数据背景下的访问控制呈现出判定依据多元化、判定结果模糊化或不确定化、多种访问控制技术融合化的新特点，进而也促进了大数据访问控制技术的新发展，角色访问控制、风险访问控制、半/非结构化数据的访问控制、针对隐私保护的访问控制、基于密码学的访问控制、基于大数据分析结果的内容访问控制、行为访问控制、协同访问控制和数据联系访问控制等在大数据场景中得以提出或改进创新，多元化且多技术融合的访问控制可以更有效地支持复杂的大数据访问控制需求。数据管理系统或存储平台内部管理人员存在潜在的数据窃取能力,如何解决内部管理员的特权行为问题以防止数据泄密,也是数据存储阶段需要关注的安全问题。

2. 数据副本安全 数据存储系统应提供完备的数据备份和恢复机制来保障数据的可用性和完整性。一旦发生数据丢失或破坏,可以利用备用来恢复数据,从而保证在故障发生后数据不丢失。

随着健康医疗大数据的几何倍数增长,数据存储压力也越来越大,数据存储是否安全可靠,已经关乎医疗卫生机构业务的连续性。系统一旦出现故障,首先考验的就是数据的存储、灾备和恢复能力。如果数据不能迅速恢复,而且不能恢复到断点,则对组织机构造成直接损害。健康医疗行业对大数据安全的需求是保证数据隐私安全同时确保安全性和机密性,同时要保证安全可靠的数据存储、完善的数据备份和管理。

3. 数据归档安全 数据归档是将不再经常使用的数据移到一个单独的存储设备来进行长期保存的过程。在归档系统硬件方面,归档数据保存周期内归档处理节点和后台磁盘存储阵列都存在发生故障的风险;在管理和审核方面,权限管控不当会带来越权访问其他用户数据的安全隐患,更严重的会出现数据被恶意删除或篡改的危害。

二、数据安全存储方法

大数据安全存储可以采用以下 5 种方法。

1. 数据加密 在数据安全服务的设计中,大数据可以按照数据安全存储的需求,被存储在数据集的任何存储空间,通过安全套接层加密实现数据集的节点和应用程序之间移动保护大数据。

2. 分离密钥 使用密钥管理技术把数据使用与数据保管相分离,把密钥与要保护的数据隔离开。涉及从密钥的管理体制、管理协议和密钥的产生、分配、存储、更换、注入、有效期等。

3. 使用过滤器 通过过滤器的监控,一旦发现数据离开了用户的网络,就自动阻止数据的再次传输,可采用数据标识、签名、水印等技术来实现。

4. 数据备份 对于大数据应用而言,实时备份恢复非常困难。因此,需要定期通过系统容灾、敏感信息集中管控和数据管理等产品,实现端对端的数据保护,确保大数据损坏情况下有备无患和安全管控。具体的数据备份与恢复技术有异地备份、RAID、数据镜像、快照等。

5. 细粒度授权管理 可以根据大数据的密级和用户需求的不同,将大数据和用户设定不同的权限等级,并严格控制访问权限。实际生产中,要对数据流主客体、数据访问权限、特权用户的登录、访问行数、数据表和高危行为、许可规则、禁止规则等进行管控。

三、数据存储安全管理

1. 技术层面

(1)分布式存储技术:数据存储阶段的安全管理是指健康医疗大数据在存储时,这些数据不会被非法访问、窃取等。在多种格式的数据采集后,为了方便进行存储处理,先对数据进行归一操作,将不同类型的数据格式进行标准化处理,形成平台能够处理的格式。对于标准化后的数据采用 Hadoop 分布式架构进行存储,利用分布式存储技术解决健康医疗大数据多态性数据类型的存储、查询、备份等。

在健康医疗大数据存储系统中,并非所有数据都是具有敏感性的,可以根据数据敏感性,对数据进行有选择的加密。仅对敏感数据进行按需加密存储,而免除对不敏感数据的加密,可以减少加密存储对系统造成的损失,对维持系统的高能性有积极的意义。云环境下健康医疗大数据通过采取数据加密技术,能够防止健康医疗数据被窃取、伪造与篡改,最重要的是能够防止隐私被窥探。

(2)区块链技术:区块链多私钥权限保管模式可以解决当下通过互联网调取和使用涉及健康医疗相关敏感数据可能出现数据泄露的问题,通过智能合约可以设置对单项信息数据分配多把私钥,并有对应规则来确保对数据每进行一次访问,必须获得私钥授权才能进行。区块链确保了个人敏感数据在全网络使用中的规范化和合法化。

对健康医疗大数据来说,区块链存储技术具有如下优点:①保证数据准确性。涉及人与人的操作,健康医疗数据都有篡改、造假及泄露的可能,存储在区块链上的数据有着无法篡改、无法撤销、每一次动作都会记录的特性,让健康医疗大数据的正确性与唯一性得到保证。②确保数据完整性。在区块链中每个节点都有备份,这使得单点故障不会损害数据完整性。③权限保管更灵活。区块链技术能够做到多私钥的复杂权限保管。私钥的控制权在更多场景下可以分享或者转交他人进行权限保管。

(3)统一存储架构设计:在医疗信息化的发展进程中,医院信息系统积累了大量数据,这些数据存储在不同信息系统中,例如医院信息系统、电子病历系统、影像归档和通信系统、实验室信息管理系统等。这些系统中的医疗数据增长给存储、检索和利用健康医疗大数据带来了挑战。存储在不同信息系统中的数据特征不一,考虑不同信息系统的数据量和访问特点,对结构化数据、半结构化数据和非结构化数据,设计不同存储方案,并整合到统一的架构中。用统一的存储架构来存储健康医疗大数据,利用分级存储解决方案和虚拟化技术可以提高健康医疗大数据的安全性、可用性以及业务连续性,使健康医疗大数据能满足使用者的需要。

2. 管理层面 数据存储解决的是大规模数据的持久存储和管理,健康医疗大数据采集后需要通过传输上传至存储中心进行存储,是数据管理、分析、发布和使用等环节的前提。

医疗卫生机构应当具备符合国家有关规定要求的数据存储、容灾备份和安全管理条件,加强对健康医疗大数据存储、分析、安全隐私保护等关键技术攻关。按照国家网络安全等级保护制度,依据《中华人民共和国计算机信息系统安全保护条例》《计算机信息网络国际联网安全保护管理办法》等有关规定要求,构建可信的网络安全环境,加强健康医疗大数据相关系统安全保障体系建设,提升关键信息基础设施和重要信息系统的安全防护能力,确保健康医疗大数据关键信息基础设施和核心系统安全可控。

健康医疗大数据应当存储在境内安全可信的服务器上,因业务需要确需向境外提供,应当按照相关法律法规及有关要求进行安全评估审核。选择健康医疗大数据服务提供商时,应当确保其符合国家和行业规定及要求,具备履行相关法规制度、落实相关标准、确保数据安全的能力,建立数据安全管理、个人隐私保护、应急响应管理等方面管理制度。委托有关机构存储健康医疗大数据,委托单位与受托单位共同承担健康医疗大数据的管理和安全责任。受托单位应当严格按照相关法律法规和委托协议做好健康医疗大数据的存储管理工作。

医疗卫生机构发生变更时,应当将所管理的健康医疗大数据完整、安全地移交给承接延续其职能的机构或本行政区域内的卫生健康行政部门，不得造成健康医疗大数据的损毁、丢失和泄露。

针对存在潜在安全风险的存储环境，例如 Hadoop 中的数据库、磁盘阵列等，应对大数据中的敏感信息加密存储，确保其保密性，保障数据完整性，做好数据容灾备份。建立从设备到操作系统、从平台应用到数据库、从业务到数据等多角度的容灾备份方案，大数据安全管理员从应急预案、风险检测、实时预警、风险遏制、问题根除、系统恢复、跟踪总结各环节建立落实大数据安全事件应急响应方案，定期开展演练。

第四节 数据管理安全

一、数据管理安全问题

加强对数据采集、传输、存储的管控是保证大数据管理安全的重要内容。即对内部数据使用范围和数据流转等进行规范化控制管理，以防止敏感数据信息被非法授权查看、复制和破坏。在数据管理环节，会因为数据隐私、数据质量和安全机制等方面的管理不当造成数据被滥用和被窃取等问题。

1. 数据隐私问题 大数据时代数据隐私问题主要包括两个方面：①用户个人隐私数据保护问题。随着数据采集技术的不断发展，在用户无法察觉的时候就能容易地获得用户的个人兴趣、习惯、身体特征等隐私信息。②个人隐私数据泄露问题。在数据存储、传输和使用的过程中，个人隐私有被泄露的风险。

2. 数据质量问题 数据质量影响着大数据的利用，低质量的数据不仅浪费了传输和存储资源，甚至无法被利用。数据在采集、传输和存储的过程，都可能影响其质量。数据质量具体表现在数据的完整性、准确性、一致性、冗余性。虽然有很多提升数据质量的措施，但是数据质量的问题不可能完全根除，包括数据缺失、不准确、歧义等。

3. 安全机制问题 大数据安全管理保障制度和规范还不完善，大数据安全防护体系不健全。安全管理内控机制的缺失，投入大量精力在防止外部攻击导致的数据窃取，来自内部的入侵和数据窃取隐患容易被忽视。然而来自内部的安全威胁总体上占 2/3 左右，要远大于来自外部的威胁。面对快速更新迭代的新技术，传统的数据安全防护管理措施已经暴露出不足，病毒攻击、数据泄露的事件时有发生。

二、数据管理安全措施

1. 技术层面

（1）构建数据安全云防御：针对数据隐私问题，构建数据安全云防御体系。数据安全管理体系架构设计理念是一个管理中心支撑下的三重防御。一个管理中心主要对云平台管理，包括云中心安全监控、云中心安全审计、虚拟存储安全管理、虚拟节点安全管理等。三重防护分别是安全计算环境防护、安全区域边界防护和安全通信网络防护。

安全计算环境防护主要对虚拟化可信基础设施进行防护，可以使用第三方安全代理：①对存储资源进行存储防护功能聚合，从虚拟存储引擎、密文检索、数据隐私保护、数据可信存储 4 个方面进行聚合；②对于计算资源进行节点防护功能聚合，从远程可信验证、可信连接、可信迁移、可信测评 4 个方面聚合；③从网络防护功能聚合，从虚拟网络安全审计、虚拟网络流量监控、安全域访问控制、安全策略动态迁移 4 个方面聚合。

安全区域边界防护即是对云边界防护，包括入侵检测、安全审计、内容过滤、恶意代码防范、访问控制、身份认证。

安全通信网络防护即是对网络防护，包括 VPN、网络加速、流量控制管理、核心设备冗余。安全网络防护包括访问控制和数据加密防护，访问控制是对用户访问网络资源的权限进行严格的认证和控制。例如进行用户身份认证，对口令加密、更新和鉴别，设置用户访问目录和文件的权限，控制网络设备配置的权限等。数据加密防护是防护数据安全的重要手段，加密的作用是保障信息被人截获后不能读懂其含义。

（2）加强数据威胁检测：数据威胁检测技术是云防御主动防御理念中主要的方法。传统防御理念是等到病毒攻击发起攻击时，发现病毒后再进行防御，而主动防御的理念是，不给病毒程序执行攻击的机会，实时对数据质量进行自动化检测，可以将病毒、木马等攻击程序，利用大数据威胁检测技术检测出来，然后解除潜在的威胁。

在大数据威胁检测中，首先要发挥数据收集、分析能力，通过云平台收集数据时不能违反法律规定，也不能侵犯用户的隐私权，因此要求在大数据检测中要做到合法收集信息，在客户端允许的情况下检测威胁存在的情况。在检测中，主要是通过云平台存储关于各种攻击描述，利用大数据技术去检测巨量数据，数据中包括存储的静态数据，运行的 APP 插件、运行各种程序和进程。通过分析比对，得出该数据是否具有威胁，如有威胁将会立即报告云安全平台，通过安全平台处理威胁。

2. 安全机制层面　针对大数据在管理环节安全机制层面存在的管理安全隐患，完善大数据安全保障制度规范和构建大数据安全防护体系至关重要。

（1）完善安全管理保障制度和规范：完善数据安全内控机制。完善的内控机制是数据安全合规的重要环节，组织机构应当建立完善的、标准化的、覆盖数据全生命周期的数据安全管理机制。

1）重视数据本身的安全。数据安全不仅包括数据的静态安全，还包括数据的动态安全。应当建立起对数据全生命周期使用情况的监控、审计、评估机制。根据数据的类型、重要性、敏感度、面临的风险程度等因素的不同，进行数据分级分类，以采取适宜的安全保障措施；建立起完善的安全事件应急响应机制来及时有效地应对数据安全事件。

2）重视系统安全和供应链安全。数据安全不仅包括数据本体的安全，系统和供应链的安全也将直接影响到位于该系统中的数据安全。组织机构在系统设计之初，或者采购过程中就应当将数据安全因素考虑在内。

3）重视人在数据安全管理中的重要性。自上而下，以人为本，在数据安全管理中，人是最大的风险，也是最好的尺度。在数据管理安全机制的建设中，强化权限管理、明确数据安全管理的角色和责任、加强人员数据安全知识的培训等，建立起完善的数据安全组织机制和人员管理机制。

4）建立数据安全管理保障评价指标体系。全面评价大数据安全战略保障的完备性、管理组织的有效性、业务运营保障能力的成熟性、技术保障的有效性，以利于决策人员作出正确的处理方法，不断改进保障措施，确保大数据安全管理的长效性。

（2）构建安全防护体系：构建可控、可信、可管的大数据安全防护体系。对大数据安全防护体系内部的各个模块进行详细的研究,通过多种手段保障大数据平台的安全,最终构建大数据安全管控平台,实现敏感数据隐私保护,降低企业运营风险;规范大数据平台操作流程,保证开源系统的安全,做到大数据平台系统事前可管、事中可控、事后可查。针对大数据安全合规方面的需求,大数据安全的标准化体系建设对规范和推动大数据产业的安全发展具有重要作用。当前,国内外标准化组织都认识到大数据的安全问题,并积极开展大数据安全的相关标准研究制定工作,提升数据安全防护能力。

加强对前沿数据安全防护技术的研发。面对快速更新迭代的新技术,传统的数据安全防护措施已经暴露出不足。应当通过加强防病毒、防攻击、防泄露、数据加密、脱敏、漏洞发现和修补,提升网络安全态势感知能力、加强网络系统的抗灾、减灾和恢复能力等一系列的技术手段,建立起一套有效的从平台到数据,从运行安全到数据安全的技术防护体系。

例如加快数据管理制度建设进程,健全敏感数据信息保护管理制度,制定数据敏感信息分级分类、部门权限职责,以及数据提取与处理、数据使用规范要求和督查审计等制度。同时在物理环境层面保障数据安全对数据进行管理,如对重要数据边界落实安全域划分与隔离,在保证数据有效性及可用性的前提下,通过对数据中涉及客户敏感信息或商业机密等信息进行完全脱敏,降低安全风险。

第五节 数据分析安全

一、数据分析安全问题

数据通过分析才有价值,大数据处理中最核心的一步就是数据分析,大数据分析实质上是根据数据生成机制,对数据进行广泛的采集与处理,并对数据进行存储,以大数据分析模型为依据,在集成大数据分析平台的支撑下,运用云计算技术调度计算分析资源,最终分析出大数据背后的模式或规律的过程。

运用关联分析技术、逻辑推理技术、风险管理技术等,对海量数据事件进行统一的加工分析,实现对数据风险的统一监控和未知风险的预警处理。在大数据生命周期分析环节中产生的安全问题主要涉及两方面,数据源的可信问题和数据分析结果带来的错误,值得关注的是数据误用和数据过失性泄露。例如对健康医疗大数据的分析,数据拥有者并不知道自己的数据被分析,这种行为已经侵犯了用户的隐私。经过一系列聚类、关联等数据分析之后,即使是加密的数据,用户的隐私仍然会被分析出。对医院病患的病历进行分析,可以发现各种疾病之间的关联性。在分析的过程中会暴露一些病历数据,从而可能造成病人疾病隐私的泄露。患者的信息通过数据分析被预测出来,分析出的结果无法擦除,会导致隐私保护方法不起作用。

二、数据分析安全管理

1. 数据分析方法与技术 大数据安全分析可以用到大数据分析的所有普适性的方法和技术,常用的大数据分析方法及技术有机器学习、预测分析、可视化分析、语义引擎等。

(1)机器学习:机器学习是大数据分析的基础,由于大数据具有复杂、高维、多变等特性,如何从凌乱、无模式和复杂的大数据中分析出有用的知识,需要计算机模拟人类的学习过程,进行反馈、深入分析、对不完全的信息进行推理等。机器学习算法包括大数据分类、大数据聚类、大数据关联分析等,例如人工神经网络就是健康医疗大数据分析中常用的机器学习方法。

(2)预测分析:预测分析是一种重要的大数据分析方法,通过科学地建立模型,输入已知的数据,从而对未来进行预测。预测分析的目的并不是要准确得出将来会发生什么,而是预测未来可能发生什么,预测分析在本质上都是一个概率问题。预测分析包括获取或检测数据、分析和预测建模,对相关问题作出预测等步骤。

(3)可视化分析:大数据分析的实用性和实效性对于能否及时获得决策信息非常重要,可视化分析将数据分析结果用形象直观的方式展示出来,从而能够快速发现数据中蕴含的规律特征,并从系统中挖掘出有用的信息。其优点是方便用户理解,可使非 IT 人员实现自主大数据的分析与应用。可视化技术既是数据分析的关键技术也是数据分析结果呈现的关键技术。

(4)语义引擎:从词语所表达的语义层次上来认识和处理用户的检索请求,被广泛应用于大数据分析。语义引擎可从用户的搜索关键词、标签关键词等输入语义,分析和判断用户的需求,从而找到用户所需要的数据。

2. 数据分析结果风险合规性评估 对于大数据安全分析而言,除了合理运用大数据分析的方法与技术之外,还应考虑到安全数据自身的特点和安全分析的结果。对数据分析结果的风险进行合规性评估,避免分析结果输出中包含可恢复的敏感数据。网络攻击者会对多个网络对象使用不同的工具进行多层次的攻击,攻击的路径存在多条,网络安全防护设备对同一攻击者的攻击行为会产生很多条不同的数据,人工很难对这些数据进行关联分析,并准确定位攻击行为及攻击目标。使用大数据对网络安全设备的防护信息进行关联分析,将多条攻击信息归并成一条,降低人工分析的困难,提升防护准确性。同时,利用大数据对发现的系统漏洞进行主动关联分析,探测同类型设备是否存在相同漏洞,以便及时通知管理人员进行修复。

第六节 数据发布安全

一、数据发布安全问题

数据发布是通过特定的技术平台将健康医疗大数据在相关门户或者网站上发布,其安全性尤其重要。在现实生活中,有很多机构需要定期对外发布数据,例如国家卫生健康委定期发布的医疗统计数据等。

近年来随着网络技术、数据存储技术和高性能处理器技术的高速发展,海量数据的采集、传输、分析和发布变得越来越便利。与此同时也给数据的安全管理带来了威胁。数据发布中个体可能面临隐私威胁,容易遭受的攻击形式主要有连接攻击、同质攻击、背景知识攻击和近似攻击等。同时数据发布的前中后期也会出现安全隐患。

二、数据发布安全管理

1. 数据发布隐私保护管理 数据发布中隐私保护技术的研究最早源于统计泄密控制

（statistical disclosure control，SDC）领域。SDC 中隐私保护研究的目的是在保护隐私的同时尽量保留数据的统计特性，其实现隐私保护的方法主要有微聚集、样本化、随机化、添加噪音等。自 1998 年 K- 匿名模型提出以来，数据发布中的隐私保护问题便开始受到计算机科学领域学者的广泛关注，成为数据库领域的一个研究热点。为了抵制不同的攻击，各种匿名化模型相继提出，一些典型的匿名模型如：K- 匿名模型、L- 多样性模型、(a，k)- 匿名模型、T- 接近模型、(k，e)- 匿名模型和（ε，m）- 匿名模型、个性化隐私匿名模型、(k，l)- 匿名模型等。对于以上匿名模型，按照匿名化约束的对象不同又可分为仅考虑准标识属性约束的匿名模型和考虑敏感属性约束的匿名模型两大类。

（1）仅考虑准标识属性约束的模型：仅考虑准标识属性约束的模型主要是 K- 匿名模型。

（2）考虑敏感属性约束的匿名模型：考虑敏感属性约束的匿名模型是在 K- 匿名模型的基础上发展形成的，现有模型大部分都考虑了对敏感属性的约束，比较典型的有 L- 多样性、(a，k)- 匿名及其扩展、P 敏感 -K- 匿名、(k，e)- 匿名、（ε，m）- 匿名、T- 接近、(k，l)- 匿名、个性化隐私、个性化(a，k)- 匿名等。

根据敏感属性的类型分为：①面向分类型敏感属性的模型，例如 L- 多样性、(a，k)- 匿名及其扩展、P- 敏感 -K- 匿名、(k，i)- 匿名、个性化隐私、个性化(a，k)- 匿名等；②面向数值型敏感属性的模型，例如(k，e)- 匿名、（ε，m）- 匿名等。

2. 数据发布过程安全管理　在数据发布前，必须对即将输出的数据进行全面的审查，确保输出的数据符合不泄密、无隐私、不超限、合规约等要求。对数据进行风险评估，确保数据分发后的风险可承受，方可发布数据，并通过合同明确数据接收方的数据保护责任；对数据的敏感性进行评估，根据评估结果对需要发布的敏感信息进行脱敏操作。遵守可审计原则，记录时间、发布需求、数据接收方等相关信息。提供有效的数据共享访问控制机制，明确不同机构或部门、不同身份与目的的用户的权限，保证访问控制的有效性。

在数据发布中，建立大数据公开的审核制度，严格审核发布信息是否符合相关法律法规要求。明确数据公开内容、权限和适用范围、信息发布者与使用者的权利与义务。定期审查公开发布的信息中是否含有不可公开信息，一经发现，立即删除。

在数据发布后，一旦出现机密外泄、隐私泄露等数据安全问题，必须要有必要的数据溯源机制，确保能够迅速地定位到出现问题的环节、出现问题的实体，以便对出现泄露的环节进行封堵，追查责任者，杜绝类似问题的再次发生。遵守责任不随数据转移原则，对数据发布后产生的数据安全事件承担必要的安全责任。

第七节　数据交易安全

一、数据交易现状

1. 数据交易框架　数据交易是供需双方对原始数据或加工处理后的数据依照既定交易过程进行的活动。数据交易涉及数据供方、数据需方和数据交易服务机构。数据交易服务机构依托数据交易服务平台，为数据供需双方提供数据交易服务。从数据交易服务机构角度出发，数据交易参考框架如图 8-1 所示。

数据交易过程一般包括交易申请、交易磋商、交易实施和交易结束 4 个环节。常见的数据交易模式包括在线模式、离线模式和托管模式 3 种。数据交易参与方包括数据供方、数据需方和数据交易服务机构 3 类。

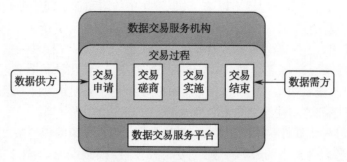

图 8-1 数据交易参考框架

2. 数据交易产业链 数据交易活动具有 3 种特征：①标的物受到严格限制。只有经过处理之后的数据才能交易。②涉及的主体众多。包括数据提供方、数据购买方、数据平台等。③交易过程繁琐。涉及大数据的多个产业链，例如数据源的获取、数据安全的保障、数据的后续利用等。大数据交易产业链如图 8-2 所示。

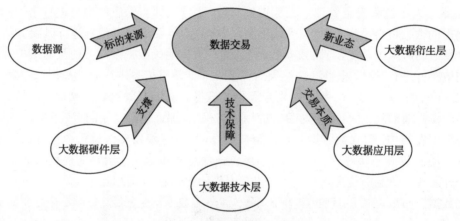

图 8-2 大数据交易产业链

（1）数据源：这是大数据产业链的第一个环节，同时也是数据交易发展的基础，数据交易的标的从中产生。当前数据交易中存在着突出的供不应求的矛盾，国家掌握的直接和间接数据占总数据量的 70%，其中大部分在公共基础设施、公共服务领域。由于目前对医疗卫生机构或部门开放共享数据的标准、立法支撑不足，导致以健康医疗大数据为主的大量宝贵数据资源难以顺畅流动。

（2）数据硬件层：指包括数据交易在内的一系列保障大数据产业运行的硬件设备，是数据交易的支撑。数据硬件方面，交易平台性质不明确数据交易平台存储了大量数据，一旦被侵入或泄露可能带来严重的后果，存储和管理这些数据的设施是否属于《中华人民共和国网络安全法》中提到的"关键基础设施"有待明确。

（3）数据技术层：大数据交易前后的数据采集、传输、存储、管理、分析、发布、使用等均需要必要的技术手段，这是实现大数据交易的重要条件。目前在数据技术层，相关的安全管理标准还有待完善,存在采用何种技术本身并非法律必须规定的问题,但是作为法律的配套实施,各种统一的技术标准仍需完善,如数据的存储技术、匿名化技术等。

(4)数据应用层:数据交易的根本原因在于数据具有价值,而大数据的价值体现在大数据的应用上,这是大数据价值最大化的一个环节,是数据交易顺利进行的本质。数据的提供者对于交易的数据到底具有何种权利,数据的购买者购买数据后在何种权利范围内进行使用也存在分歧。

(5)数据衍生层:这是基于大数据分析和应用而衍生出来的各种新业态,也是大数据应用的一种价值延伸。

3. 数据交易市场　基础的数据通过交易或者合作的方式到达大数据公司,例如软件或者数据服务企业等,这些组织机构通过对数据的整理和分析而形成相关的大数据产品,当数据积累到一定规模后,可将数据产品进行商业化,将被应用到医疗健康服务产业,最终能够提高医疗行业效率和提升医疗服务的精准度。

从目前来看医院、药企、保险公司等对数据的需求相对较高,它们需要借助大数据应用以提升经营利润并降低成本。医疗行业基础数据层面的建设仍然比较欠缺,例如医院电子病历系统的标准和建设仍不完善,数据应用层面也没有形成一定的市场规模。

健康医疗大数据产业的发展由价值医疗驱动,即医疗服务质量与医疗成本的双赢,其潜在价值空间巨大,且产生于具体的应用场景。健康医疗大数据的服务对象可为居民、医疗服务机构、科研机构、医疗保险管理机构和商保公司、公共健康管理部门等。

目前国内健康医疗大数据行业仍处于初创期,正在向成长期迈进,市场规模不断扩大。根据前瞻产业研究院发布的《2018—2023 年全球健康医疗大数据行业发展前景预测与投资战略规划分析报告》分析指出,2015 年我国健康医疗大数据行业市场规模在 466 亿左右,未来的上升空间还比较大。预计到 2022 年市场规模将达到 910 亿元。

健康医疗行业的基础数据主要来源于医疗卫生机构、可穿戴设备的监测以及用户使用APP 时的记录,因为移动医疗发展仍不成熟,医院所具有的患者数据的价值和意义相对重大。整体来说,医疗数据内容多、专业性强,这使得健康医疗大数据的应用相对复杂,这就更加需要通过创新的技术和手段对数据进行系统的从数据获取到数据应用过程的处理和分析,在这个过程中,会涉及各种不同角色的产业链节点企业。

二、数据交易安全问题

从数据交易参考框架中可以看出在大数据交易过程中存在不同的安全威胁,可将其分为用户隐私安全威胁、数据泄露和不同交易模式下的安全威胁等安全问题。

1. 用户隐私安全威胁　大数据交易面临着互联网带来的各种安全威胁,例如分布式拒绝服务攻击、垃圾数据流等攻击,对用户隐私构成了安全威胁。未脱敏数据的共享开放将会导致个人信息的泄露,即使数据在开放共享之前进行了脱敏,但是大量非敏感数据聚合后也可能产生敏感数据,个人数据依然存在丢失、泄露、损毁等风险。此外,数据持有人的不当操作也会导致个人隐私未经授权的访问、修改和泄露等安全风险。健康医疗大数据除了在医院、科研机构等医疗机构进行分析外,还应用到各个行业,将数据交易给医疗保险机构。在此过程中涉及患者的很多个人信息,包括真实姓名、身份证号、诊疗记录等,增加了患者隐私安全风险。

2. 数据泄露安全威胁　由于目前缺乏数据交易行业相关的规范性文件,组织机构隐私性数据的安全难以得到保障。数据开放共享平台存在用户非授权访问数据、用户破坏或窃取数据,以及系统漏洞、网络病毒和木马程序等网络攻击导致的数据泄露风险,而管理和操作人员的恶意操作或误操作也会导致数据破坏和泄露的风险。

3. 不同交易模式下的安全威胁　健康医疗大数据交易模式包括在线数据交易模式、离线数据交易模式和托管数据交易模式等。在线数据交易中,服务平台本身不存储数据,仅对数据进行必要的实时脱敏、清洗、审核和安全测试,而是作为交易渠道为各类用户提供数据服务,实现交易流程管理,数据存在不合法、不合规的安全风险,由于接口不安全、访问控制设置不合理、数据拷贝未加密也会导致交易过程存在数据泄露、非法访问、传输等安全风险。离线数据交易中数据主要存在非法窃取、泄露、篡改等安全风险。托管数据交易由于需要经相关数据负责人的批准,办理复制登记手续和复制,因此主要存在用户进行非授权操作的风险。

由于大数据交易具有便捷、快速、隐蔽的特性,监管大数据在不同数据控制者的处理过程非常困难。当发生数据泄露或个人数据保护问题时难以定位事件源,即责任方难以追溯,是其中最大的风险之一。数据交易环节容易出现监管能力不足、数据确权困难、数据价值评估困难、交易方评估缺失等安全隐患。

三、数据交易安全管理

针对大数据交易面临的安全威胁,需要从政策法规、管理制度、人员、大数据交易平台和技术等方面加强安全建设的措施,以有效保护大数据交易中的数据安全和隐私,促进大数据交易服务行业的健康可持续发展。加快数据交易安全相关标准的制定工作,规范数据交易市场,从数据交易平台、交易主体、交易对象、交易过程等方面规范数据交易服务安全。

1. 交易安全原则

(1) 合法合规原则:数据交易应遵守我国关于数据安全管理相关法律法规、尊重社会公德,不得损害国家利益、社会公共利益和他人合法权益。应制定规范大数据安全交易、隐私保护相关的法律法规,做到有法可依;加快制定大数据安全交易方面的标准或者操作指南等规范,做到有法必依;还应设立大数据交易安全监管机构,加大对隐私保护和数据安全方面的行政监管力度,增强打击盗窃、泄露数据和侵害隐私的处置力度,做到违法必究。

(2) 主体责任共担原则:数据供需双方及数据交易服务机构对数据交易后果负责,共同确保数据交易的安全。

(3) 数据安全防护原则:数据交易各参与方应采取数据安全保护、检测和响应等措施,防止数据丢失、损毁、泄露和篡改,确保数据安全。

(4) 个人信息保护原则:数据供需双方在进行数据交易时,应采取个人信息安全保护技术和管理措施,避免个人信息的非法收集、滥用、泄露等安全风险,切实保护个人权益。

(5) 交易过程可控原则:应确保数据交易参与方的真实可信,交易对象合法、数据交付和资金交付过程可控,做到安全事件可追溯,安全风险可防范。

2. 交易参与方安全管理

(1) 数据供方安全管理:健康医疗大数据提供方在交易环节安全管理上应该做到以下两点,①应完成在数据交易服务机构的注册,并经数据交易服务机构审核通过,才允许参与数据交易业务；②应向数据交易服务机构提供书面的安全承诺，内容包括但不限于交易数据满足法律法规和政策要求、对交易数据质量评估说明、遵守数据交易安全原则、愿意接受数据交易服务机构安全监督、愿意对数据流通后果负责等。

（2）数据需方安全管理：健康医疗大数据需求方在交易环节安全管理上应该做到以下5点：①应完成在数据交易服务机构的注册，并经数据交易服务机构审核通过，才允许参与数据交易业务；②应证明其具备对交易数据实施安全保护的能力；③应提供书面的数据交易和使用安全承诺，内容包括但不限于满足法律法规和政策要求、遵守数据交易安全原则、愿意接受数据交易服务机构安全监督、遵守与数据供方约定的数据安全要求、对所持有数据提供充分的安全保护、未经明确授权不公开或转交数据给第三方等；④应按照供需双方约定的使用目的、范围、方式和期限使用数据，禁止进行个人信息的再识别；⑤在按照数据交易约定方式完成数据使用后，应及时销毁交易数据。

（3）数据交易服务机构安全管理：健康医疗大数据交易服务机构安全管理主要围绕以下两点：①建立安全管理制度和规程。应建立和执行针对数据供方和数据需方的安全监管制度和流程；制定数据交易服务安全管理策略，说明数据交易安全总体目标、范围、原则和安全框架等；建立数据交易服务安全管理制度，包括但不限于交易参与方安全管理制度、数据安全管理制度、个人信息安全保护制度等；为数据交易管理人员或操作人员执行的管理或业务操作建立操作规程；定期对数据交易服务安全管理策略、制度和规程进行评审，并及时进行更新。②做好安全相关组织机构和人员管理。建立数据交易安全领导小组，由机构最高管理者或授权代表担任组长；建立数据交易安全管理职能部门，设立安全管理负责人岗位，明确安全责任；设立数据交易安全管理员、个人信息安全管理员等岗位，定义各个岗位的安全职责，并配备一定数量的岗位人员；对数据交易重要岗位人员进行安全审查和技术考核，确保无违法违规记录；与数据交易重要岗位人员签署安全保密协议，与重要岗位人员签署岗位责任协议；对数据交易各类岗位人员制定和实施培训计划，培训内容包括安全意识、专项技能等，具备与岗位要求相适应的安全管理知识和专业技术水平；对第三方人员进行安全管理，对于可能接触交易数据的第三方人员，应签署安全保密协议。

3. 交易服务平台安全管理

（1）交易数据安全管理：交易服务平台分别为数据供方、需方提供安全的上传或下载接口，传输链路加密等保护措施，确保数据传输的安全；对交易数据实施加密存储、访问控制等安全措施，防止数据泄露或非法使用；实现数据源和数据操作的可追溯性；在托管数据交易模式下，应为数据需方提供隔离安全环境，对数据需方在数据使用环境中运行的相关程序和产生的数据结果进行审核；在托管数据交易模式下，应对交易数据进行安全存储和备份，确保数据的保密性、完整性和可用性。

（2）交易过程安全管理：在交易过程中允许对数据交易的参与方、对象、关键过程设置人工干涉，人工干涉的内容中至少应包括：会员审核、交易审核、交易暂停、交易撤销。

1）交易申请环节：数据供方应明确界定交易数据的内容范围、使用范围，以确保符合国家相关法律法规的要求；数据供方应按照数据交易服务机构要求，提供对交易数据的概要描述，并提供样本数据；数据交易服务机构对数据供方提供的样本数据进行内容审核，确认数据合法合规。如不符合相关要求，数据交易服务机构应要求数据供方处理后，重新提交样本数据进行审核；数据需方应披露数据需求内容、数据用途，以确保符合国家相关法律法规的要求；数据交易服务机构对数据需方的数据需求进行审核通过后方可发布。

2）交易磋商环节：数据供需双方应对交易数据的用途、使用范围、交易方式、使用期限和交易价格等协商和约定，形成交易订单；数据交易服务机构应对交易订单从数据出境安全、个人信息保护安全等方面进行审核，确保符合相关法律法规和标准等合规性要求，撤销不符合要求的交易订单；数据交易服务机构应对审核通过的订单进行登记备案，并对供需双方发出交易确认通知。

3）交易实施环节：数据交易服务机构应为数据交易签订合同，明确数据内容、数据用途、交付质量、交付方式、交易金额、交易参与方安全责任、保密条款等内容；应对交付数据内容进行监测和核验，如发现违法违规事件，应及时中断数据交易行为，同时依法依规进行处理；应对交易过程中的违法违规数据具有追溯能力；对于在线交易模式，应具备在供需双方的数据传输通路部署交易数据监控工具的能力；对于托管交易模式，应为数据需方建立安全的数据使用环境，并分配相应的权限；数据供方在数据需方未完全获取数据内容前，有义务保证交易数据质量和数量符合数据成交时的相关描述；在托管数据交易模式下，数据需方在数据使用完成后，应向数据交易服务平台提供提取结果数据请求，核准后由数据交易服务平台发放给数据需方。

4）交易结束环节：数据交付完成前，交易服务机构应对资金进行监管，获得数据交付和接收确认后，资金给付数据供方；数据交付完成后，数据供方应及时关闭数据访问接口，数据供方发出数据交付完成确认；数据交付完成后，数据需方发出数据接收完成确认；在托管交易模式下，数据交易服务机构应在交易结束后及时销毁残余数据，防止数据泄露等安全隐患；数据交易服务机构应为交易过程形成完整的交易日志并进行安全保存。

（3）交易安全审计管理：平台对每笔数据交易操作进行记录，生成数据交易日志；数据交易日志至少包括以下信息：交易唯一标识、交易时间、交易供方、交易需方、交易数据标识、敏感数据标签、交易价格、交易模式、交易结果等；安全保存数据交易日志至少6个月；只允许授权审计员访问数据交易日志，支持对数据交易日志进行查询和分析；允许数据供方和数据需方查询与自己数据交易相关的日志信息，并允许导出。

4. 交易个人信息安全管理　涉及个人信息的交易数据个人信息的委托处理、共享、转让、发布安全要求；应要求数据供方对交易数据进行个人信息安全风险评估，提供个人信息安全风险评估报告；数据交易服务机构应对个人信息安全风险评估报告进行审核，确保数据可交易。

在数据交易过程中，法律可以规定数据拥有者有义务要求数据接受者提供自己足够的数据安全能力成熟度水平，从而避免数据在流动过程中进入安全更差的组织，从而减少数据流动导致的安全失控；根据特定行业、特定数据类型以及特定时段数据安全威胁的具体情况，国家主管部门可以设定和调整特定领域数据安全能力成熟度的衡量标准和等级要求，从而实现整体数据安全状态的可控；加快大数据安全能力成熟度模型相关标准的制定工作，规范组织机构在大数据环境下开展数据业务时应具备的数据安全能力，用于评估组织机构的大数据安全保障能力，确保数据在流转过程中得到了充分保护，有效解决数据共享中的各种安全问题，保障数据交易各方的利益，促进大数据产业的健康和安全发展。

5. 交易法律法规管理　国家应通过相应的立法解决目前与数据交易相关的问题。我国大数据交易服务安全面临没有标准规范的局面，亟需建立大数据交易服务相关安全标准规范,支撑《中华人民共和国网络安全法》在大数据交易领域的落地实施,为提升对大数据交易服务安全的管控能力,促进大数据交易服务产业安全健康发展提供标准依据。

(1)完善数据交易制度:尽快完善健康医疗大数据交易制度,为数据交易提供大量合法的可交易数据。对健康医疗大数据交易进行顶层部署,明确统筹领导机构和各部门职责及任务,明确交易原则,对各项配套政策及措施的建立做出部署。

(2)确立数据相关权利:对于个人数据,个人享有所有权,依法严格禁止交易个人数据;对于在个人数据基础上,通过充分匿名化处理形成的数据集,数据控制者享有限定性的所有权,在符合相关要求的前提下,可进入市场交易与流通。

(3)建立和完善数据交易标准:为数据交易过程制定安全标准,并逐步在数据采集、存储、传输、管理、分析、发布等环节出台相应的技术标准,开展交易数据格式标准化、数据质量认证体系、数据源追溯体系、数据交易信息发布、数据匿名化技术、市场主体考核评价等相关标准研究,同时密切关注国际标准和技术发展趋势,积极参与健康医疗大数据国际标准化制定。

(4)推动数据交易立法保护:尽快制定数据交易管理和保护的相关法律,解决数据交易过程中存在的问题。①明确数据的两种分类。一类是不涉及任何个人隐私的统计性与科研数据,另一类是用户特征与行为数据。②界定数据交易平台设施性质。明细《网络安全法》中的规定,将其界定为关键基础设施,相关要求参照《网络安全法》管理。③完善交易中个人信息保护。规定交易平台在采集数据时应告知数据的用途,征得数据主体的同意,并对数据滥用、侵犯个人隐私等行为加强管理和惩戒。④建立数据资产价值评估第三方机制。设定一定的条件,由符合条件的机构进行价值评估后作为相关交易参考。⑤形成数据资产定价机制。根据数据特点,探索数据资源定价机制,鼓励数据供给方持续维护、升级所提供的数据,引导数据使用方由"一次性购买数据"向"长期订阅数据"转变。⑥设立单独数据监管机构。大数据交易过程中存在的问题融合了技术、法律等多个层次,有必要设立专门的机构进行单独监管,对数据交易中的纠纷、数据安全等进行监管,对于数据交易市场准入进行审批,对数据中介进行资质认定、信息披露和日常评估。

第八节 数据使用安全

一、数据使用安全问题

数据使用活动包括利用数据预处理、数据分析和数据可视化等技术从原始数据中提取信息,提炼出有用知识,支撑组织根据数据做出合理的决策等操作。数据使用环节安全防护的目标是保障数据在授权范围内被访问、处理,防止数据遭窃取、泄露、损毁。为实现这一目标,除了防火墙、入侵检测、防病毒、防DDoS、漏洞检测等网络安全防护技术措施外,数据使用环节还需注意的安全隐患包括:分布式处理安全、数据分析安全、数据加密处理、数据脱敏处理、数据溯源等问题。

将健康医疗大数据采集并且存储之后,将它们从采集来源中分离出来,进行分析、交易之后得到的数据能够为药物研发、疾病诊断等带来好处。但是在数据使用环节中还会存在诸多安全风险。在整个数据使用活动过程会包括数据可视化、共享、监管等操作风险。

1. 数据使用主要风险因素

（1）数据可视化风险：数据可视化就是将数据分析应用的结果条理化、清晰化地展示给用户，使得用户更好地使用。可视化是健康医疗大数据在数据解释时使用的主要技术，医院的可视化分成数字人体计划、远程可视化医疗以及疾病诊疗的可视化，可视化分析能够帮助医生更好地诊断、帮助管理者更好地做好决策。但是在进行可视化分析时，往往将孤立的数据集融合汇聚在一起，患者的信息就会曝光在大众面前，向相关人员解释的同时会暴露出患者的信息，不可避免会存在隐私安全的风险。

（2）数据共享风险：健康医疗大数据使用为人类医学事业带来了诸多便利，消除信息孤岛，健康医疗大数据共享使用带来很多好处，包括简化医生诊断病症的模式。数据共享使用带来便利的同时，给患者也带了风险。数据存储至云平台，它们可能会被同步到电脑、手机等设备中，当患者的信息存储至共享账户时，谁访问了这些数据是不得而知的，因此数据泄露会经常发生，而且无法追踪，大大增加了隐私安全风险。

（3）数据监管风险：通过移动互联网、APP访问，可穿戴设备等数据的采集，这些大量的数据是患者的个人隐私，而患者并不知道自己的信息被采集、传输、使用，患者隐私保护需求与组织机构的大数据商业开发形成冲突，此时就需要患者隐私保护的监管。然而目前的实时检测技术面对DOS、APT等的攻击无法做到完全实时、全方位的检测，而且在尚未发生泄露事件之前的监督是不到位的，缺乏相应的问责系统，处罚也不明确。因此数据监管中也会出现隐私安全风险。

2. 数据应用场景安全隐患　大数据应用场景包括了各行各业对大数据处理和分析的应用，这里主要介绍健康医疗大数据应用场景的安全隐患。健康医疗大数据在使用环节的安全隐患成因主要有4点：①数据使用者多样化；②数据使用方式的多样化；③数据需求的多样化；④技术环境的多样化。

健康医疗大数据应用场景安全问题如表8-1所示，在区域卫生业务应用系统、区域卫生数据管理与再利用、医院数据中心业务数据管理、医院数据整合与再利用"四大场景"中有着不同的安全问题，其中医院内部大数据的整合利用成为关注的重点。

表8-1　健康医疗大数据应用场景安全问题

场景	典型应用	安全问题
区域卫生业务应用系统	健康医疗数据共享 居民服务	网络攻击 隐私安全
区域卫生数据管理与再利用	管理决策 第三方数据共享	隐私安全 数据资产安全
医院数据中心业务数据管理	各类业务系统	数据滥用 数据篡改
医院数据整合与再利用	科研应用 管理决策	隐私安全 数据资产安全

二、数据使用安全管理

《国务院办公厅关于促进和规范健康医疗大数据应用发展的指导意见》（国办发〔2016〕

47 号)强化标准和安全体系建设,强化安全管理责任,妥善处理应用发展与保障安全的关系,增强安全技术支撑能力,有效保护个人隐私和信息安全。同时指出面对健康医疗大数据的"万无一失,一失万无"的高要求,安全保护作为一个复杂的技术和管理问题,将成为健康医疗大数据的核心技术和首要问题。

1. 技术层面 健康医疗大数据平台的所有设备及平台应用必须全量接入安全审计系统,并实施绕行访问控制,禁止直连访问。对涉及用户身份、位置等敏感信息提取的操作采用"金库模式"管控。对用户敏感信息进行对外查询、展现、统计、导出等操作时,必须首先经过模糊化处理或脱敏处理。具体来说应该从账号权限、数据安全域、数据脱敏、日志管理和审计、异常行为实时监控与终端数据防泄露等几个方面做好技术管理。

(1)账号权限:建立统一账号权限管理系统,对各类业务系统、数据库等账号实现统一管理,是保障数据在授权范围内被使用的有效方式,也是落实账号权限管理及审批制度必需的技术支撑手段。账号权限管理系统具体实现功能与组织自身需求有关,除基本的创建或删除账号、权限管理和审批功能外,建议实现的功能还包括:①权限控制的颗粒度尽可能小,最好做到对数据表列级的访问和操作权限控制;②对权限的授予设置有效期,到期自动回收权限;③记录账号管理操作日志、权限审批日志,并实现自动化审计,日志和审计功能也可以由独立的系统完成。

(2)数据安全域:数据安全域的概念是运用虚拟化技术搭建一个能够访问、操作数据的安全环境,组织内部的用户在不需要将原始数据提取或下载到本地的情况下,即可以完成必要的查看和数据分析。原始数据不离开数据安全域,能够有效防范内部人员盗取数据的风险。

(3)数据脱敏:从保护敏感数据机密性的角度出发,在进行数据展示时,需要对敏感数据进行模糊化处理。特别是对手机号码、身份证件号码等个人敏感信息,模糊化展示也是保护个人信息安全所必须采取的措施。业务系统或后台管理系统在展示数据时需要具备数据脱敏功能,或嵌入专门的数据脱敏工具。

(4)日志管理和审计:日志管理和审计方面的技术能力要求主要是对账号管理操作日志、权限审批日志、数据访问操作日志等进行记录和审计,以辅助相关管理制度的落地执行。技术实现上,可以根据组织内容实际情况,建设统一的日志管理和审计系统,或由相关系统各自实现功能,例如账号管理和权限审批系统,实现账号管理操作日志、权限审批日志记录和审计功能。

(5)异常行为实时监控与终端数据防泄露:相对于日志记录和安全审计等"事后"追查性质的安全技术措施,异常行为实时监控是实现"事前""事中"环节监测预警和实时处置的必要技术措施。异常行为监控系统应当能够对数据的非授权访问、数据文件的敏感操作等危险行为进行实时监测。同时,终端数据防泄露工具能够在本地监控办公终端设备操作行为,是组织内部异常行为监控体系的主要组成部分,可以有效防范内部人员窃取、泄露数据的风险,同时有助于安全事件发生后的溯源取证。

2. 管理层面 按照《中华人民共和国网络安全法》的要求,严格规范不同等级用户的数据接入和使用权限,并确保数据在授权范围内使用。任何单位和个人不得擅自利用和发布未经授权或超出授权范围的数据,不得使用非法手段获取数据。

针对健康医疗大数据的使用安全管理,卫生健康行政机构应当组织医疗卫生机构通过市级平台协同建立覆盖全人口的居民电子健康档案,明确数据信息使用权限,实现居民电子健康档案个人在线查询、下载、使用和授权医疗卫生机构调阅。规范医疗物联网、视联网、智能卡、健康医疗应用程序等的设置和管理,推进互联网健康咨询、网上预约分诊、移动支付、候诊提醒、费用查询、物流查询、检查检验结果查询、随访跟踪和预警消息即时推送等应用,建立规范、共享、互信的诊疗流程。

依据国家个人信息和重要数据保护的法律法规要求建立数据使用正当性原则,明确数据使用和分析处理的目的和范围;建立数据使用的内部责任制度,保证在数据使用声明的目的和范围内对受保护的数据进行使用和分析处理;遵守最小授权原则,提供细粒度访问控制机制,限定数据使用过程中可访问的数据范围和使用目的;遵守可审计原则,记录和管理数据使用操作。

健康医疗大数据使用主要有两种方式:①对病例检索系统、患者随访系统、专病数据库系统等应用系统的使用,其安全防护的特点相对容易;②"裸"数据访问服务,包含数据整合、数据预处理、数据分析建模、可视化等,其安全防护特点相对困难。面临的安全风险主要是隐私暴露、数据盗取、数据遗失和非法利用。同时安全防护既要防外,例如针对合作单位、外部厂商等,又要防内,例如针对科室用户、技术人员等。

大部分健康医疗数据不会放在网络上,所以对内防控更为重要。针对健康医疗大数据安全管理的独特之处,要建立安全防护体系,其重点是数据安全。通过对健康医疗大数据安全防控的探索与实践,归纳了如下 8 大防护方法。

(1)建立集中化的平台与服务机制:建设统一的平台可改变科室各自为政的局面,将数据资源集中管理,可避免分散流失。处理能力统一提供,可减少脱机下载。数据安全统一防护,可降低安全风险。数据服务有序开展,可规范数据使用。

(2)去隐私,降低数据敏感度:其手段主要有去除或变化医疗数据中的患者识别信息、不同应用目的对患者识别信息有不同需求、将结构化数据直接替换。其中,对于文本数据,可将姓名、居住地等敏感信息进行隐藏,通过采用自然语言处理技术进行识别与替换,数据项常用处理方式如表 8-2 所示。对于医学影像数据,DICOM 影像中进行读取数据文件进行结构化替换,将模拟影像使用模板进行遮蔽。

表 8-2 数据项常用处理方式

数据项	常用处理方式
患者 ID	变换
姓名	匿名、重新生成
出生日期	年龄、去除日期
身份证号	去除
居住地	泛化
联系电话	去除

(3)按资源需求授权分解安全风险:将数据资源"化整为零",原始医疗数据拥有内容全、范围大,以及每个研究所需数据范围有限的特点。要为不同的专科、病种建立数据资源库。为每个临时研究抽取、建立数据资源库。按照独立的数据资源进行授权。

（4）虚拟桌面建立安全围墙：首选虚拟桌面，将数据处理部署于服务器上，杜绝数据从本地复制。其次是受控计算机，封锁 USB 端口、邮件等控制数据的复制。

（5）数据库审计追踪使用行为：面对数据访问随意性大，"控"比较困难，可见，数据利用"监"重于"控"，建设前置规定＋事后审计，拥有灵活简便的特点。建立审计日志的安全分析成为关键。

（6）堡垒机实现运维监控：对运维操作的监管是数据安全的重要方面。应用堡垒机技术，实现对运维操作的记录与回放，以及对运维权限的统一管理。

（7）网络隔离划分安全区域：按照不同的安全等级划分网络和通过防火墙限制访问权限等网络层面进行管理权限。

（8）物理安全防止底层漏洞：物理安全是最基础的安全防护，其技术实现最简单，安全后果更严重，也最易被忽视。其防护的内容主要包括机房安全、机柜安全、服务器和网络连接等。

第九节　数据销毁安全

一、数据销毁安全问题

数据销毁是指采取各种技术手段，确保将存储在介质中的数据予以"彻底清除"，达到无法恢复、无法外传的目的。作为数据全生命周期的最后一环，销毁工作得到了高度重视，2008 年 7 月中央机关有关领导作出重要批示：涉密销毁工作是保密管理的最后一道关口，要采取有力措施，确保国家秘密在销毁环节的绝对安全。信息技术的飞速发展，各种存储介质例如硬盘、U 盘、磁带、光盘、软盘等超越纸介质，成为信息存储的主要载体在医疗卫生机构被广泛使用。针对存储介质的数据恢复研究和应用越来越深入，给数据安全保密工作带来很大挑战。因此，与数据恢复技术成反作用的数据销毁技术成为信息安全保密工作关注的重要内容。

用户对 Web 服务的依赖性越来越大，数据删除不彻底极有可能使其敏感数据被违规恢复，从而导致用户数据或隐私信息面临泄露的风险。传统的数据物理删除的方法是采用物理介质全覆盖的方法，然而针对云计算环境下的数据删除问题，采用该方法可信度不高。在云环境下，用户失去了对数据的物理存储介质的控制权，无法保证数据存储的副本同时也被删除，导致传统删除方法无法满足大数据安全的要求。因此，如何保证被删除的数据确实被删除，即保证数据可信删除，是一个重要挑战。

1. 介质存储中的安全隐患　存储介质的数据销毁远比纸介质文件销毁难度大得多，也复杂得多，这由介质存储特征中的安全隐患所决定。

（1）存储容量大、存储数据带有隐藏功能：现代存储技术的发展导致存储介质容量越来越大，数据的复制和转移相对于纸介质更加方便和隐蔽文件系统自带的隐藏功能使存储介质中的隐藏数据不易被发现，容易被木马窃取。这些特点导致了存储介质的数据销毁具有较强的严格性。

（2）删除操作不会清空数据：文件删除命令并不会让数据从存储介质的物理数据区中消失，只是对文件分配表进行了重新设置，当删除文件时，该文件所占数据区在分配表中置零，置零后系统认为数据区可以写入新文件。所以删除操作不安全,在新数据写入之前,原有数据仍然存储在数据区中,极易被恢复甚至利用网上免费下载的数据恢复工具就可以完成。

(3)格式化不会让数据彻底消失:与删除操作相类似,格式化也不会让数据从数据区中消失。格式化操作将分区中的文件在分配表中全部置零,使文件不可访问,但文件的数据仍然存储在数据区中,利用专业的数据恢复工具绕过操作系统,直接访问介质的物理数据区,同样可以恢复文件。

(4)剩磁效应导致数据无法清除干净:由于磁介质会不同程度地永久性磁化,所以磁介质上存储的数据在一定程度上清除不净。产生剩磁效应的磁介质可以通过高灵敏度的磁力扫描仪探测,经过分析与计算对原始数据进行深层还原从而恢复原始数据。

(5)存储介质的保留空间成为窃取数据的后门:磁介质在出厂时其存储扇区上都会保留一小部分存储空间,这部分保留起来的存储空间被称为替换扇区,由于替换扇区处于隐藏状态,所以操作系统无法访问该区域,而持有固件区密码的厂家却能访问并替换扇区内的数据。因此,磁介质在出厂时就可能被预留后门,在工作过程中将数据转存到替换扇区,成为数据销毁的死角。

2. 健康医疗大数据销毁安全隐患　最近几年,健康医疗大数据被恶意攻击非法获取的事件频发,因此,对数据进行安全销毁十分必要。健康医疗大数据销毁阶段的主要安全问题包括如下5点。

(1)数据残留风险:数据残留指的是某些数据虽然被销毁,但是销毁之后还存在一些未被擦除的有残留的物理表现,而这些物理特性可能会使数据有重建的可能性。大量又繁杂的医疗数据往往使得人们很难通过简单的方式彻底删除,因为人们不仅需要删除保存在电脑或便携设备中的数据,同时需要删除上传至云平台中的数据。因此,用户对不需要的医疗数据或者人为进行删除,但是没有进行彻底的销毁时,意味着数据能够重新创建和恢复,可能会使用户隐私遭到泄露,造成隐私安全风险。

(2)数据备份风险:通过数据备份能够最大可能地防止数据的丢失,对数据进行恢复。对医院而言,数据的丢失将会影响医疗机构正常的运行,也会使得医疗机构的形象大打折扣。在进行数据备份时患者可能不知道,即使知道了数据备份,而云环境下的医疗数据备份,患者也不知道其数据位置。这些数据极有可能被破坏,进而增加了数据泄露的风险。当数据销毁时,不能把备份的数据彻底销毁,当对存储设备更换、转手时,这些没有彻底销毁的数据将会造成隐私泄露,引发隐私安全风险。

(3)基础设施破坏或更换风险:对存储设备进行丢弃、更换、转售时,数据都要彻底销毁。对不需要的医疗数据进行销毁,也需要删除各种数据存储设备中的数据,在对数据进行销毁时,设备中止服务或者服务器进行更换等,医疗数据不能够进行正常销毁,这些没有销毁的数据就有丢失的可能,同样存在隐私安全风险。

(4)云服务终止风险:当用户、相关的医疗机构等与云服务提供商终止合作时,没有将云服务器中的医疗数据进行彻底的销毁,当云服务提供商对残留的医疗数据有采集、应用的风险,没有销毁的医疗数据面临着隐私泄露的风险。

(5)相关机构不守信风险:医疗机构、健康管理网站等存储的个人信息没有按照约定定期将数据进行删除,造成数据仍有被查看、公开、应用、窃取、丢失的可能。即便数据按照约定进行销毁,这种销毁也不彻底。

二、数据销毁方法

数据销毁作为信息安全的一个重要分支，早已引起世界各国的重视。早在 1985 年美国国防部发布了数据销毁标准，2000 年我国颁布了《中共中央保密委员会办公室、国家保密局关于国家秘密载体保密管理的规定》，其中第六章第三十四条规定：销毁秘密载体应当确保秘密信息无法还原。

1. 数据销毁方法　数据销毁常用的方法包括履写法、整体高温销毁法、强磁场销毁法和粉碎销毁法等。

（1）履写法销毁：履写法数据销毁是指将一些无意义无规律的信息反复多次覆盖介质上原先存在的数据，以此达到销毁数据的目的。但此方法不是物理销毁，销毁不彻底，可能会被更强大的专用工具恢复。此方法严格意义上讲不适于处理有密级的载体。

（2）整体高温销毁：市面有一种整体销毁机，它采用高温销毁信息介质的方法，把记录有信息的介质高温熔化，确保信息无法复原，从而从根本上解决数据泄露的问题。此方法操作简单，使用广泛，可完全彻底销毁信息，适用于硬盘、软盘、电路板等载体。但由于其功率大，生成大量高温气体，并且其内部要产生高温，外部要实施安全防护，所以适宜放在专用的场所，而不适宜在一般办公条件下使用。

（3）强磁场销毁：针对电子载体大多是磁介质的状况，例如硬盘、软盘、磁带等，因此生产出消磁机来完成数据销毁。消磁机的原理是运用瞬间引发的强大磁场，改变介质表面磁性颗粒的极性方向，使其彻底失去表示数据信息的意义。将磁盘、磁带中的资料进行销毁，需要的磁力在 8 500 高斯左右，能够快速彻底销毁硬盘、磁带、软盘和磁卡等上面所有磁信息，信息销毁后不能恢复。磁场对于环境有污染，如果处理不好会伤害到操作人员及物品，例如手表、磁卡等。在消磁机工作时，周围磁泄漏必须为 0，即磁腔全部封闭，对人体没有伤害。经过消磁机处理后，被清除数据的硬盘、磁带等外观完好，但不可以再次使用，硬盘可安全用于保修服务和丢弃处理。

（4）粉碎销毁：对于纸质载体传统的方法是粉碎销毁，例如碎纸机之类的产品。在电子载体领域同样也诞生了存储介质粉碎机，现已有适合办公室使用的、低噪音存储介质粉碎机，适合粉碎光盘、U 盘、软盘和 IC 卡等介质。粉碎机集挤压、拉伸、切割等作用力于一体，通过二次碾压技术对介质进行彻底粉碎。介质粉碎机还应依据国家保密局颁布的销毁标准而设计，其粉碎颗粒达到了相关的安全标准。市面上高档的设备还具有自动清扫技术，使设备免维护，方便使用，但价格较高。

2. 数据销毁细节　电子载体数据销毁技术和产品在不断成熟，产品的种类也越来越多，然而，电子载体销毁的目的就是要确保安全不留有涉密隐患。因此，在进行电子载体销毁时更要注重以下几个细节。

（1）注重安全检测和认证：电子载体数据销毁的设备，国家保密局已出台相关标准，选择销毁设备一定要看是否有国家保密局信息安全产品检测证书或者军用信息安全产品认证证书等权威机构颁发的证书。就目前市面上使用比较广泛的消磁机而言，选择消磁机还需要注意以下 5 点：①具备国家保密局颁发的一级涉密载体销毁标准，以保障销毁结果的安全；②具备电压监控功能，以保证可产生足够高的场强，达到真正的消磁效果；③具备场强监控功能，监控场强强度避免因回路出现故障导致场强强度不够，影响设备工作的可靠性；

④具备增压补偿装置，当市电出现波动时进行增压补偿，保证场强强度，以免影响销毁安全性；⑤具备计算机可管理性。计算机的管理不仅可以如实记录每次销毁的结果，便于审计和检索。当国家颁布的消磁标准提高时，可以方便通过计算机设置来升级消磁设备，提高其消磁场强，达到设备保值的目的。

（2）注重多介质兼容性：现在介质品种除了纸质还有磁介质、光介质、芯片组等，一个有限的空间不可能同时放置碎纸、消磁机等多种设备，需要一种能兼容各种介质的、小型简易型的多功能、高性能销毁设备。

（3）注重安全规范操作：无论选择哪种销毁方式和设备，最终信息销毁都靠人来操作，靠制度来约束。因此信息的安全保障由人的主观意识控制，只有从思想上认识到信息安全保密的重要性，按照信息安全保密要求规范操作完善手续，再加上先进设备的支持，以及一定的监销管理机制，采用人防与技防相结合的措施，例如监销员在现场监督，销毁过程全程视频监控等，这样电子载体的销毁才能真正实现安全彻底销毁，才能达到保安全促发展的长治久安。

三、数据销毁安全管理

当健康医疗大数据遭到恶意拦截、黑客攻击等，使得数据丢失被盗取时，必须尽快将数据进行销毁，以免让恶意攻击者对数据进行分析，并且对不需要的数据也需要删除。

健康医疗大数据主要活动实施部门应该立即删除超出收集阶段明确的数据留存期限的相关数据；对留存期限有明确规定的，按相关规定执行；在删除数据可能会影响执法机构调查取证时，采取适当的存储和屏蔽措施；依照数据分类分级建立相应的数据销毁机制，明确销毁方式和销毁要求；遵守审计原则，建立数据销毁策略和管理制度，明确销毁数据范围和流程，记录数据删除的操作时间、操作人、操作方式、数据内容等相关信息。

第九章

健康医疗大数据内容安全管理

健康医疗大数据的数据内容安全是指数据在采集、传输、存储、管理、分析、发布、交易、使用和销毁等环节中的安全,作为国家安全管控的重点内容之一,数据内容安全管理工作显得格外重要。本章从个人信息安全、重要数据安全、数据安全治理、分级分类管理、数据开放管理和典型场景分析6个部分进行介绍。

第一节　个人信息安全

健康医疗大数据必然会涉及个人隐私信息,当前越来越多的组织大量收集、使用个人信息,给人们生活带来便利的同时,也出现了对个人信息的非法收集、滥用、泄露等问题,个人信息安全面临严重威胁。因此大数据应用过程中的个人健康医疗信息的保护问题不容忽视。

一、个人信息范畴

1. 个人信息概念　个人信息是指以电子或者其他方式记录的能够单独或者与其他信息结合识别特定自然人身份或者反映特定自然人活动情况的各种信息,例如姓名、出生日期、身份证件号码、通信通讯联系方式等。个人信息举例如表9-1所示。

判定某项信息是否属于个人信息应考虑以下两条路径:①识别:即从信息到个人,由信息本身的特殊性识别出特定自然人,个人信息应有助于识别出特定个人;②关联:即从个人到信息,如已知特定自然人,则由该特定自然人在其活动中产生的信息即为个人信息。

2. 个人敏感信息判定　个人敏感信息是指一旦泄露、非法提供或滥用可能危害人身和财产安全、损害个人名誉和身心健康、导致歧视性待遇等的个人信息。通常情况隐私信息属于个人敏感信息,可从以下角度判定是否属于个人敏感信息。

(1)泄露:个人信息一旦泄露,会导致个人信息主体及收集、使用个人信息的组织和机构丧失对个人信息的控制能力,造成个人信息扩散范围和用途的不可控。某些个人信息在泄露后,被以违背个人信息主体意愿的方式直接使用或与其他信息进行关联分析,可能对个人信息主体权益带来重大风险,应判定为个人敏感信息。例如个人信息主体的身份证复印件被他人用于手机号卡实名登记、银行账户开户办卡等。

(2)公开:某些个人信息仅因在个人信息主体授权的范围外扩散,即可对个人信息主体权益带来重大风险,应判定为个人敏感信息。例如性取向、存款信息、传染病史等。

表9-1 个人信息举例

信息类型	范围
个人基本信息	个人姓名、生日、性别、民族、国籍、家庭关系、住址、个人电话号码、电子邮箱等
个人身份信息	身份证、军官证、护照、驾驶证、工作证、出入证、社保卡、居住证等
个人生物识别信息	个人基因、指纹、声纹、掌纹、耳廓、虹膜、面部特征等
虚拟身份标识信息	软件系统账号、社交类软件昵称、IP地址、邮箱地址及与前述有关的密码、口令、口令保护答案、用户个人数字证书等
个人健康生理信息	病症、住院志、医嘱单、检验报告、手术及麻醉记录、护理记录、用药记录、药物食物过敏信息、生育信息、以往病史、诊治情况、家族病史、现病史、传染病史、体重、身高、肺活量等
个人教育工作信息	个人职业、职位、工作单位、学历、学位、教育经历、工作经历、培训记录、成绩单等
个人财产信息	银行账号、鉴别信息、存款信息、房产信息、信贷记录、征信信息、交易信息、消费记录、流水记录、虚拟货币、虚拟交易、游戏类兑换码等
个人通信信息	通信记录、内容、短信、彩信、电子邮件、描述个人通信的数据
联系人信息	通讯录、好友列表、群列表、电子邮件地址列表等
个人上网记录	网站浏览记录、软件使用记录、点击记录等
个人常用设备信息	硬件型号、设备MAC地址、操作系统类型、软件列表唯一设备识别码等
个人位置信息	行踪轨迹、精准定位信息、住宿信息、经纬度等
其他信息	婚史、宗教信仰、性取向、未公开的违法犯罪记录等

（3）滥用：某些个人信息在被超出授权合理界限时使用，可能对个人信息主体权益带来重大风险，应判定为个人敏感信息。例如在未取得个人信息主体授权时，把健康信息用于保险公司营销和确定个体保费高低等。

个人敏感信息举例如表9-2所示。

表9-2 个人敏感信息举例

信息类型	范围
个人财产信息	银行账号、鉴别信息、存款信息、房产信息、信贷记录、征信信息、交易信息、消费记录、流水记录等，以及虚拟货币、虚拟交易、游戏类兑换码等虚拟财产信息
个人健康生理信息	病症、住院志、医嘱单、检验报告、手术及麻醉记录、护理记录、用药记录、药物食物过敏信息、生育信息、以往病史、诊治情况、家族病史、现病史、传染病史、体重、身高、肺活量等
个人生物识别信息	个人基因、指纹、声纹、掌纹、耳廓、虹膜、面部特征等
个人身份信息	身份证、军官证、护照、驾驶证、工作证、出入证、社保卡、居住证等
虚拟身份标识信息	软件系统账号、社交类软件昵称、IP地址、邮箱地址及与前述有关的密码、口令、口令保护答案、用户个人数字证书等
其他信息	性取向、婚史、宗教信仰、未公开的违法犯罪记录、通信记录和内容、行踪轨迹、住宿信息、精准定位信息等

3. 个人信息分类 根据不同的标准,个人信息可以划分为不同的类别。

(1)以能否直接识别本人为标准:个人信息可以分为直接个人信息和间接个人信息。①直接个人信息:指可以单独识别本人的个人信息;②间接个人信息:指不能单独识别本人但和其他信息结合可以识别本人的个人信息。

(2)以是否涉及个人隐私为标准:个人信息可以分为个人敏感信息和个人一般信息。①个人敏感信息:指一旦泄露、非法提供或滥用可能危害人身和财产安全,或导致个人名誉、身心健康受到损害的个人信息;②个人一般信息:指不涉及个人隐私的信息。

(3)以处理技术为标准:可以将个人信息划分为电脑处理个人信息与非电脑处理个人信息。

(4)以是否公开为标准:个人信息分为公开个人信息和隐秘个人信息。①公开个人信息:指通过特定、合法的途径可以了解和掌握的个人信息;②隐秘个人信息:和公开个人信息对应,是指不公开的个人信息。

(5)以信息内容为标准:个人信息分为属人的个人信息和属事的个人信息。①属人的个人信息:反映的是个人信息本人的自然属性和自然关系;②属事的个人信息:反映的是本人的社会属性和社会关系,反映出信息主体在社会中所处的地位和扮演的角色。

(6)其他标准:个人信息可以分为纳税信息、福利信息、医疗信息、刑事信息、人事信息和户籍信息等,不同信息的具体保护方式亦不相同。

二、个人信息安全基本原则

GB/T 35273—2017《信息安全技术 个人信息安全规范》是在2017年12月正式发布的一部相对较完善的个人信息安全规范。该规范提出了保护个人信息安全应遵循的原则和安全要求。个人信息控制者开展个人信息处理活动,应遵循以下基本原则。

(1)权责一致原则:个人信息处理活动对个人信息主体合法权益造成的损害承担责任。

(2)目的明确原则:具有合法、正当、必要、明确的个人信息处理目的。

(3)选择同意原则:向个人信息主体明示个人信息处理目的、方式、范围、规则等,征求其授权同意。

(4)最少够用原则:除与个人信息主体另有约定外,只处理满足个人信息主体授权同意的目的所需的最少个人信息类型和数量。目的达成后,应及时根据约定删除个人信息。

(5)公开透明原则:以明确、易懂和合理的方式公开处理个人信息的范围、目的、规则等,并接受外部监督。

(6)确保安全原则:具备与所面临的安全风险相匹配的安全能力,并采取足够的管理措施和技术手段,保护个人信息的保密性、完整性、可用性。

(7)主体参与原则:向个人信息主体提供能够访问、更正、删除其个人信息,以及撤回同意、注销账户等方法。

三、个人信息采集安全

1. 合法性要求 采集个人信息的合法性要求包括:①不得欺骗、诱骗、强制个人信息主体提供其个人信息;②不得隐瞒产品或服务所具有的自动采集个人信息的功能;③不得从非法渠道获取个人信息;④不得收集法律法规明令禁止收集的个人信息。

2. 最小化要求　采集个人信息的最小化要求包括：①采集的个人信息的类型应与实现产品或服务的业务功能有直接关联。直接关联是指没有该信息的参与，产品或服务的功能无法实现。②自动采集个人信息的频率应是实现产品或服务的业务功能所必需的最低频率。③间接获取个人信息的数量应是实现产品或服务的业务功能所必需的最少数量。

3. 主动提供或自动采集明示同意　通过主动提供或自动采集方式采集个人信息的明示同意包括：①应向个人信息主体告知所提供服务的核心业务功能及所需采集的个人信息最小集，并明确告知拒绝提供或拒绝同意带来的影响。②应允许个人信息主体选择是否提供或同意自动采集。③需要采集超出个人信息最小集之外的个人信息时，采集前应向个人信息主体逐一说明该项个人信息为完成何种附加功能所必需，并允许个人信息主体逐项选择是否提供或同意自动采集。当个人信息主体拒绝时，可不提供相应的附加功能，但不应以此为理由停止提供核心业务功能，并应保障相应的服务质量。④采集前应向个人信息主体告知个人信息控制者的数据安全能力。⑤应取得个人信息主体的明示同意。应确保个人信息主体的明示同意是其在完全知情的基础上自愿给出的、具体的、清晰明确的愿望表示。⑥采集未成年人的个人信息前应征得未成年人或其监护人的明示同意。⑦应保障个人信息主体拒绝将其个人信息用于推送商业广告的权利。

4. 间接获取明示同意　间接获取个人信息时的明示同意包括：①应要求个人信息提供方说明个人信息来源，并对其个人信息来源的合法性进行确认；②应了解个人信息提供方已获得的个人信息处理的授权范围。

四、个人信息保存安全

1. 保存时间最小化　个人信息保存时间最小化包括：①个人信息保存期限应为实现目的所必需的最短时间；②超出上述个人信息保存期限后，应对个人信息进行删除或匿名化处理。

2. 去标识化处理　收集个人信息后宜立即进行去标识化处理，并采取技术和管理方面的措施，将去标识化后的数据与可用于恢复识别个人的信息分开存储，并确保在后续的个人信息处理中不重新识别个人。

3. 存储　个人信息存储安全包括：①存储个人敏感信息时，应采用加密等安全措施；②存储个人生物识别信息时，应采用技术措施处理后再进行存储。

4. 个人信息控制者停止运营　当个人信息控制者停止运营其产品或服务时应：①立即停止继续收集个人信息的活动；②将停止运营的通知以逐一送达或公告的形式通知个人信息主体；③对其所持有的个人信息进行删除或匿名化处理。

五、个人信息使用安全

1. 访问控制措施　个人信息访问措施包括：①对被授权访问个人信息的内部数据操作人员，应按照最小授权的原则，使其只能访问职责所需的最少够用的个人信息，且仅具备完成职责所需的最少的数据操作权限；②对个人信息的重要操作应设置内部审批流程；③应对安全管理人员、数据操作人员、审计人员的角色进行分离设置；④如确因工作需要需授权特定人员超权限处理个人信息，应由个人信息保护责任人或个人信息保护工作机构进行审批并记录在案；⑤对个人敏感信息的访问、修改等行为，应在对角色的权限控制的基础上根据业务流程的需求触发操作授权。

2. 展示限制 涉及通过界面展示个人信息的应对需要展示的个人信息采取去标识化处理等措施,降低个人信息在展示环节的泄露风险。

3. 使用限制 个人信息的使用限制包括:①除业务功能所必需外,使用个人信息时应消除明确身份指向性,避免精确定位到特定个人;②对所收集的个人信息进行加工处理而产生的信息,能够单独或与其他信息结合识别自然人个人身份或反映自然人个人活动情况时属于个人信息,使用时应遵循收集个人信息时获得的授权范围;③使用个人信息时不得超出与收集个人信息时所声称的目的具有直接或合理关联的范围,因业务需要确需超出上述范围使用个人信息的应再次征得个人信息主体明示同意。

4. 更正 个人信息主体发现个人信息控制者所持有的该主体的个人信息有错误或不完整时,个人信息控制者应为其提供请求更正或补充信息的方法。

5. 删除 个人信息删除包括:①个人信息控制者违反法律法规规定,收集、使用个人信息或个人信息控制者违反了与个人信息主体的约定,收集、使用个人信息时,个人信息主体有权要求及时删除个人信息;②个人信息控制者违反法律法规规定或违反与个人信息主体的约定向第三方共享、转让个人信息,且个人信息主体要求删除时,个人信息控制者应立即停止共享、转让的行为,并通知第三方及时删除;③个人信息控制者违反法律法规规定或与个人信息主体的约定,公开个人信息,且个人信息主体要求删除时,个人信息控制者应立即停止公开的行为并发布通知要求相关接收方删除相应的信息。

6. 撤回同意 个人信息主体撤回同意包括:①应向个人信息主体提供方法撤回收集、使用其个人信息的同意授权,撤回同意后,个人信息控制者后续不得再处理相应的个人信息;②应向个人信息主体提供便捷的退订商业广告的方法;③对外共享、转让、公开个人信息时应向个人信息主体提供撤回同意的方法。

7. 注销账户 个人信息主体注销账户包括:①通过注册账户提供服务的个人信息控制者应向个人信息主体提供注销账户的方法,且该方法应简便易操作;②个人信息主体注销账户后应删除其个人信息或做匿名化处理。

8. 获取副本 应为个人信息主体提供获取以下类别个人信息副本的方法,或依其要求在技术可行的前提下直接将以下个人信息的副本传输给第三方:①个人基本资料、个人身份信息;②个人病理及健康信息、个人教育及工作信息、个人财产信息、个人通信信息、联系人信息。

9. 约束信息系统自动决策 当仅依据信息系统的自动决策而做出显著影响个人信息主体权益的决定时,个人信息控制者应向个人信息主体提供申诉方法。

10. 响应请求 响应个人信息主体的请求包括:①在验证个人信息主体身份后应及时响应个人信息主体的请求,应在三十天内或法律法规规定的期限内做出决定及合理解释,并告知个人信息主体向外部提出纠纷解决的途径;②对合理的请求原则上不收取费用,但对一定时期内多次重复的请求可视情收取一定成本费用;③如直接实现个人信息主体的请求需要付出高额的成本或存在其他显著的困难,个人信息控制者应向个人信息主体提供其他替代性方法,以保护个人信息主体的合法权益。

11. 申诉管理 应建立申诉管理机制,包括跟踪流程,并在合理的时间内对申诉进行响应。

六、个人信息共享、转让、公开安全

1. 个人信息共享、转让安全　个人信息原则上不得共享、转让,确需共享、转让时应充分重视风险。共享、转让个人信息,非因收购、兼并、重组原因的应遵守以下要求:①事先开展个人信息安全影响评估,并依评估结果采取有效的保护个人信息主体的措施;②向个人信息主体告知共享、转让个人信息的目的、数据接收方的类型,并事先征得个人信息主体明示同意;③共享、转让个人敏感信息前还应向个人信息主体告知涉及的个人敏感信息的类型、数据接收方的身份和数据安全能力,并事先征得个人信息主体明示同意;④准确记录和保存个人信息的共享、转让的情况;⑤承担因共享、转让个人信息对个人合法权益造成损害的相应责任;⑥不得共享、转让个人生物识别信息;⑦帮助个人信息主体了解数据接收方对个人信息的存储、使用等情况,包括个人信息主体的权利。

2. 个人信息公开安全　个人信息原则上不得公开,确需公开时应充分重视风险并遵守以下要求:①事先开展个人信息安全影响评估,并依评估结果采取有效的保护个人信息主体的措施;②向个人信息主体告知公开个人信息的目的、类型,并事先征得个人信息主体明示同意;③公开个人敏感信息前还应向个人信息主体告知涉及的个人敏感信息的内容,并事先征得个人信息主体明示同意;④准确记录和保存个人信息的公开情况;⑤承担因公开个人信息对个人合法权益造成损害的相应责任;⑥不得公开个人生物识别信息。

七、个人信息安全事件处理与组织管理

健康医疗大数据具有价值密度低的特征,单一数据可能不存在隐私泄露,多源数据聚合后可能会存在身份识别的风险,对公众的个人信息安全和隐私保护构成严峻挑战。另外医药信息外泄、非法买卖个人信息事件等对公众的个人信息和隐私保护构成威胁。加强个人信息安全事件处理与组织管理才能更好地应对个人信息安全受到的威胁。

1. 个人信息安全事件处理

(1) 安全事件应急处置和报告:安全事件应急处置和报告包括:①应制定个人信息安全事件应急预案;②应定期组织内部相关人员进行应急响应培训和应急演练,掌握岗位职责和应急处置策略和规程;③发生个人信息安全事件后,个人信息控制者应根据应急响应预案进行处置;④据相关法律法规变化情况以及事件处置情况及时更新应急预案。

(2) 安全事件告知:应及时将事件相关情况以邮件、信函、电话等方式告知受影响的个人信息主体,难以逐一告知个人信息主体时应采取合理、有效的方式发布与公众有关的警示信息。

2. 个人信息安全组织管理

(1) 明确责任部门与人员:对个人信息控制者的要求包括:①应明确其法定代表人或主要负责人对个人信息安全负全面领导责任;②应任命个人信息保护负责人和个人信息保护工作机构;③应设立专职的个人信息保护负责人和个人信息保护工作机构,负责个人信息安全工作。

(2) 开展个人信息安全影响评估:对个人信息控制者的要求包括:①建立个人信息安全影响评估制度,定期开展个人信息安全影响评估;②个人信息安全影响评估应主要评估处理活动遵循个人信息安全基本原则的情况,以及个人信息处理活动对个人信息主体合法权

益的影响;③在法律法规有新的要求或在业务模式、信息系统、运行环境发生重大变更,或发生重大个人信息安全事件时应重新进行个人信息安全影响评估;④形成个人信息安全影响评估报告,并以此采取保护个人信息主体的措施,使风险降低到可接受的水平;⑤妥善留存个人信息安全影响评估报告,确保可供相关方查阅,并以适宜的形式对外公开。

(3)数据安全能力:个人信息控制者应根据有关国家标准的要求建立适当的数据安全能力,落实必要的管理和技术措施,防止个人信息的泄露、损毁、丢失。

(4)人员管理与培训:对个人信息控制者的要求包括:①应与从事个人信息处理岗位上的相关人员签署保密协议,对大量接触个人敏感信息的人员进行背景审查;②应明确内部涉及个人信息处理不同岗位的安全职责,以及发生安全事件的处罚机制;③应要求个人信息处理岗位上的相关人员在调离岗位或终止劳动合同时,继续履行保密义务;④应明确可能访问个人信息的外部服务人员应遵守的个人信息安全要求,与其签署保密协议,并进行监督;⑤应定期或在隐私政策发生重大变化时,对个人信息处理岗位上的相关人员开展个人信息安全专业化培训和考核,确保相关人员熟练掌握隐私政策和相关规程。

(5)安全审计:对个人信息控制者的要求包括:①应对隐私政策和相关规程以及安全措施的有效性进行审计;②应建立自动化审计系统,监测记录个人信息处理活动;③审计过程形成的记录应能对安全事件的处置、应急响应和事后调查提供支撑;④应防止非授权访问、篡改或删除审计记录;⑤应及时处理审计过程中发现的个人信息违规使用、滥用等情况。

第二节 重要数据安全

一、电子健康档案数据安全

随着健康医疗大数据的爆发式增长和区域协同医疗服务体系的推进发展,电子健康档案的信息安全和隐私保护面临极大挑战。

1. 电子健康档案数据安全问题

(1)个人信息易泄露:由于现在各大医院都会将用户的信息进行网络电子归档处理,这就导致了电子健康档案中含有大量个人信息,例如电话号码、家庭住址等。对于个人信息一般都会上传至云端网络,以保障信息的安全性,但云端的服务商并不是绝对保密,由于它的半透明性,导致在不违背云服务的协议情况下,一部分的个人信息可以被人看到,这就造成了个人信息的部分泄露。与此同时,电子健康档案在进行数据统计和发布过程中,由于网络问题很容易出现信息发布不同步,让某些不法分子利用该漏洞进行数据攻击以获取个人信息,造成信息泄露。

(2)数据集中易损毁:把电子健康档案存放到云端服务器导致大量重要数据过分集中于云端,为不法分子提供了获取信息的渠道,只要攻击云端的数据,大量的重要信息和隐私信息就会落入到不法分子的手中。例如不法分子会使用流量监控的方式监控数据的多少,并对不利于自己的信息进行修改。对于一些不可修改的数据进行恶意损害,导致用户信息错误甚至是数据丢失。

2. 电子健康档案数据安全对策

(1)改善数据安全体系构架:电子健康档案信息由云端进行管理,而云端通过云计算平台给相应的院方和用户提供定制化和个性化的服务。对于信息资源的共享,云端最常使用的是虚拟化技术。根据不同用户使用资源的时间不同,利用虚拟化技术,使不同的用户共享到相同的信息资源,无形中带来的便是信息安全的问题。因此云端应该完善自身的数据安全体系建设,并加强对于数据的安全管理,例如采用安全技术完善的云计算产品,使用虚拟隔离的技术,采用可信的数据执行技术,增强信息技术安全认证等,以此来提高云端数据平台的安全性。

(2)加强电子健康档案管理体系:加强档案管理的体系建设包括对电子健康档案建档,规范建档标准,对计算机技术的应用,对电子健康档案的管理进行效果评价等。同时还要不断地规范医疗诊断治疗标准和规范操作等,促进当前相关管理工作顺利进行。针对电子健康档案的结构体系、相关功能及电子健康档案建设的相关模型,及时提高电子健康档案管理的技术并规范建档标准等。有效控制和改善电子健康档案管理中存在的混乱现象,最大限度发挥电子健康档案的作用,实现资源共享,促进电子健康档案管理水平的提高。为医疗卫生机构资源整合提供重要保障。同时加强对电子健康档案的管理,保证居民电子健康档案的内容完整,规范电子健康档案格式,使功能更加全面,信息及资源的传输更加通畅,同时还能及时了解居民意见,使得电子健康档案在管理上不断地满足广大居民的需求,有利于相关部门对电子健康档案进行有效的开发和利用。

(3)规范管理制度:管理电子健康档案者应制定一些安全制度来填补实行过程中可能出现的安全缺陷。同时也要对内部管理体系制定相关管理条例,提高对内部网络的管理力度,构建监控内部网络安全体系,由此来提高网络整体的安全性。此外,由于在安全方面电子健康档案有着较高要求,应有相应的认证机构来保障其安全性和有效性。只有由第三方来监察、验证才能确保电子健康档案具有法律效应。

二、电子病历数据安全

电子病历中所存储的信息涉及个人隐私,只有医生、个体和获得授权的人需要了解时才能够完整、准确、快速地获取。

1. 电子病历数据安全问题 为提高医疗效率,医院逐步使用电子病历系统。然而从法律层面、保障制度层面、安全机制层面我国电子病历方面临诸多安全风险,例如电子病历系统在实体的身份强验证、数据存储、数据的传输等方面均存在安全隐患。2019年7月中旬至2019年9月初,德国漏洞分析和管理公司专家发现有600个未受保护的服务器暴露于互联网,这些服务器包含大量医疗放射图像。其中有超过7.37亿个放射图像,涉及2 000多万人,影响到52个国家的患者。其中我国有14个未受保护的医学影像信息服务器系统,共泄露279 000条数据记录。

(1)法律效力问题:虽然我国原卫生部已经颁布了《电子病历基本规范(试行)》规章,制定了《电子病历系统功能规范(试行)》和《卫生系统电子认证服务管理办法(试行)》,但在电子病历的立法方面并不完善。特别对于电子病历的合法性、法律层面的证据效力、信息泄露的责任认定等方面规定并不明确。此外《医疗机构病历管理规定》《医疗事故处理条例》《病历书写基本规范》之间还没形成较好的衔接。因此电子病历在我国的实践应用中法律效力受到很大的质疑。

(2)制度保障问题:在电子病历制度保障方面主要涉及电子病历的管理,电子病历管理又包括制度管理及安全管理。①制度管理方面需要完善的制度保障和监管体系，我国实行电子病历规范化管理较晚，因此我国电子病历的管理出现制度缺失、监管不力等诸多问题；②安全管理方面医务人员对网络安全的重视程度有待加强，电子病历反映的是患者在医院就诊时的整个诊疗过程记录，这就要求病历信息如实反映患者的真实情况，不能通过复制粘贴提高病历输入效率，导致病历内容真实性无法保证，同时应明确医院质量控制人员责任，落实院内各级质控监督机制。

（3）电子病历安全机制问题：电子病历安全机制包括：①身份认证机制。信息系统管理员、系统用户均采用用户名或密码的方式进行身份认证易被攻破。②数据存储安全。电子病历信息多以明文方式保存在后台数据库服务器上，而后台数据库服务器对于某些人是透明的。目前医务人员在终端录入病历信息后，数据库的数据安全无人监督，使得电子病历没有安全机制来验证，无法确保医务人员在终端上前期录入的信息的安全性。③数据传输机制。链路采用传统传输协议，传输通道未被加密。④数据加密机制。数据未被加密，容易被监听、窃取和篡改。

（4）实践层问题：实践层问题包括：①电子病历系统崩溃导致混乱。电子病历具有操作存储方便的特性，病历电子化应用使得病历更加标准化和规范化，但电子病历系统一旦崩溃则会引起整个医疗机构的混乱。②数据二次利用风险大。患者医疗信息被复制、泄露、贩卖的危险性变大，侵权的范围规模也大幅提升。③电子病历具有信息共享性。电子病历系统由于本身系统、协议的漏洞或软件的不兼容，易遭受网络病毒或黑客攻击，大量用户的存在使得系统不断出现新的漏洞。医疗机构在远程医疗、数据传输、医保等业务开展中，由于网络传输数据的需要，其系统、协议本身的缺陷会使得患者医疗信息易被窃取。④电子病历使公众对自身医疗信息保护具有被动性。电子病历系统全国性的普及推广使得公众在是否使用电子病历系统上具有被动性。公众无权修改电子病历上的信息，也无权向医疗机构要求退出电子病历系统或让医疗机构删除其医疗信息。

2. 电子病历数据安全对策

（1）加强法律制度建设：从宏观层面上需要加强法律制度建设，包括：①加快电子病历安全的法律保障建设；②完善惩处制度，避免违法却难以追究或惩处不当；③加强执法，对破坏电子病历安全的行为严惩；④加强政府的统筹指导，各级政府和卫生部门应把医疗信息化提上议事日程，有计划地建设和推进；⑤加强电子病历系统安全管理的监督和引导，形成电子病历系统安全管理问题的标准和规范；⑥为电子病历系统安全技术、设备、培训及运营维护提供资金支持；⑦营造良好的社会环境，规范网络行为，倡导健康文明的社会文化和网络文化。

（2）加快建立第三方监管制度：要加快第三方监管制度建设，包括：①独立于医院和患者的第三方机构对电子病历系统的服务器进行监管，电子病历的后台服务器的安全性得到加强，电子病历的法律证据性得到认可和保障；②由医疗卫生主管部门下令辖区内各医院提交电子病历数据信息的备份，医疗纠纷中以第三方的数据作为参考依据，减少医院的违规操作，提高电子病历的信息安全性。

（3）加强数据安全管理：加强医疗机构的数据安全管理工作，包括：①加强培训，明确划分权限等级。加强电子病历系统专门模块对医务人员书写的病历进行质控，设立专门且具有独立性的电子病历管理部门和人员，制定日常管理规范。②严把技术关，医院在推行电子病历的实施过程中配套的技术设施要到位,形成对电子病历全方位的技术保障体系,加强安全管理数据库的管理。③加强身份验证,保证只有合法的用户才能登录并使用数据库。④控制访问,即使是合法用户也要控制用户对数据库对象的访问,拒绝非授权访问,防止信息泄密。⑤加强可审计性,跟踪非法用户的入侵行为和破坏行为并恢复数据。

(4)做好容灾管理工作:及时做好电子病历容灾管理工作,包括:①做好本地备份和异地备份,异地备份可联合其他医疗机构和档案部门实施灾备管理;②及时处理突发情况,明确灾难等级制定应急预案,划分责任和优先等级,灾后启动本地或异地备份并及时恢复数据和系统。

三、运营管理数据安全

健康医疗大数据运营管理数据安全是指需要通过快速获取、处理、分析以从中提取有价值的交易数据、交互数据与传感数据,通过物联网、云计算等技术在合理时间内完成信息采集、处理和管理,找到物与物、人与物、人与人之间的数据关联。这些数据通过集成共享和交叉复用,形成一种智力资源和知识服务能力,为管理者提供准确、可靠的决策依据,最终来提升医疗卫生服务能力和管理决策水平。

1. 运营管理数据安全问题

(1)内部威胁:健康医疗行业的内部威胁高于外部威胁。除了比较明显的安全管理问题,例如弱密码、数据库暴露在公网等,一般医院都要求进行网络安全等级保护的认证,这些基本的外部威胁都能有效控制。目前比较突出的是内部威胁,受经济利益驱使或其他原因,内部员工很容易获得数据的权限和窃取非授权数据。

(2)基础平台隐患:传统的 SQL 数据库、分析型数据库等数据库本身提供细粒度的权限控制和安全审计功能。而 NoSQL 数据库,例如基于 Hadoop 的数据库系统,就比较缺乏基于角色的身份管理和细粒度访问控制以及安全审计功能,存在很大的安全隐患。

(3)采集风险:由于数据采集的复杂性,很多数据存在被滥用的风险,数据的跟踪和溯源存在很大困难。例如医院内部存在很多第三方的技术供应商,系统之间需要建立服务接口来满足互操作的应用场景,这种数据传递和流动很难保证数据的安全性。

(4)泄露风险:运营管理过程中数据的泄露风险包括:①运维外包使外包人员可以直接访问到数据库甚至恶意盗取敏感信息;②系统管理员和应用系统管理员拥有访问数据库的直连通道和账号密码,可以越权访问传播敏感数据;③在开发和测试过程中使用真实数据容易造成数据泄密。

2. 运营管理数据安全对策

(1)数据活动全面审计:对数据的分布、性能、访问和活动情况进行全方位的监控和记录,便于事后审计和追查。及时发现数据的异常活动情况和风险,产生报警并输出可视化的报表便于分析。

(2)细粒度访问控制:基于自动学习生成细粒度访问控制规则,阻断异常的查询和访问,防止敏感数据泄露。阻断异常和违规的数据修改和删除操作,防止敏感数据被非法篡改。

(3)敏感数据加密和脱敏:有选择地对敏感数据加密和脱敏,使敏感数据在存储使用时被脱敏,防止真实数据泄露。增强对敏感数据的权限管理可以防止权限滥用、合法权限盗用和滥用所导致的数据泄露。

第三节 数据安全治理

数据安全治理是指对数据进行不同类别和密级的划分，制定不同的管理和使用原则，尽可能对数据做到有差别和针对性的防护，实现在适当安全保护下的数据自由流动，同时针对不同数据、不同使用者制定管理控制措施，有效地对数据的访问行为进行日志记录，并进行定期地合规性分析和风险分析的过程。

一、数据安全治理目标与原则

1. 数据安全治理目标 健康医疗大数据包含个人标识、健康状况以及医疗情况等相关信息，应采取合理和适当的管理和技术保障措施进行数据安全治理，以达到以下目标：①确保健康医疗大数据的保密性、完整性和可用性；②确保健康医疗大数据使用和公开过程的安全性，保护个人信息安全、公众利益和国家安全；③确保健康医疗大数据在符合安全要求的前提下满足业务需求。

2. 数据安全治理原则 数据安全治理过程中应遵循"以数据为中心、以组织为单位、以安全能力成熟度为抓手"的基本原则。

（1）以数据为中心：以数据为中心是数据安全工作的核心思想，是以数据的防窃取、防滥用、防误用作为主线，将数据生命周期内各不同环节所涉及的信息系统、运行环境、业务场景等作为数据安全保护的支撑。在数据生命周期的不同阶段，数据面临的安全威胁及可以采用的安全手段不尽相同。例如在数据采集阶段，可能存在采集数据被攻击者直接窃取或个人生物特征数据不必要的存储面临泄露危险等；在数据存储阶段，可能存在存储系统被入侵进而导致数据被窃取或存储设备丢失导致数据泄露等；在数据处理阶段，可能存在算法不当导致用户个人信息泄露等。把不同阶段从不同角度面临的风险放到一起进行综合考虑，建立强调整体而不是某个环节安全能力，是以数据为中心的安全的核心思想。

（2）以组织为单位：以组织为单位是数据安全治理的核心管理思想。拥有或使用数据的组织是承担数据安全责任的主体。虽然在大数据时代还有数据共享、数据转移、数据交易等各种复杂的情况，但拥有或者处理数据的组织是这些活动的基本单元。以组织为单位的数据安全治理是指组织要对数据全生命周期的安全负责。一个组织的数据安全水平可以作为其是否符合法律要求、特定事件中具备的责任、面向行业适合处理的数据类型和规模等的参考依据。

（3）以安全能力成熟度为抓手：数据安全能力成熟度模型（data security capability maturity model，DSMM）借鉴能力成熟度模型的思想，将数据按照其生命周期分阶段采用不同的能力评估等级，分为数据采集安全、数据传输安全、数据存储安全、数据管理安全、数据分析安全、数据发布安全、数据交易安全、数据使用安全和数据销毁安全 9 个阶段。从组织建设、制度流程、技术工具、人员能力 4 个安全能力维度进行建设。组织建设是数据安全治理的领导决策机构，负责架构建立、职责分配和沟通协作；制度流程是数据安全治理的指南，负责制定组织机构数据安全领域的制度规范和流程执行；技术工具通过技术手段和产品工具落实安全要求或自动化具体实现数据治理安全工作；人员能力是执行数据安全工作的人员的安全意识及相关专业能力。DSMM 划分成了 1～5 个等级，依次为非正式执行级、计划跟踪级、充分定义级、量化控制级、持续优化级，形成一个三维立体模型，全方面对数据安全进行能力建设。数据安全能力成熟度模型如图9-1所示。

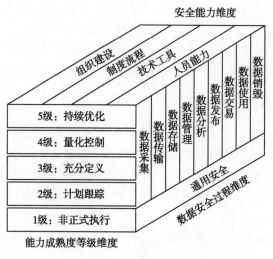

图 9-1 数据安全能力成熟度模型

二、数据安全治理框架

数据安全治理是数据治理的重要内容，横跨 IT 治理架构中数据管理和风险管理两个重要闭环。为减轻安全威胁、数据驻留和隐私问题带来的风险，安全和风险管理领导者应当引入数据安全治理框架，避免内外安全风险带来的信誉损失和经济损失。

1. 从 IT 治理到数据安全治理 传统的 IT 治理是指组织在信息化过程中需要建立的一种宏观的决策、协调及控制机制，其作用是明确 IT 决策责任、建立协调沟通机制，有效利用各种资源控制信息化风险，促进 IT 与业务的融合，使 IT 为企业创造价值。建立自适应的信息安全能力是新型 IT 治理的重要目标之一。在整个 IT 治理架构中数据治理较为特殊，由首席数据官直接负责，横跨数据管理和风险管理两个闭环，从数据的采集、管理、分析和使用 4 个角度为组织决策提供重要信息。而数据安全治理便是数据治理的重要内容。

2. Gartner 数据安全治理框架 Gartner 认为当前数字业务正在为行业创造价值，但不能忽视不断增长的业务风险和责任。安全和风险管理领导者应该制定适当的数据安全治理框架，以减轻数据安全隐患所带来的风险。这些安全挑战包括隐私保护的合规要求、数据泄露对组织声誉和客户信任度的影响、混合 IT 环境下通用数据安全策略的制定以及安全产品通用安全策略的共享等。

2019 年 4 月 Gartner 提出了数据安全治理框架，试图从组织的高层业务风险分析出发对组织业务中的各个数据集进行识别、分类和管理，并针对数据集的数据流和数据分析库的机密性、完整性、可用性创建 8 种安全策略。同时数据管理与信息安全团队可以针对整合的业务数据生命周期过程进行业务影响分析，发现各种数据隐私和数据保护风险以降低整体的业务风险。数据安全治理框架如图9-2所示。

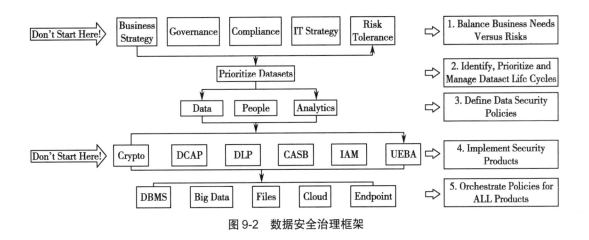

图 9-2　数据安全治理框架

3. 微软数据治理框架　不同于 Gartner 的数据安全治理,微软的数据治理框架(data governance for privacy confidentiality and compliance,DGPC)主要从人员、流程和技术 3 个角度出发,将框架重点放在数据安全的"树状结构"上,以识别和管理与特定数据流相关的安全和隐私风险需要保护的信息。

在人员领域 DGPC 框架把数据安全相关组织分为战略层、战术层和操作层 3 个层次,每一层次都要明确组织中的数据安全相关的角色职责、资源配置和操作指南。在流程领域 DGPC 认为组织应首先检查数据安全相关的各种法规、标准、政策和程序,明确必须满足的要求并使其制度化与流程化,以指导数据安全实践。在技术领域微软使用数据安全差距分析表来分析与评估数据安全流程控制和技术控制存在的特定风险。

4. 数据安全治理通用框架　数据安全治理通用框架一般要包括 3 要素:数据安全治理机制、数据安全治理、数据安全技术部署。各类组织可以根据业务特征和数据安全要求对数据安全治理通用框架进行补充或剪裁,形成有自身特点的数据安全治理框架。数据安全治理通用框架如图 9-3 所示。

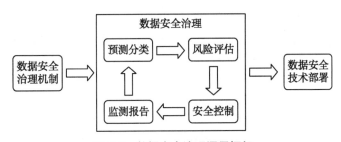

图 9-3　数据安全治理通用框架

(1)数据安全治理机制:数据安全治理机制包括数据安全决策机制、数据安全组织与人员、数据安全合规遵循、数据安全制度与流程、数据安全评估与审计、数据安全教育与培训。

(2)预测分类:预测分类包括业务拓展分析、识别业务与隐私数据、敏感数据分类、敏感数据分级、数据权益分析。

(3)风险评估:风险评估包括静态数据风险评估、动态数据风险评估、操作行为风险评估、合理要求差距分析、控制基线差距分析。

（4）安全控制：安全控制包括身份鉴别、访问控制、数据加密、异常检测、实时防御。

（5）监测报告：监测报告包括集中管理、智能分析、安全审计、挖掘取证、合规报告。

（6）数据安全技术部署：数据安全技术部署包括数据内容安全技术、数据行为安全技术、数据环境安全技术、业务风险控制技术、数据安全新型技术。

三、数据安全治理流程与步骤

在整个数据安全治理的过程中，最重要的是制定数据安全治理流程，在行业内常称为"某某数据安全管理规范"，所有工作流程和技术支撑都围绕此规范来制定和落实。

1. 数据安全治理流程 数据安全治理需要经过大量的工作才能完成，这些工作流程可梳理为：①组织构建。在数据安全治理中要成立专门的安全治理团队，保证数据安全治理工作能够长期得以执行。②资产梳理。在队伍构建后，需要对数据资产进行盘点。③策略制订。根据梳理的情况对数据进行分级分类，对人员进行角色划分，对数据使用的场景进行限定，对这些场景下的安全策略和措施进行规定。④过程控制。不同的角色团队要在日常管理、业务执行和运维工作中将相关的流程规定落地执行，要采用对应的数据安全支撑工具，在办公和运维的过程中融入这些工具。⑤行为稽核。要对数据的访问过程进行审计，稽核潜在的安全风险。⑥持续改善。对当前的数据资产情况进行梳理，改善当前的数据安全组织结构，修订当前数据安全策略和规范，保证安全策略的落地。

2. 数据安全治理步骤 依据实际安全需求进行安全设计，从整体上、全过程、全周期、动态地为信息系统提供健康医疗大数据安全保障，形成涵盖对外部黑客、内部人员、第三方厂商人员的全方位管控，封锁数据库自身存储层、访问控制层、应用访问层的泄露渠道。形成健康医疗大数据安全防护的整体解决方案，按照数据安全风险评估、数据使用管控、数据底线防守、数据审计稽核这 4 个步骤建立以底线防守为主、主动防御为辅的防护体系，重点解决存储、共享数据保密性和内部批量泄露、敏感数据篡改的问题。

（1）安全风险评估：对健康医疗行业内各系统的数据进行梳理与定位，并基于数据资产梳理的安全状况进行摸底来实现事前梳理，有效评估安全风险。掌握数据来源、内容和分类，并根据数据价值、内容敏感程度、影响和分发范围的不同进行敏感级别划分，对敏感数据所有者进行分类并区分出敏感数据级别，实现对数据资产安全的状况摸底。同时跟踪数据的使用过程，通过定位数据资产分布情况识别数据使用人员权限，分析数据使用热度情况，按照使用热度、访问总量、流转过程以及数据关联关系等方面对数据资产进行梳理。对数据库资产进行安全风险检查，让数据资产管理员全面了解数据库资产运行是否存在安全风险。

（2）数据使用管控：对业务系统进行数据资产梳理后根据人员身份及业务场景确保安全的数据使用管控。管控内容包括访问权限管控、识别数据访问者身份、管理数据访问者权限、建立安全管理流程等。数据在使用过程中会面临不同对象和不同场景，因而对数据的使用权限和管控力度应有所侧重。例如针对外部黑客的入侵防护、针对内部运维人员的审批细粒度管控、针对业务人员的数据使用权限控制以及针对数据存储安全的加密管控。

（3）数据底线防守：对数据存储安全进行底线防守，包括本地数据存储加密、敏感数据访问管理、共享数据动态脱敏 3 个方面。由于存储在各个共享系统的数据均为明文，存在个人隐私信息泄露的风险，因此要做到敏感数据存储加密，保证敏感数据的保密性，并针对加密数据的访问进行权限控制。针对共享的数据进行脱敏处理，需在前置库前部署数据库动态脱敏系统，将共享数据实时脱敏，通过数据库防火墙对业务系统进行绑定，确保只授权合法的系统或用户能够访问前置库，对其他人员访问进行授权限制。

（4）数据审计稽核：基于数据行为分析进行数据审计稽核，通过数据库监控与审计、数据库水印等技术对敏感数据访问行为进行详细审计，保留每项操作的操作人、时间、IP地址、操作内容等信息，为事后追溯提供依据。结合业务语言和应用用户进行全面审计，及时对恶意攻击、非法访问、恶意操作告警，实现事后追溯有效追责、定责。同时对数据访问账号及权限的监管、对业务单位和运维部门数据访问过程的合法性进行稽核，定义数据异常访问行为特征并对其进行追踪、审计、分析，全方位感知数据安全风险。例如对日志进行大数据分析以发现潜在的异常行为，继而根据分析结果建立安全基线策略等。

四、数据安全治理方法与策略

1. 数据安全治理方法　对健康医疗大数据进行安全治理能够有效解决安全中的3大问题：数据资产管理与隐私数据管理可以解决"数据在哪"；数据追溯管理可以解决"数据从哪里来到哪里去"；数据脱敏管理与数据加密管理可以解决"如何保护数据"。

（1）数据资产管理：对数据资产的保护要明确数据资产在哪和有哪些问题。通过主动扫描和被动人工扫描识别出数据资产，同时可以根据数据库、文件、应用和邮件等类别对数据资产进行分类。

（2）隐私数据管理：在明确数据资产情况后进一步对隐私数据进行管理。通过对正则、机器学习模型、字典等多规则组合识别发现数据资产中的敏感数据，并通过可视化模块快速定位敏感数据的位置。

（3）数据追溯管理：对于数据的防护不仅是对静止状态数据的防护，还有对在流动中数据的防护。通过梳理出应用系统中的数据接口，基于字段级的数据关系和动态流量分析构建应用的数据动态路径图，在统一的数据关联分析基础上构建应用的数据关系管道，完成对数据流的追踪和溯源。

（4）数据脱敏管理：在识别敏感数据的基础上对数据进行脱敏处理，保证敏感数据在开发、测试、数据分析等场景下不被泄露，从而满足各类法规要求。

（5）加解密管理：在数据加解密的落地过程中发现问题，从而设置专门的项目进行落地。加解密管理模块通过在加密机与相关应用之间增加加解密管理系统，以一种"软件定义加解密"的方式对加密机的能力进行统一的调配管理，使加密机的使用更加灵活。

2. 数据安全治理策略

（1）数据安全治理外部策略：数据安全治理同样需要遵循国家级的安全政策和行业内的安全政策。例如：①《中华人民共和国网络安全法》由中华人民共和国第十二届全国人民代表大会常务委员会第二十四次会议于2016年11月7日通过并公布，自2017年6月1日起施行。该法案对中国所有政府单位和企业的IT系统建设、数据采集和应用产业造成深远影响。该法明确地对个人隐私数据和国家重要数据提出了保护要求。②《信息安全等级保护管理办法》规定由公安部牵头推动，坚持自主定级、自主保护的原则，根据信息系统在国家安全、经济建设、社会生活中的重要程度和信息系统遭到破坏后对国家安全、社会秩序、公共利益以及公民、法人和其他组织的合法权益的危害程度等因素确定。该规定在过去的

10 年中是我国网络安全建设中最重要的需要遵循的法规。③《儿童个人信息网络保护规定》已经在国家互联网信息办公室事务会议中审议通过,并于 2019 年 10 月 1 日起执行。该规定保护了儿童个人信息安全,促进儿童健康成长。④《通用数据保护条例》是欧盟在 2015 年颁布,2018 年 5 月 25 日正式实施,堪称史上最严格的数据保护法案。

(2) 健康医疗大数据安全策略:健康医疗大数据安全策略包括①存储敏感数据。存储在网络环境中的任何数据都需要进行加密存储和加密传输,任何需要进行开放式流转处理的数据都需要进行脱敏存储和传输。②隔离业务数据。存储加密解决了在云环境中存储敏感数据的风险,需要提供一种机制,禁止超级权限的数据库管理员访问业务数据,从而保证云上数据安全性。

(3) 数据流动安全策略:健康医疗大数据具有不可避免的数据流动趋势,机构对于流动中的数据控制力会越来越弱,不断流动的数据必然会流出数据的安全边界,传统基于静态目标保护的网络安全和数据安全保护措施在此场景下会不断弱化,甚至完全失效。解决好数据流动的安全问题是实现数据价值最大化的巨大挑战和先决条件。解决流动数据安全的基本策略有:①严标准高要求构筑安全边界。从物理机房、网络区域、应用部署等方面以从严标准构建物理、网络和应用边界,形成组织机构内数据有效隔离。②全方位完善技防体系。部署双层异构防火墙,区分机构访问入口和业务互联入口,配置 IPS、IPSEC 等网络安全防护工具,部署防 APT 及流量回溯等系统,并进一步加强终端安全、用户认证、桌面安全防护、统一存储管理等信息安全手段。③围绕重点开展"数据分离、应用协同"再造。按照技术架构统一、境内外数据分离、优化数据访问控制原则进行系统架构再造。基于统一的技术平台进一步改进松耦合的应用架构体系,基于业务流程优化和跨系统流程调用增加数据访问控制,实现安全控制下的数据透明互访。采用数据库透明加密、关键数据应用加密等技术,实现数据存储加密要求,全面灵活地应对各种监管要求。④多层次健全管理机制。对开发、测试、运维等有严格的信息安全管控机制。与各机构签署规范统一的服务协议,构建同等保护水平的合同条款等数据流动合法通道。

(4) 数据安全稽核策略:数据安全稽核是数据安全治理不可或缺的关键步骤,完善的稽核策略能够保障数据安全治理策略和规范被有效执行和落地,同时确保快速发现数据安全潜在的风险和恶意行为。数据安全治理中的稽核策略包括:①合规性检查。在建立了数据安全治理规范后,通过必要的稽核手段对规范的执行情况进行实时监控和定期检查,以确保数据安全使用规范真实执行。②操作监管与稽核。通过数据库审计技术对数据库的所有操作进行监管和记录,以保证能够及时发现针对数据库的攻击和恶意操作等行为,及时发出威胁警告,并通过审计机制对发生的事件进行追踪溯源,确定事件发生的源头,还原事件发生的过程,分析事件造成的损失。③数据访问账号和权限监管与稽核。监管部门动态维护数据库的访问账号和权限,实时的掌握账号和权限的变化情况,并针对这些变化生成报告,这是数据稽核的一个重要环节。④业务单位和运维部门数据访问过程合法性监管与稽核。针对组织内部业务及运维部门的访问数据过程要进行实时的监控与记录,包括定义数据异常的访问行为特征,一旦发现异常情况要能及时告警,同时对内部访问数据情况进行完全记录和分析,保证一旦发生信息安全事件能够有效溯源。⑤风险分析与发现。在数据安全稽核过程中,通过一些数据分析技术对异常行为进行发现和定义,通过人工分析完成异常行为的定义,或对日常行为进行动态学习和建模,对不符合日常建模的行为进行告警。

五、数据安全治理技术支撑体系

数据安全治理要实现从理念到技术的体系构建,还要有从流程方法到技术支撑的完整方案。做好数据的分级分类,制订安全策略,明确数据资产的分布和使用状况,保障数据的使用安全,并基于数据使用角色和场景选定安全技术。通过整合一系列的安全管控技术应用,最终通过数据安全态势感知实现数据统计信息、数据流向、数据告警信息的可视化呈现。

1. 技术支撑框架 数据安全治理涉及的数据资产庞大,数据使用方式多样,数据使用角色繁杂,要满足数据的有效使用同时保证数据使用的安全性,需要极强的技术支撑。数据安全治理技术支撑框架如图9-4所示。

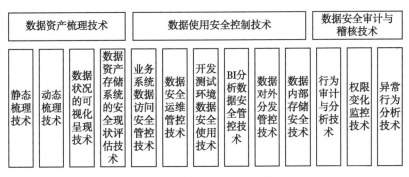

图9-4 数据安全治理技术支撑框架

(1)数据资产梳理技术:数据资产梳理是数据安全治理的基础,通过数据资产梳理,可以确定敏感数据在系统内部的分布、确定敏感数据是如何被访问的、确定当前的账号和授权的状况。整个过程中使用技术包括:①静态梳理技术。静态梳理是完成对敏感数据的存储分布状况的摸底,帮助安全管理人员掌握系统的数据资产分布情况。可以分为结构化数据梳理和非结构化数据梳理。②动态梳理技术。动态梳理技术是基于对网络流量的扫描,实现对系统中的敏感数据的访问状况的梳理,包括敏感数据的存储分布、敏感数据的系统访问状况、敏感数据的批量访问状况、敏感数据的访问风险。③数据状况的可视化呈现技术。通过可视化技术将静态资产和动态资产梳理技术梳理出的信息以可视化的形式呈现,例如敏感数据的访问热度、资产在组织内不同部门或业务系统内的分布、系统的账号和权限图、敏感数据的范围权限图。④数据资产存储系统的安全现状评估技术。安全现状评估是将已定位、梳理的数据库资产进行全面检测评估,评估项包括口令和账户、弱安全策略、权限宽泛、权限提升漏洞、日志、补丁升级等,评估是否存在安全漏洞。

(2)数据使用安全控制技术:数据在使用过程中按照数据流动性以及使用需求划分时会面临如下使用场景:通过业务系统访问数据、在数据库运维时调整数据、开发测试时使用数据、BI分析时使用数据、面向外界分发数据、内部高权限人员使用数据。在数据使用的各个环节中,需要通过技术手段将各个场景下的安全风险进行有效规避,包括:攻击行为阻断;数据库运维管控;静态脱敏;可逆和动态脱敏;数据水印;数据加密。

(3)数据安全审计与稽核技术:数据安全审计与稽核是安全管理部门的重要职责,以此保障数据安全治理的策略和规范被有效执行和落地,以确保快速发现潜在的风险和行为。

通过审计与稽核的能力来掌握威胁与风险变化，明确防护方向，进而调整防护体系优化防御策略，使防护体系具备动态适应能力，真正实现数据安全防护。数据的安全审计和稽核技术包括行为审计与分析技术、权限变化监控技术和异常行为分析技术。

2. 数据安全治理工具 健康医疗大数据在流动过程中，数据的结构和形态在整个生命周期中也会不断变化，需要采用多种安全治理工具支撑安全策略的实施。数据安全治理工具用于落实健康医疗大数据安全治理方法与策略，实现数据管理自动化，提高数据管理效率，确保数据质量，实现数据安全共享。安全治理工具具体包括元数据管理工具、主数据管理工具、数据指标工具、数据交换和服务工具、数据质量工具、数据模型管理工具、数据安全工具和数据开发工具。

（1）元数据管理工具：元数据管理是对健康医疗大数据全生命周期的描述信息进行管理，元数据管理工具可以了解数据资产分布及产生过程。实现元数据的模型定义并存储，在功能层包装成各类元数据功能，最终对外提供应用及展现，提供元数据分类和建模、血缘关系和影响分析，方便数据的跟踪和回溯。

（2）主数据管理工具：主数据管理工具具备主数据存储、整合、清洗、监管以及分发等功能，并保证这些主数据在各个信息系统间的准确性、一致性、完整性。

（3）数据指标工具：数据指标工具包括指标定义、指标维度管理、指标维护、指标查询、指标值管理等。

（4）数据资产管理工具：通过数据资产管理工具可将数据规范管理和数据处理实现有机融合，实现对具体资源数据的元数据描述，支持利用标准化数据接口以及形式丰富图表展示工具可快速定制各类数据资产应用，配合数据资产的全面评估。数据资产管理工具包括数据资产注册管理、数据资目录管理、数据视图管理、数据资产统计分析、数据成本管理和数据价值管理。

（5）数据交换和服务工具：数据服务交换和服务工具是数据采集服务、数据交换服务、数据加工服务、数据共享服务的统一支撑工具。数据服务工具采用面向服务的架构，提供数据服务实现数据交换、数据整合、数据复制、数据传输、数据共享等功能。包括运行支撑、加工组件、服务组件、数据服务总线等。

（6）数据质量工具：提供数据质量管理工具实现健康医疗大数据全生命周期的质量管理，根据标准规则可视化配置数据质量检查策略。为减轻对信息系统数据库影响，数据质量检查采用数据流检查技术，数据质量检查方法及计算运行在引擎中而不是依赖数据库的SQL。数据质量工具包括数据质量初步分析、数据质量精度检查、比对和验证检查、检查结果处理。

（7）数据模型管理工具：数据模型管理工具可对关系型、NoSQL、ERP数据源的数据模型自动抽取，通过可视化的方式设计数据库，跨部门共享数据模型。负责对数据模型的管理、比对、分析、展示提供技术支持，提供统一、多系统、基于多团队并行协作的数据模型管理。解决数据模型管理分散，无统一的数据模型视图、数据模型无有效的管控过程，数据模型标准设计无法有效落地、数据模型设计与系统实现出现偏差等多种问题。

（8）数据安全工具：在数据生命周期节点上应用不同安全技术组合保障数据安全。数据安全工具集包括统一身份认证系统、PKI/CA系统、电子签章系统、数据防泄露系统、数据脱敏系统、恶意代码审计系统、密码服务平台、密钥管理系统、数据安全传输系统、文档安全系统、SMCC 系统、运维监控系统。除了以上安全工具集外，数据治理工具还提供安全共享管控机制，保证数据资源的安全管理及共享。包括数据授权、数据脱敏、数据访问安全、数据服务发布 / 申请 / 审核管理、服务接入控制、隐私规则等。

第四节 分级分类管理

在数据安全治理的实际操作中，只有对健康医疗大数据进行有效分级分类，才能避免一刀切的控制方式，也才能对数据的安全管理采用更加精细的措施，使数据在共享和安全之间获得平衡。

一、分级分类原则和方法

1. 数据分级原则 健康医疗大数据分级原则包括自主定级、明确需求的原则。

（1）自主定级：各部门单位在开放和共享健康医疗大数据之前，应该按照分级方法自主对各种类型健康医疗大数据进行分级。

（2）明确需求：各部门在为各种类型数据确定了数据级别后，应该明确该级别的健康医疗大数据的开放和共享需求、数据分发范围、是否需要脱密或脱敏处理等。

2. 数据分类原则 健康医疗大数据分类以数据自然属性为基础，遵循科学性、稳定性、实用性和扩展性的原则。

（1）科学性：按照健康医疗大数据的多维特征及其相互间客观存在的逻辑关联进行科学和系统化的分类。

（2）稳定性：健康医疗大数据的分类应以政府数据目录中的各种数据分类方法为基础，并以健康医疗大数据最稳定的特征和属性为依据制定分类方案。

（3）实用性：健康医疗大数据分类要确保每个类目下要有健康医疗大数据，不设没有意义的类目，数据类目划分要符合用户对健康医疗大数据分类的认知。

（4）扩展性：数据分类方案在总体上应具有概括性和包容性，能够实现各种类型健康医疗大数据的分类，以及满足各种数据类型。

3. 数据分级分类方法 为了科学、有效地对健康医疗大数据进行组织管理，该分级分类方法从医疗健康大数据本身的自然属性出发，在调研现有各综合分级分类法与行业领域学科专用分级分类方法的基础上，结合健康医疗大数据所特有的行业属性特征，制定健康医疗大数据分级分类方法。

健康医疗大数据分级分类方法由 5 个环节组成：①根据梳理出的备案数据资产进行敏感数据的自动探测，通过特征探测定位敏感数据分布在哪些数据资产中；②针对敏感的数据资产进行分级分类标记，分类出敏感数据所有者；③依据数据的来源、内容和用途对数据进行分类；④根据已分类的数据资产由业务部门进行敏感分级，将分类的数据资产划分公开、内部、敏感等不同的敏感级别；⑤按照数据的价值、内容敏感程度、影响和分发范围不同对数据进行敏感级别划分。

二、健康医疗大数据分级

健康医疗大数据根据数据重要程度和风险级别可划分为以下 5 级。

第1级：可完全公开使用的数据。例如医院名称、地址、电话和网站等。

第2级：较大范围内可以访问使用的数据。例如不能标识个人身份的数据，各科室医生均可以用于研究分析。

第3级：中等范围内可以访问使用的数据。例如经过部分去标识化处理，但仍可能重标识的数据；或者相关医护人员可以查看的概要级资料。

第4级：较小范围内可以访问使用的数据。例如可以直接标识个人身份的数据，仅限于经治医生访问。

第5级：极小范围内严格限制访问使用的数据。例如绩效评价、药品消耗等数据，或者特殊病种的详细资料。

三、健康医疗大数据分类

健康医疗大数据可以分为个人属性数据、健康状况数据、医疗应用数据、医疗支付数据、卫生资源数据以及公共卫生数据等。其中：①个人属性数据指能够单独或者与其他信息结合识别特定自然人的数据；②健康状况数据指能反映个人健康情况或同个人健康情况有着密切关系的数据；③医疗应用数据指能反映医疗保健、门诊、住院、出院和其他医疗服务情况的数据；④医疗支付数据指医院在提供医疗服务过程中所有与费用相关的数据；⑤卫生资源数据指那些可以反映卫生服务人员、卫生计划和卫生体系的能力和特点的数据；⑥公共卫生数据指关系到国家或地区大众健康的公共事业相关数据。健康医疗大数据分类与范围如表9-3所示。

表9-3　健康医疗大数据分类与范围

数据类型	范围
个人属性数据	1. 人口统计信息，包括姓名、年龄、性别、民族、国籍、职业、住址、工作单位、家庭成员信息、联系人信息、收入等
	2. 个人身份信息，包括姓名、身份证、工作证、居住证、社保卡、可识别个人的影像图像、健康卡号、住院号、各类检查检验相关单号等
	3. 个人通讯信息，包括个人电话号码、邮箱、账号及关联信息等
	4. 个人生物识别信息，包括基因、指纹、声纹、掌纹、耳廓、虹膜、面部特征等
	5. 个人健康监测传感设备ID等
健康状况数据	主诉、现病史、既往病史、体格检查、家族史、症状、健康体检数据、遗传咨询数据、可穿戴设备采集的健康相关信息、生活方式等
医疗应用数据	门（急）诊病历、门（急）诊处方、住院医嘱、检查检验报告、用药信息、病程记录、手术记录、麻醉记录、输血记录、护理记录、入院记录、出院小结、转诊（院）记录、知情告知信息、基因测序、转录产物测序、蛋白质分析测定、代谢小分子检测、人体微生物检测等
医疗支付数据	1. 医疗交易信息包括医保支付信息、交易金额、交易记录等
	2. 保险信息包括保险账号、保险状态、保险金额等
卫生资源数据	医院基本数据、医院运营数据、医院公卫数据等
公共卫生数据	环境卫生数据、传染病疫情数据、疾病监测数据、疾病预防数据、出生死亡数据等

四、数据分级分类管理方法

按照 GB/T 22080—2016《信息技术安全技术 信息安全管理体系要求》规定并参照上述方法进行数据分级分类、场景分析，建立完善的组织保障体系。组织架构上至少包括健康医疗大数据安全委员会和健康医疗大数据安全工作办公室，对健康医疗大数据分级分类进行有效管理。

1. 规划 规划阶段主要工作为：①界定健康医疗大数据安全工作范围；②建立健康医疗大数据安全策略并通告全组织；③建立数据安全相关规章制度并通告全组织；④建立健康医疗大数据安全风险评估方案和合规评估方案；⑤建立数据安全应急处置方案。同时各项工作应形成相应文档记录进行保存。

2. 设计 设计阶段主要工作为：①梳理健康医疗大数据相关业务及涉及的系统和数据。②识别健康医疗大数据安全风险并评估影响。③识别健康医疗大数据安全合规风险点并评估影响。④针对风险建立风险处置方案，涉及网络和系统安全的应按照 GB/T 22239—2018《信息安全技术 信息系统安全等级保护基本要求》处置；涉及基础安全和数据服务安全的应按照 GB/T 35274—2017《信息安全技术 SM2 密码算法加密签名消息语法规范》处置；涉及云计算安全的应按照 GB/T 31168—2014《信息安全技术 云计算服务安全能力要求》处置。⑤评审并通过风险处置方案。同时各项工作应形成相应文档记录进行保存。

3. 实施 实施阶段主要工作如下：①健康医疗大数据使用和公开过程中，各个环节需严格执行既定数据安全相关规章制度、安全策略和流程；②实施风险处置方案，包括实施选定的安全措施；③配备适当的资源，包括人力、物力、资金，支撑安全工作开展；④开展必要的信息安全教育和培训；⑤对开展的信息安全工作和投入信息安全工作的各项资源实施有效的管控；⑥针对信息安全事件采取有效应对措施。各项工作应形成相应文档记录进行保存。

4. 运维 运维阶段主要工作如下：①建立应急预案，包括启动应急预案的条件、应急处理流程、系统恢复流程、事件报告流程、事后教育和培训等内容。应对网络安全应急预案定期进行评估修订，每年至少组织一次应急演练。②应指定专门数据安全应急支撑队伍、专家队伍，保障安全事件得到及时有效处置。③应制定灾难恢复计划，确保健康医疗信息系统能及时从网络安全事件中恢复，并建立安全事件追溯机制。④在数据安全事件发生后应按应急预案进行处置，事件处置完成后及时按规定向安全保护工作部门书面报告事件情况。⑤应根据检测评估、监测预警中发现的安全问题及处置结果开展综合评估，必要时重新开展风险识别并更新安全策略。各项工作应形成相应文档记录进行保存。

5. 测评 测评阶段主要工作如下：①监控健康医疗大数据相关工作过程，包括实施选定的安全措施的过程；②定期评审风险处置方案实施的有效性，包括评估实施相应措施后剩余风险的可接受程度等；③定期测评安全技术工作和去标识化工作；④测评过程纳入监管；⑤根据情况实施自查或是请第三方检查机构进行测评。各项工作应形成相应文档记录进行保存。

6. 改进 改进阶段主要工作如下：①针对监控或检查结果改进安全措施，包括采取预防性措施或是调整可能影响健康医疗大数据安全的业务活动内容；②建立整改计划并按计划实施。各项工作应形成相应文档记录进行保存。

第五节　数据开放管理

健康医疗大数据关于患者和机构的隐私不可全部共享,但为促进健康医疗大数据的应用及医学科研的发展与创新,经相关技术处理后可逐步实现对外公开或开放。

一、数据开放基本原则

1. 安全可控原则　建立健全健康医疗大数据开放、保护等法规制度,强化标准和安全体系建设,强化安全管理责任,妥善处理应用发展与保障安全的关系,增强安全技术支撑能力,有效保护个人隐私和信息安全。

2. 协同共享原则　健康医疗大数据开放越来越多地涉及在不同系统、不同机构和政府部门之间的实时数据传递,因此需要建立一个数据共享与互操作框架,健康医疗大数据共享要求利用协同分析技术实现数据收集与反馈系统的集成。在各个专业系统以及不同机构之间的有效传递尤其需要克服数据标准、保密规定、利益纠纷等诸多技术、管理与法律问题。

3. 及时性原则　健康医疗大数据开放的核心是为公众提供更好的服务、提高数据再利用价值,但准备和发布数据需要时间,公布数据应设立优先级,对类似SARS这种流行性传染病数据应及时、全面、准确地发布,并进行简单、清晰的描述和充分说明,方便开展调查研究,降低疫情的扩散。

4. 隐私保护原则　在医疗健康大数据开放与共享中涉及公民个人隐私,其隐私权保护尤其需要得到关注。对于政府部门和组织机构而言,在健康医疗大数据开放过程中尤其需承担起保护公民隐私的责任。

二、数据开放平台体系与架构

1. 数据开放平台体系　健康医疗大数据开放平台体系分为展现层、服务层和资源层。

(1)展现层:负责对用户提供医疗健康信息以及分析与挖掘信息服务,支持4大类用户,包括社会公众、医务工作者、卫生主管部门和第三方机构。通过本平台既可以获得医疗健康数据服务结果展示,也可以获得医疗健康数据分析与挖掘服务结果展示。本平台对外提供Web页面接入方式或移动通信终端接入方式。

(2)服务层:服务层主要是平台建设过程中能够提供的所有应用相关服务。应用服务大致可分为业务应用类服务、数据资源类服务、工具软件类服务和其他类服务。业务应用类服务主要面向不同的用户提供解决具体业务功能需要,主要包括公众服务、医院诊疗服务、综合卫生服务、大数据分析服务等;数据类服务是按业务所划分的各类数据服务。工具软件类服务主要提供数据的维护和采集、清洗、整合、分析、统计等。

(3)资源层:资源层负责健康医疗大数据相关应用资源的一体化存储和管理。资源层又可分为3层:虚拟化业务管理平台、虚拟化数据管理平台和物理资源层。其中:①物理资源层。提供各种数据资源、应用资源的实际存储,包括健康医疗相关的所有数据,建设的数据资源中心和应用服务资源中的所有资源。本层提供关系数据库系统、非关系数据库、数据仓库等多种类型的数据管理系统。②虚拟化数据管理平台。采用虚拟化技术对所有物理资源进行封装,对上层提供各种虚拟化资源。对内部通过异构式数据集成与管理、虚拟化资源调度、数据划分、负载均衡、实时备份监控、故障恢复等多种手段保证整个平台的高性能、高可用性、高可扩展性。③虚拟化业务管理平台。负责对所有的应用服务相关资源进行管理和调度。根据功能它又可以划分为虚拟化数据资源中心和虚拟化应用服务组件资源中心。数据资源中心针对不同的需求，对不同业务部门不同结构数据进行分析、抽取、加工，形成面向主题的综合数据，为组织内各个层面的人员提供高效的、用于宏观决策的各种信息；应用服务资源中心应用服务组件资源中心通过提供数据挖掘等服务，使卫生行业管理者们能够利用各种历史数据和现在的数据进行各种复杂分析、预测和辅助决策。

2. 数据开放平台架构 健康医疗大数据开放平台是一个包含多个业务系统、多个自身管理软件、一系列软、硬件和人员、政策支持的综合系统体系，统一建设健康医疗云计算服务中心，集中存储居民医疗卫生信息和居民电子健康档案等数据，满足社会大众、医务工作者、各级卫生主管部门、第三方机构的应用需求。健康医疗大数据开放平台架构如图9-5所示。

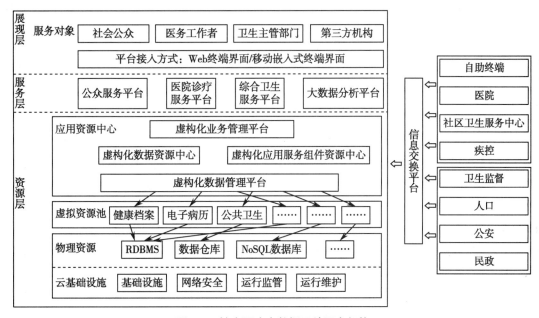

图9-5 健康医疗大数据开放平台架构

三、数据开放关键技术

健康医疗大数据开放过程中应建设一个包含各种风险缓解措施的技术工具箱，用以减轻隐私风险。下面是在健康医疗大数据开放中隐私保护时的关键技术。

1. 同态加密 同态加密是指对其加密数据进行处理得到一个输出，将此输出进行解密，其结果与用同一方法处理未加密原始数据得到的结果一致。与普通加密算法只关注数据存储安全不同，同态加密算法关注的是数据处理安全，提供对加密数据进行加法和乘法处理的功能。使用同态加密算法，未持有私钥的用户也可以对加密数据进行处理，处理层不会泄露任何原始数据信息，同时持有私钥的用户对处理过的数据进行解密后可得到正确的处理结果。同态加密算法从功能上可分为部分同态算法和全同态算法。①部分同态是指支持加法同态或乘法同态或两者都支持但操作次数有限；②全同态算法可简单理解为能不受限制地同时支持加法和乘法操作，从而完成各种加密后的运算。利用同态加密可以委托不信任的第三方对数据进行处理，而不泄露信息。

2. 零知识证明 在一个零知识证明协议中证明者向验证者证明一个声明的有效性，而不会泄露除了有效性之外任何信息，使用零知识证明，证明者无需任何事件相关数据向验证者证明事件的真实性，但需满足群体共识特性，即各方通过共识机制确认数据的合法性，而能达成共识的前提是所有数据在所有方透明可见，其中包括个人或机构的隐私数据。若不对共识数据做任何处理，将会导致个体隐私数据信息的泄露，引发个体隐私和群体共识的矛盾。零知识证明能提升数据合法性的隐性共识，是解决该矛盾最强大的工具，可以让验证方既不知道数据具体内容，又能确认该内容是否有效或合法。

3. 群签名 群签名技术是一种允许一个群体中的任意成员以匿名方式代表整个群体对消息进行签名，并可公开验证的机制，由于群签名能为签署者提供较好的匿名性，同时在必要时又通过可信管理方追溯签署者身份，使得群签名技术在例如共享数据认证、身份认证等事务中发挥重要作用。

4. 环签名 环签名是一种简化的群签名，环签名中只有环成员没有管理者，不需要环成员间的合作，在环签名中不需要创建、改变或删除环，也不需要分配指定的密钥，无法撤销签名者的匿名性，除非签名者自己想暴露身份，环签名在强调匿名性的同时，增加了审计监管的难度。

5. 差分隐私 差分隐私的基本思想是对原始数据的转换或者是对统计结果添加噪音来达到隐私保护效果，相对于传统的隐私保护模型，差分隐私具有以下两个优点：不关心攻击者所具有的背景知识；具有严谨的统计学模型，能够提供可量化的隐私保证。按照隐私保护技术所处的数据开放环节的不同，差分隐私技术可分为以下两类。

（1）中心化差分隐私技术：将原始数据集中到一个数据中心，然后发布满足差分隐私的相关统计信息，该技术适用于数据开放环节中的数据输出场景，目前中心化的差分技术的研究主要围绕基于差分隐私的数据发布、面向数据挖掘的差分隐私保护及基于差分隐私的查询处理等方向展开。

（2）本地化差分隐私技术：将数据的隐私化处理过程转移到每个用户上，在用户端处理和保护个人敏感信息，该技术适用于数据开放环节中的数据采集场景。数据标识技术人信息由唯一辨别个人的标识数据与无法辨别具体某个人的特征数据组成。数据标记技术的原理是通过处理标识数据，保留特征数据的方法，实现数据开放过程中既保护个人信息，又实现数据开放的解决方案。

该技术能提供 3 种基本功能：①相同数据标识在不同方不同结果的不可逆转换；②相同数据标识在完成转换后的第三方关联性匹配；③支持启动第三方关联性匹配所需的合法授权接口。

四、数据开放步骤

健康医疗大数据开放涉及众多利益相关者。健康医疗大数据开放关键步骤如图9-6所示。

健康医疗大数据开放涉及的角色有数据提供者、协调者和数据利用者。数据提供者包括医疗机构、卫生行政机构、公共卫生机构、保险机构、医疗企业等，他们提供电子病历与电

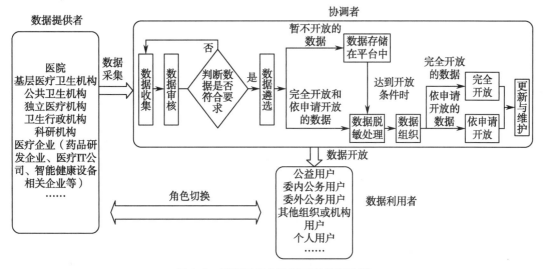

图 9-6 健康医疗大数据开放关键步骤

子健康档案、全员人口、医疗保险、研发项目、健康监测等多种类型的数据。协调者为各级卫生健康委员会，主要职责为收集、处理与发布健康医疗大数据，建立、管理数据开放平台并制定运行规则。协调者是保障健康医疗大数据开放安全有序、高效稳定运行的关键。数据利用者为科研机构、保险机构等健康医疗大数据的使用方。

1. 数据收集　协调者收集来自医疗机构、CDC、医保局、医药企业等的数据，并将数据存储在国家健康医疗大数据开放平台中，供用户访问时获取。数据统一存储有利于集中管理，但也增加了资源集聚性风险。因此，国家平台亦可不直接存储原始数据，只提供数据的获取地址，用户访问时链接到数据提供单位下载即可。

数据收集首先需明确数据收集范围，其次需明确收集方式、数据集格式、数据集元数据等问题以及数据传输安全、存储安全等。编制健康医疗大数据资源目录可解决"有哪些资源""资源在什么地方"等问题，为数据收集提供详细的解决方案。建立资源目录的关键技术包括元数据库模型、分类模型和编码模型等。

2. 数据审核　为保障开放数据的质量，需对收集的数据进行审核。可将人工审核与机器审核相结合，审核数据集核心元数据的完整性、数据准确性等。对不符合要求的数据进行重新采集。

3. 数据遴选　对通过审核的数据判断其开放类型，即完全开放、依申请开放、暂不开放，并遴选出可开放的数据集。评估维度包括数据的应用价值、开放风险、元数据完整性、可用性与认证情况等。可研制开放数据遴选标准，在资源目录基础上编制开放目录，以促进遴选工作高效运转。

4. 数据脱敏　数据脱敏除考虑传统的数据安全外，还应关注大数据环境下多源数据关联分析的风险。可采用人工智能技术设计智能数据脱敏系统，实现自动脱敏，以提高脱敏效率。数据脱敏方法较多，例如替换、加密、遮掩、删除、变换、混洗等。其中，变换是指通过随机函数对数值和日期等类型数据进行可控调整，使其在保持原始数据相关统计特征的同时，完成对具体数值的伪装。

5. 数据组织　数据组织是确保数据易于获取和使用的关键。其包括确定数据集唯一标识符，描述数据集外部特征，并根据主题、来源机构、开放类型、数据格式等多种方式对数据集进行分类。为增强数据的可用性，还需将数据集转换为多种格式以满足不同需求，例如字符分隔值、超文本标记语言、电子表格等。为防止数据需特定软件才能打开与使用，最好使用开放格式。

6. 数据发布及更新与维护　是指将组织后的数据发布到门户网站上供用户获取，并对开放数据进行更新与维护。数据开放门户网站主要包括 3 类，即国家数据开放门户网站、国家健康医疗大数据开放门户网站和省/市健康医疗大数据开放门户网站。数据开放的主要目的是促进对数据的利用，释放数据价值。因此数据开放还需重点关注如何提高数据利用率的问题。

促进数据开放是深化健康医疗大数据应用的重要保障，其对临床诊疗、科学研究、行业治理等都具有重要意义。实现数据开放不仅需要健康医疗大数据资源目录、开放目录、各类标准、开放平台等相关基础支持，还需要各利益相关者密切配合。

五、数据开放方法与策略

1. 数据开放方法

（1）数据描述与发布：健康医疗大数据开放首先面对的问题就是开放数据集的描述与发布，以实现开放数据集及本地词汇和元数据的准备、描述和发布为目标，帮助相关部门科学合理地描述和发布数据，为健康医疗大数据开放提供丰富的和高质量的数据资源，为开放数据的关联、理解、检索和利用提供必要的元数据信息，包括：①制定规范统一的数据描述框架。数据集描述首先要确定应该通过哪些属性来描述一个数据集，其次需要确定使用哪些术语、词汇和文字来表示这些属性和属性值。描述框架将数据集的属性分为外部属性和内部属性两个层次，数据集外部描述是以数据集为对象，描述数据集的外部属性和整体特征。数据集内部描述是以数据集内部的数据元素和数据项为对象，描述数据集的内部属性和内部数据特征。②为本地词汇和领域本体的构建、描述和发布提供支持。为了帮助使用者准确理解和使用数据，发布者应该发布或提供相应的数据字典、本体词汇或领域本体等，可以是针对某个特定数据集的属性词汇，也可以是针对本部门或更大范围共享的本地词汇集或领域本体，前者可以与数据集一起发布，后者可以作为一个特殊的领域词汇数据集进行发布，并在此基础上逐渐实现部门级和行业级的元数据词汇集和领域本体。③提供方便实用的数据准备、数据转换及数据集发布工具。健康医疗大数据多存储在各自的业务系统或政务系统中的关系数据库中，形式和格式多样，对于一些数据量较大或实时的数据，通常采用 API 的方式提供接入服务。应提供相关的数据导出、格式转换、数据集准备、数据集描述、发布和管理等工具，帮助和方便数据提供者对数据的准备、发布和管理。典型的工具包括：数据导出与格式转换工具、基于开放健康医疗大数据描述框架的数据描述与发布工具、领域本体构建和本地词汇及数据字典生成工具、数据库实时访问、转储及资源描述框架包装器等。

（2）数据管理与服务：结合健康医疗大数据开放的特点和开放模式，对经数据描述和发布的开放数据集进行有效的组织、关联、管理和维护，优化和提高数据质量及服务性能，帮助用户和应用程序进行高效便捷的数据发现、数据集成和开发利用，包括：①关联发现与关联维护。关联发现和关联维护是开放数据组织和管理的核心内容,是在众多数据集中发现、建立和维护有价值的且机器可理解的这种链接关系,从而使原本彼此孤立的数据集对象以及所包含的数据对象之间相互关联。②数据发现与服务管理。帮助用户或机器准确地理解数据、方便有效地发现和使用数据。③数据质量分析与服务性能优化。需要对数据的使用过程和用户的反馈等信息进行采集、检查、统计和分析等,提供相应的工具和引擎对开放资源进行合理地组织和管理,改善数据关联、数据标签等的价值分析和质量管理能力,规范和完善描述词汇、领域本体和词汇映射表等,为数据描述、处理等提供良好的词汇映射、语义服务、价值分析和服务优化。

(3)数据集互操作支持:当数据发布者需要描述更多细节内容时,发布者可能会建立或采用相应的领域本体或本地词汇,影响使用者对数据的准确理解和使用,因此需要以本体论和词汇映射为基础,为开放数据的语义理解和关联发现、智能化的语义搜索和数据发现、多源数据的集成、混搭和互操作、数据质量和服务性能的改善和优化等提供较为系统和完善的语义互操作支持,包括:①词汇映射与数据集互操作支持。语义理解是互操作的基础,词汇映射是解决两个数据集之间由于描述词汇的差异而导致相互理解困难的最直接、最简便的方法,通过在语义相同但使用不同描述词汇的两个对等的属性或概念之间建立映射关系,消除词汇异构和语义歧义,实现不同数据集之间的相互理解和语义互操作。②领域概念与本体支持。领域概念和本体是语义互操作的重要基础。针对健康医疗大数据开放的领域特征,结合各部门业务系统及数据模型、主题词、领域本体等,构建和规范健康医疗大数据开放的领域级、部门级的元数据、本体、词汇和数据字典,研究相关的本体构建、融合、推理和语义服务工具,为词汇映射和词汇表融合、概念共指和同一性检测、实体识别和关联发现、语义检索和多源数据集成等提供更为有效地语义支持。

2. 数据开放策略 基于我国健康医疗大数据开放现状,国家和组织机构应采取相关策略推动数据开放运动的发展。

(1)国家层面:健康医疗大数据的开放离不开政府的支持,包括,①法律、法规和政策的支持:开放健康医疗大数据面临信息安全、隐私以及数据质量等诸多挑战,同时也是开放中处理的关键,需要相关法律保障患者隐私不被泄露。健康医疗大数据开放的实施者为各医疗机构,政府作为数据开放规则的制定者,应加强相关立法和政策以促进数据开放。②标准的制定:健康医疗大数据开放的格式、类型以及相关流程等均需要相应标准,一方面可参考国外健康医疗大数据开放成功经验,另一方面可选择规模较大的几家公立医院作为数据开放试点,发现健康医疗大数据开放的难点和问题并及时处理,同时依据实际经验提供相关准则和最佳做法。

(2)组织机构层面:健康医疗大数据开放过程应以用户需求为导向,结合实际条件并依据反馈及时进行调整,具体表现在数据的实用性,即可对不同层级用户提供其可读的格式和应用。此外应加强与政府、科研机构、企业以及非营利性社会组织的合作,政府是数据开放服务政策的制定者,科研机构、企业和非营利组织在推进数据开发再利用和促进创新方面发挥着重要作用。例如苹果 Health Kit 能够使用户定期提交健康数据,并与 Cerner、Epic Systems 等电子病历系统融合,医护人员可通过苹果终端的 Research Kit 收集各类病患的健康数据,辅助诊疗。同时开放数据的质量不可忽视,可依据国家制定相关标准以及自身实际情况,对上传数据的格式和内容等进行定期检查和评估。

第六节　数据安全典型场景分析

一、患者查询数据安全

患者通过汇聚中心的门户网站输入相关身份信息可以查询到相关个人健康医疗数据。平台应做好防止他人冒名查询或批量截取的管控措施。患者查询数据安全从《基于健康档案的区域卫生信息平台建设指南》提出的"平台建立居民贯穿整个生命周期健康档案，群众可以查询自己的健康资料，从而进行自我医疗管理、制定自我疾病防范及维护自己的健康档案信息"建设目标出发，参考《中华人民共和国网络安全法》、GB/T 35273—2017《信息安全技术　个人信息安全规范》等法规标准要求。

1. 涉及对象　患者查询涉及的相关方包括医院信息平台、区域全民健康信息平台、医联体、学术平台等为控制者，患者个人为主体。

2. 涉及数据　患者查询涉及的数据包括基本人口学数据、病历数据、健康档案数据。

3. 重点安全措施

（1）身份识别：个人首次注册需关联实名制手机，后通过实名制手机登录发送手机号验证码。考虑子女代替年老父母等查询信息需要，账号可绑定子女手机完成注册后个人需设置账号与密码，汇聚中心应对密码复杂度有一定要求，包括定期更改密码等。

（2）信息查询：为防止账户遗失造成个人信息大量泄露，汇聚中心应对可查询信息进行适当限制。例如 HIV、肝炎等敏感检查结果不予显示。默认仅可查询 3 个月内相关检查检验报告、用药情况等信息。

（3）操作权限：汇聚中心应对个人的操作权限有所考量，权限包括另存、复制、打印、下载等。个人进行相应操作时页面应显示"用户需知"，例如告知患者下载后数据的信息安全义务在于本人等，提示个人注重信息保护，同时重点语句突出显示。

二、健康传感数据安全

健康传感数据是指通过传感设备采集并在软件支持下感知、记录、分析，与被采集者健康状况相关同时应用于医疗服务和健康生活的一切数据。健康传输数据安全综合参考《国务院办公厅关于印发全国医疗卫生服务体系规划纲要（2015—2020 年）的通知》，其工作目标是"开展健康中国云服务计划，积极应用移动互联网、物联网、云计算、可穿戴设备等新技术，推动惠及全民的健康信息服务和智慧医疗服务，推动健康医疗大数据的应用，逐步转变服务模式，提高服务能力和管理水平"，参考《信息安全技术　网络安全等级保护基本要求第 4 部分：物联网安全扩展要求》相关要求。

1. 涉及对象　健康传感涉及的相关方包括个人、医疗机构、医保机构、商业保险公司、健康服务企业、信息系统服务商等。其中，①主体：健康传感设备的人员；②控制者：使用健康传感设备采集健康医疗数据的机构包括但不限于医疗机构、医保机构、健康服务企业；③处理者：为控制者提供服务的机构，包括但不限于信息系统服务商。

2. 涉及数据　健康传感涉及的数据包括个人属性数据、健康状况数据、环境数据。

3. 重点安全措施

（1）隐私保护：健康传感数据隐私保护包括①使用和披露健康传感数据应征得用户同意；②健康传感数据集成之后应向用户说明应用目的和共享对象。

（2）采集安全：健康传感数据采集安全包括①健康传感设备应支持用户认证，确保合法地控制和使用健康传感设备；②采集控制措施，用户可选择开启或关闭数据采集和上传的内容；③健康传感设备应支持个人健康数据的存储加密功能；④如果健康传感设备通过网络向终端管理应用传输采集的健康数据，应支持节点认证机制。

（3）传输安全：健康传感数据传输安全应采用校验技术或密码技术保证个人健康医疗数据在传输过程中的保密性、完整性，加密方法的选择应考虑应用场景、传输方式、数据规模、效率要求等。设备应默认开启数据加密功能。

（4）存储安全：健康传感数据存储安全包括①采用电子签名及时间戳等技术来保证数据的完整性和可追溯性。②确保数据可用性。制定数据备份及恢复策略，定期进行数据备份，建立介质存取、验证和转储管理制度。通过高性能、可扩展的数据库服务确保各类业务对数据获取服务的性能要求。③建立远程控制措施，一旦设备被窃或丢失可自行选择删除设备中存储的数据。

（5）使用安全：健康传感数据使用安全包括①建立完善的身份认证以及基于角色的权限控制，严格区分不同用户角色对数据访问的权限。合理精细地定义角色权限，避免不必要和超过角色合法职责之外的授权。②对健康传感数据的使用活动进行审计，重点是对健康医疗数据的访问及操作的合规性进行审计，确定必要的审计控制范围和需要审计的数据及其深度和维度。应用相应技术手段保证审计日志的完整性。

三、移动应用数据安全

移动应用是指通过网络技术为个人提供的在线健康医疗服务或健康医疗数据服务的应用。使用目的涉及医疗服务、临床研究、公共管理、决策支持、健康生活、医学教育等。移动应用数据安全参考 GB/T 35273—2017《信息安全技术 个人信息安全规范》。

1. 涉及对象 移动应用涉及的相关方主要是应用发布者。应用发布者是指与个人签订应用软件使用许可协议的主体，在移动应用的前端涉及主体和控制者，在移动应用的后端涉及控制者、处理者和使用者。

2. 涉及数据 移动应用涉及的数据包括个人属性数据、健康状况数据、医疗应用数据、医疗支付数据、卫生资源数据以及公共卫生数据。

3. 重点安全措施

（1）数据采集：移动应用数据采集包括①应用发布者应制定隐私政策，参照 GB/T 35273—2017《信息安全技术 个人信息安全规范》；②在具体采集个人信息包括个人健康医疗数据时明示所要采集的信息并征得用户同意。

（2）访问控制：移动应用访问控制包括①提供一种在会话级别安全地验证用户的方法并在系统最初建立身份时或者有迹象表明身份可能已被泄露时还可利用其他方法或技术进一步验证用户的身份；②访问用户信息仅限于那些需要了解信息以便操作、维护、开发或改进应用程序的授权员工或承包商；③应使用唯一的用户 ID 来访问应用程序中的所有角色；④使用合适的身份验证方法来验证用户身份；⑤找回或重置口令时应验证目标用户的身份；

⑥应用程序内的访问应限于该个人特定角色所需的内容;⑦应对及时提供和取消访问的措施进行记录存档;⑧远程访问或特权访问应要求双因素身份验证以降低未经授权访问的风险。

(3)传输安全:移动应用传输安全采用校验技术或密码技术保证个人健康医疗数据在传输过程中的保密性和完整性,加密方式的选择应考虑应用场景、传输方式、数据规模、效率要求等。

(4)存储安全:移动应用存储安全包括①提供并使用管理、物理和技术保护措施来保护用户信息免遭未经授权的泄露或访问;②定期备份应用程序数据;③使用可移动介质存储健康医疗数据和个人身份可识别信息时应对存储在介质上的数据进行加密,以防止数据受到未经授权的访问;④存储个人生物识别信息时应采用技术措施处理后再进行存储。

(5)应用安全:移动应用安全包括①涉及通过界面展示个人敏感数据时,应用发布者应对需展示的数据采取去标识化处理等措施,以降低在展示环节泄露的风险;②与应用程序相关的信息系统应具有防病毒软件和机制,应用程序环境与安全补丁保持同步;③任何第三方供应商服务被用作应用程序的一部分时应对相应的第三方进行信息安全风险评估;④涉及移动支付的应遵守相关数据安全要求。

四、远程医疗数据安全

远程医疗是一方医疗机构邀请其他医疗机构,以提升医疗服务为目的,运用通讯、计算机及网络技术为医疗机构诊疗患者提供技术支持的医疗活动。远程医疗服务一般由卫生健康委搭建远程医疗信息资源中心,为受邀方和邀请方提供统一业务平台支撑具体远程医疗应用,同时邀请方和受邀方通过专线、MPLS VPN、Internet、4G/5G、卫星等多种手段接入远程医疗信息资源中心。远程医疗数据安全综合考虑《"健康中国2030"规划纲要》提出的"远程医疗覆盖省市县乡四级医疗远程医疗卫生机构,全面实现人口健康信息规范管理和使用,满足个性化和精准化医疗的需求"的建设目标,参照国家卫生健康委员会颁布的 WS/T 545—2017《远程医疗信息系统技术规范》、WS/T 546—2017《远程医疗信息系统与统一通信平台交互规范》《远程医疗信息系统建设技术指南》等远程医疗建设标准,参考了《互联网诊疗管理办法》《互联网医院管理办法》《远程医疗服务管理规范》等互联网诊疗行为要求。

1. 涉及对象 远程医疗涉及的相关方包括①主体:参与远程医疗服务的患者本人;②控制者:受邀方医院、邀请方医院、提供远程医疗服务医院的直属卫生健康委;③处理者:包括但不限于远程医疗信息资源中心运营方、网络运营商。

2. 涉及数据 远程医疗涉及的数据包括个人属性数据、健康状况数据、医疗应用数据、医疗支付数据、卫生资源数据以及公共卫生数据。

3. 重点安全措施

(1)隐私保护:远程医疗数据隐私保护包括①医疗机构应当根据患者的病情和意愿组织远程医疗服务,并向患者说明远程医疗服务内容、费用等情况,且征得患者书面同意,签署远程医疗服务知情同意书;②邀请方的医生有权利在遵循伤害最小化原则的前提下可自主决定应采集哪些个人健康医疗数据并与受邀方讨论内容;③在沟通过程中,邀请方向受邀方出示了患者全部的个人信息、数据检查指标、病历及隐私部位检查的图片视频资料,此种情况应向患者予以说明并征得患者同意;④远程医疗服务,例如远程会诊、远程教育等活动,内容的公开程度须严格按照会诊医师、主讲人员等主体的要求确定使用范围;⑤患者信息的公开应在法律允许的范围内，或征得个人同意。

（2）接入安全：远程医疗数据接入安全包括①邀请方和受邀方应指定用于远程医疗的终端设备，将此类设备标记为高风险设备并对这些设备进行重点监控；对远程医疗信息系统的各节点及应用组件等在安装部署时进行安全加固操作；建立访问白名单，只允许远程诊疗过程中涉及的主机接入远程医疗网络；对远程医疗服务中传输和接收的数据进行数据安全性校验、监控与审计；专家主动召集多方远程会诊，应提供经过系统验证的账号和密码才能完成，确保合法用户才能开展业务。②卫生健康委在接收前对邀请方与受邀方在远程诊疗网络中传输的流量进行病毒扫描和过滤；对接入的医疗机构进行身份认证，确保各方的身份真实可靠；远程医疗信息系统数据中心的出口采取防 DDoS 攻击措施，对流量采用实时检测和清洗的方式，能够有效防御针对 Web、视频等远程医疗业务系统的应用 DDoS 攻击。

（3）传输安全：远程医疗数据传输安全包括①数据传输过程中应采用校验技术或密码技术保证数据的保密性和完整性，加密算法的选择应考虑应用场景、传输方式等，同时实现多种移动终端设备安全、便捷的远程数据传输；②通过 Internet 接入远程医疗网络时应保证关键数据在传输过程中不被监听或者篡改；③数据传输应采用 IPSec VPN/SSL VPN 等加密技术传输，应能够检测到虚拟机镜像文件、系统管理数据、鉴别信息和重要业务数据在传输过程中完整性受到破坏，并在检测到完整性错误时采取必要的恢复措施。

（4）存储安全：远程医疗数据存储安全包括①应采用碎片化分布式离散存储技术保存医疗信息资源，数据应强制分片后存储于不同机架上；②不同级别的数据建立不同的存储区域并创建数据存储区域隔离，对不同的存储区域采用不同的防护措施；③对存储远程诊疗数据的数据库进行风险扫描和状态监控；④数据的大批量处理应提供匿名化处理功能，模糊化或隐藏敏感信息来保护隐私。

（5）应用安全：远程医疗数据应用安全包括①对登录用户进行身份鉴别，并对登录用户的操作行为进行审计，防止通过网页爬虫、非法登录等恶意行为盗取远程诊疗过程中的患者数据；②应采取防护手段保证向会诊中心上传或下载会诊中大量的患者影像文件所使用的服务安全；③防止授权用户在登录系统后对患者健康医疗数据进行非法下载、转卖；④对应用进行渗透测试，防止 Web 攻击造成的数据泄露等问题。

（6）运维安全：远程医疗数据运维安全包括①建立系统操作管理规范，例如操作数据库目的、操作人员、操作数据库时间、操作数据库设备、操作全程记录等；②建立系统维护管理规范，例如操作系统加固、数据库加固、安全补丁更新时间，修复内容、操作人员等。

（7）使用安全：远程医疗使用安全是对敏感数据进行去标识化处理。

五、临床研究数据安全

临床研究指以患者及相应群体为研究对象，由医疗机构、学术研究机构或健康医疗相关机构发起的针对人类以确认药物、医疗器械、生物制品、体外诊断试剂、临床信息系统、诊断和治疗的安全性和有效性为目的的研究。临床研究一般是在学术性的医学中心、附属的研究机构或者医疗科研机构进行，其过程主要包括临床试验的方案设计、组织实施、监查、核查、检查，以及数据的采集、传输、存储、管理、分析、发布、交易、使用和销毁等。临床研究数据安全综合考虑了临床研究主要的应用场景，参照国家卫生健康委员会《涉及人的生物医学研究伦理审查办法》、国家药品监督管理局《医疗器械临床试验设计指导原则》《医疗器械临床试验质量管理规范》《临床试验的电子数据采集技术指导原则》，同时参考了国家标准 GB/T 35273—2017《信息安全技术 个人信息安全规范》）。

1. 涉及对象 临床研究涉及的相关方包括申办者、临床研究机构、研究者、受试者、伦理委员会、监查员、核查员。

2. 涉及数据 临床研究涉及的数据包括：基本人口学资料、检查信息、检验信息、药品医嘱、非药品医嘱、手术信息、病理信息、骨髓穿刺、生命体征、诊断信息、处方信息、病历数据、患者报告结局、费用信息。

3. 重点安全措施

（1）数据分级：可分为公用数据集（public use files，PUF）、有限数据集（limited data set，LDS）、可识别数据集（research identifiable files，RIF）。PUF 主要是汇总概要级的数据；LDS 涉及患者级别的受保护数据，但身份识别数据被加密或泛化；RIF 则包含患者的身份识别数据。隐私级别越高，应对申请者要求越严格，需提交的材料越多，审核部门也越多。

（2）数据采集：临床研究数据采集包括①研究者或其指定的代表在数据收集之前要先确定元数据的格式和内容，并对元数据有必要的描述信息；研究者或其指定的代表需要将所收集的数据内容、用途、共享计划或数据不共享的说明提交给监查员；监查员需要确定所收集的健康医疗数据的所有权和责任人并对其进行收编归档，如碰到人员调动等情况需要对科研数据的所有权和责任人及时变更。②研究者或其指定的代表需与受试者签署相关协议并说明有关临床试验的详细情况使受试者了解，参加试验及在试验中的个人资料均属保密。伦理委员会、药品监督管理部门或申办者在工作需要时按规定可以查阅参加试验的受试者资料。③数据可以通过多种方式进行接收。数据接收过程应有相应文件记录，以确认数据来源和是否已被接收。提交到健康医疗信息系统时应保护受试者识别信息的安全性。数据录入流程应明确该试验的数据录入要求。④临床试验受试者的个人隐私应得到充分的保护，对基本人口学资料进行去标识化处理。个人隐私的保护措施在设计数据库时就应在技术层面考虑，在不影响数据的完整性和不违反临床实验质量管理规范的条件下尽可能不包括此类受保护医疗信息。

（3）数据传输：临床研究数据传输包括①确定个人健康医疗数据的传输方法，例如专线、互联网线路、VPN 等链路上，采用 TLS、IPsec 等安全传输方式；若采用离线传输方式，例如光盘、U 盘等，数据应加密，加密数据和密钥分开存储，应有数据导入导出和介质交接记录。②确保数据传输的保密性，应采用密码技术保证通信过程中敏感信息或整个数据集不被窃取。③确保数据的完整性、有效性和正确性。在进行数据核查之前，应列出详细的数据核查计划，例如确定原始数据被正确、完整地导入到数据库中，检查缺失数据，查找并删除重复导入的数据，核对某些特定值的唯一性。④实施访问控制，按照临床研究电子系统的用户身份及其归属的用户组的身份来允许、限制或禁止其对系统的登录或使用，或对系统中某项信息资源项的访问、输入、修改、浏览能力的技术控制。

（4）数据存储：临床研究数据存储包括①临床研究申办者。患者知情同意书和患者代码索引以纸质形式记录时，应在物理保存上加锁由专人负责；患者知情同意书和患者代码索引以数字形式记录时，数据应加密并建立基于角色的访问控制机制，加密数据和密钥应分别存储；其他数据应建立基于角色的访问控制机制进行加密，加密数据和密钥应分开存储；应对数据进行完整性验证，保证数据的完整性及不被篡改；在研究结束后，应对数据定期做安全和使用审查,若没有必要继续保存,需对数据进行匿名化或删除,匿名化后的数据属于重要数据范畴,应按国家相关规定处理。②医疗机构。应通过数字签名等方式实施完整性控制,确保健康医疗大数据的准确完整,并为其提供针对非法修改的保护机制;临床试验所有过程应产生准确和完整的记录,不仅最后结果需要保存,生成过程的数据也需归档,在回顾数据时能够从最后的结果追溯到原始数据;中间过程的数据应以合适的方式加以保存,不得覆盖原有过程记录;应制定数据备份及恢复策略,定期进行数据备份,建立介质存取、验证和转储管理制度,并按介质特性对备份数据进行定期恢复的有效性验证;对于公有云上的临床研究信息共享系统,应采取必要的验证和加密处理,要对临床研究信息共享系统进行访问授权控制,确保数据访问的安全性。应对传输到临床研究信息共享系统的数据进行加密存储,同时应确保临床研究信息共享系统数据的灾备。对于院内私有云存储的数据,要通过网闸、网络隔离等方式保证院内网络环境与公网环境的隔离,并限制移动存储设备的使用,保证院内网络环境与公网环境的隔离。

(5)数据使用:临床研究数据使用包括①利用数据库管理数据的情况,应确保数据管理过程可追溯。数据库锁定是为防止对数据库文档进行无意或未授权的更改而取消的数据库编辑权限。数据库锁定过程和时间应有明确的文档记录,对于盲法临床试验,数据库锁定后才可以揭盲。②第一次的数据录入以及每一次的更改、删除或增加,其稽查轨迹都应保留在临床研究数据库系统中。稽查轨迹应包括更改的日期、时间、更改人、更改原因、更改前数据值、更改后数据值。此稽查轨迹为系统保护,不允许任何人为的修改和编辑。稽查轨迹记录应存档并可查询。③数据应在脱敏的情况下进行使用,应支持患者隐私信息匿名化设置。④建立数据权限管理机制,包括授权查看、授权使用、可查看的数据、可使用的数据。⑤临床试验中所有观察结果和发现都应加以核实,确保临床试验中各项结论来源于原始数据,在数据处理的每一阶段应采取质量控制,以保证所有数据可靠处理正确。⑥多中心试验场景下数据应实施集中管理与分析,并应满足数据传输安全各项条件。⑦建立基于角色的数据访问控制机制,只有被授权的角色可以访问被授权的数据对象。⑧数据传输应使用加密技术、身份验证技术和数据完整性校验技术保证数据以安全的方式传输给指定的对象。⑨应为研究者、数据管理员、统计分析师等不同角色的不同人员设置不同的账号且赋予不同的权限。

(6)数据发布和共享:临床研究数据发布和共享包括①对健康医疗数据形成共享说明,例如数据限制性访问说明、隐私及保密协议说明、科研数据用途说明等;②搭建科研数据共享平台,对不同级别的数据进行评估,确定不同的共享规范和访问控制权限;③对共享和发布的健康医疗数据建立可溯源体系,做到可以分析审计跟踪溯源数据;④对数据采集、传输、存储、管理等要遵守共享说明或相关合同的规定,遵守我国的知识产权法、科研数据共享法等法律法规;⑤在满足数据安全规范的前提下,研究者要以最大化的共享科研数据为原则。

(7)数据管理:临床研究数据管理包括①审计内容应包括人员审计、管理审计、技术审计;②任何操作都应自动生成带有时间标记的审计记录并可供审计;③应制定和部署健康医疗信息系统活动审计政策,重点对于健康医疗大数据的访问及操作的合规性进行审计,确定必要的审计控制范围和需要审计的数据及其深度和维度;④应制定适当的标准操作流程,确定异常报告所需的审计跟踪数据和监视程序的类型;⑤审计记录应安全存储和访问控制,应只允许授权人员能够查看相关记录,保存的内容需反映临床医学研究整个过程。

第十章

健康医疗大数据安全运维

健康医疗大数据安全运维是以流程为导向、以用户为中心、以绩效评估为动力、以保障信息系统基础设施整体可用和为健康医疗机构业务提供可靠服务为目标的管理体系，依据安全需求进行安全运维准备、安全运维实施，并对安全运维实施的有效性进行评审，从而进行持续性改进。安全运维的重点是运维，是对健康医疗大数据现有的安全保障措施和安全设备进行运维，从而使已部署的安全保障措施和安全设备有效运行。本章对安全运维体系、基础设施安全运维、软件系统安全运维、数据安全运维、安全运维平台和安全运维组织与管理进行详细介绍。

第一节　安全运维体系

一、安全运维体系结构

健康医疗大数据安全运维体系的结构包括安全运维法律标准、安全运维主体、安全运维对象、安全运维流程、安全运维活动和安全运维工具。其中安全运维法律标准是指所有安全运维活动应该符合的法律、法规、标准要求；安全运维主体包括运维管理部门、运维实施单位；安全运维对象是指业务活动涉及的数据、载体、环境与边界等实体对象；安全运维流程是一套基础、规范的管理制度，帮助安全运维主体提升运维管理能力；安全运维工具是将运维对象、职能及流程通过统一集成的运维系统或一系列专业工具进行管理，实现对安全运维事件的全面采集、及时处理和合理分析。安全运维体系结构如图10-1所示。

二、安全运维法律标准

1. 法律法规　安全运维必须符合法律法规的要求，这是安全运维的必要条件。法律法规对法律关系主体在大数据安全方面的权利和义务作出规定，还对法律关系主体的权利和义务所指向的对象作出规定，以便主体和执法部门能有的放矢地实施保护义务和职责。

2016年11月7日十二届全国人大常委会正式通过了《中华人民共和国网络安全法》，并于2017年6月1日起施行。该法进一步界定了关键信息基础设施范围，对攻击、破坏我国关键信息基础设施的组织和个人规定了相应的惩治措施，增加了惩治网络诈骗等新型网络违法犯罪活动的规定等，从法律层面为我国计算机网络安全提供了保障。

针对健康医疗行业，国务院先后颁布了《促进大数据发展行动纲要》《国务院办公厅关

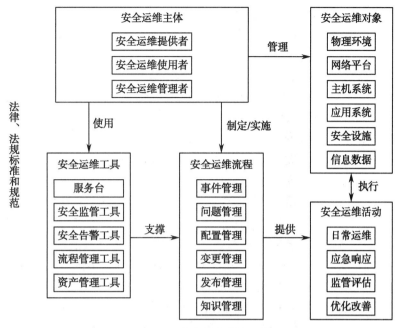

图 10-1　安全运维体系结构

于促进和规范健康医疗大数据应用发展的指导意见》《国务院办公厅关于促进"互联网＋医疗健康"发展的意见》等政策性文件，为稳步实现健康医疗大数据应用、健康医疗大数据共享等提出了更具有针对性的要求；而《中华人民共和国网络安全法》及其相关配套措施的颁布和实施也为健康医疗行业在互联网运行安全和网络安全角度提供了一般性的法律指引。因此为了进一步规范健康医疗行业数据的管理，并推动"互联网＋"与大数据技术在健康医疗行业的应用，《国家健康医疗大数据标准、安全和服务管理办法》应运而生。

《国家健康医疗大数据标准、安全和服务管理办法》对责任单位提出各类要求，尤其是安全管理和服务管理中有关数据安全制度、数据共享、跨境等流转规则的设定，与《中华人民共和国网络安全法》及其相关配套法律法规和国家标准的规定存在显著的呼应，在一定程度上构成对健康医疗行业"责任主体"网络安全义务的重申和强调。

2. 相关标准

（1）GB/T 36626—2018《信息安全技术　信息系统安全运维管理指南》：GB/T 36626—2018《信息安全技术　信息系统安全运维管理指南》是 2018 年 9 月 17 日发布，2019 年 4 月 1 日实施的信息系统安全运维规范。该标准提供了信息系统安全运维管理体系的指导和建议，给出了安全运维策略、安全运维组织管理、安全运维规程和安全运维支撑系统等方面相关活动的目的、要求和实施指南，可用于指导各组织信息系统安全运维管理体系的建立和运行。

（2）ITIL：IT 基础架构库（information technology infrastructure library，ITIL）从复杂的 IT 管理活动中梳理出各组织所共有的最佳实践，例如事件管理、问题管理、变更管理、配置管理、服务水平管理、可用性管理等，然后将这些流程规范化、标准化，明确定义各个流程的目标、范围、职能和责任、成本和效益、规划和实施过程、主要活动、主要角色、关键成功因素、绩效评价指标，以及其他流程的相互关系等。

（3）ISO/IEC 27001：ISO/IEC 27001 信息安全管理体系要求是在组织内部建立信息安全

管理体系(information security management system,ISMS)的一套规范,其中详细说明了建立、实施、运行、监视、评审、保持和改进信息安全管理体系的模型和要求,具体包括信息安全政策、信息安全组织、信息资产分类与管理、个人信息安全、物理和环境安全、通信和操作安全管理、存取控制、信息系统开发和维护、持续运营管理等。

(4)ISO/IEC 20000:2005 年 5 月 ISO 批准通过了 ISO/IEC 20000 的标准决议,并于 12 月 15 日正式发布了 ISO/IEC 20000 标准。该标准具体规定了 IT 服务管理行业向企业及其客户有效地提供服务的、一体化的管理过程以及过程建立的相关要求,帮助识别和管理 IT 服务的关键过程,保证提供有效的 IT 服务以满足客户和业务的需求。

(5)COBIT:信息及相关技术控制目标(control objectives for information and related technology,COBIT)是目前国际上通用的信息系统审计的标准,由美国信息系统审计与控制协会在 1996 年公布。这是一个在国际上公认的、权威的安全与信息技术管理和控制的标准,目前已经更新至 5.0 版。它在商业风险、控制需要和技术问题之间架起了一座桥梁,以满足管理的多方面需要。该标准体系已在世界一百多个国家的重要组织与企业中运用,指导这些组织有效利用信息资源,有效地管理与信息相关的风险。

(6)ITSS:为了进一步推动我国运维服务业的发展,在工业和信息化部的领导下成立了运维服务标准工作组,负责研究并建立运维服务标准(information technology service standards,ITSS)体系,制定运维服务领域的相关标准。ITSS 包括服务规划、部署实施、服务运营、持续改进和监督管理等一系列全生命周期阶段应遵循的标准,为信息系统建设、运行维护、服务管理、治理及外包等服务领域提供了重要指引。

ITSS 不同于 ISO/IEC 20000 标准和 ITIL,该标准为供、需双方提供了必要的参考与实践指南,其核心内容充分借鉴了质量管理原理和过程改进方法的精髓,是一套以运维服务标准为核心、针对运维服务的保障体系,各标准之间相互关联、相互支持,是供、需双方之间就运维服务质量和成本达成一致的标准。

三、安全运维主体

从事健康医疗大数据安全运维的单位、部门以及具体工作人员构成安全运维角色,人员组成的各类组织形式是提供安全运维服务的重要保障。

1. 安全运维角色 健康医疗大数据安全运维主要涉及 3 类角色,包括安全运维提供者、安全运维使用者以及安全运维管理者。安全运维中各类角色与运维方式关联性比较大,运维工作模式根据运维服务的外包情况分为自主运维模式、完全外包运维模式和混合运维模式,各种运维模式下,安全运维角色工作一致,但承担工作的人员因组织机构的不同而有所不同。

自主运维模式是指主管单位或部门负责对其拥有的大数据资源进行运维工作。自主运维模式中安全运维服务提供者、安全运维服务使用者以及安全运维服务管理者在同一个组织里,运维服务提供者容易管控,可根据自身需要进行能力培训,完成所需的各项相应工作。在自主运维模式下,对运维服务的规划和评估工作容易实施和落实,但该模式可能存在人员技术能力、人员数量不能满足需要的问题。

完全外包运维模式是指安全运维服务管理者通过与其他组织签署运维外包协议,将所拥有的全部大数据资源的安全运维服务外包给安全运维服务提供者,共同满足安全运维服务使用者的业务需求。完全外包运维模式的优势在于充分利用外部力量,能够快速提供组织所需的运维能力,同时运维人员扩充较为容易,能够应对大规模的运维需求。安全运维服务提供者负责安全运维服务的设计、实施和改进,安全运维管理部门作为安全运维管理者负责对安全运维服务提供者的选择、使用和评估。完全外包运维模式也存在外部人员管控有难度、组织信息泄露风险高的问题。

混合运维模式是介于自主运维模式和完全外包运维模式之间的运维模式,是指安全运维服务管理者对所拥有的一部分资源自行运维,对于另一部分资源通过与其他单位签署运维外包协议实施外包服务。混合运维模式能够充分发挥自主运维和外包运维的优势,但由于存在两种运维人员,增加了运维工作管理的复杂度,延长了运维流程。

在安全运维服务中,运维服务提供者通常以运维项目组的形态存在。项目组负责人承担项目管理职责,运维工程师执行具体的安全运维服务工作,是运维服务质量的负责人。安全运维服务管理者通常由资产所有单位的信息管理部门承担,管理者主要承担服务监管的职责。负责制和监督制两者相辅相成,缺一不可,安全运维服务既要强调服务提供者的职责,也需要有服务管理者的监督管理和指导支持。

2. 安全运维组织　在实际工作中安全运维服务的组织形式是由服务项目的特点而决定的,需要综合考虑运维服务的规模、难度、复杂程度、项目结构、子项目的数量和特征、服务项目的紧迫性和重要性等因素。运维服务有很多种组织形式可以选择,为了更有效地实现服务目标,运维服务管理者必须设计和建立适合自己的运维服务组织结构。然而任何一种组织结构都有它的优点和缺点,运维服务组织在其生命周期内可以进行改变以适应不同要求。

安全运维组织的构成要素与运维角色相对应,包括运维服务提供者、运维服务使用者和运维服务管理者。安全运维的组织结构应采用高效率、低成本的形式,能够使运维服务各相关方有效地沟通,各方责、权、利关系明确,项目控制简便、快速。

安全运维组织具有如下特点。

(1)目的性:安全运维组织是为了实施安全运维服务的任务而建立的,安全运维服务目标决定安全运维的组织结构和组织运行方式。大多数情况下安全运维组织的成员来自不同的组织或部门,各自有独立的经济利益和权利,在运维组织中他们又各自承担一定的责任,并按照运维服务计划进行工作。要使安全运维服务项目的实施取得成功,在服务目标设计、实施和运行过程中必须承认和平衡不同利益关系。同时,运维服务组织的建立应能考虑到或反映出运维服务实施过程中各参与者之间的合作关系,明确组织中的任务和职责的层次、工作流、决策流和信息流,以及其他特殊要求。

(2)临时性:由于每一个具体的安全运维服务项目的实施都有时间限制,都是暂时的,所以安全运维服务组织也是有时间限制的,具有临时性的特点。安全运维组织伴随着运维服务项目而组建,伴随该项目合同到期,即安全运维服务生命周期的结束而终结。组建运维服务组织的基本原则是因事设岗,根据运维服务的目标和任务设置机构,设岗用人,事毕及时调整,项目合同到期时组织解散,人员调整到其他有需要的运维组织。

(3)柔性:安全运维组织是一种柔性组织,具有机动灵活的组织形式和用人机制,有高度的弹性、可变性和灵活性。安全运维组织的柔性还表现在各个项目利益相关者之间的联系是有条件的、松散的,是通过合同、协议、法规以及其他各种社会关系结合起来的。安全运维服务组织不像其他组织有明晰的组织边界,通常是项目利益相关者及其个别成员在某些运维服务中属于某项目组织,在另外的事务中又属于其他项目组织。此外安全运维服务采用不同的组织策略和不同的实施计划,就会具有不同的组织形式。

四、安全运维对象

健康医疗大数据安全运维涉及数据、载体、环境与边界4个实体对象。健康医疗大数据系统中信息通过数据来展现,数据通过载体来承载,而载体的存在依赖于一定的环境,环境存在一定的界限,即边界。环境是指数据与载体的环境,即数据及承载数据的载体在整个生命周期中所依赖的外部条件。

安全运维首要解决的是环境和边界的安全性问题,解决物理边界、网络边界非法闯入、边界被绕过或穿透、边界无法正常工作以及边界配置信息泄露等,依次解决主机操作系统环境、应用平台环境、应用程序的环境以及数据安全性。在实际运维中将上述4个实体对象安全防护做进一步分解,可以分解为物理环境、网络平台、主机系统、应用系统、安全设施和信息数据。

1. 物理环境 物理环境安全运维是指为了保证系统安全可靠地运行,确保对数据进行采集、传输、存储、管理、分析等过程中,不受到人为或自然因素的危害而使数据丢失、泄露或被破坏,对计算机设备、设施(包括机房建筑、供电、空调等)、环境人员、系统等采取适当的安全运维管理措施。物理环境安全运维的直接保护对象是硬件设备及基础环境,通常包括IT设备机房(数据中心)及办公环境的安全防护。

物理环境主要涉及防火、防水、防雷击等物理环境安全,以及设备和介质的防盗窃、防破坏等方面。具体包括物理位置的选择、物理访问控制、防盗窃和防破坏、防雷击、防火、防水和防潮、防静电、温湿度控制、供应和电磁防护等。

2. 网络平台 网络平台安全运维是指保护网络系统不受到破坏或更改,系统能够持续正常运行,网络服务不中断,从而确保网络所承载数据的机密性、完整性和可用性。网络平台安全运维的对象是网络系统的硬件和软件,旨在对系统的访问、读写等操作进行控制,保护数据传输,避免遭受病毒、非法存取、拒绝服务和网络资源非法占用以及非法控制等威胁,制止和防御网络攻击。

网络平台主要关注网络结构、网络边界以及网络设备自身安全等,解决物理边界非法闯入、边界被绕过或穿透、边界无法正常工作以及边界配置信息泄露等方面的安全保障。具体包括结构安全、访问控制、安全审计、边界完整性检查、入侵防范、恶意代码防范、网络设备防护等。

3. 主机系统 主机系统安全运维是指通过各种手段,保证主机在数据存储和分析的保密性、完整性、可用性,包括硬件、固件、系统软件的自身安全,以及一系列附加的安全技术和安全管理措施,从而建立一个完整的主机安全保护环境。

主机系统包括硬件和软件。硬件包括环境服务器、终端工作站、存储设备。软件包括系统软件、操作系统、数据库系统、中间件、语言处理系统(包括编译程序、解释程序和汇编程序)等。主机系统安全包括服务器、终端工作站等在内的计算机设备在操作系统及数据库系统层面的安全。在运维服务中保护载体的安全即保护主机的安全,是通过对数据载体自身和环境的保护来实现的,载体安全通过对自身和环境的保护确保载体的可用性、完整性和机密性等安全属性。

主机系统包括主机设备和基础软件安全、稳定运行，其中基础软件是指操作系统、数据库、中间件。主机系统安全包括身份鉴别、访问控制、安全审计、剩余信息保护、入侵防范、恶意代码防范和资源控制等。

4. 应用系统 应用系统安全运维是在实施网络、主机系统安全防护的基础上，保证系统整体安全的重要手段。由于应用系统具有根据业务流程、业务需求进行定制开发等特性，使得应用系统安全的实现机制更具灵活性和复杂性。如果应用系统是多层结构的，不同层级的应用都需要实现同样强度的身份鉴别、访问控制、安全审计、剩余信息保护及资源控制等，但通信保密性、完整性一般在同一个层面实现。

应用系统的功能是满足特定业务的要求，对应用系统的安全保障即是保护系统的各种业务应用程序安全运行，保障应用程序使用过程和结果的安全。应用系统安全主要涉及身份鉴别、访问控制、安全审计、剩余信息保护、通信完整性、通信保密性、抗抵赖、软件容错、资源控制等。

5. 安全设施 信息安全设备及安全设施用于保障系统运行，保证设备可用性和设备自身的安全，其目标是保证系统连续、正常地运行。安全设备或安全设施是用来保证网络及系统安全的防护设备，例如防火墙、网络隔离设备、入侵检测系统、入侵防御系统、防病毒系统、安全审计、流量监控等。

为了安全设备或安全设施能正常稳定地运行，应制定详细操作规范并定期对设备巡检，检查并记录设备运行异常及告警信息，主要保证设备正常运行，免受威胁。同时还需要通过风险评估、风险处置、过程监控、运维评审与持续改进等过程避免因使用安全设施而给系统带来新的安全威胁。

6. 信息数据 信息数据一旦遭到泄露、修改或毁坏，都会在不同程度上对系统运行造成影响。由于系统的各个层面，例如网络、主机、应用等，对各类数据进行传输、存储和分析等，因此对数据的保护需要物理环境、网络、数据库和操作系统、应用程序等提供支持。

在运维过程中保障数据安全，需要考虑数据的采集、传输、存储、管理、分析、发布、使用以及销毁过程的安全，通过对数据自身、载体和载体所处的环境及其边界的保护来确保数据的可用性、完整性、真实性、机密性和不可否认性。数据备份也是防止数据被破坏后无法恢复的重要手段，而硬件备份等更是保证系统可用的重要内容，在高级别的系统中采用异地实时备份会有效地防止灾难发生时可能对数据造成的损害。

五、安全运维流程

健康医疗大数据安全运维流程是建立一套基础、规范的管理制度，帮助安全运维服务提供者、安全运维服务使用者以及安全运维服务管理者从人员、技术和管理3个方面提升运维管理能力，并在实践中逐步完善。

安全运维服务流程涉及事件管理、问题管理、配置管理、变更管理、发布管理、流程管理和知识管理等，随着安全运维活动的不断深入和持续改进，其他流程可能会逐步独立并规范。

1. 事件管理 事件指系统服务中存在或可能存在的影响服务的因素。事件的发生不属于标准操作，往往导致用户不能获得正常、有效的服务。事件管理就是为消除或减少事件发生，和（或）事件发生后能尽快处理而使用户能在最短时间内恢复需要的服务。

事件管理流程的主要目标是尽快恢复服务提供并减少其对业务的不利影响,尽可能保证最好的运维服务质量和可用性等级。事件管理流程通常涉及事件的侦测和记录、事件的分类和支持、事件的调查和诊断、事件的解决和恢复以及事件的关闭等。

2. 问题管理　通常在执行完事件管理流程后,事件的根源未必能够发现并得到处理,问题管理解决了用户在事件发生时获得正常、有效服务或尽快恢复服务的要求。问题管理调查系统基础设施和所有获得的信息,并确定引起事件发生的真正的潜在原因以及服务中可能存在的隐患。

问题管理流程的主要目标是预防问题和事故的再次发生,并将未能解决的事件的影响降低到最小。问题管理流程包括诊断事件根本原因和确定问题解决方案所需要的活动,通过合适的控制过程,尤其是变更管理和发布管理,负责确保解决方案的实施。问题管理还可维护日常运维故障处理流程、应急预案和解决方案的信息。

3. 配置管理　配置管理面向系统的基础设施,包括网络、主机、安全设施、应用系统等。配置管理有两个层次的功能:①核查并证实系统基础设施所做的变更已经如实、准确地记录在案;②监控系统中各组成部件的运行状态并保证配置管理准确反映现存基础设施的配置项与实际运行的版本吻合。

配置管理流程负责核实网络、主机、安全设施和应用系统中实施的变更以及配置项之间的关系是否已经被正确记录下来,并确保配置管理数据库能够准确地反映现存配置项的实际版本状态。

4. 变更管理　基础设施和应用系统处于不断调整、更新、变换、增减等变更状态,运维服务也随需求变化而作相应的调整和更新。所有变更都必须准确管理,以避免因变更而导致服务不能有效提供甚至失效。变更管理就是管理变更的全过程,以使任何变更都不会导致错误和引发与变更有关的事件。

变更管理流程实现所有网络、主机、安全设施和应用系统的变更,变更管理记录并对所有变更进行分类,评估变更请求的风险、影响和业务收益。其主要目标是以对服务最小的干扰实现有益的变更。

5. 发布管理　发布管理流程负责对硬件、软件、文档等进行规划、设计、构建、配置和测试,以便为实际运行环境提供一系列的发布组件,并负责将新的或变更的组件迁移到运行环境中。

新增的配置项或变更后的配置项通过发布记录并在这些配置项经过测试验证后引入实际的运行环境。发布管理关注变更管理的实施结果。发布管理的主要目标是保证运行环境的完整性被保护以及正确的组件被发布。

6. 知识管理　知识管理主要包括安全运维相关的管理制度、流程、操作文档、网络拓扑、配置清单、发布管理文档等技术资料,针对不同问题和事件的解决方案,以及安全运维过程中产生的安全测试方案、技术方案、变更申请等。

根据知识与安全运维服务流程是否相关,可以把安全运维服务管理中的知识分为流程相关知识和非流程相关知识。例如安全测试方案、技术方案是在变更管理流程中产生的知识,解决方案是在事件管理流程和问题管理流程中产生的知识,它们都属于流程相关知识;而安全运维服务相关的管理制度、网络拓扑图等则属于非流程相关知识。

开展有效的知识管理,建立知识库,实现知识的创建、储存、共享、应用,知识对安全运维服务管理产生的价值和作用主要体现在创造知识价值、提高运维响应速度和质量、避免知识流失、挖掘和分析应用信息等。

六、安全运维活动

健康医疗大数据安全运维活动包括日常维护、应急响应、监管评估和优化改善，以保障大数据安全以及系统持续、稳定运行。

1. 日常运维　日常运维是指定期地对物理环境、网络平台、主机系统、应用系统和安全设施进行日常维护，检查运行状况，检查相关告警信息，提前发现并消除网络、系统异常和潜在故障隐患，以确保设备始终处于稳定工作状态，并对出现的软/硬件故障进行记录，以减少故障修复时间。

日常运维以系统安全可靠运行和出现故障时能够快速恢复为目标，其主要思路为通过日常运维将故障隐患消除在萌芽状态；故障发生时使用合适的诊断机制和有效的故障排查方式及时恢复系统运行；故障处理后及时进行总结与改进，避免故障再次发生。

2. 应急响应　应急响应处理是指在安全事件发生时，按照既定的程序对安全事件进行处理的一系列过程。它通常在安全事件发生后，提供一种发现问题、解决问题的快速、有效的响应服务，快速恢复系统的可用性、完整性和保密性，阻止和减少安全事件带来的影响。

应急响应工作中应采取措施限制事件扩散和影响的范围，限制潜在的损失与破坏，同时要确保措施对相关业务影响最小。对事件进行控制之后，通过对有关事件或行为进行分析，找出事件根源，明确相应的补救措施并彻底清除根源。恢复安全事件所涉及的系统，并还原到正常状态，使业务能够正常进行，恢复时应避免出现因操作失误导致数据丢失。

在应急响应过程中，日常应做好服务的准备工作，编写应急预案和实施应急演练，准备应急响应物资，熟悉应急事件处理流程，及时整理与安全事件相关的各种信息。应急响应服务按照准备、检查、控制、根除、恢复、跟踪等一系列标准措施为用户提供服务。

3. 监管评估　监管评估是在运维过程中依据法律、法规、标准和规范并结合业务需求，通过对安全运维对象及安全运维活动的调研和分析，提供运维状态的安全合规性评估。对安全运维的监管评估一般是通过检查、考核和惩戒来实现的。

安全检查主要依据规范，发现和查明各种危险和隐患并督促整改，检查可以分为自查、抽查和专项检查。考核是针对运维质量管控的有效措施，对运维人员、运维单位考核，是运维评价管理中最重要的环节。惩戒则是指运维人员违反安全管理规定和要求时的惩罚措施。

4. 优化改善　优化改善是指对大数据相关要素，例如网络基本架构、网络和安全设备、系统服务器及操作系统、数据库和应用软件等的调整，主要涉及设备的增减、配置的改变和系统的升级等情况。

优化改善是协调和控制 IT 基础设施自身变化的过程，对系统进行优化改善的来源可以是突发事件管理、检查中发现的问题、服务级别管理、可用性管理、能力管理及用户要求等。对于所有优化改善的请求，管理者需要过滤，并根据优先级判断需要尽快处理的请求，对紧急的、影响范围大的优化改善内容做优先处理。

七、安全运维工具

健康医疗大数据安全运维要提高效率、有效发挥服务功能，安全运维工具必不可少。

根据在不同应用场景下实现的功能或功能组合的不同,安全运维工具可划分为若干类别。例如有的工具仅实现静态资产管理功能和综合统计分析功能;有的工具实现资产信息管理功能、支持信息化的管理流程,并具备综合统计分析和决策支持功能;有的工具从资产、安全、监控、流程、综合统计分析和决策支持以及外包管理等方面为安全运维服务提供全方位信息化支持。在实际工作中,用户组织结构、规模以及管理体制不同,安全运维工具的具体使用和部署方式也有所不同,不同的组织可选择使用不同的工具。

组织在选择安全运维工具时,首先要看安全运维工具是否可以对组织内使用的 IT 资源进行全面的安全监控管理,同时还要关注是否基于业务视角的管理,IT 服务于业务,避免管理层面与业务相脱离。一般来说,要根据自身的实际情况来选择,安全运维工具可以分为服务台、安全监管工具、安全告警工具、流程管理工具和资产管理工具等几类。

1. 服务台 服务台是安全运维服务提供者和安全运维服务使用者之间的联系纽带。服务台是一个集中和专职的服务联系点,提供服务业务流程与服务管理基础架构。服务台的主要目标是协调用户和服务部门之间的联系,为服务运作提供支持,从而提高用户的满意度。

服务台是提供安全运维服务的前台,是为用户提供服务的节点、受理用户咨询的中心。同时服务台也是服务综合管理的一个职能部门,为内部服务建立了响应联系。服务台支持安全运维的核心功能,与各个流程联系密切。所有管理流程都要通过服务台为用户提供单点联系,解答用户的相关问题和需求,或为用户寻求相应的支持人员。服务台直接与用户请求的事件管理和服务级别管理相关,在配置管理、发布管理、变更管理中起一定的作用。

热线电话是服务台所提供的技术手段之一,通常运维服务部门提供 5*8 小时或 7*24 小时服务,接受用户对各应用系统使用中遇到的疑问、故障申告以及投诉,提供运维服务的需求。

在线支持系统是基于网站论坛模式的运行维护、技术支持与技术交流的工具,属于被动式运维手段。不同于热线电话,在线支持系统面向的不仅是运维服务使用人员,还面向运维服务人员。来自在线支持系统的运维事件以人员在系统使用与运维过程中的业务疑问和技术疑问为主,同时还会有一些不太紧急的系统故障申告。

2. 安全监管工具 安全监管工具能够实现对系统运行动态快速掌握,对各类事件作出快速、准确的定位和展现。安全监管工具对关键业务、重要实施的业务可用性和业务连续性进行合理布控和监测,能够实现运行维护管理过程的事前预警、事发快速定位,帮助运维部门更好地实施安全运维操作。其主要内容包括以下几个方面。

(1)集中监控:整合各类监控管理工具的监控信息,实现对大数据资源的集中监视、查看和管理的智能化、可视化监控系统。监控的主要内容包括物理环境、网络平台、通信线路、安全设施、主机系统、中间件、数据库和核心应用系统等。

(2)定位和预警:经过同构和归并的信息依据预先配置的规则、事件知识库、关联关系进行快速的故障定位,并根据预警条件进行预警。

(3)综合展现:合理规划与布控,整合来自各种不同的监控管理工具的信息,进行标准化、归一化的处理,并进行过滤和归并,实现集中、综合的展现。

3. 安全告警工具 安全告警工具不同于安全监管工具,其更关注安全事件告警,提供多种告警响应方式,内置与事件处理的工单和问题处理接口,可依据事件关联和响应规则的定义触发相应的处理流程,实现运维管理过程中突发事件和问题处理的自动化和智能化。

其主要功能包括以下几个方面。

（1）事件基础库维护：事件基础库维护是事件知识库的基础定义，内置大量的标准事件，按事件类型进行合理划分和维护管理，可基于事件名称和事件描述信息进行归一化处理的配置，定义了多源、异构信息的同构规则和过滤规则。

（2）智能关联分析：借助基于规则的分析算法，对获取的各类信息进行分析，找到信息之间的逻辑关系，结合安全事件产生的网络环境、资产重要程度，对安全事件进行深度分析，消除安全事件的误报和重复报警。

（3）告警响应和处理：告警响应和处理提供事件生成、过滤、短信告警、邮件告警、自动派发工单、启动预案等多种响应方式，内置监控界面的图形化告警方式；提供与事件响应中心的智能接口，可基于事件关联响应规则自动生成工单并触发相应的预案工作流进行处理。

（4）综合查询和展现：实现了多种视角的故障告警信息和业务预警信息的查询和集中展现。

4. 流程管理工具　流程管理工具借鉴并融合了信息系统基础设施库/IT服务管理的先进管理规范和最佳实践指南，借助工作流模型参考等标准，开发图形化、可配置的工作流程管理系统，将运维管理工作以任务和工作单传递的方式，通过科学的、符合组织运维管理规范的工作流程进行处置，在处理过程中实现电子化的自动流转，无须人工干预，缩短流程周期，减少人工错误，并实现对事件、问题处理过程中的各个环节的追踪、监督和审计。其中包括以下几个方面。

（1）图形化的工作流建模工具：实现预案建模的图形化管理，简单易用的预案流程的创建和维护，简洁的工作流仿真和验证。

（2）可配置的预案流程：所有运维管理流程均可由用户自行配置定义，既可实现信息系统基础设施库/IT服务管理的主要运维管理流程，又可根据用户的实际管理需求和规范，配置个性化的任务、事件处理流程。

（3）智能化的自动派单：智能的规则匹配和处理，基于用户管理规范的自动处理，降低事件、任务发起到处理的延时，以及人工派发的误差。

（4）全程的事件处理监控：实现对事件响应处理全过程的跟踪记录和监控，根据ITIL管理建议和用户运维需求，对事件处理的响应时限和处理时限进行监督和催办。

（5）事件处理经验的积累：实现对事件处理过程的备案和综合查询，帮助用户在处理事件时查找历史处理记录和流程，为运维管理工作积累经验。

5. 资产管理工具　IT资产管理是全面实现安全运维管理的基础，提供了丰富的IT资产信息属性维护和备案管理，以及对业务应用系统的备案和配置管理。资产管理工具基于关键业务点配置关键业务的基础设施关联，通过资产对象信息配置丰富业务应用系统的运行维护内容，实现各类IT基础设施与关键业务的有机结合，以及全面的综合监控。其中包括以下几个方面。

（1）系统采集管理：以对各种基础设施资产及核心业务系统的监控管理为主线，采集相关监控系统的信息，通过对不同来源的信息数据的整合、同构、规格化处理、规则匹配，生成面向运维管理的事件数据，实现信息的共享和标准化。

（2）系统配置管理：从资产配置、系统容错、数据备份与恢复和运行监控等方面着手建立自身的运行维护体系，采用监测器实时监测、运行监测工具主动检查相结合的方式，构建一个安全稳定的系统。

（3）综合运行态势：全面整合现有各类设备和系统的各类异构信息，包括网络设备、安全设备、应用系统和终端管理中各种事件，经过分析后的综合展现界面，注重对系统的运行状态、综合态势的宏观展示。

第二节　基础设施安全运维

基础设施包括网络设备、主机设备、安全设备、存储设备等。基础设施安全运维保证现有系统的正常运行，降低整体管理成本，提高系统的整体服务水平。同时根据日常维护的数据和记录，提供系统的整体建设规划和建议，为信息化发展提供有力的保障。

一、日常运维服务

日常运维服务根据事先约定的服务方式、巡检频次和巡检内容实施，在不影响系统正常运行的前提下采集设备配置、网络流量、运行状态等安全信息，依照标准化流程，定期对系统涉及的物理环境、网络平台、主机系统、安全设施等进行巡检，了解系统的整体工作状态。

1. 一般巡检　一般巡检的检查周期间隔短，通常为日检或周检，检查内容较少，确保信息系统能够正常运行即可。一般巡检工作在管理上比较简单，安全运维人员按照检查表依次对设施进行检查，检查结果需要留存归档。基础设施一般巡检如表 10-1 所示。

表 10-1　基础设施一般巡检

运维对象	一般巡检内容	主要成果文档	运维频率
网络设备	网络设备各部件的运行状态一方面是观察设施面板的各指示灯的状态，另一方面是查看电源工作状态、查看 CPU 使用率、查看内容使用率、查看风扇工作状态、查看接口状态等	网络设备巡检表	每天
安全设备	安全设备各部件的运行状态一方面是观察设施面板的各指示灯的状态，另一方面是查看电源工作状态、查看 CPU 使用率、查看内容使用率、查看风扇工作状态、查看接口状态等	安全设备巡检表	每天
服务器	服务器各部件的运行状态一方面是观察设施面板的各指示灯的状态，另一方面是查看电源工作状态、查看 CPU 使用率、查看内容使用率、查看风扇工作状态、查看接口状态等	服务器巡检表	每天
存储设备	存储设施各部件的运行状态一方面是观察设施面板的各指示灯的状态，另一方面是查看电源工作状态、查看 CPU 使用率、查看内容使用率、查看风扇工作状态、查看接口状态等	存储设施巡检表	每天
机房环境	对机房温湿度监控设备、UPS 监控设备、消防监控设备以及机房环境监控设备的温湿度、电压、电流、烟雾等关键工作指标进行例行监控	机房巡检表	每天

2. 高级巡检　高级巡检的检查间隔周期较长，通常为每月、季度或半年检查一次。检查内容全面，除了要确保系统正常工作外，还需要排除可能的隐患。管理工作相对复杂，需要核对检查表格进行提交和确认，需要制定专门的检查计划、安排专门的时间指定专人实施检查、提交巡检报告，并对检查出来的问题进行集中整改。基础设施高级巡检如表 10-2 所示。

表 10-2 基础设施高级巡检

运维对象	高级巡检内容	主要成果文档	运维频率
网络安全设备	定期对各网络和安全设备系统信息、设备版本与基本配置、接口配置与状态、日志信息状态、访问控制策略、报警信息等关键工作指标进行例行监控,当发生异常情况时,及时进行跟踪和处理;网络及安全设备配置管理、网络系统流量分析、网络及安全设备日志分析、软件升级。每月提供一份网络安全工作月报,统计系统出现故障的频率,分析故障原因和安全检查情况等.	网络及安全设备巡检报告和事故处理报告,网络及安全设备配置和管理文档	每月一次
服务器设施	定期对各服务器系统信息、设备版本与基本配置、接口配置与状态、日志信息状态、访问控制策略、报警信息等关键工作指标进行例行监控,当发生异常情况时,及时进行跟踪和处理;服务器操作系统状况监测、系统配置管理、系统漏洞扫描、系统升级。每月提供一份网络安全工作月报,统计系统出现故障的频率,分析故障原因和安全检查情况等	服务器巡检报告和事故处理报告,服务器配置和管理文档	每月一次

二、网络设备运维

1. 设备操作系统升级维护 对网络设备操作系统的升级和维护能够有效防止网络设备缺陷的出现,避免漏洞被非法侵入人员利用,同时能够将病毒的危害范围降低到最小。在网络设备操作系统升级维护的过程中还能够获得更加完善安全的服务,对于保证网络设备及网络系统的安全性有重要意义。据相关数据显示,由于网络设备操作系统未及时维护升级造成的网络安全事故与整个事故发生的比值超过 50%,网络设备操作系统升级维护的重要性可见一斑。因此网络设备安全运维人员应当加强重视,加强日常维护,及时升级系统,为网络安全防护做好保障。

2. 设置实时日志服务器 在网络设备终端上应当设置日志服务器,对网络设备的操作和相关运行情况进行实时监控,有利于网络设备安全运维人员对网络设备的历史日志和当前状况进行全面把控。同时实时日志服务器能够提供历史日志查询、统计和分析功能,以此为基础来评价网络设备当前运行的安全等级,及时找出存在的安全隐患,并分析原因,针对性地制定网络设备和系统的运行决策和维护决策,保证网络设备的安全运行。

3. 设置入侵检测和防护服务器 在网络设备终端中设置入侵检测和防护服务器能够实时检测网络设备的入侵行为,入侵检测能够与防护服务器组成联动系统,当入侵检测发现未授权下访问和数据异常问题时,防护服务器会第一时间采取针对性的防护手段,并通知网络设备安全运维人员,定位跟踪入侵源,对入侵地点进行定位,对入侵人员进行查找。

4. 加强密码及端口访问权限管理 对网络设备访问的方式大体上可以分为两种,①本地访问:通过现场网络设备配置口访问;②远程访问:远程登录网络设备实现访问。为了防止非法访问网络设备的情况出现,需要对网络设备设置登录访问口令。对于网络设备的维护来说,应当严格控制访问人员数量,及时进行备案,为网络设备的安全运维提供依据。

5. 保证机房物理安全 网络设备存放地点以及存放环境的不安全性是导致其发生安全故障的重要因素之一，因此应加强网络设备机房的物理安全性，以相关标准和规范为基础进行机房建设和改造，配备完善的防火措施、防雷措施、防电磁干扰措施以及防静电措施，为网络设备的运行提供安全的物理环境。

此外应当加强对网络设备的管理，建立相关管理机构，并与网络设备安全运维技术措施相结合，保障网络设备运行的安全性和可靠性。例如应当建立网络设备规范操作制度，规范使用者的操作行为。同时单位应当加强对网络设备使用人员及安全运维人员的培训：①需要对网络设备使用和运维人员的专业技能进行培训，避免人为因素对网络设备安全的影响；②应当加强对网络设备使用人员和运维人员的安全意识培训，提升其安全意识，保证相关操作的合规性，以此来保证网络设备安全。

三、主机设备运维

1. 身份鉴定 用户身份验证并通过后，能顺利获取主机系统中的资源，因此必须进行身份鉴定。当前主机系统对用户所识别的方式是口令认证方式，口令认证方式较为单一化、简单化，安全性低。对此有 3 个对策：①集中主机用户的身份，集中后进行统计管理，用户权限是根据用户的身份来分配；②对用户认证身份的方式采取强认证方式，例如验证身份时候采用双因子认证方式；③不用明文方式远程操作主机的维护工作，明文方式是不加密的，容易被黑客获知，因此尽量使用加密的方式以减少不必要的损失。

2. 设置访问权限 对访问主机的用户身份进行鉴定，明确访问主机的身份，不给没有授权用户连接主机的机会。控制连接主机最有效的方法是利用可信互联机制。主机管理员对主机系统设置权限，能连接服务器的用户还要进行认证检测，只有认证检测通过，方可连接主机系统。主机本地服务具有远程访问的功能，对于远程访问设置权限，允许可信地址连接，对于非法的地址不允许连接。

3. 安全审计工作 安全审计工作包括按照审计的要求，制定主机审计策略；审计启动进程；所访问过的资源审计等。一些审计信息收集到了，将所收集的审计信息进行分类，此时的分类是详细分类，信息分类过后再进行审计。审计日志不得随意修改，更不能随意删除。

4. 入侵防范措施 建立防病毒系统，完善对于补丁的管理，补丁的管理和防病毒系统必须做到全网统一。主机中所使用的漏洞补丁必须经过安全测评，由于病毒库会不断升级改造，所以主机中的病毒库也要不断进行更新以便应对最新的病毒。

5. 主机集中管理 单机管理模式需要主机管理员对主机逐台进行维护和管理，耗费大量的时间与精力，单机管理模式存在许多弊端，例如安全隐患问题、效率低下问题等。为保障对于主机的安全管理，应当采取集中管理制度，将所有主机集中起来，统一管理，提高效率，减少安全事件的发生。

四、安全设备运维

1. 防火墙设备 防火墙是一种将内部网络和公共访问网络分开的方法，实际上是一种隔离技术。防火墙在两个网络通信时执行一种访问控制尺度，它能允许同意的"人（IP 地址）"进入你的网络，同时将你不同意的"人（IP 地址）"拒之门外，最大限度地阻止网络中的黑客来访问网络。

防火墙设备安全运维工作主要包括以下内容。

（1）每日例行维护工作：①系统管理员需每日对设备进行例行检查，登录防火墙管理界面，查看系统 CPU、内存使用率及接口的工作状态是否正常；②安全管理员需查看日志是否存在高级别的告警日志，当出现告警日志时应及时处理。

（2）周期性维护工作：①系统管理员定期对防火墙系统进行升级，并记录系统升级及变化情况；②安全管理员定期查看数据库的磁盘空间占用情况是否正常，如空间不足应及时将系统自动备份的日志文件转移到其他存储设备上。同时通过报表工具生成日志事件报表，对其中高级别告警信息进行统计分析。

（3）不定期维护工作：①系统配置发生变化后，系统管理员应及时保存配置信息；②安全管理员根据安全需要，对安全防护策略作出调整，并在安全策略调整后，通知系统管理员进行配置备份。

2. 入侵检测系统　入侵检测是检测企图破坏计算机资源的完整性、真实性和可用性的恶意行为。入侵检测系统（intrusion detection system，IDS）使用动态的网络检测技术，主要用于识别对计算机和网络资源的恶意使用行为，包括来自外部用户的入侵行为和内部用户的未经授权活动，一旦发现可疑行为，立即发出警报或者采取主动反应措施。

入侵检测系统的典型模型由 3 部分组成，分别是信息收集模块、信息分析模块、告警与响应模块。其工作流程包括：①收集相关入侵信息；②分析收集到的入侵信息，寻找入侵行为特征；③对检测到的行为作出响应，记录检测过程并报告检测报告。

入侵检测系统安全运维工作主要包括：①入侵检测系统用户管理；②系统策略配置；③系统组件管理，例如添加、删除组件等；④安全事件收集显示；⑤查看入侵检测系统报表；⑥根据业务需求，对入侵检测系统的部署位置、IP 地址、检测端口等进行改变。

3. 入侵防御系统　入侵防御系统（intrusion prevention system，IPS）是一种能够检测出网络攻击，并且在检测到攻击后能够积极主动响应攻击的软硬件网络系统。入侵防御系统的典型模型包括数据包、入侵检测模块、数据管理模块、管理控制模块和策略执行模块。数据包到达入侵防御系统后进入入侵检测模块，该模块对数据包进行解析，并结合数据管理模块中的日志记录检测分析攻击事件，然后将分析所得的系统防御策略输入策略执行模块，策略执行模块执行相应的防御措施。数据管理模块记录保存攻击事件的所有数据。管理控制模块对系统其他模块进行综合配置管理和运行控制。

入侵防御系统的优势主要体现在两个方面：①它具有传统入侵检测系统检测攻击行为并发出实时警报的能力；②它具有防火墙拦截攻击以及阻断攻击的功能。但与传统入侵检测系统相比，入侵防御系统具有深度检测流经网络的数据包并在发现攻击行为后根据该攻击的威胁级别立即采取相应的抵御措施的能力；与传统防火墙相比，入侵防御系统对拦截攻击的判断不是静态地依赖于固定的用户配置规则，它在攻击响应上采取的是全面、动态一体的防御。

入侵防御系统安全运维工作主要包括：①入侵防御系统用户管理；②系统策略配置；③系统组件管理，例如添加、删除组件等；④根据业务需求，对入侵防御系统的部署位置、IP 地址、检测端口等进行改变；⑤系统升级维护。

4. 防病毒设备　计算机病毒是指破坏计算机功能或者毁坏数据、影响计算机使用，并能自我复制的一组计算机指令或者程序代码。防病毒设备的技术可分为病毒的预防、病毒的检测以及病毒的清除。

防病毒设备安全运维工作主要包括：①定期进行防病毒设备的病毒定义码和扫描引擎的升级；②定期进行病毒库更新，特殊情况下按病毒预警发布信息及时更新；③病毒一经发现，需要及时通过日志定位受感染的机器地址和发起攻击的地址。一旦找到病毒源，立即将受感染的机器进行隔离，缩小病毒的扩散范围。

5. 安全审计系统　安全审计是对计算机网络环境下或计算机主机日志的有关活动记录或行为记录进行独立的审查验证，并生成审计结果。

安全审计系统一般分为两种方式，①基于主机各种日志的安全审计：收集、整理并分析主机的各种日志，其中包含主机应用的日志、主机操作系统的日志、各类数据库的日志、网络设备的访客日志等；②基于网络会话和行为的安全审计：首先通过捕获数据包的形式并对该数据包进行协议分析，最后直接审查该数据包内容。

安全审计系统运维工作主要包括：①对系统用户账号进行管理，避免因多人使用同一账号或使用系统默认账号造成数据泄露；②对系统用户账号进行权限分配管理，根据用户需求进行最小权限分配设置，避免因用户越权操作造成安全隐患；③系统升级维护；④系统组件管理，例如添加、删除组件等。

第三节　软件系统安全运维

软件系统安全运维对象包括操作系统、数据库、应用系统等。

一、日常运维服务

1. 监控　监控重点是对软件系统的运行状态、运行性能、资源使用分配情况进行监控，以便了解其是否满足运行要求。监控应当采用合适的设备与手段，分配专门人员定期或全时段进行监控。软件系统安全运维监控如表 10-3 所示。

表 10-3　软件系统安全运维监控

运维对象	监控内容
操作系统	操作系统 CPU 使用情况
	操作系统内存使用情况
	操作系统磁盘使用情况
	操作系统网络端口状态和流量
	操作系统光纤端口状态和流量
	操作系统重要文件系统空间使用情况
	操作系统日志情况等
数据库	数据库主要进程运行情况
	数据库连接是否正常
	数据库表空间使用情况
	数据库日志是否有异常
	数据库日常备份是否正常等

运维对象	监控内容
应用系统	应用的请求和反馈响应时间
	资源消耗情况
	进程状态
	服务或端口响应情况
	会话内容情况
	日志和告警信息
	数据库连接情况
	存储连接情况
	作业执行情况等

2. 预防性检查　预防性检查应在监控服务的基础上对软件系统进行预防性检查,包括性能检查和脆弱性检查。软件系统安全运维检查如表 10-4 所示。

表 10-4　软件系统安全运维检查

运维对象	性能检查内容	脆弱性检查内容
操作系统	操作系统 CPU 使用峰值情况	当前操作系统版本是否安装相关风险补丁
	操作系统内存使用峰值情况	是否需要升级系统微码
	操作系统硬盘使用情况	是否关闭不必要的服务进程
	操作系统重要文件系统空间使用情况	重要业务数据文件或操作系统文件空间使用是否达到预定阈值
	操作系统 IO 读写情况	关键机密系统数据安全防护设置是否满足要求
	数据流网络流量情况等	系统使用资源是否超过预定阈值等
数据库	数据库 CPU 使用情况	当前数据库版本是否安装相关风险补丁
	数据库内存使用情况	表空间的使用是否达到了预定阈值
	数据库表空间使用情况	数据库关键文件是否做了镜像
	数据库锁情况	数据库备份策略是否合理
	数据库会话数和操作系统进程数情况	数据库是否存在异常用户等
	数据库 BUFFER 等命中率情况	
	数据库等待事件情况等	
应用系统	应用进程 CPU 使用峰值情况	应用软件的口令安全情况
	应用进程内存使用峰值情况	应用软件的日志审计
	应用的请求和反馈响应情况	应用软件内存泄露检查等
	关键进程及资源消耗检查、分析等	

3. 常规作业　软件系统安全运维常规作业如表 10-5 所示。

表 10-5　软件系统安全运维常规作业

运维对象	常规作业内容
操作系统	操作系统版本升级
	操作系统磁盘读、写正常性测试
	操作系统输入、输出设备读写测试
	操作系统配置文件备份
	操作系统备份
	操作系统过期运行日志清理
	网络通信正常性测试
	操作系统临时文件清理
	操作系统端口访问测试
	周期性关键设备主备切换 / 应急演练等
数据库	监听连接正常性测试
	数据库正常登录测试
	表空间正常访问测试
	表读写正常性测试
	客户端连接测试
	数据库备份
	过期归档日志清除等
应用系统	版本升级
	日志清理
	启动或停止服务或进程
	增加或删除用户账号
	更新系统或用户密码
	建立或终止会话连接
	软件备份等

二、操作系统运维

操作系统是计算机资源的直接管理者,是连接计算机硬件与上层软件及用户的桥梁,是计算机软件的基础和核心。操作系统安全是计算机系统软件安全的必要条件,因此,需要完善的安全运维机制来保证操作系统乃至计算机系统软件的安全。

操作系统的安全运维机制主要包括标识鉴别机制、访问控制机制、最小特权管理机制、安全审计机制等。

1. 标识鉴别机制　标识就是操作系统对用户身份进行标识,并为每个用户赋予一个唯一的用户标识符。该标识符必须是不可伪造的,保证用户的身份不会被其他恶意用户冒充。鉴别就是把用户与用户标识符建立正确联系的过程,这需要用户具有能够证明其身份的特殊信息,这些信息对于其他任何用户来说都是秘密的。

2. 访问控制机制　操作系统的访问控制是操作系统安全运维中的重要一环,在标识鉴别的基础上,根据身份对提出的资源访问请求加以控制。有 3 种常见的访问控制机制,①自主访问控制：资源拥有者自主选择谁拥有访问其资源的能力；②强制访问控制：系统为每个进程、文件等资源客体赋予了相应的安全属性且普通用户无法自由修改；③基于角色的访问控制：用户在访问系统前经过角色认证而获得相应的角色，并根据角色的不同而具有不同的访问权限。

3. 最小特权管理机制 最小特权指的是在完成某种操作时所赋予系统中每个主体（用户或进程）必不可少的特权，确保因误操作、恶意仿冒等造成的损失最小。

4. 安全审计机制 任何安全操作系统都不可能杜绝安全事故的发生，而安全审计是一种通过事后追查增强系统安全性的安全技术，它要求对涉及系统安全的操作做完整记录，对这些记录进行必要的分析，并把这些分析结果按预定方式通知给系统管理员用户。

三、数据库运维

1. 关系型数据库安全运维 关系型数据库是采用了关系模型来组织数据的数据库，其以行和列的形式存储数据，主流的关系型数据库有 Oracle、MySQL、SQL Server、Access 等。关系型数据库的安全运维包括以下内容。

（1）降权：数据库在默认安装情况下，服务启动账户会被设置成最高权限，当数据库出现漏洞或者受到注入攻击时，攻击者可以直接连接数据库进行恶意渗透，再通过 Web 注入也可以执行各类恶意系统指令。要想彻底解决这类安全问题，必须对数据库进行降权处理，因为执行命令所需的数据库存储过程必须依靠系统权限支持。

（2）数据库账户安全管理：在数据库中默认或者低强度的口令极易受到攻击，攻击者针对数据库密码的破解通常选择数据库的默认管理账户进行，为了防止暴力破解，必须为数据库账户配置高强度的安全口令。

（3）删除恶意的存储过程：黑客利用脚本注入工具直接在注入点执行系统命令，是利用了数据库的一些存储过程，这些存储过程在方便开发者的同时也给黑客预留了一道后门，因此需要删除一些恶意的存储过程。

（4）修改默认端口：更改数据库的默认端口，一定程度上防止恶意远程连接数据库。

（5）用补丁增加数据库安全：对于新安装的数据库，一定要打上最新的补丁，一方面修补数据库漏洞以防止攻击者利用，另一方面也可以修复已知 BUG，防止数据库出错和崩溃。

（6）容灾备份：所有重要的数据都应该定时进行备份，待攻击发生后第一时间能够恢复数据，恢复系统的正常运作。

2. 非关系型数据库安全运维 传统的关系型数据库具有峰值性能、伸缩性、容错性、可扩展性差等局限性，难以满足大数据的管理需求。非关系型数据库可以支持大数据的存储和柔性管理，典型的数据库有 Google 的 Bigtable、基于 Hadoop HDFS 的 HBase 等，其中 HBase 是安全性最完善的非关系型数据库，HBase 安全机制的研究可以为其他非关系型数据库提供参考。

（1）基于令牌的认证机制：客户端访问数据的过程中，客户端得到数据位置后可直接访问数据节点，从而获得数据。若不对用户身份进行认证，则可能出现非法用户以假冒身份访问数据库，造成严重的安全风险，基于令牌的认证机制是针对这个问题的有效解决方案。基于令牌的认证机制是通过客户端与服务端节点共享密钥、相互认证，使客户端必须在得到服务端响应其访问请求后才能实现访问。

（2）基于 Kerberos 的安全认证：Kerberos 是一种网络认证协议，基于对称密钥算法，通过第三方进行密钥的分发和身份确认，以此为开放系统的客户端与服务器之间的网络通信提供域内认证和跨域认证等服务。其认证步骤分为以下几步：①客户端程序首先发送相关信息到 AS 服务器，这些信息包括用户名、认证域、随机数以及授权服务器 TGS 等；使用 TGS 的密钥加密后得到 TGT。②客户端程序获得 AS 的应答后，向 TGS 发送加密的用户名、认证域以及 TGT、服务器名称等相关信息；TGS 解密收到的信息，并根据解密的结果对比确定请求的用户、TGT 票据的所有者等，并产生对应的 TS 返回给客户端。③客户端解密收到的 TGS 应答，并发送 TS、加密的用户名及认证域等信息到应用服务器，访问对应的应用资源。

（3）基于 ACL 的权限控制：访问控制列表（access control lists，ACL）是一种基于包过滤的访问控制技术，它可以根据设定的条件对接口上的数据包进行过滤，允许其通过或丢弃。Hadoop 中包含服务级和文件级两类权限验证，其中前者是系统级别的，后者是文件级别的。对于服务级别的安全验证，是通过 ACL 角色控制实现的，默认情况下 Hadoop 中服务级别的安全验证是关闭的，可通过属性设置开启服务级别的安全验证。

四、应用系统运维

应用系统安全运维主要保障应用系统各种业务的安全运行，主要体现在业务应用系统的访问是否安全，包括系统公共访问页面、公共对外接口、口令机制等。

1. 漏洞扫描及修补　通过漏洞扫描可以对系统应用层面存在的安全问题进行全面排查，对新上线系统提前发现安全问题，可在上线运行前进行修补，对运行过程中新出现的漏洞，可及时扫描发现并整改。漏洞扫描需要及时对漏洞数据库进行更新，尽快收录互联网上最新爆出的漏洞。

2. 应用版本维护　应用版本维护指定期更新应用程序版本，主要指第三方应用程序的版本维护。第三方应用程序通常有维护服务有效期，开发厂商通常只维护大版本、正式发行版本或一至两年内新版本发行的产品，超过有效期的产品不再进行安全补丁修复，带来安全隐患。应用版本维护应至少保证在运行系统使用的版本没有超出开发厂商的维护有效期，并且也不能过于追求新版本，通常选择开发厂商建议的稳定版本使用。

3. 端口访问控制　为保证应用系统安全，应保证应用系统对外访问接口尽可能少。保证除必需的对外服务端口以外，其他端口均关闭，同时在防火墙层面屏蔽无用端口的访问权限。对于特定的业务，区分主动外连和被动连接访问策略，仅提供被动连接访问的服务，例如 Web 服务等，应屏蔽主动外连请求。对于业务存在不同服务对象的，例如管理员访问页面和普通用户访问页面，应设立不同的访问地址或端口，避免普通用户发现高权限用户访问页面地址，同时应对管理员页面进行访问源 IP 控制，仅限特定的操作机可以访问。

4. 终端安全控制　终端安全控制指保证用户访问操作使用机器安全可靠。对于有很高安全要求的业务，可强制使用加密通道进行业务操作的传输。加密通道可采用常用安全协议，例如 TLS、VPN 等，也可采用客户端专用软件建立专用加密通道，对于安全性极高的应用，可采用专用硬件，例如 USB Key 等，进行身份认证并配合客户端专用软件加密传输。

5. 口令管理　口令管理指保证访问应用系统的账号口令均为强口令，从而确保用户信息和系统信息安全。新建账号应避免使用统一初始化口令，应由用户自行创建口令。口令创建和修改时应增加强口令校验功能,杜绝用户创建弱口令。口令应采用不可逆、高强度散列算法,经多次变换后进行存储,避免口令被暴力破解的可能性。口令有效期限应设在半年或一年左右,期限到后对于没有更改密码的账号进行锁定。优化账号输入、账号找回等应用程序逻辑,避免可通过绕过或暴力破解等方式获取密码。

6. 用户行为审计 用户行为审计包括用户在使用系统期间重要操作的记录,一方面用于对应用系统受到恶意破坏后溯源,另一方面对用户行为进行管理上的约束。审计包括对管理员用户和普通用户的审计,对于业务复杂的应用系统,应对不同级别的管理员用户分别进行审计。对于审计日志,应定期进行分析,及时发现非法恶意操作,改善管理制度。

第四节 数据安全运维

数据安全主要关注数据存储、传输和分析等过程中的安全性,数据安全的目标是达到数据的机密性、完整性、可控性、不可否认性。

一、日常运维服务

数据安全日常运维服务包括数据监控、数据预防性检查和常规作业。数据安全日常运维如表10-6所示。

表10-6 数据安全日常运维

运维类型	运维内容
数据监控	数据的完整性 数据变化的速率 数据存储 数据对象应用频度 数据引用的合法性 数据备份的有效性 数据产生、存储、备份、分发、应用过程 数据安全事件等
数据预防性检查	检查数据完整性的要求 检查数据的冗余 数据的脆弱性检查等
常规作业	对数据采集、传输、存储、管理、分析、发布、使用以及销毁等过程进行的操作 对数据的应用范围、应用权限、数据优化、数据安全等内容按事先规定的程序进行的例行性的作业 数据备份 数据转换 数据清洗等

二、数据加密与隔离

数据加密与隔离能够保证数据的机密性,防止数据在传输、存储过程中被非法获取。

数据加密包括对业务敏感数据加密，例如隐私、财务数据、统计数据等，还包括系统运维数据，例如网络拓扑、口令密钥等。应确保这些数据的存储和传输过程中是加密的，同时确保无弱口令，加密算法破解成本高于数据本身价值。

数据隔离指内部数据，尤其是涉及秘密的信息应做好与互联网的隔离。隔离包括逻辑隔离和物理隔离：逻辑隔离指协议隔离，协议可定义传输方向和被监控，例如 VPN；物理隔离指不直接或间接进行网络连接，通常由特定隔离装置或安全介质进行物理隔离设备间的数据传输。

三、数据备份与恢复

数据备份指为防止系统出现操作失误或系统故障导致数据丢失，而将全部或部分数据集合从应用主机的硬盘或阵列复制到其他的存储介质的过程。数据恢复指数据丢失后，从数据备份集合恢复到生产集合当中的过程。

数据备份可分为磁盘备份和应用备份：磁盘备份指备份物理文件；应用备份在物理文件备份的基础上还将业务逻辑、应用程序进行备份。数据备份还可分为逻辑备份和物理备份：逻辑备份指对数据进行校验、转换、压缩之后进行备份，通过逆向转换实现恢复；物理备份指复制原始磁盘文件，不做任何转换。

数据备份应结合应用特点，综合考虑备份恢复速度、可靠性，合理地选择备份方式，并通过定期开展数据恢复演练确保备份数据的可靠性。

四、数据灾备

数据灾备指为应对破坏性灾难时的数据备份策略。在面对破坏性灾难，特指物理服务器等设备遭到大量损坏导致大量硬件无法使用时，信息系统数据如没有做过数据灾备，将受到巨大损失。数据灾备的目的是两处或两处以上地域之间形成数据备份和恢复机制，当一处的信息系统瘫痪时，其他地域的数据可以支撑业务继续进行。灾备是一项综合系统工程，涉及备份、复制、镜像等多种不同技术，系统建设复杂程度高。根据灾备的恢复速度，可分为冷备、热备、双活等灾备技术。

第五节 安全运维平台

本节主要介绍面向业务的健康医疗大数据安全运维平台，以流程化、标准化的管理方法为手段，集安全业务监控、安全事件分析、安全事件快速响应于一体，充分运用安全技术保障安全运维。

一、平台架构

安全运维平台可划分为"三个中心，一个资源库"，安全运维平台架构如图 10-2 所示。

"三个中心"包括了监控中心、安全分析中心和运维中心。

监控中心负责收集系统的运行状态信息、性能指标和可用性指标。监控中心对各类 IT 资源，例如网络、安全、主机、终端、服务、应用、业务等，进行统一实时监控。监控中心产生的各类告警信息可以送入运维中心触发事件响应流程，收集到的各种 IT 资源的状态信息、

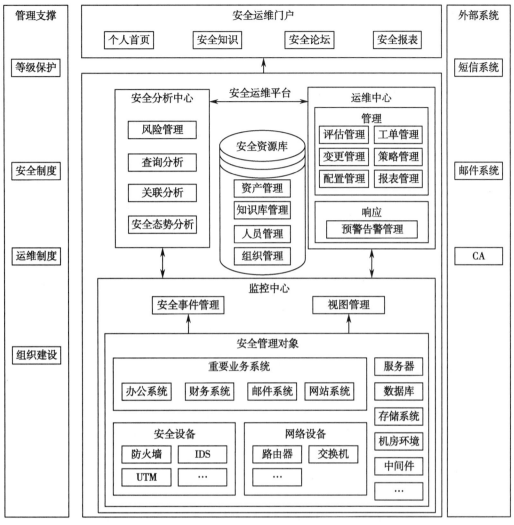

图 10-2 安全运维平台架构

性能指标和可用性指标可以送入安全分析中心，为进一步进行安全态势分析及风险评估提供数据。

安全分析中心的核心工作是将收集到的 IT 资源的状态信息、性能指标和可用性指标等数据进行关联分析，发现外部入侵，识别内部违规；通过风险评估过程和风险计算方法实现对风险的定量计算，获得可衡量的安全风险，并进行相应的风险控制；将具体信息传输给监控中心，让监控人员对业务系统安全状况有明确感知。

运维中心引入成熟的业务处理流程去响应风险，消减风险，并帮助运维人员建立一套例行化、常态化的风险管理机制。

"一个资源库"是指安全资源库，包括业务培训知识库、资产库、漏洞库、补丁库、策略库、规则库、辅助决策库、关联场景库、经验库、人员库、组织机构库等。安全资源库存储了安全运维平台正常运转所需的基础数据，也是安全运维平台运转起来的驱动力之一。对于安全运维平台而言，应该具备安全资源库信息的维护功能，例如资产维护功能，包括资产的增删改查、安全知识的管理等。

安全运维门户是提供安全服务的平台。运维人员或管理层用户访问这个门户，可以看到安全相关的报表，可以进入安全论坛进行交流，可以借助知识门户学习各类安全知识、经验、案例等。运维人员通过各自的工作门户，了解自己负责处理的预警、告警、待办事宜、计划任务，显示其所负责的业务系统的安全状况概览，以帮助其快速展开安全运维工作。

二、平台主要功能

1. 监控中心

（1）事件管理模块：事件管理模块通过事件采集器收集监控对象，包括网络设备、主机设备、安全设备、业务系统、数据库、中间件等的日志信息及安全事件，经过格式标准化、过滤、归并和关联分析后，标识事件级别并存入数据库，同时实时显示在监控平台上并提供多种响应方式。

（2）视图管理模块：视图管理模块是安全运维平台提供的安全分析与监控的展示中心，能对系统收集的所有安全事件信息的原始详细数据进行查询分析，也能对系统分析处理后的数据进行统计查看，视图管理模块同时也是安全态势展示的重要部分之一，监控中心和安全分析中心分析后的态势数据，发送给视图管理模块进行呈现。

2. 安全分析中心

（1）风险管理模块：风险管理模块综合资产自身重要性、资产自身脆弱性以及资产面临的威胁计算出风险值，辅助管理员进行决策。

（2）查询分析模块：查询分析模块同时适用于实时安全事件分析和历史安全事件分析，能对数据库中的数据进行查询转换，也可以对内存分析数据进行统计过滤与归并。这样对于已发生的事件能够进行深度发现与关联，找出发生事件的原因、过程、影响；更重要的，同样的场景对实时事件进行分析，能确保事件能够尽早发现，快速响应，及时处理，从而能够快速解决安全事件。

（3）关联分析模块：事件关联分析是寻找海量事件中存在的相互关联，并从这些海量事件中提取出真正有价值的少量事件。一般来说，外部的入侵攻击和内部的违规行为都不会是简单的独立行为，很可能在时序或逻辑上存在联系，黑客往往会将外部嗅探攻击到在内部进行违规操作的整个攻击过程分为若干步骤，每个步骤都会在行为路径经过的安全设备及业务应用系统上留下操作痕迹，单独查看审计单个设备的日志可能无法发现问题，但是汇总所有信息后再分析，就可能发现其中的关键之处，而这正是关联分析的意义所在。

（4）态势分析模块：安全态势是指由各种安全设备、业务系统运行状况、网络行为以及用户行为等因素所构成的当前全网状态和变化趋势。态势是一种状态、一种趋势，是一个整体和全局的概念，任何单一的情况或状态都不能称之为态势。安全态势分析是指在大规模网络环境中，对能够引起安全态势发生变化的安全要素进行获取、理解、展示并预测将来的发展趋势。

3. 运维中心

（1）预警告警管理模块：安全预警管理主要功能是接收来自业务系统相关防护平台自动产生的安全预警信息或人工发布的预警信息，再将信息进行分级处理，并按预先定义的通知模板将预警信息通过短信、邮件等方式通知相关人员。

安全告警是当监控对象达到一定的安全危害状态时，由运维中心发出的告警过程。安全告警的触发条件和告警内容与安全预警相同，告警和预警的区别在于触发告警或预警的条件，系统的安全状态监控分为多个危害级别点，当到达预定的低的级别时，系统产生的是预警信息，当达到较高级别时，系统将产生高级别的告警，预警和告警的通知方式相同。

（2）配置管理模块：配置管理包括识别和确认系统的配置项，记录和报告配置项状态和变更请求，检验配置项的正确性和完整性。

平台提供基础设施、安全产品、业务系统的配置信息，形成集中的配置管理数据库，通过对配置项变更的管理和变更过程及内容的记录，保存历史和当前不同版本的配置信息，确保配置项的完整性、一致性和连续性。

（3）变更管理模块：变更管理是通过标准的方法和步骤，尽快实施变更，以将由变更所导致的业务中断对业务的影响降低到最小。

核心业务系统的所有变化，包括硬件、软件、系统、流程变更，都通过变更流程进行管理，保证运行环境的变化都经过严格的流程控制和记录，只有经过流程审批后的变更才可被执行，从而在流程和制度上保证了系统变更的有效性和安全性。

（4）工单管理模块：工单是规范化、流程化处理安全事件的手段。用户可以手工创建工单，然后转发工单指定责任人进行处理，也可以设定自动响应处理规则由系统在一定条件下自动创建并转发工单。

工单的整个处理过程分为监控人员创建工单、负责人审批通过允许该工单进行处理、监控人员转发工单给运维人员、运维人员处理工单、工单升级处理、通知负责人、负责人审核工单等。处理过程支持升级处理，下级处理人无法处理的工单能转到更高一级进行处理。

（5）策略管理模块：安全策略是各种规则的集合，用以配置平台的运行及管理方式。

系统策略分为报警告警的触发条件、关联分析规则、风险管理策略、设施管理策略、存储策略等。

4. 安全资源库　安全资源库的主要功能模块是资产管理模块。资产管理模块的主要功能是对信息资产的通用属性及特有资产的特有属性进行管理，为出现问题后相关资产的快速定位提供依据，同时为风险分析提供基础数据。

通过资产管理，管理员可直观掌控资产状况，快速确定资产物理位置、价值、所属业务系统的分布及变更情况等。

资产管理对象是信息系统及设备，主要包括网络设备、主机设备、安全设备、应用系统、数据库、中间件等。

5. 安全运维门户　安全运维门户实现对组织机构及人员的规范管理，用户管理员新建角色时可以根据角色的级别，配置不同级别角色能看到的信息内容，不同角色的用户登录门户后只能看到相应配置好的内容。

门户的展示内容分为资产管理员、用户管理员、高级管理员、系统审计员、系统操作员五种角色展示。

通过安全运维门户，各角色能快速确认工作相关信息，查看最新通知通报，学习安全知识，下载安全工具，对自己的电脑进行体检评分等。

6. 平台自身管理

（1）平台健康状况管理：实时对系统相关组件的运行状态进行监控，使得相关人员可以随时查看系统运行的健康状态,监控的内容包括数据库服务器、平台服务器、平台各功能模块等。

(2)平台自身审计管理:业务系统相关安全管理系统提供全部业务操作的审计功能。系统能记录每个操作员进入、退出系统的时间以及在系统中的所有操作的内容。

(3)平台数据备份与恢复:提供全局参数、业务配置、业务数据、数据库实例的备份与恢复,支持手动或自动的方式按照具体时间或触发条件执行。

(4)用户管理:给不同的管理员设置不同的角色并分配角色相对应的权限。

三、平台关键技术

1. 数据采集技术　为提升安全运维和管理的覆盖面,以及提高安全检测功能的深度和准确度,广泛的基础信息采集必不可少。平台可以通过日志采集探针、流量传感器、网关探针等多种软硬件产品对常见日志进行采集。

(1)日志采集探针:日志采集探针支持日志采集、日志归一化、日志转发等核心功能。

日志采集功能支持通过 Syslog、SNMP Trap 及 WMI、JDBC、Logfile、FTP、Web Service 等方式实现数据采集功能。

采集到的日志需要经过归一化解析,日志采集器可以直接支持主流主机设备、网络设备、安全设备、应用系统。具体包括交换机、路由器、防火墙、Windows 服务器、AIX 服务器、Linux 服务器、HP-UX 服务器、Solaris 服务器、SQL Server、Oracle、DB2、Sybase、MySQL 数据库系统、WebSphere/WebLogic 中间件、Mail/Web/FTP/DNS/DHCP/WINS 和 LDAP 服务等。

同时系统还能够支持多种流数据的采集,能够支持 NetFlow、sFlow、Net Stream 等流数据的采集和归一化。

相关日志解析后直接以归一化日志的形式实时转发至上层大数据平台进行后续的分析、存储。

日志采集探针还可以支持日志字段的自定义,以满足不断变化的审计、分析场景需要,用户可以通过正则等方式从日志中提取自己需要的字段进行日志的富化处理。

(2)流量传感器:流量传感器承担了将网络流量进行数据解析、还原、初步分析的工作,它是安全运维平台方案中的关键组件,其功能主要包括流量还原、文件还原、Web 服务威胁检测等部分。

1)流量还原:流量传感器可以对网络流量进行报文和会话级的重组还原,可以实现针对 TCP、UDP、HTTP、DNS、SMTP、POP3、IMAP、SMB、TELNET、RDP、FTP 等协议的解析,并将相关协议解析成标准化日志。威胁情报将结合所有网络日志进行分析,依靠 IOC 和网络行为的关联性关系发现 APT 攻击。当攻击事件发生后,可以通过查询对应时间下的日志对攻击过程进行追溯,重现攻击的过程。所有相关日志可以用于重大问题的历史分析,对于近期发现的重大 APT 攻击或新型攻击手法,可以利用存储的历史日志回溯一定历史周期内是否有被攻击事件。

2)文件还原:流量传感器可以对 HTTP、SMTP、POP3、WebMail、SMB、FTP、TFTP 等应用协议中的文件进行还原,还原后的文件将保留文件名、文件 MD5、文件类型等信息,并以日志的形式发送到分析平台。可结合威胁情报中的恶意 MD5 信息发现网络行为中的恶意软件投递行为。当攻击已经发生并造成损害后,可通过文件传输日志回溯对应的历史行为,可用于发现向外违规发送敏感文件的相关行为。

3）IDS 检测：流量传感器内集成了 IDS 检测引擎,能够针对办公网内出现的僵尸主机、远控主机发现已经明确受害的情况,同时能够发现来自外网的利用远程漏洞的攻击,帮助评估攻击形势。

4）Web 服务器威胁检测：流量传感器可以支持针对 Web 服务器的双向流量检测,在双向流量都接入的情况下,传感器可以分析 Web 请求中所携带的攻击特征和 Web 流量返回中携带的响应以判断 Web 攻击是否真实发生。通过该技术可以避免 WAF 类产品经常出现的告警风暴问题,极大地提升告警准确度。实验室环境下告警的真实准确度可以达到 99%。

同时传感器提供了基于 PHP、JSP 的沙箱检测技术,可以模拟用户提交的代码,以此对 Webshell 上传行为进行有效分析。

以上告警结果,均对主管单位监控意义重大,同时也为复杂攻击过程的二次分析提供了准确的基础数据。

（3）网管探针：资产数据对关联分析、告警响应、资产管理等功能提供着重要支撑。资产信息的采集需要通过主动的资产扫描功能实现,支持创建扫描任务,通过 IP 扫描、SNMP 发现等方式发现并采集资产信息,自动根据扫描结果创建网络拓扑图。

同时系统支持对各种网络设备进行实时监控,监控设备的运行状态,及时发现网络故障、安全事件,提高网络管理效率。监控内容包括：①设备基本性能信息,例如 CPU 利用率、内存利用率、端口流量、丢包率等；②设备可用性信息；③设备健康状态；④设备指标明细,例如阈值告警等。

2. 威胁检测技术　用户经常会淹没在各种 IDS、WAF 设备的安全告警中,而这些告警的分析、处置往往成为另一头疼的问题。在这方面,传统安全管理产品往往会通过过滤、归并、关联等方式实现一定程度的告警量下降。但依靠这种方式无法对真正威胁做到有效追逐,因为告警的准确度会受限于 IDS 或 WAF 等检测设备的实现情况和告警的过滤、归并手段。任何一个环节出现问题都将导致大量误报或漏报。而且传统检测技术更加侧重于所有攻击企图的发现,无法有效鉴别哪些攻击是真正造成恶劣影响的、是需要处理的。

为了解决相关问题,安全运维平台采集了大量的原始日志和流量信息,相关数据会经过多维度的检测手段进行分析,以帮助用户判断真正的威胁在哪里。除了关联分析、失陷类情报关联以外,安全运维平台还使用了网站漏洞利用检测、Webshell 检测、远程控制监测等一系列手段。

（1）网站漏洞利用检测：安全运维平台可以依靠来自机器学习算法的语料库规则对 Web 攻击进行高精确度判断,再结合语义检测和动态响应特征检测技术,可以实时地发现 Web 漏洞攻击行为。只要出现相关 Web 漏洞利用告警,安全运维人员需要迅速作出相关响应动作。

（2）Webshell 检测：利用沙箱检测机制和控制指令监控功能,安全运维平台可以对 Webshell 上传、控制等一系列攻击行为进行监测和跟踪,对 Web 主要威胁进行针对性处理。

（3）远程控制监测：通过对远程控制通道和指令进行监控,安全运维平台可以发现网络中存在的已经被恶意软件或黑客控制的主机,由于相关告警直接反映了网内主机失陷的情况,必须有针对性地进行处理,所以也是安全运维中的重要部分。

第六节　安全运维组织与管理

一、安全运维组织

健康医疗大数据安全运维组织包括运维服务管理者、运维服务使用者和运维服务提供者。其中安全运维服务管理者一般由单位的信息化主管部门的领导担任,安全运维使用者一般由业务部门和信息化部门具有决策权的领导或代表构成,运维服务提供者一般由信息化部门人员构成,在外包模式下,还应包括运维服务的提供商。

从全局的角度定位安全运维工作,将分散进行的各项安全运维工作职能逐渐整合,进行集中统一管理,统筹协调安全运维的技术力量,并结合实际情况和管理需要进行配套的组织机构的设置和逐步完善。

(1)成立安全运维管理领导小组:初期成立由领导和各处(室)负责人组成的安全运维管理协调小组,从总体上负责信息安全运维的统一组织协调,监督检查各部门服务质量;后期根据安全运维的发展,组成信息化治理领导小组。

(2)设置合理的组织机构:初期保持目前组织机构和职责不变,进一步理顺关系;后期随着管理成熟度的不断提升,逐步建立起完全适应体系运行的安全运维治理组织机构。

(3)制定组织机构管理制度:根据单位总体目标与规划,制定组织机构目标与计划,并组织实现;明确组织架构和各岗位职责,协助人力资源部门编制部门岗位规划和岗位说明书;制定工作规章制度,确保各项工作有章可循、有序开展。

二、安全运维人员

1. 安全运维人员组成　健康医疗大数据安全运维涉及的专业有物理安全、网络安全、数据库安全、操作系统安全和应用系统安全等。这些专业的专业性强,需要专业化人才进行安全运维。各专业知识面不一样,能从事安全运维工作的业务面也不一样。例如从事网络安全、数据库安全专业的安全运维人员可以从事物理安全工作,但从事物理安全的安全运维人员不一定能从事网络安全、数据库安全运维工作。对涉及网络安全的专业必须分开运维,例如网络权限、数据库权限、操作系统权限、存储权限、业务管理系统权限管理这几个专业必须独立,不得互相兼用,但技术人员可以兼用。安全运维中技术难度低的工作,工作量较大,人员需求较多,而技术难度高的工作,工作量相对小,人员需求相对较少。因此每个专业的人员都必须有,但总的工作可以统一协调安排。

安全运维人员按专业设组,每个组至少有一名技术专家,该专家负责解决该专业的疑难问题,根据日常运维业务量配备相应的技术人员,在信息安全不互斥的情况下可以兼用。

安全运维人员可分为驻场服务人员和场外支持人员。

(1)驻场服务人员:驻场服务人员根据项目分工又分为服务台人员、日常服务工程师、应急处理工程师。①服务台人员负责项目服务中用户服务申请受理,已知故障、问题快速解决,用户回访,数据统计整理,运维项目文档管理以及运维场地整理工作;②日常服务工程师提供日常服务,及时获得运维对象的状态,发现并处理潜在的故障隐患;③应急处理工程师的日常任务是接到运维请求或故障报告后,消除系统故障,降低对系统正常工作的影响。

（2）场外支持人员：场外支持人员包括项目总监、服务经理、安全评估工程师、质量管理经理等。①项目总监负责批准项目总体方案、实施计划、验收方案等；②服务经理负责运维服务团队的日常运作管理、工作安排，审查、验证和评估各项运维工作结果，运维文档材料审核等；③安全评估工程师负责对业务系统进行安全评估，提供调优、改进等服务；④质量管理经理负责检查环节，对目前运行服务质量提出待改良点，同时负责运维服务全过程的质量跟踪等。

2. 安全运维人员管理

（1）明确岗位职责：每个安全运维人员必须有相应的岗位职责，制定岗位手册作为安全运维指南，手册包括岗位职责、工作模板、工作流程、支撑工具等。安全运维的岗位应按以上提到的 IT 专业设置。由于工作量的不平衡，在信息安全不互斥的情况下，可以兼任其他岗位，相互渗透。

（2）人员培训工作：安全运维人员要定期进行网络安全意识培训和岗位技能培训，保证足够的时间和次数。网络安全意识培训旨在使安全运维人员了解信息系统安全风险及安全运维责任；岗位技能培训旨在使安全运维人员和团队具备相应的岗位技能。网络安全意识培训和岗位技能培训方案应按照组织的网络安全策略和相关规程建立。

（3）人员绩效考核：安全运维业务包括常规业务、临时业务和应急业务等，需要使这些业务有序进行，就要做到每个安全运维业务定人定责，随时能跟踪运维进度。制定人员绩效考核制度，根据绩效考核结果对安全运维人员进行奖励或惩罚。

三、安全运维制度

健康医疗大数据安全运维的步骤分为运维准备、运维实施、运维评审与持续改进 4 个阶段。①安全运维准备阶段包含了合规要求、安全策略、运维准备 3 个环节，该阶段主要完成安全运维策略制定和安全运维前期的准备工作；②运维实施阶段重点解决安全策略落实和运维服务的实施；③运维评审主要是对安全运维服务的有效性进行评价，从质量控制、全生命周期过程管控、运维费用控制等方面衡量安全运维服务；④持续改进是实现自我纠错、逐步提升的过程。

健康医疗大数据安全运维制度是针对安全运维各环节制定的，是安全运维工作必须遵循的内部管理规定，用于提高工作的协调性和管理的有效性。安全运维制度可分为"总办法""分办法""实施细则或操作指南"和"配套表单"4 个层次。①总办法规定安全运维工作的根本任务和根本制度，是安全运维工作的总体方针、总体目标和总体原则，是其他分办法制定的依据和基本要求，总办法中应严格明确制度制定与发布的流程、方式、范围等；②分办法是针对安全运维工作各不同阶段和环节制定的具体计划、任务和制度，分办法的制定必须遵循总办法的方针和原则，保障工作有序开展；③实施细则或操作指南规定了安全运维工作中组织、人员和技术等方面相关活动安排和工作实施指南，用于指导安全运维管理体系的建立和运行；④配套表单是记录安全运维工作内容和流程的相关文档资料，为安全运维的评估和优化改善提供参考依据。除此之外，组织机构应定期进行安全运维制度的评审与修订，以满足信息化不断发展的需要。

第十一章

健康医疗大数据应急与灾难恢复

人为的错误、硬盘的损毁、系统病毒、自然灾害等都有可能造成健康医疗大数据的丢失，造成无可估量的损失。数据丢失会导致系统文件、医疗资料、技术文件等丢失，医疗业务将难以正常进行。本章从健康医疗大数据应急与灾难恢复出发，包括灾难恢复目标及意义、灾难恢复能力评估、灾难恢复体系、灾难中心规划与建设、灾难恢复方案、灾难恢复应急预案等6部分。

第一节　灾难恢复目标及意义

一、灾难恢复概念

灾难恢复是指将信息系统从灾难造成的故障或瘫痪状态恢复到可正常运行状态，并将其支持的业务功能从灾难造成的不正常状态恢复到可接受状态而设计的活动和流程。当健康医疗大数据存储设备发生故障或遭遇意外灾难造成数据意外丢失时，通过相应的数据恢复技术体系，达到找回丢失数据、降低灾难损失的目的。

恢复也可以分为两个方面：系统恢复和数据恢复。系统恢复指的是修补该事件所利用的系统缺陷，避免黑客再次利用此漏洞入侵。一般系统恢复包括系统升级、软件升级和打补丁等。系统恢复的另一个重要工作是除去后门。所以尽管系统缺陷已经打补丁，黑客下一次还可以通过后门进入系统，系统恢复都是根据检测和响应环节提供有关事件的资料进行。数据恢复是指恢复丢失的数据。数据丢失可能是由于黑客入侵造成，也可以是由于系统故障、自然灾害等原因造成，数据恢复是从备份和归档的数据中恢复原来数据。数据恢复过程和数据备份过程有很大关系，数据备份做得是否充分对数据恢复有重要影响。数据恢复过程的一个特点是有优先级别。直接影响日常生活和工作的信息必须先恢复，这样可提高数据恢复的效率。

系统恢复和数据恢复相辅相成，系统恢复保证业务的连续性，数据恢复保证数据的持续性。

二、灾难恢复目标

灾难恢复的主要目标是将系统从灾难造成的故障或瘫痪状态恢复到可正常运行状态，并将其支持的业务功能从灾难造成的不正常状态恢复到可接受状态。

在遇到系统故障时，相关安全部门可以立即切换故障应用程序，并连续复制其数据以实现接近零的损失。但是这些操作耗费资源并且很昂贵。在实际操作上，部门需要根据预算、资源和应用优先级来设置不同的恢复时间和恢复点目标，这两个目标称为恢复时间目标（recovery time objective，RTO）和恢复点目标（recovery point objective，RPO）。作为不同用途的度量指标，它们是应用程序和数据恢复所必需的。

RPO 指在灾难发生时系统和数据必须恢复时间点的要求。恢复点是指中断前最后一次备份数据的时间点，当需要恢复时所需修复或追补的数据量。如果 RPO 等于零，就要求数据零丢失。否则为了恢复业务处理，就需要对丢失数据进行修复或追补。RPO 是反映恢复数据完整性的指标，在同步数据复制方式下，RPO 等于数据传输时延的时间；在异步数据复制方式下，RPO 基本为异步传输数据排队的时间。在实际应用中，考虑到数据传输因素，业务数据库与容灾备份数据库的系统识别号（system change number，SCN）不相同，RPO 表示业务数据库与容灾备份数据库的 SCN 的时间差。发生灾难后，启动容灾系统完成数据恢复，RPO 就是新恢复业务系统的数据损失量。不同容灾方案的 RTO 和 RPO 不相同，RTO 是系统可容许服务中断的时间长度。

RTO 在灾难发生后，信息系统和业务功能从停止到恢复的时间要求。在运行中断情况下，基于可接受的停机时间和可接受的性能水平所制定的重建和恢复功能或资源的时间目标。根据标准定义，RTO 是从中断时刻到恢复至可接受水平所需的时间，这不仅包含容灾恢复的时间，还包含宣布灾难之前的应急处置和判断决策等时间。而且 RTO 针对的是造成中断的事件，并不一定是灾难事件。RTO 越短就意味着所要求的恢复能力越强。RTO 是反映业务恢复及时性的指标，表示业务从中断到恢复正常所需的时间。RTO 值越小，代表容灾系统的数据恢复能力越强。各种容灾解决方案的 RTO 有较大差别，基于光通道技术的同步数据复制，配合异地备用的业务系统和跨业务中心与备份中心的高可用管理，这种容灾解决方案具有最小的 RTO。容灾系统为获得最小的 RTO，需要投入大量资金。

三、灾难恢复意义

1. 保障业务连续，减少经济损失 信息系统作为各单位的关键系统承担着重要作用，信息系统运行的数据中心是各业务数据存储和处理的核心系统，一旦出现数据丢失、网络中断、数据服务停止，将对各个单位经营和管理造成严重影响，并导致业务数据丢失、分支机构和业务网点的业务停顿，给单位带来的经济损失和负面影响可能是无法挽回的。因此业务的重要程度越高，越有必要建立灾难恢复体系。灾难恢复体系的建立，将为单位提供一道"保险"，一旦生产系统无法对外提供服务时，灾备系统将接管生产系统运行，当生产系统恢复后，灾备系统会将业务切换到生产系统运行。随着社会的不断发展和信息技术的提升，医疗行业的信息和数据越来越重要，因此对信息系统的依赖程度越来越高，医疗信息化日渐成为主流趋势，而信息系统已经成为重要基础设施。信息系统的安全将直接影响到整个行业的正常运行，直接关系到社会稳定和人民群众的健康生活。但目前我国网络安全防护能力还比较薄弱，安全保障能力还有待提高，而健康医疗大数据关乎每个人的隐私安全，所以网络安全和灾难恢复工作建设刻不容缓。

2. 实现数据集中，保障数据安全 新形势下的信息系统灾难恢复随着网络技术和存储技术的发展，基于客户/服务器体系结构和浏览器/服务器体系结构的信息应用模式应运而生。同时过于分散的应用和数据导致了日益昂贵的维护运营费用，数据的分散存储不利于资源的共享，与之对应的一个个存储和应用系统也成了孤岛，加大了管理难度，增加了成本。实施数据大集中，可以消除信息孤岛，实现资源共享，加强对分支机构的监管和经营风险的管控，提高单位的经营管理能力。于是，数据大集中已经成为当前信息化领域中的一个热门的话题。目前很多行业信息化发展正逐步由信息资源建设阶段向信息资源运营阶段演进，支持持续提升信息系统整体效能的各个组成部分，例如信息资源安全、整合、开发、配置、管理等，成为信息化发展的新趋势。数据大集中是我国信息化发展的必然结果，同时，随着数据的集中，为业务信息系统的运行搭建了统一的数据平台，从而减少了数据维护的成本，提高了数据管理的效率，使业务得到了集中，技术风险的可控性提高，但风险的集中也随之而来。首先是数据量激增，对用户原有存储系统的容量提出了更高要求，容量的扩展势在必行；其次是数据如何在异构环境中实现更好的整合；最后，数据集中到一起，安全性问题变得更为重要，自然灾害、人为误操作都可能给数据中心带来致命打击，后果不堪设想，灾难备份与恢复工作必须提上议事日程。可以说，数据集中是一把双刃剑。因此，数据大集中赋予了网络安全保障工作新的特点和任务，实施数据集中必须充分考虑灾难恢复工作的开展。

3. 加强风险管理，提高自身竞争力 树立稳健、谨慎、成熟的形象对于每个单位和部门非常重要。一个成熟、负责的单位应该考虑到未来面临的风险和如何降低这些风险。防范这些未来的风险意味着对业务伙伴和服务受众的承诺。灾难备份和恢复以及业务连续性的管理不仅是对单位业务数据和业务连续性的保护，也是对所有受众群体的信心和保证，是提高自身竞争力的重要手段。随着世界性分工和供应链的形成，灾难恢复和业务连续规划越来越显示其重要性和迫切性。

4. 行业监管需要，保证规范运行 灾难对单位的不利影响会严重波及行业的发展和管理。灾难恢复及业务连续性的管理不仅是对单位业务数据的保护，更是行业监管的需要。健康医疗大数据直接影响到医疗行业的发展，为有效防范行业信息系统风险，保护行业及用户的合法权益，行业监管部门需要规范和引导行业信息系统灾难恢复工作。

5. 保障公民利益，维持社会稳定 网络安全事件的发生给社会和个人带来危害及损失，信息系统安全和灾难恢复工作已经引起高度重视。网络安全和灾难恢复已成为每个单位管理者的重要职责，也是长期可持续发展的必然要求；网络安全与灾难恢复已逐渐纳入风险管理的范畴。灾难恢复是保持业务连续运作和长期可持续发展的需要。而未建立灾难恢复体系的系统比已建立灾难恢复体系的系统所面临的风险要高得多，灾难恢复体系的建设是保证业务持续稳定运行的基础，也是为信息系统核心业务运作增加保险。灾难恢复大大提高了数据集中后的风险防范能力，灾难恢复是保证国家安全、人民利益、社会稳定和经济发展的需要。国内外一系列已经发生的事件给我们提供了一个又一个的警示：如果没有应对风险的准备和灾难防范能力，一旦发生突发事件，将严重影响国民经济的发展和社会的稳定。因此从2004年开始，国家出台了一系列信息系统灾难恢复的相关标准和规范，可见灾难恢复已上升到国家安全、人民利益、社会稳定和经济发展的高度。

第二节 灾难恢复能力评估

一、灾难恢复能力评估模型

1. 故障树模型 故障树分析基于静态逻辑和静态故障提出,是一种有效的系统可靠性分析方法。可靠性分析的目的在于通过可靠性建模了解系统可靠性实际情况及其趋势,以找出系统薄弱环节。故障树分析是以系统所不希望发生的事件作为分析目标,通过将其作为顶事件并逐层向下分析其所有可能的直接原因,从而找出其间存在的逻辑关系。简单的故障树结构如图11-1所示。

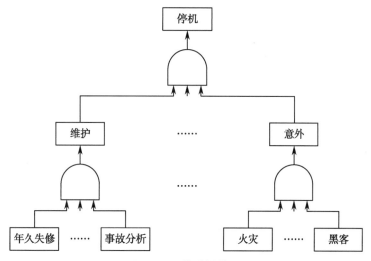

图 11-1 故障树模型

故障树的建立方法分为人工和计算机两种,故障树分析法是一种系统化的演绎方法,故障树分析可计算出系统可靠度并给出底事件对顶事件的影响大小,但不能定量给出某几个底事件或中间事件在整个系统可靠性中所占的地位。该方法适于程序实现但不具有动态随机性。

2. 马尔可夫模型 在计算系统可靠性的方法中,如果组成系统的每个单位的寿命和维修事件都服从指数分布,常采用马尔可夫模型进行分析。设故障率为 λ,维修率为 μ,马尔可夫模型进行分析基于如下基本假设:①系统各单位寿命和维修时间服从指数分布,λ 与 μ 为常数;②在时间区间(t, t + Δt)内,未发生故障的单元发生故障的概率为 λΔt;③在时间区间(t, t + Δt)内,尚未修复的单元被修复的概率为 μΔt;④在时间 Δt 内出现两次或两次以上故障或修复的概率为 0。之后用"0"表示单元正常工作,"1"表示单元故障状态,绘制系统状态转移图,再通过分析求解出结果。马尔可夫模型在可靠性及可用性领域的应用较为广泛。对于复杂信息系统,其状态空间的规模呈指数增长,导致求解非常烦琐甚至无法求解。

3. 健康度分析 目前国内外预测与健康管理理论与技术的发展还处于初级阶段,计算机系统的资源包括系统处理性能、内存、存储资源等的退化或故障会导致严重的系统问题。当系统资源造成系统不稳定或故障,则系统处于资源变态中,即健康度下降。对系统健康度的分析基于相应的性能指标进行分析,系统的性能指标通常是在一定范围不断变化的随机变量,于是对系统健康的度量一方面考察性能指标的实时值,另一方面需要考察性能指标的趋势。对网络健康度的分析基于网络性能指标,包括吞吐量指标及时延指标等。已有学者提出了大型网络健康度的快速评估方法,软交换网络健康度评估方法,基于健康度分析可反映出系统或网络所处状态及其趋势,是度量系统性能与网络性能的重要方法。

4. 可靠性分析　针对硬件设备的可靠度,通常采用可靠性建模分析的方法。可靠性建模首先建立系统的可靠性框图,依据各个组件的可靠性及其连接关系或逻辑关系,计算硬件设备的可靠度或平均寿命。可靠性框图如图 11-2 所示。

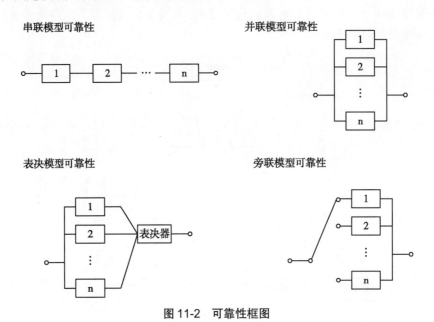

图 11-2　可靠性框图

在可靠性分析中,通常采用常用分布函数,包括指数分布、正态分布、对数正态分布和威布尔分布等作为寿命分布。指数分布的重要特性是无记忆性,即产品工作后仍同新产品一样,不影响未来工作寿命的长短。正态分布及对数正态分布由相应正态分布函数求得。威布尔分布的拟合能力最强,应用性较广。

5. 典型静态指标度量　静态指标指系统中不易变化的因素指标,例如采用的数据备份技术、硬性管理指标等。对灾难恢复评估指标体系中的静态指标,根据指标特点采用不同的方法进行度量,依据其特点的不同,可将静态指标分为符合性指标与模糊性指标。

符合性指标即只有符合或不符合两种情况的指标,例如备用系统与主系统的兼容性要求、网络通信设备功能与容量是否满足需要等。对于符合性指标,由于其取值的二元性,通常为有或无,采用 0-1 取值,即当指标值符合该指标时取 1,不符合该指标时取 0。以备用数据处理系统"与主系统的兼容性要求"为例,备用数据处理系统满足与主系统的兼容性要求时,取值 1,备用数据处理系统不满足与主系统的兼容性要求时,取值 0。符合性指标考察事物粒度较粗,难以反映程度变化。

一些静态指标输入与描述具有定性、界限模糊的特点。可采用模糊数学的方法确定隶属度的等级比重法方法计算其隶属度,将该类指标进行模糊处理与量化。例如基础设施与主中心的距离要求的子指标"所处风险带"，依据灾难备份中心与主站点的所处风险带情况，并根据同城与异地两种类型，模糊处理的一般步骤如下：①划分级别域；②建立评语集；③确定隶属关系；④计算隶属度。从而完成指标从定性到定量的转变过程。

静态指标度量方法相对固定，各类评估中对静态指标的度量方法相似。

二、灾难恢复能力评估指标体系

信息系统灾难恢复评估指标体系包括信息系统灾难恢复体系的规划设计能力评估指标域、信息系统灾难恢复体系的建设实施能力评估指标域及信息系统灾难恢复体系运行维护能力评估指标域三个部分。灾难恢复能力评估指标如图11-3所示。

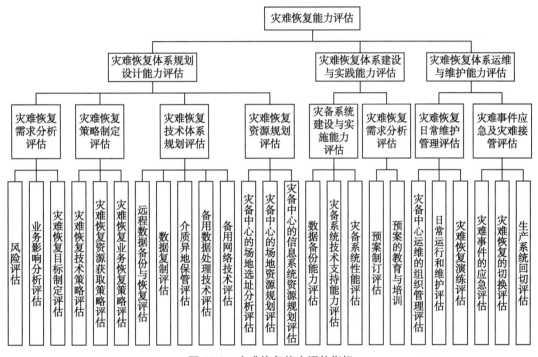

图11-3 灾难恢复能力评估指标

信息系统灾难恢复体系的规划设计是机构灾难恢复体系的基础性工作，规划设计对灾难恢复体系的建设实施及运行维护起着至关重要的指导作用，灾难恢复体系的规划设计能力集中体现了机构的灾难恢复体系是否满足机构的业务恢复、信息系统恢复的要求，对灾难恢复体系的规划设计能力的评估主要包括灾难恢复的需求分析能力、灾难恢复的策略制定能力、灾难恢复的技术规划能力，以及灾难恢复的资源规划能力。

第三节 灾难恢复体系

一、相关标准规范

1. SHARE78 目前通用的灾难恢复标准采用的是1992年在AnaheimM028会议上制

定的 SHARE78 标准,在该标准中阐述了灾难恢复的七个层级。

Tier 0 层:没有异地数据(no off-site data)即没有任何异地备份或应急计划。数据仅在本地进行备份恢复,没有数据送往异地。这层并不具备真正灾难恢复的能力。

Tier 1 层:PTAM(pickup truck access method)卡车运送访问方式灾难恢复方案必须设计一个应急方案,能够备份所需要的信息并将它存储在异地。PTAM 指将本地备份的数据用交通工具送到远方。这种方案相对来说成本较低,但难于管理。

Tier 2 层:PTAM 卡车运送访问方式 + 热备份中心(PTAM + Hot Center)相当于 Tier1 再加上热备份中心能力的进一步的灾难恢复。热备份中心拥有足够的硬件和网络设备去支持关键应用。相比于 Tier1,明显降低了时间。

Tier 3 层:电子链接(electronic vaulting)在 Tier2 的基础上用电子链路取代了卡车进行数据的传送的进一步的灾难恢复。由于热备份中心要保持持续运行,增加了成本,但提高了灾难恢复速度。

Tier 4 层:活动状态的备份中心(active secondary center)指两个中心同时处于活动状态并同时互相备份,在这种情况下,工作负载可能在两个中心之间分享。在灾难发生时,关键应用的恢复也可降低到小时级或分钟级。

Tier 5 层:两个活动的数据中心,确保数据一致性的两阶段传输承诺(two-site two-phase commit)提供了更好的数据完整性和一致性。Tier5 需要两中心与中心的 bias 被同时更新。在灾难发生时仅是传送中的数据被丢失,恢复时间被降低到分钟级。

Tier 6 层:0 数据丢失(zero data loss),自动系统故障切换 Tier6 可以实现 0 数据丢失率,被认为是灾难恢复的最高级别,在本地和远程的所有数据被更新的同时,利用了双重在线存储和完全的网络切换能力,当发生灾难时能够提供跨站点动态负载平衡和自动系统故障切换功能。

2. GB/T 20988—2007 2007 年 7 月国务院信息化工作办公室领导编制的《重要信息系统灾难恢复指南》正式升级成为《信息安全技术 信息系统灾难恢复规范(GB/T 20988—2007)》(以下简称《规范》)。这是中国灾难备份与数据恢复行业的第一个国家标准,并于 2007 年 11 月 1 日开始正式实施。《规范》规定了信息系统灾难恢复应遵循的基本要求,适用于信息系统灾难恢复的规划、审批、实施和管理。具体对灾难恢复行业相应的术语和定义、灾难恢复概述(灾难恢复的工作范围、灾难恢复的组织机构、灾难恢复的规划管理、灾难恢复的外部协作、灾难恢复的审计和备案等)、灾难恢复需求的确定(风险分析、业务影响分析、确定灾难恢复目标等)、灾难恢复策略的制定(灾难恢复策略制定的要素、灾难恢复资源的获取方式、灾难恢复资源的要求等)和灾难恢复策略的实现(灾难备份系统计数方案的实现、灾难备份中心的选择和建设、专业技术支持能力的实现、运行维护管理能力的实现、灾难恢复预案的实现)等内容作了具体描述。

(1)业务单位在选择合适的灾备等级时,需要考虑投资回报率:对于医疗等行业的核心业务系统,往往选择等级五到六的灾难恢复等级,虽然投资巨大,但是与风险造成的影响比较起来是相称的,而对于一般行业,一方面受到资金投入、技术门槛、人员素质、管理及维护复杂度等因素的制约,另一方面发生灾难所带来的损失也不像银行、运营商等行业那么巨大,因此完全没有必要一味追求高的灾备建设等级,而是可以结合自身条件在等级一到等级五中进行选择。

（2）每个业务单位中的不同业务系统，可采用不同的灾难恢复策略：风险给不同类型的业务所带来的损失不同，因此不能采用一刀切的方式进行。灾备系统建设需要细致分析业务单位信息系统的重要程度，有效区分核心业务和非核心业务，并平衡业务系统的实际需求和总体成本的关系。各业务单位在进行灾备系统建设时，需要根据业务系统重要性的不同，采用不同的灾备等级。这也说明，我们在进行灾备规划时，单靠一种方案或一种技术是行不通的，为了实现多种灾备等级，需要有一个完整的灾备技术体系作支撑。

（3）RTO和RPO目标：信息系统灾难恢复能力等级与恢复时间目标（RTO）和恢复点目标（RPO）具有一定的对应关系，各行业可根据其行业特点及信息技术的应用情况制定相应的灾备等级要求和指标体系。在《规范》中，也给出了某个行业灾难恢复能力等级与RTO、RPO之间关系的示例如表11-1所示：

表11-1　某行业灾难恢复能力等级与RTO、RPO之间关系示例

灾难恢复能力等级	RTO	RPO
1	2天以上	1～7天
2	24小时以后	1～7天
3	12小时以上	数小时至1天
4	数小时至2天	数小时至1天
5	数分钟至2天	0～30分钟
6	数分钟	0

需要指出的是，这个行业用户的灾备等级六中，RTO是"数分钟"而不是"0"。在实际的灾备建设中，部分的用户对此存在误区，认为等级六（或者说应用级灾备）就一定要达到RTO为0，即应用自动切换。从技术层面而言，目前的远程集群技术能够达到应用自动切换的目标，但是这种方式的弊端在于，多种潜在因素（例如集群服务器心跳线中断、网络短时间中断、应用服务器响应不及时等）容易导致在生产中心实际运行正常情况下进行误切换，运行风险高。我们知道，灾备中心的应用接管是一个管理和决策的过程，需要人为参与，无法完全交给机器和软件来替代完成。一旦灾难发生，在人为决策后将灾备中心服务器启动或恢复对外访问，通过几分钟实现业务的快速切换，既能够达到高等级的灾备建设目标，又能避免误切换的巨大风险。

（4）灾难恢复资源要素：在明确了灾备建设中灾难恢复能力等级和RTO、RPO目标之后，另一个重要问题是在具体建设中应该考虑哪些资源要素。把《规范》中灾备建设内容的描述称之为灾备建设七要素如表11-2所示：

灾难恢复系统建设复杂，因为整个灾备建设过程牵涉到很多环节，通过对《信息系统灾难恢复规范》所定义七要素分析，可将灾难恢复建设实际归纳为三个步骤：第一步是建设灾备中心，主要考虑要素一即基础设施建设，包括灾备中心的选址与建设，备用机房、工作辅助设施和生活设施的建造等；第二步是在灾备中心建设完成后，重点考虑如何将生产中心的数据同步到灾备中心，具体就是考虑要素二、三和四，即数据备份系统、备用数据处理系统和备用网络系统；第三步，就是日常的运维和管理，即要素五至七。

这三个步骤中，基础设施建设、日常的运维管理属于灾备的基础支撑系统，业界有很多

表 11-2　灾备建设七要素

序号	要素	要素的考虑要点
1	备用基础设施	灾难备份中心选址与建设；备用的机房及工作辅助设施和生活设施
2	数据备份系统	数据备份范围与RPO；数据备份技术；数据备份线路
3	备用数据处理系统	数据处理能力；与生产系统的兼容性要求；平时状态（就绪或运行）
4	备用网络系统	备用网络通信设备系统与备用通信线路的选择；备用通信线路的使用状况
5	灾难恢复预案	明确灾难恢复预案： A）整体要求 B）制订过程要求 C）教育、培训和演练要求 D）管理要求
6	运行维护管理能力	运行维护管理组织架构；人员的数量和素质；运行维护管理制度；其他要求
7	技术支持能力	软件、硬件和网络等方面的技术支持要求；技术支持的组织架构；各类技术支持人员的数量和素质等

成熟的标准和体系可借鉴。从技术的角度来说，最复杂的内容就是两个数据中心的同步，面临很多技术上的选择难题，也是传统灾备系统建设复杂性的根源所在，需要重点考虑规划。

《信息系统灾难恢复规范》中对七要素的详细定义，还可以引导灾备建设单位全面考虑灾难恢复建设的各个相关方面，防止片面强调个别要素而忽略整体。例如大部分单位在进行灾备建设时，对于备用基础设施、数据备份系统、备用数据处理系统和备用网络系统充分重视和关注，而对于日常运维、灾难演练等有所忽略。灾备系统建设完成后，未进行演练，灾备的建设目标是否达到、灾难应急流程是否完善、数据恢复后是否可用等都无法确定，花了巨资建设的灾备系统的效果自然也大打折扣。因此，详细对照《规范》中的七要素，有助于我们建设完整的灾备系统。

国家标准（GB/T 20988—2007）的六个灾备级别与国际标准 SHARE78 的 tier1 至 tier6 基本是对应的，前三级（tier1 至 tier3）基本一致，后三级（tier4 至 tier6）略有差异。

3. GB/T 30146 和 31595　2013 年《公共安全 业务连续性管理体系 要求（GB/T 30146—2013）》正式发布。该标准同等采用了国际标准 ISO22301：2012。国家标准（GB/T 30146—2013）按照 PDCA 循环模型，对业务连续性管理工作提出了详尽的要求，并对业务连续性管理行业内的一些相关术语及指标作了明确的规定，是业务连续性管理体系建设水平的衡量标准。目前越来越多的企业和单位都在争取获得国家标准（GB/T 30146—2013）的认证。

2015 年《公共安全 业务连续性管理体系 指南（GB/T 31595—2015）》正式发布，该国家标准也是同等采用了国际标准 ISO22313：2012。国家标准（GB/T 31595—2015）针对企业实施业务连续性管理体系中的方法和步骤给出了详细的指导，是帮助企业制定和完善有效的业务连续性计划的得力帮手。

以上两项国家标准的推出也将进一步推动我国业务连续性管理体系与国际接轨。

4. GB/T 37046—2018　2018 年国家市场监督管理总局和中国国家标准化管理委员会联合发布了《信息安全技术 灾难恢复服务能力评估准则（GB/T 37046—2018）》。《准则》规定了灾难恢复服务能力构成要素及成熟度模型，灾难恢复服务资源配置、灾难恢复服务过程、灾难恢复服务项目过程和组织过程。主要阐述了灾难恢复服务组织的灾难恢复服务能力的评估方法与模型，以及对灾难恢复服务组织服务能力评估分级的方法及特征描述。针对灾难恢复服务组织的服务能力进行评估方法、模型、分级的框架阐述。定义了灾难恢复服务过程能力级别，共分为5级，由1~5级递增，每个级别包含了几个公共特征，每个公共特征又包含若干个通用实施。能力级别1：基本执行；能力级别2：计划跟踪；能力级别3：充分定义；能力级别4：量化控制；能力级别5：持续改进。

二、灾难恢复等级划分

《信息系统灾难恢复规范》将灾难恢复能力划分6个等级，分为提供基本支持、提供备用场地支持、提供电子传输和部分设备支持、提供电子传输及完整设备支持、提供实时数据传输及完整设备支持、提供数据零丢失和远程集群支持。

1. 第1级　提供基本支持　第1级灾难恢复能力提供基本支持：①数据备份。完全数据备份至少每周一次。备份介质场外存放。②介质存储。为各种磁介质、光介质和纸介质提供存储服务。有符合介质存放条件的场地。具有高标准的介质存储环境和设施。③运营维护管理能力。有介质存取、验证和转储管理制度。按介质特性对备份数据进行定期的有效性验证。④灾难恢复预案。有相应的经过完整测试和演练的灾难恢复制度。

2. 第2级　提供备用场地支持　第2级在第1级的基础上作出以下要求：①备用数据处理系统。配备灾难所需的部分数据处理设备，或灾难发生后能在预定时间内调配所需的数据处理设备到备用场地。②备用网络系统。配备部分通信线路和相应的网络设备，或灾难发生后能在预定时间内调配所需的通信线路和网络设备到备用场地。③备用基础设施。有满足信息系统和关键业务功能恢复运作要求的场地。④运行维护管理能力。有备用站点管理制度；与相关厂商有符合灾难恢复时间要求的紧急供货协议；与相关运营商有符合灾难恢复时间要求的备用通信线路协议。

3. 第3级　提供电子传输和部分设备支持　第3级在第2级的基础上作出以下要求：①数据备份系统。每天多次利用通信网络将关键数据定时批量传送至备用场地。②专业技术支持能力。在灾难备份中心有专职的计算机机房运行管理人员。③运营维护管理能力。有备用计算机机房管理制度；有备用数据处理设备硬件维护管理制度；有电子传输数据备份系统运行管理制度。

4. 第4级　提供电子传输及完整设备支持　第4级在第3级的基础上作出以下要求：①备用数据处理系统。配备灾难恢复所需的全部数据处理设备，并处于就绪状态或运行状态。②备用网络系统。配备灾难恢复所需的通信线路；配备灾难恢复所需的网络设备，并处于就绪状态。③备用基础设施。有符合关键业务功能恢复运作要求的场地；备用基础设施场地都应保持7×24小时运作。④专业技术支持能力。7×24小时专职计算机机房管理人员；专职数据备份技术支持人员；专职硬件、网络技术支持人员。

5. 第5级　提供实时数据传输及完整设备支持　第5级在第4级的基础上作出以下要求：①备用网络系统。具备通信网络自动或集中切换能力。②备用基础设施。有符合关键业务功能恢复运作要求的场地；备用基础设施场地应保持7×24小时运作。

6. 第6级　提供数据零丢失和远程集群支持　①备用数据处理系统：配备数据处理系统具备与生产数据处理系统一致的处理能力；应用软件是"集群的"，可实时无缝切换；具备远程集群系统的实时监控和自动切换能力。②备用网络系统：配备与主系统相同等级的通信线路和网络设备；备用网络处于运行状态；最终用户可通过网络同时接入主、备中心。③专业技术支持能力：7×24 小时专职计算机机房管理人员；专职数据备份技术支持人员；专职硬件、网络技术支持人员；专职操作系统、数据库和应用软件技术支持人员。④运行维护管理能力：有介质存取、验证和转储管理制度；按介质特性对备份数据进行定期的有效性验证；有备用计算机机房运行管理制度；有硬件和网络运行管理制度；有实时数据备份系统运行管理制度；有操作系统、数据库和应用软件运行管理制度。

由此可见，灾难恢复能力等级越高，对于信息系统的保护效果越好，但同时成本也会急剧上升。因此在灾难恢复建设中，如何确定业务系统的合理的灾难恢复等级是一大难题。

三、容灾模型

根据国标六个等级可以相应地将灾难恢复方案分为基本支持灾难恢复方案、备用场地支持灾难恢复方案、电子传输及完整设备支持灾难恢复方案、实时数据传输及完整设备支持灾难恢复方案、数据零丢失和远程集群支持方案。这样根据信息系统等级的不同，即可选择不同的灾难恢复方案。每个等级的灾难恢复方案又包括数据备份子方案、备用场地子方案、运维管理子方案、灾难恢复预案子方案等。

1. 第一级　基本支持之灾难恢复方案　针对第一等级基本支持，制定相应的灾难恢复方案框架，其中共包括 5 个必要子解决方案以及每一个解决方案可选灾备方案、生产端和灾备端配置，具体如下：

（1）DRP-L1/Data Backup 满足 L1 的数据备份解决方案：建议采用生产系统现有的本地备份技术，生产端资源建议只配置存放介质的专用介质柜，灾备端资源建议只购置介质柜。

（2）DRP-L1/Facilities 满足 L1 的备用场地解决方案：建议生产端资源配置采用恒温恒湿的场地空间，灾备端资源配置 $0.5m^2$ 的场地面积。

（3）DRP-L1/Management 满足 L1 的运维管理解决方案：建议采用开发介质保管和转储制度，生产端配置介质保管人员等，灾备端新增 1 名介质保管人员（每个单位只需 1 名）。

（4）DRP-L1/DRPlan 满足 L1 的灾难恢复预案：建议采用开发数据恢复验证流程和制度，生产端流程与制度开发与维护人员，灾备端复用生产系统人员。

（5）DRP-L1/Exercise 满足 L1 的灾难恢复演练方案：建议采用桌面演练的组织、流程制定和培训灾难恢复方案，生产端配置数据验证和演练的人员，灾备端复用生产系统人员。

2. 第二级　备用场地之灾难恢复方案　针对第二等级备用场地支持，制定相应的灾难恢复方案框架，其中共包括 7 个必要子解决方案以及每一个解决方案可选灾备方案、生产端和灾备端配置，具体如下：

（1）DR-L2/Data Backup 满足 L2 的数据备份解决方案：建议采用生产系统现有的本地备份技术方案，生产端无须配置，灾备端只需配置介质柜。

（2）DR-L2/Data Process 满足 L2 的数据处理解决方案：建议采用冷备服务器，采用虚拟化或分区的方式进行配置。安装与生产系统相同的系统软件。生产端配置 1 个数据库服务器分区或虚拟机，1 个应用服务器分区或虚拟机。灾备端配置 2 个分区或虚拟机（冷备）。

（3）DR-L2/Network 满足 L2 的备用网络解决方案：建议采用与网络供货商及电信运营商签订供货协议，当发生灾难时，可紧急供货及申请线路。生产端和灾备端无须配置。

（4）DR-L2/Facilities 满足 L2 的备用场地解决方案：建议需要有预留的场地资源、电力资源。生产端需配置多个物理机柜，灾备端配置1个机柜，含10 A的配电，冷备不用7×24小时加电。

（5）DR-L2/Management 满足L2的运维管理解决方案，建议采用开发介质保管和转储制度。生产端配置介质保管人员，灾备端配置复用生产端介质保管人员。

（6）DR-L2/DRPlan 满足L2的灾难恢复预案：建议开发数据恢复验证流程和制度。生产端配置流程与制度开发与维护人员，灾备端配置复用生产系统人员。

（7）DR-L2/Exercise 满足L2的灾难恢复演练方案：建议基于业务流程验证的桌面推演。生产端无须配置。灾备端配置复用生产系统人员。

3. 第三级 电子传输和部分设备支持之灾难恢复方案 针对第三等级电子传输和部分设备支持，制定相应的灾难恢复方案框架，其中共包括7个必要子解决方案以及每一个解决方案可选灾备方案、生产端和灾备端配置，具体如下：

（1）DR-L3/Data Backup 满足L3的数据备份解决方案：对于非关键数据，通过生产系统的本地备份技术进行备份，并将备份介质保存至备用场地。生产端无须任何配置，则灾备端配置介质柜。对于关键数据，通过生产与灾备之间的网络通信线路，并采用相同的备份技术将数据直接备份到备用场地。若生产端配置1台物理存储及1台带库或磁带机，则灾备端与生产端存储等容量的虚拟带库；若生产端配置1~2台备份服务器，则灾备端与生产端配置相同的备份服务器。

（2）DR-L3/Data Process 满足L3的数据处理解决方案：建议配备部分关键服务器，采用虚拟化或分区的方式进行配置。在灾备端服务器上安装与生产端对应服务器相同的系统软件，并处于温备状态。生产端配置 M 个数据库服务器分区或虚拟机，N 个应用服务器分区或虚拟机，灾备端则配置M+N个分区或虚拟机。

（3）DR-L3/Network 满足L3的备用网络解决方案：建议配备用于数据备份和部分关键交易的网络设备及线路。若生产端无任何配置，则灾备端可采用1条专线用于数据备份；若生产端配置交换机和路由器，则灾备端配置1台二层交换机和边界路由器；若生产端配置若干条专线与外链单位进行连接，则灾备端可采用1条互联网线路。

（4）DR-L3/Facilities 满足L3的备用场地解决方案：①配备相应的场地资源和电力资源用于备份设备及保证关键业务运行的设备。若生产端配置多个物理机柜，则灾备端配置1个机柜，含10A的配电。②配备专职机房管理人员，负责机房环境的日常监控和巡检，当灾难发生时，需安排相应人员启动灾备系统进行业务功能恢复。若生产端配置专职机房管理人员，则灾备端配置1名机房管理人员；若生产端配置业务管理人员，则灾备端配置业务恢复人员可复用生产系统人员。

（5）DR-L3/Management 满足L3的运维管理解决方案：①开发介质保管和转储制度、机房管理制度、数据处理设备硬件维护管理制度、电子传输数据备份系统运行管理制度。生产端无须任何配置，灾备端配置复用生产端人员或委托专业服务商。②配备数据备份管理人员和备份系统日常维护人员。若生产端配置数据备份管理人员，则灾备端配置复用生产端相关人员。③开发介质保管和转储制度。若生产端配置介质保管人员，则灾备端配置复用生产端介质保管人员。

（6）DR-L3/DR Plan 满足L3的灾难恢复预案：①建议开发非关键数据验证流程和制度。生产端配置流程与制度开发与维护人员，则灾备端配置复用生产端相关人员。②建议开发关键数据验证流程和制度。生产端配置流程与制度开发与维护人员，则灾备端配置复用生产端相关人员。

（7）DR-L3/Exercise 满足 L3 的灾难恢复演练方案：①基于业务流程验证的桌面推演方案，灾备端配置复用生产系统人员；②基于灾备技术验证的模拟演练方案，灾备端配置委托专业服务商。

4. 第四级 电子传输及完整设备支持之灾难恢复方案 针对第四等级电子传输及完整设备支持，制定相应的灾难恢复方案框架，其中共包括 7 个必要子解决方案以及每一个解决方案可选灾备方案、生产端和灾备端配置，具体如下：

（1）DR-L4/Data Backup 满足 L4 的数据备份解决方案：对于非关键数据，通过生产系统的本地备份技术进行备份，并将备份介质保存至备用场地。灾备端配置介质柜即可。对于关键数据，通过生产与灾备之间的网络通信线路，并采用相同的备份技术将数据直接备份到备用场地。若生产端配置物理存储及带库或磁带机，则灾备端配置与生产存储等容量的虚拟带库；若生产端配置 1～2 台备份服务器，则灾备端与生产端配置相同的备份服务器。

（2）DR-L4/Data Process 满足 L4 的数据处理解决方案：配备部分关键服务器，采用虚拟化或分区的方式进行配置。在灾备端服务器上安装与生产端对应服务器相同的系统软件，并处于温备状态。若生产端配置 M 个数据库服务器分区或虚拟机，N 个应用服务器分区或虚拟机，则灾备端配置 M＋N 个分区或虚拟机。

（3）DR-L4/Network 满足 L4 的备用网络解决方案：建议配备生产与灾备中心之间通过专线进行连接，在灾备端配备用于数据备份和灾难恢复所需的网络设备及线路。若生产端无任何配置，则灾备端可采用 1 条专线用于数据备份；若生产端配置交换机、路由器和网络安全设备，则灾备端配置与生产端的网络端口数量相同的交换机和路由器；若生产端配置若干条专线与外链单位进行连接，则灾备端与生产端配置相同的外联线路。

（4）DR-L4/Facilities 满足 L4 的备用场地解决方案：配备相应的场地资源和电力资源用于备份设备及保证关键业务运行的设备。若生产端配置多个物理机柜，则灾备端按 1/2 数量配置物理机柜（含 10A 的配电）。

（5）DR-L4/Management 满足 L4 的运维管理解决方案：①建议配备专职机房管理人员，并处于 7×24 小时工作状态。若生产端配置多名机房管理人员，则灾备端配置每个单位 4 名机房管理人员（4 班 3 轮）。②建议配备相应的系统维护人员，并处于 7×24 小时工作状态。若生产端配置配备相应的系统维护人员，并处于 7×24 小时工作状态，则灾备端配置每个单位 8 名系统维护人员（每班 2 人，4 班 3 轮，可复用生产系统人员或专业服务商）。③建议配备相应的业务恢复座席，并处于 7×24 小时工作状态。生产端无须配置，则灾备端配置每个单位 2 个业务恢复座席。④建议配备配置关键业务恢复人员，7×24 小时响应。生产端无须配置，则灾备端配置每个单位 2 名业务恢复人员（A/B 角色，可复用生产系统人员或专业服务商）。⑤建议开发介质存取、验证和转储管理制度、备用计算机机房运行管理制度、硬件和网络运行管理制度、电子传输数据备份系统运行管理制度。生产端无须配置，则灾备端配置复用生产系统人员。⑥建议开发灾难恢复专业运维流程。生产端无须配置，则灾备端委托专业服务商。⑦建议进行备份数据的定期验证。生产端无须配置，则灾备端复用生产系统人员。

（6）DR-L4/DRPlan 满足 L4 的灾难恢复预案：建议开发应用系统专项预案，并对预案进行验证。生产端无须配置,灾备端委托专业服务商。

(7) DR-L4/Exercise 满足 L4 的灾难恢复演练方案:①建议配置基于业务流程验证的桌面推演。生产端无须配置,灾备端复用生产系统人员。②建议配置基于灾备技术验证的模拟演练。生产端无须配置,灾备端委托专业服务商。③建议配置真实切换与回切演练。生产端无须配置,灾备端委托专业服务商。

5. 第五级 实时数据传输及完整设备支持之灾难恢复方案 针对第五等级需要的实时数据传输及完整设备支持,制定相应的灾难恢复方案框架,其中共包括 7 个必要子解决方案以及每一个解决方案可选灾备方案、生产端和灾备端配置,具体如下:

(1) DRP-L5/Data Backup 满足 L5 的数据备份解决方案:对于非关键数据,通过生产系统的本地备份技术进行备份,并将备份介质保存至备用场地。生产端无须配置,灾备端配置介质柜。对于关键数据,通过生产与灾备之间的网络通信线路将生产端的数据实时复制到灾备端,可选的数据复制技术包括基于智能存储的数据复制技术、基于主机的数据复制技术、基于数据库的数据复制技术、基于存储虚拟化的数据复制技术。若生产端采用数据库、应用服务器两层架构,其中数据库服务器共享存储(采用 SAN 架构进行连接),通过基于存储的复制技术进行复制,则灾备端采用与生产端相同品牌和相同档次的存储设备及 SAN 网络设备,采用支持该存储设备的数据复制软件,并根据复制数据的容量选择复制软件的 License;若生产端配置通过基于数据库的复制技术进行复制,则灾备端采用与生产端相同数量的服务器(可不考虑 HA),在数据库服务器上安装与生产端相同的数据库软件,并根据数据库服务器的 CPU 数量选择复制软件的 License,配置相对较低档次的存储设备;若生产端配置通过基于主机的复制技术进行复制,则灾备端采用与生产端相同数量的服务器(可不考虑 HA),在服务器上安装与生产端相同的系统软件,并根据服务器的 CPU 数量选择复制软件的 License,配置相对较低档次的存储设备;若生产端多台服务器共享多台存储,通过基于存储虚拟化的复制技术进行复制,灾备端采用虚拟化存储池及虚拟化存储复制软件。

(2) DRP-L5/Data Process 满足 L5 的备用数据处理解决方案:建议配备部分关键服务器,采用虚拟化或分区的方式进行配置。在灾备端服务器上安装与生产端对应服务器相同的系统软件,并处于温备状态。若生产端配置 M 个数据库服务器分区或虚拟机,N 个应用服务器分区或虚拟机,则灾备端配置 M+N 个分区或虚拟机。

(3) DRP-L5/Network 满足 L5 的备用网络解决方案:建议配备生产与灾备中心之间通过专线进行连接,在灾备端配备用于数据备份和灾难恢复所需的网络设备及线路。若生产端无任何配置,则灾备端可采用 2 条以上或裸光纤 + WDM 技术建立两个中心之间的数据复制及网络传输通道;若生产端配置交换机、路由器和网络安全设备,则灾备端配置与生产端的网络端口数量相同的交换机和路由器;若生产端配置若干条专线与外链单位进行连接,则灾备端与生产端配置相同的外联线路。

(4) DRP-L5/Facilities 满足 L5 的备用场地解决方案:建议配备相应的场地资源和电力资源用于备份设备及保证关键业务运行的设备,场地环境处于 7×24 小时运行状态。若生产端配置多个物理机柜(7×24 小时运行),则灾备端配置相同数量的物理机柜(电力要求与生产相同)(7×24 小时运行)。

(5) DRP-L5/Management 满足 L5 的运维管理解决方案:①建议配备专职机房管理人员,并处于 7×24 小时工作状态。若生产端配置多名机房管理人员,则灾备端配置每个单位

4 名机房管理人员（4 班 3 轮）。②建议配备相应的系统维护人员，并处于 7×24 小时工作状态。若生产端配置配备相应的系统维护人员，并处于 7×24 小时工作状态，灾备端配置每个单位 8 名系统维护人员（每班 2 人，4 班 3 轮，可复用生产系统人员或专业服务商）。③建议配备相应的业务恢复座席，并处于 7×24 小时工作状态。生产端无须配置，灾备端配置每个单位 2 个业务恢复座席。④建议配备配置关键业务恢复人员，7×24 小时响应。生产端无须配置，灾备端配置每个单位 2 名业务恢复人员（A/B 角色，可复用生产系统人员或专业服务商）。⑤建议开发介质存取、验证和转储管理制度、备用计算机机房运行管理制度、硬件和网络运行管理制度、电子传输数据备份系统运行管理制度。生产端无须配置，灾备端配置复用生产系统人员。⑥建议开发灾难恢复专业运维流程。生产端无须配置，灾备端委托专业服务商。⑦建议进行备份数据的定期验证。生产端无须配置，灾备端复用生产系统人员。

（6）DRP-L5/DRPlan 满足 L5 的灾难恢复预案：建议开发应用系统专项预案，并对预案进行验证，生产端无须配置，灾备端委托专业服务商。

（7）DRP-L5/Exercise 满足 L5 的灾难恢复演练方案：①建议配置基于业务流程验证的桌面推演。生产端无须配置，灾备端复用生产系统人员。②建议配置基于灾备技术验证的模拟演练。生产端无须配置，灾备端委托专业服务商。③建议配置真实切换与回切演练。生产端无须配置，灾备端委托专业服务商。

6. 第六级　数据零丢失和远程集群支持之灾难恢复方案　针对第五等级需要的实时数据传输及完整设备支持，制定相应的灾难恢复方案框架，其中共包括 7 个必要子解决方案以及每一个解决方案可选灾备方案、生产端和灾备端配置，具体如下：

（1）DRP-L6/Data Backup 满足 L6 的数据备份解决方案（2 个可选方案）：建议通过生产系统的本地备份技术进行备份，并将备份介质保存至备用场地。生产端无须配置，灾备端配置介质柜。建议生产端与灾备端通过裸光纤进行连接，通过远程数据镜像方式实现两端的数据同步实现零数据丢失。若生产端采用基于主机卷镜像技术实现数据同步，则灾备端采用与生产端相同配置、相同档次的存储设备。按生产端主机的 CPU 数量选择数据同步软件的 License；若生产端采用基于数据库远程群集技术实现数据同步，则灾备端采用与生产端相同配置、相同档次的存储设备。按生产端数据库服务器的 CPU 数量选择数据远程数据库群集软件的 License。

（2）DRP-L6/Data Process 满足 L6 的备用数据处理解决方案：建议采用与生产端相同配置、相同数量的服务器，并安装与生产端相同的系统软件，处于运行状态，通过主机远程群集软件实现生产与灾备端服务器的无缝切换和回切。生产端配置数据库服务器、应用服务器、Web 服务器，则灾备端采用与生产端完全相同的服务器。

（3）DRP-L6/Network 满足 L6 的备用网络解决方案：建议通过光纤＋WDM 的方式实现生产与灾备之间的连接，建立多个波段用于数据同步和远程群集，通过负载均衡设备实现两个中心的负载均衡，外联单位可以同时访问生产和灾备端。若生产端无任何配置，则灾备端采用裸光纤＋WDM 技术建立两个中心之间的数据复制及网络传输通道；若生产端配置网络设备、安全设备、负载均衡、波分复用设备，则灾备端配置与生产端相同的网络设备；若生产端配置若干条专线与外链单位进行连接，则灾备端与生产端配置相同的外联线路。

（4）DRP-L6/Facilities 满足 L6 的备用场地解决方案：建议配备相应的场地资源和电力资源用于备份设备及保证业务运行的设备，场地环境处于 7×24 小时运行状态。生产端配置多个物理机柜（7×24 小时运行）。灾备端配置相同数量的物理机柜（电力要求与生产相同）（7×24 小时运行）。

（5）DRP-L6/Management 满足 L6 的运维管理解决方案：①建议配备专职机房管理人员，并处于 7×24 小时工作状态。若生产端配置多名机房管理人员，则灾备端配置每个单位 8 名机房管理人员（每班 2 人，4 班 3 轮）。②建议配备专职的硬件及网络支持人员，并处于 7×24 小时工作状态。若生产端配置配备相应的系统维护人员，并处于 7×24 小时工作状态，则灾备端每个单位 8 名系统维护人员（每班 2 人，4 班 3 轮，可复用生产系统人员或专业服务商）。③建议配备相应的业务恢复座席，并处于 7×24 小时工作状态。生产端无须配置，灾备端配置每个单位 2 个业务恢复座席。④建议配备配置关键业务恢复人员，7×24 小时响应。生产端无须配置，灾备端配置每个单位 8 名系统维护人员（每班 2 人，4 班 3 轮，可复用生产系统人员或专业服务商）。⑤建议配备相应的业务恢复座席，并处于 7×24 小时工作状态。生产端无须配置，灾备端配置每个单位 4 个业务恢复座席。⑥建议配置关键业务恢复人员，7×24 小时响应。生产端无须配置，灾备端配置每个单位 2 名业务恢复人员（A/B 角色，可复用生产系统人员或专业服务商）。⑦建议开发介质存取、验证和转储管理制度、备用计算机机房运行管理制度、硬件和网络运行管理制度、电子传输数据备份系统运行管理制度。生产端无须配置，灾备端配置复用生产系统人员。⑧建议开发灾难恢复专业运维流程。生产端无须配置，灾备端委托专业服务商。⑨建议开发硬件和网络管理制度，灾备端复用生产系统人员。⑩建议开发实时数据备份运行管理制度。灾备端委托专业服务商。建议开发操作系统、数据库、应用软件运行管理制度。灾备端复用生产系统人员。建议进行备份数据的定期验证。生产端无须配置，灾备端复用生产系统人员。

（6）DRP-L6/DR Plan 满足 L6 的灾难恢复预案：应开发应用系统专项预案，并对预案进行验证，灾备端委托专业服务商。

（7）DRP-L6/Exercise 满足 L6 的灾难恢复演练方案：①配置基于业务流程验证的桌面推演。生产端无须配置，灾备端复用生产系统人员。②配置基于灾备技术验证的模拟演练。生产端无须配置，灾备端委托专业服务商。③配置真实切换与回切演练。生产端无须配置，灾备端委托专业服务商。

四、灾难恢复策略制定

灾难恢复计划详细描述在灾难导致数据丢失和停机后进行恢复所要执行的过程，并确定这些过程的负责人和操作员。发生灾难后，操作员应该及时还原应用程序连接和恢复数据。

1. 风险评估和过程盘点　灾难恢复计划首先要执行风险分析，以探讨不同类型的灾难对应用程序的影响，确定业务要求。必须分析每个业务流程，评估在灾难事故发生时的影响，包括业务及收入的损失。相比于灾难造成数据丢失和应用故障时间所带来的潜在影响，灾难的确切性质对风险分析并不那么重要。探索各种类型的假设灾难并尽量具体地考虑其影响。例如有针对性的恶意攻击可能会修改代码或数据，从而导致不同类型的影响，而地震只是中断网络连接和数据中心的可用性。

风险评估需要考虑到每个不能承受无限故障时间的进程，以及每个不能承受无限丢失的数据类别。发生影响多个应用程序组件的灾难时，操作员应使用计划来全面盘点需要关注的问题，以及确定每个项的优先级。某些应用可能只是构成了单个过程或数据分类，因为应用程序可能是包含组织中多个应用程序的较大灾难恢复计划的一个组成部分。

此外，在设计灾难恢复方案时，需要考虑以下5项因素：

（1）灾难的类型及危害：发生灾难的种类，影响业务的时间长短。

（2）恢复速度：灾难发生后启动运行系统的时间，最长可持续时间。

（3）恢复程度：恢复系统的程度包括恢复系统、恢复数据库或者文件或者恢复每条记录和交易，交易的重要程度。

（4）可用的技术：考虑所选技术在本地区的适用性、实现条件，以及在实施时受制约的条件。

（5）方案总体成本：不同的恢复目标对应的对备份的要求不同，要结合自己要达到的恢复目标选择合适的备份方案。

2. 确定恢复目标　当业务要求确定后，就要将其转换为数据处理语句，或者是设计者可以使用的资料。得到的结果包括对于每个应用所需要的恢复时间，最大的数据丢失容忍量，运行所需要 CPU、存储容量及与其他应用和数据的相关性。

完整的计划需要为应用程序实施的每个进程指定两项关键业务要求：RPO 和 RTO。应用实现的每个主要过程或工作负载应具有独立的 RPO 和 RTO 值。即使不同的过程达到了相同的值，也应该通过单独的分析来生成每个值。该分析探讨灾难场景的风险，以及每个相关过程的潜在恢复策略。

指定 RPO 和 RTO 的过程实际上是为应用程序创建灾难恢复要求的过程。它需要确立每个工作负荷的优先级和数据的类别并执行成本效益分析。分析包括关注点，例如实现和维护成本、操作费用、流程开销、性能影响，以及停机和丢失数据的影响。需要明确定义"停机"对应用程序意味着什么，在某些情况下可以针对不同的功能级别建立不同的 RPO 和 RTO 值。指定 RPO 和 RTO 不仅仅是选择任意值。灾难恢复计划中的许多值来自调查和分析，这包括对灾难的潜在影响以及缓解风险产生的成本的深入分析。

3. 恢复步骤详述　最终的计划应该详细描述需采取确切的步骤来还原已丢失的数据和应用程序连接，通常包含以下信息：

（1）备份：创建备份的频率、备份的位置，以及如何从中还原数据。

（2）数据副本：副本的数量和位置、已复制数据的性质和一致性特征，以及如何切换到另一个副本。

（3）部署：如何执行部署、如何回滚以及部署的失败方案。

（4）基础结构：本地和云资源、网络基础结构，以及硬件库存。

（5）依赖项：应用程序使用的外部服务，包括 SLA 和联系人信息。

（6）配置和通知：经设置可用于正常降级应用程序的标志或选项，以及用于向用户通知应用程序的影响的服务。

（7）需要执行的确切步骤在很大程度上取决于应用的实施详细信息，因此，保持计划的更新状态非常重要。定期测试计划有助于发现漏洞和差距。

4. 灾难恢复设计　灾难恢复必须对其进行设计、生成并测试。设计灾难恢复时，需要考虑到两个主要因素，①数据恢复：使用备份和复制来还原已丢失的数据；②进程恢复：恢复服务并部署代码，以便在服务中断后进行恢复。

5. 数据恢复和复制 复制功能在多个数据存储副本之间复制已存储的数据。复制功能会创建实时数据的实时或准实时副本,而备份会创建数据的长期保留只读快照用于恢复。复制目标是使副本以尽可能低的延迟保持同步,同时保持应用程序的响应能力。复制是设计高可用性和灾难恢复时的一个关键组成部分,并且是生产级应用程序的一个常用功能。

使用复制可以通过执行故障转移来缓解有故障或不可访问数据存储:更改应用程序配置,以将数据请求路由到正常工作的副本。故障转移通常是自动化的,由数据存储产品中内置的错误检测功能,或者通过监视解决方案实施的检测功能来触发。根据具体的实施方式和方案,故障转移可能需要由系统操作员手动执行。

由于功能和性能方面的要求,大多数全功能数据库系统和其他数据存储产品与服务都以紧密集成式功能的形式包含了某种类型的复制。需要自行决定是否要在应用程序设计中包含这些功能并适当利用。

复制和备份本身都不是完整的灾难恢复解决方案。数据恢复只是灾难恢复的一个组成部分,而复制不能完全满足许多类型的灾难恢复方案。例如在发生数据损坏时,损坏的性质可能会使这种损坏从主数据存储扩散到副本,导致所有副本无用,因此需要从备份恢复。

6. 过程恢复 发生灾难后,业务数据并不是唯一需要恢复的资产。此外灾难场景通常会导致停机,不管原因是网络连接问题、数据中心服务中断,还是 VM 实例或软件部署受损。应用程序的设计需要允许将其还原到正常工作状态。

在大多数情况下,进程还原涉及故障转移到正常工作的独立部署。地理位置可能是一个重要的因素,具体取决于场景。应用程序的灾难恢复要求(尤其是 RTO)应该推动设计,并帮助确定要部署多少个复制环境、这些环境的所在位置,以及是要将它们维持一种随时可运行的状态,还是使它们在发生灾难时随时可接受部署。

7. 测试灾难恢复计划 测试计划是灾难恢复的一个重要步骤,可以确保方针阐述清晰且符合当前局势。

选择用于执行不同类型和范围测试的时间间隔,例如每月测试一次备份和故障转移机制,每六个月执行一次全面灾难恢复模拟。始终遵循计划中明确阐述的步骤和详细信息,在执行测试时,确定差距、改进的领域以及要自动化的环节,然后将这些增强功能添加到计划中。

五、灾难恢复风险与解决方案

在信息系统运行过程中,灾难一旦产生,会直接造成数据风险及威胁。因此需要分析导致业务系统中断的原因:

1. 系统硬件故障 物理设备有其固定的产品生命周期,任何物理设备都不可避免出现零部件损坏。对于数据而言,服务器和存储设备是直接存储数据的硬件,任何硬件故障所引起的宕机事件,都可能会产生或者直接造成数据丢失与失效。因此物理设备的保护及高可用性非常重要,要尽量避免或减少因物理硬件而引起的数据失真与丢失风险。

具体表现为电气故障和机械故障,硬件故障导致发生故障的部分外设或电路功能丧失,导致无法正常工作,并会影响到其他硬件部分,如果不能及时排除故障,会使相关电路也受到损害,例如数据 / 系统磁盘的损坏将导致数据不能访问,并进而可能导致应用进程终止或系统停机,甚至系统不能重启;网卡的损坏可使终端用户无法访问系统服务;CPU 或内存的失效则会导致系统的死机;

造成硬件故障的原因有很多，比较常见的原因：①硬件的使用寿命限制；②硬件质量问题；③因为断电、雷击等意外事故；④使用环境的影响，例如机房过热、过潮、灰尘、电涌等因素；⑤外力冲撞或摔落。

预防硬件故障的常用措施：① UPS 防断电，防止因为停电而造成设备损害；②本地双机热备，主机出现硬件故障时可以快速由备用机接管；③磁盘阵列，是一种常用的容错措施，主要针对硬盘故障等硬件问题；④数据备份，防止硬件损坏导致的数据丢失。

2. 应用程序或操作系统出错 各类操作系统都存在一定漏洞，无论是 Windows、Linux、Unix 等。管理员在日常的维护中，需要不定期对操作系统进行更新和打补丁等工作，应用软件也存在同样问题。由操作系统崩溃、更新操作系统、打补丁、升级应用软件等原因而引起的系统宕机事件和数据丢失等问题层出不穷。发生故障时会影响软件使用，严重的会导致系统死机，或是系统无法启动，数据无法读取；由于操作系统或应用程序中可能存在不完善的地方，当碰到某种激发事件时，应用程序非正常终止或系统崩溃（只能通过改善程序或系统来解决）。

目前较为常见的引起操作系统出错的原因有：①操作系统自身的 BUG，在碰到某种激发事件时，引起应该程序非正常终止或系统崩溃。②软件冲突引起的系统崩溃。例如同时安装多个杀毒软件，抢占系统资源而引起系统崩溃。③盗版引起的系统崩溃。一些单位使用盗版或精简版的操作系统，某些系统文件或驱动被精简或替换，很容易引起系统的运行不稳定。

预防措施：①本地双机热备，增强业务系统的高可用性；②系统备份，保证系统的快速还原与恢复。

3. 人为错误 一些人工有意或无意的操作，例如删除系统或应用文件，终止系统或应用服务进程，也会导致系统服务的无法访问；主要包括误操作和蓄意破坏。

主观情况较少，但破坏性严重，主要体现在由于工作原因、人际关系原因、社会问题等，通过删除、篡改、修改、机密数据外漏等手段对所属组织机构进行打击报复。

工作失误所引起的数据安全问题则相对较多，据调查 70% 以上的安全事件都是由于人为误操作引起。

预防措施：①提高系统自动化运行管理水平，减少人工干预；②制定严格的管理规范和权限控制，避免误操作，避免单人权限过大；③定期进行数据备份。

4. 计算机病毒/黑客入侵 近年来大规模大范围的计算机病毒事件已逐渐减少，病毒制造者转向特定的、有向性的病毒感染或者网络攻击。功利型病毒的研发与传播以及特定的网络攻击事件往往对社会造成的危害性更加严重。现阶段病毒与网络安全事件往往会针对某个特定的对象，例如恶意竞争、世界各国间的网络攻击等。病毒感染会导致系统紊乱、工作失序、数据丢失等，严重者可能会使组织机构破产及关闭等严重后果。

特别是近两年出现的勒索病毒及其变种，会将病毒感染计算机上的文件进行加密，要求病毒感染者交付指定的赎金才能够得到解密数据的密钥，对加密文件进行解密。这类病毒通常使用网络共享、邮件、网页等方式传播，目前还没有完全有效的防护与查杀方案，当前市场只有少数的病毒防护软件可以对其进行基础的防护。

对此类问题所引起的数据安全问题，需要通过多种手段进行预防与灾难恢复。首先需要全面部署安全有效的病毒防护软件与整体解决方案，对此类病毒可预防、可查杀。其次通过对计算机操作系统升级最新的补丁程序,关闭不必要的服务和非业务运行所使用的网络端口。再次,网络层控制数据的访问,设置严格的网络访问策略。最后,也是数据安全的最后一道保护,既对数据进行全面的备份,并且具备可靠安全的存储位置。

当病毒感染事件发生后,可将备份的有效数据进行快速的恢复,避免了经济损失与业务停机时间。

预防措施:①安装防病毒软件与防火墙;②做好数据备份。

5. 自然灾害 自然灾害是不可预测,不可避免自然灾害的表现形式也各不相同,例如火灾、水灾、地震、战争、大气污染、电气故障等。自然灾害往往是毁灭性的,基础架构、操作系统、应用程序与实体数据都会因自然灾害而全部失效。此时,如果没有有效的应对机制与预防措施,组织机构将面临巨大的困难与风险。

自然灾难的预防与灾后重建,除必要的国家体系预警机制外,任何组织机构都应该建立完善的灾难预防机制与预备中心,防止灾害发生。

在面对自然灾害的预防措施中,数据备份同样也是最后一道安全防护方法。在备份方案中需要遵循 3-2-1 原则,即将源数据保存三个备份副本、备份数据存储在两种存储介质、一个数据副本存放在异地存储位置。

人工备份容易出现漏备、错备的问题。数据分布较为零散,且数据量较大,没有统一的位置存储备份文件。服务器一旦遭受风险,数据恢复将耗时耗力。

预防措施:根据不同行业的情况有不同的要求进行异地容灾备份,一般要求不在同一个建筑、不在同一个地震带、不在同一个河流流域等。

6. 正常的停机 具体表现:主要指因软硬件升级、系统资源扩充、软件安装等计划内的停机。

为防止停机后无法启动的现象,在正常停机一般也建议做好数据和系统的备份。导致数据失效的因果关系如表 11-3 所示:

表 11-3 数据失效原因结果表

结果\原因	自然灾害	硬件故障	软件故障	人为原因	病毒/黑客	计划停机
破坏性	很大	大	中	大	大	较小
影响范围	整个网络	单台终端	无法估计	无法估计	部分终端	部分业务
发生可能性	很小	小	中等	较大	大	中等
失效种类	物理损坏	物理损坏	逻辑损坏	逻辑损坏	逻辑损坏	无
平均破坏性*	中等	中等	较大	大	大	较小

注:* 平均破坏性 = 破坏性 × 发生可能性。

第四节 灾备中心规划与建设

一、灾备中心建设

1. IT 系统分析 目前健康医疗大数据业务系统主要运行在 Windows 以及 Linux 等操作系统上,系统环境主要有集群服务器、虚拟化及工作站。

2. 备份拓扑图 备份拓扑图如图 11-4 所示。

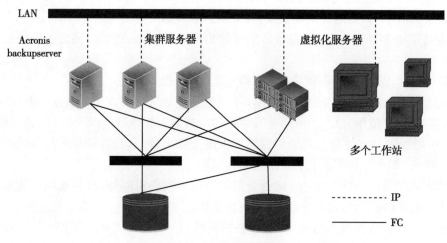

图 11-4 备份拓扑图

3. 备份方案

（1）总体介绍：配置一台服务器作为 backup server，也可以是一台虚拟机，配置一台备份存储作为备份介质。在本地集群服务器、虚拟化服务器及工作站上安装 backup 客户端软件及数据库代理程序。定制备份策略，每天定时将本地集群服务器、虚拟化服务器及工作站上的数据备份到备份介质上。

（2）集群服务器备份介绍：医院系统例如 HIS 系统等采用双机热备软件搭建集群环境，保证系统的高可用性。一旦集群系统出现故障，将严重影响医院正常工作。因此对集群服务器的备份至关重要。

备份介绍：在两台集群服务器上安装客户端软件及数据库代理程序，加入 server 上。定制备份策略，每天将集群服务器的操作系统、配置文件、应用程序及数据库数据定时备份到 server 连接的备份存储上。采用业内独有的始终增量备份技术，只需要做一次全备份，后续只备份自上一次备份以来的变化量。始终增量备份技术打破了传统的增量备份模式，每一次都是基于数据块的增量方式进行备份，会对每个数据块进行校验，相同的数据只保留一份。所有备份数据都是存储在一个 TIB 文件内，并且保留了每次快照的指针文件，这样恢复的时候可以利用每次快照的指针文件结合 TIB 中的相关数据进行恢复。每次备份都可以独立地存在，过期的增量和全备份都可以删除，大大节省了备份存储的空间。

恢复介绍：通过代理程序进行恢复操作，由于对服务器平台的强大支持，所以可采用多种方式恢复：服务器整体恢复；服务器内单个文件恢复（粒度恢复）；异机恢复，即将备份的服务器恢复到另外的服务器；即时恢复，将备份文件在虚拟机环境即时恢复，数分钟内恢复业务。

（3）系统备份方式：建立一个好的备份系统，需要有良好的备份策略和管理规划来进行保证。备份策略的选择，要统筹考虑需备份的总数据量、线路带宽、数据吞吐量、时间窗口以及对恢复时间的要求等因素。目前的备份策略主要有全量备份、增量备份和差异备份。

1）全量备份：指对某一个时间点上的所有数据或应用进行的一个完全拷贝。实际应用中就是用一盘磁带对整个系统进行全量备份，包括其中的系统和所有数据。这种备份方式最大的好处就是只要用一盘磁带，就可以恢复丢失的数据。因此大大加快了系统或数据的恢复时间。然而它的不足之处在于各个全备份磁带中的备份数据存在大量的重复信息。另外由于每次需要备份的数据量相当大，因此备份所需时间较长。

2）增量备份：指在一次全备份或上一次增量备份后，以后每次的备份只需备份与前一次相比增加和者被修改的文件。这就意味着第一次增量备份的对象是进行全备后所产生的增加和修改的文件。这种备份方式最显著的优点是没有重复的备份数据，因此备份的数据量不大，备份所需的时间很短。但增量备份的数据恢复是比较麻烦，必须具有上一次全备份和所有增量备份磁带，并且必须沿着从全备份到依次增量备份的时间顺序逐个反推恢复，因此这就极大地延长了恢复时间。

3）差异备份：指在一次全备份后到进行差异备份的这段时间内，对那些增加或者修改文件的备份。在进行恢复时只需对第一次全量备份和最后一次差异备份进行恢复。差异备份在避免了另外两种备份策略缺陷的同时，又具备了它们各自的优点。首先它具有了增量备份需要时间短、节省磁盘空间的优势；其次它又具有了全备份恢复所需磁带少、恢复时间短的特点。系统管理员只需要两盘磁带，即全备份磁带与灾难发生前一天的差异备份磁带，就可以将系统恢复。

4. 虚拟化服务器备份

（1）Vmware 虚拟化保护方案：虚拟设备部署方案如图 11-5 所示，将生产网络和备份网络物理分开，保证业务网络不受影响。

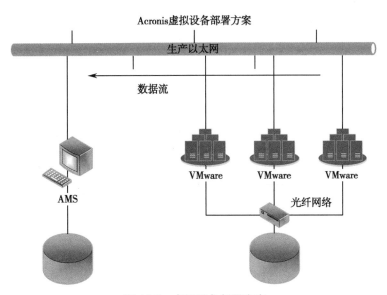

图 11-5　虚拟设备部署方案

备份管理服务器、存储节点服务器可配置为同一台主机。每个存储节点服务器，采用 4 端口网卡绑定，增加备份带宽。存储节点网络传输速率可达到 4GB，已经接近 SATS 磁盘的吞吐量 400MB，所以采用 4 端口千兆网卡绑定较为合理。

在 VMwareESXI 主机上配置新的虚拟交换机，并且配置为 Vkernel 方式，即为 ESXI 主机配置备份网络IP地址,作为备份专用虚拟交换机。

针对 VMware 虚拟化平台,可采用无代理方式备份虚拟机。即仅需要获得 VMwareESXI 服务器的 IP 地址、用户名密码,无需安装代理程序,可直接备份与恢复虚拟机,对 VMware 生产服务器无影响。

1) 备份:可通过 VMware 的 StorageAPI 直接进行备份,在确保数据一致性方面,调用 VMware 的 Tools 来对虚拟机静默,静默之后再备份,可确保数据一致性。所以,在备份之前,需验证虚拟机的 VMwareTools 是否正确安装,是否正常工作。采用"始终增量"方式备份,即仅有第一次备份为全备份,以后所有备份均为增量备份,非传统技术的"全备份+差异备份+增量备份"模式。采用此技术,可以大幅减少备份时间和备份数据容量。

2) 恢复:通过 VMware 的 StorageAPI 进行恢复操作,由于对虚拟化平台的强大支持,所以可采用多种方式恢复,例如虚拟机整体恢复、虚拟机内单个文件恢复(粒度恢复)、虚拟机闪回恢复,即增量恢复、异机恢复,即将虚拟机恢复到另外的 ESXI 服务器、虚拟机即时恢复,使虚拟机在 1 分钟内恢复业务。

通过无代理方式,可以备份和恢复 ESXI 主机本身,当 ESXI 系统损坏,或者配置损坏,采用可恢复 ESXI 操作系统。例如 ESXI 用户名密码、虚拟机交换机配置、高级选项配置等等。

(2) LAN-Free 备份解决方案

1) 备份系统网络架构:Acronis LAN-Free 部署方案如图 11-6 所示,备份数据通过区域存储网路(SAN)进行数据传输,保证业务网络不受影响。

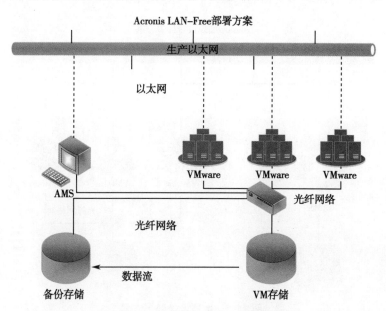

图 11-6 Acronis LAN-Free 部署方案

备份管理指令通过 VMware 管理网络进行下发,VM 所有的备份数据通过区域存储网络进行传输,保证生产网络不受影响的情况下,大大提高备份速度。备份管理服务器需要提供一台独立的物理服务器,并提供光纤 HBA 链接卡,连接到 VMware 的区域存储网络,把 VMware 的存储映射给管理服务器 AMS,不需要进行挂载和分配盘符,AMS 无法对挂载的存储直接读取和写入。存储区域网络为 10Gb/s，是目前市场比较高端的技术，属于当前的主流产品，其应用已经相当成熟。存储传输速率可达到 10Gb，已远超过 SATS 磁盘的吞吐量 400MB，多主机并发备份峰值可以达到 1GB，但是考虑到存储服务器的 I/O 为 400MB，备份速度可以达到磁盘 I/O 峰值，针对大量虚拟备份，较为合理。

2）无代理备份与恢复 VMare 虚拟机：针对 VMware 虚拟化平台，可采用无代理方式备份虚拟机。即仅需要获得 VmwareESXI 服务器的 IP 地址、用户名密码，无需安装代理程序，可直接备份与恢复虚拟机，对 VMware 生产服务器无影响。

可通过 VMware 的 StorageAPI 直接进行备份，在确保数据一致性方面，调用 VMware 的 Tools 来对虚拟机静默，静默之后再备份，可确保数据一致性。所以在备份之前，需验证虚拟机的 VMwareTools 是否正确安装，是否正常工作。

采用"始终增量"方式备份，即仅有第一次备份为全备份，以后所有备份均为增量备份，非传统技术的"全备份 + 差异备份 + 增量备份"模式。采用次技术，可以大幅减少备份时间和备份数据容量。

通过 VMware 的 StorageAPI 进行恢复操作，由于对虚拟化平台的强大支持，所以可采用多种方式恢复：虚拟机整体恢复、虚拟机内单个文件恢复（粒度恢复）、虚拟机闪回恢复，即增量恢复、异机恢复，即将虚拟机恢复到另外的 ESXI 服务器、虚拟机即时恢复，使虚拟机在一分钟内恢复业务。

3）备份与恢复 VMware ESXI 主机：通过无代理方式，可以备份和恢复 ESXI 主机本身，当 ESXI 系统损坏，或者配置损坏，采用可恢复 ESXI 操作系统。例如 ESXI 用户名密码、虚拟机交换机配置、高级选项配置等等。

（3）HyperV、CitrixXEN 或 KVM 等虚拟化保护方案

1）备份系统网络架构：KVM 等虚拟化保护方案如图 11-7 所示，将生产网络和备份网络物理分开，保证业务网络不受影响。

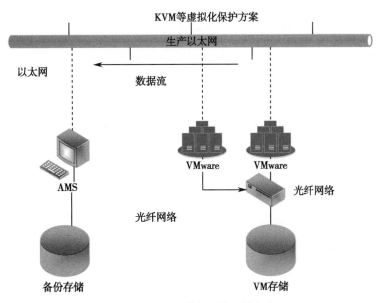

图 11-7　KVM 等虚拟化保护方案

备份管理服务器、存储节点服务器可配置为同一台主机。每个存储节点服务器,采用4端口网卡绑定,增加备份带宽。存储节点网络传输速率可达到4Gb,已经接近SATS磁盘的吞吐量400Mb,所以采用4端口千兆网卡绑定,较为合理。

2) 有代理备份与恢复虚拟机:针对HyperV、CitrixXEN或KVM虚拟化平台,采用有代理方式备份虚拟机。即在HyperV、CitrixXEN或KVM虚拟机上安装代理程序,可直接备份与恢复虚拟机。

采用"始终增量"方式备份,即仅有第一次备份为全备份,以后所有备份均为增量备份,非传统技术的"全备份+差异备份+增量备份"模式。采用次技术,可以大幅减少备份时间和备份数据容量。

通过代理程序进行恢复操作,由于对虚拟化平台的强大支持,所以可采用多种方式恢复:虚拟机整体恢复、虚拟机内单个文件恢复(粒度恢复)、异机恢复,即将虚拟机恢复到另外的服务器、虚拟机即时恢复,使虚拟机在一分钟内恢复业务。

5. 工作站备份 医院有大量的个人办公计算机、工作站,以及包括财务室、彩超、CT等在内的重要设备的控制终端,在出现软硬件故障后,也需要及时恢复系统及数据,保证医院的正常工作。

(1) 备份介绍:通过在目标工作站上安装代理程序,在线对整个工作站的系统进行整体保护。

采用"始终增量"方式备份,即仅有第一次备份为全备份,以后所有备份均为增量备份,非传统技术的"全备份+差异备份+增量备份"模式。采用次技术,可以大幅减少备份时间和备份数据容量。

(2) 恢复介绍:通过专有的SnapAPI技术进行恢复操作,可采用多种方式恢复:①整体恢复;②单个文件恢复(粒度恢复);③增量恢复;④异机恢复,即将操作系统恢复到其他硬件中或者虚拟化当中。

(3) 操作系统恢复

1) 操作系统没有完全损坏的情况远程恢复:操作系统可运行,运维人员在服务器端可远程操控,恢复PC机和工作站等终端,包括操作系统及业务数据。

运维人员向PC机和工作站等终端发送恢复命令,PC机和工作站等终端自动重启,自动进入启动界面,自动恢复操作系统及所有数据。

PC工作站用户无需任何操作,等待恢复完成即可。

2) 操作系统完全损坏的情况远程恢复:这种情况,PC机和工作站等终端无法启动操作系统,通过服务器端,无法直接恢复PC机和工作站等终端的操作系统,需要现场工作人员的辅助。

现场工作人员,可由运维人员远程管理恢复PC机和工作站等终端操作系统。

重启PC机和工作站等终端。

3) 需更换硬件或计算机时恢复:如果工作站系统硬件损坏导致无法工作时,需要更换硬件或者更换计算机时,无法通过管理端直接恢复终端的操作系统,需要现场工作人员的辅助。使用可启动媒体(通过管理控制台可制作,制作成U盘或光盘)引导系统,指定新计算机驱动所在目录,开始异机还原,最后系统恢复正常。

二、灾备中心架构

灾备中心统一规划建设,构建统一的运维管理平台,供管理员对灾备中心资源统一调度和分配,以及进行演练和切换的管理。专业化运作使各容灾用户不再需要单独自建、更新和升级技术环境。基于服务提供的模式满足容灾用户备份需求。从业务角度,将整个灾备中心灾备平台分为容灾演练区、非核心业务灾备区和核心业务灾备区,应急灾备中心架构如图11-8所示。

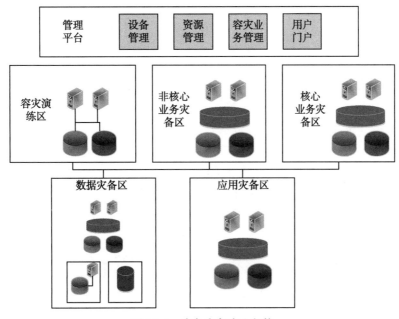

图11-8 应急灾备中心架构

1. 容灾演练区 应急灾备中心的核心作用是为了在发送灾难事件导致数据不可恢复时,能够将重要的信息数据进行有效的恢复,从而降低各接入用户的损失。为确保灾备中心的灾备数据在需要时能够恢复,必须建立数据恢复及演练机制,并设立一个独立于备份环境的恢复演练环境。

容灾演练区主要是对灾备数据进行可用性、完整性的验证。并模拟在真实系统平台下,测试灾备数据的可恢复性。为满足各个接入用户应用系统定期(半年或一年)灾难恢复演练的需要,设计考虑同时满足不同接入用户进行数据可用性演练。

2. 核心业务灾备区 对 PRO、RTO 值要求较高的核心业务提供数据级和应用级灾备服务。

从实际功能角度,将整个灾备中心容灾平台分为数据容灾区和应用容灾区。无论是容灾演练区,还是核心、非核心业务灾备区,均可实现数据级和应用级容灾。

(1)数据容灾区:数据容灾区主要解决各单位信息系统数据容灾需求,当信息系统发生灾难时,可以通过灾备中心的数据恢复,从而提升业务系统数据的可靠性。考虑到各容灾用户生产系统对于存储的容量和性能要求不同,随着数据量的增长,需要提供更大的存储空间,因此,数据级容灾区域采用存储资源池技术,将存储组成一个大存储资源池,根据各容灾用户提交的数据容灾需求,分配对应的存储空间,存储资源池应用存储技术,预先给各容灾用户分配足够大的空间,同时可以监控实际数据写入量,根据数据增量情况,逐步新增实际存储容量,不影响容灾用户使用的情况下,又有效地减少灾备中心前期投入。

(2)应用容灾区:应用容灾区主要解决各单位信息系统应用容灾需求。当信息系统发生灾难时,可以快速容灾切换,将容灾用户业务切换应急灾备中心提供服务。应用级容灾区需要部署与容灾用户生产环境1:1的服务器资源,采用专业容灾备份软件。通过容灾备份软件所提供的数据增量复制技术实施获取各个服务器上的数据变化,并将变化了的数据以增量异步复制形式实时发送到目标服务器,实现服务器和应急灾备中心目标端服务器保持文件和数据的一致性,同时为应对逻辑错误,在目标端启用定时快照操作,当最终数据被破坏时,从快照中提取历史数据,将数据恢复到逻辑错误点前的状态。

三、灾备中心管理

对于灾备中心而言,需要面向各个接入单位和各种各样的业务应用系统。因此,提供标准的备份服务和按需设计标准的备份接入流程、管理制度是极其关键与必要的。否则,灾备中心可能出现多种异构备份管理系统同时运营,从而使维护与管理工作量大大增加,也使系统的投入与运营成本剧增。具体如下:

1. 建立统一标准的数据级备份服务 灾备中心将数据备份作为一项服务提供给接入单位,并制定标准的接入流程。在接入单位向灾备中心提出申请,灾备中心批准后,再开展调研、实施、测试、验收、运营等步骤。

2. 建立备份统一管理框架 灾备中心主要面向各接入单位,但是管理、运营、维护、测试、演练等工作均由灾备中心统一协调和管理,并制定统一的灾难应急预案。

提供完善的安全体系,保障数据备份在认证、传输、存储等方面的安全,让接入单位放心使用灾备中心提供的备份服务和设备,这是灾备中心必须考虑的问题。

3. 支持大量的应用单位使用备份服务 接入单位的增加和备份数据量的剧增使得灾备中心备份系统和设备面临巨大的性能和可用性的压力,例如保证在不影响关键业务正常运行的情况下,实现存储的扩容;保证每天需要进行的备份操作能够顺利执行;确保存储数据随时可用、随时恢复。这些都要求有一个自动化程度更高、效率更高、智能化的存储管理架构来实现。

灾备中心和接入单位的备份系统由两大部分组成:一是前端备份代理系统;二是后台备份管理系统。前端备份代理系统包含:各种应用程序的备份代理和备份调度系统。后台备份管理系统包含:存储服务器、存储系统和Web管理界面。

前端备份代理系统部署在应用单位的业务系统服务器上,主要是执行系统管理员设定的备份计划与策略。其中,调度系统部署在应用单位网络与灾备中心连接的一台主机上。应用单位的所有备份代理只能通过调度系统才能连接数据灾备中心的备份服务器,这样调度系统起着备份网关作用。

备份服务器和存储系统部署在灾备中心机房,主要是存储、管理与监控。系统部署图如图11-9所示。

灾备中心主要面向众多接入单位,管理工作划分为两层:全局管理和应用单位管理。

灾备中心进行全局管理,负责全局的管理、运营、维护、测试、演练等工作,并制定统一的灾难应急预案。全局系统管理维护工作包括：用户管理、备份策略与计划管理、存储管理、存储策略管理、作业监控、作业报表、代理管理、加密管理等。灾备中心全局管理图如图 11-10 所示。

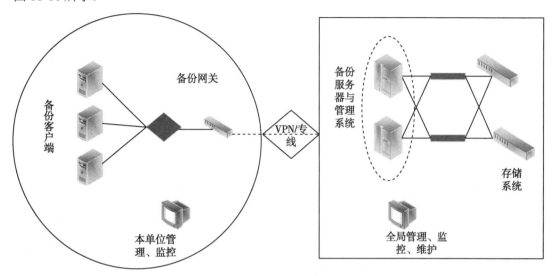

图 11-9　系统部署图

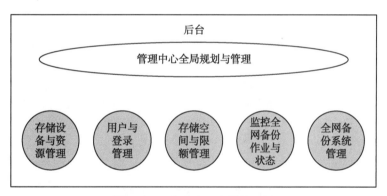

图 11-10　灾备中心全局管理图

接入单位管理，负责本单位备份事务管理，规划本单位需要备份的业务主机，制定备份策略和备份计划，规划本单位存储空间。接入单位备份事务管理图如图 11-11 所示：

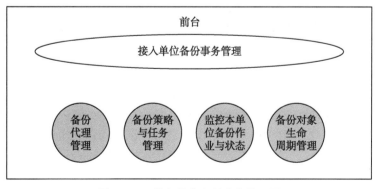

图 11-11　接入单位备份事务管理图

对于同时需要在本地进行数据快速备份和恢复的接入单位,可将前置机部署一台备份存储设备,备份软件嵌入备份存储设备,能够实现数据本地和灾备中心两份数据副本,当接入单位数据需要恢复时,可优先从本地备份存储设备进行数据恢复,同时可选择从灾备中心进行数据远程恢复至本地。

存储平台由存储设备和存储平台计算服务器集群组成。他们之间使用冗余的高性能交换机进行连接组成内部专用存储网络。系统架构图如图 11-12 所示。

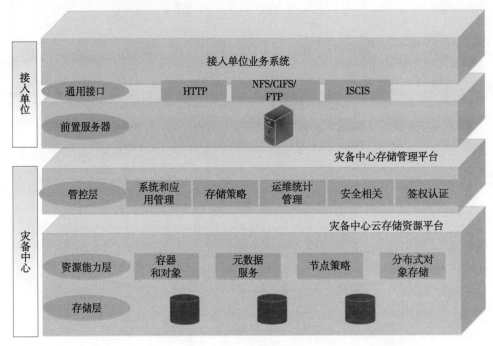

图 11-12　系统架构图

第五节　灾难恢复方案

一、灾难恢复演练方案

灾难恢复是数据安全的最后一道防线,而灾难恢复演练则是确保灾难恢复能够成功进行的保障。通常灾备系统建设完成后,面临的灾难不外乎数据级别、应用系统级别和灾备中心级别这三种。因此所有的演练都是基于这三种级别中某一特定的场景而进行,灾难场景不同,演练的技术过程也不相同。

灾备系统的灾难恢复预案的最初版本都是根据建设目标假设的场景提出,这样的灾难恢复预案的有效性以及流程是否能够符合 IT 部门应对灾难的需求,都需要 IT 部门对人员技术储备、各种资源协调、灾难恢复过程组织等进行多次多场景的演练验证来确认。

演练的目的决定演练的方法,通常演练方法分为沙盘推演、模拟演练及实际业务接管演练三种。

1. 沙盘推演　沙盘推演也叫"桌面演练",在"模拟演练"前进行沙盘推演是对初始灾难恢复预案的一个理论验证，所有参加演练的人员和部门以会议方式，按照预先准备的灾难场景的灾难恢复预案，由参加演练的人员描述自己负责的任务模块的响应和处理过程。

沙盘推演可以检验灾难恢复预案和时间安排是否合理、人员组织是否有效、参演人员职责分工，技术储备及处理过程是否达到预案要求。推演的结果与恢复预案的差距，进而完善恢复预案。

2. 模拟演练 模拟演练以沙盘推演结果（优化后的灾难恢复预案）为基础，模拟演练由 IT 部门与相关业务部门参加。它是对可能发生的灾难的处理过程的虚拟操作，通过模拟演练来验证灾难恢复预案是否可以达到预期的目标。

模拟演练启用实际的灾备系统来实现系统和业务恢复，采用模拟数据和模拟业务系统运行来验证演习预案。目前许多灾备技术可以完全提供不影响现有生产系统和容灾系统的灾备中心启动功能，因此可以在灾备中心随时获得真实的灾备系统启动环境并且可以在这个环境中施加应用系统的各个模块。演练的处理过程是高度接近真实灾难发生时的处理过程，通过演练可以检验灾备系统的可用性、灾难恢复预案的可行性以及增加参演人员对灾难处理过程的感知度，参演人员对整个灾难处理流程的熟悉程度和各自负责任务的熟练程度，增加灾难处理过程中各环节参加人员配合的默契程度。

通过模拟演练来进一步完善沙盘推演阶段形成的灾难恢复预案，发现演练流程中存在的问题，总结演练中指挥、控制、通信等的有效性，时间安排的合理性以及资源调用、调配是否满足演练的需求。

模拟演练是一种对现有生产环境没有影响的演练方式，但是可以实现灾难恢复预案的比较完整的验证。

3. 实际业务接管与恢复演练 实际业务接管演练与灾难发生时处理的结果一样，需要灾备中心真正接替生产运行一段时间。实际业务接管演练可以最大限度地检验灾备系统的灾难恢复能力和灾难恢复预案。验证灾备中心在灾难发生时的实际业务处理能力。在实际业务接管演练中，数据回切是一个比较复杂的环节。对于数据回切，有以下两种方式处理：

灾备中心运行阶段验证正确之后，放弃验证的数据，直接启动生产中心系统恢复生产。

将灾备中心运行的数据，以增量方式恢复到生产中心，在生产中心启动生产。这种方式具有较大风险，如果设定的灾难场景是大型灾难（例如地震等），数据的回切则可能以全量方式进行。

绝大多数灾备系统演练都需要按照目标和风险度来设计。灾备演练的三种方法，以递进的方式从纸面理论到实际操作，从业务模拟到业务实际参与等不同层面，不同深度来验证已建成灾备系统的可用性、有效性，通过演练结果来修正、补充、完善灾备恢复预案并为灾备系统的升级建设提供理论依据及数据指标，从而使信息系统灾备建设有据可依，保证建成的灾备系统能充分实现建设的目的、达到建设的目标。

二、灾难恢复体系维护

灾备体系的日常运营管理将包括灾备中心的资产管理、日常运维管理、变更管理、安全管理和专业运维管理。其中灾备系统的资产管理、日常运维管理、变更管理和安全管理应纳入生产系统的统一管理范畴，并与生产系统保持一致。在此基础上，还应建立一整套确保灾难恢复有效性的灾难恢复专业管理，包括 IT 基准的建立与维护、数据验证、子系统验证、预案体系维护、灾难恢复演练等。灾难恢复专业运维管理的目的是确保灾备中心数据的安全性和应用系统运行的稳定性,防范突发事件发生时的数据丢失、损坏、系统及服务中断。

1. 基准的建立与核对   为了确保灾备系统的运行环境与生产系统一致,需要建立生产系统和灾备系统的 IT 基准,并进行定期核对。IT 基准信息包括服务器基准信息、存储系统基准信息、网络系统基准信息。基准信息应涵盖以下内容:

(1)主机系统的基准信息:X86 服务器配置,包括标识、型号、CPU 类型及数量、CPU 性能参数、内存大小、硬盘容量及数量、I/O 适配器配置(网卡、HBA 卡、光盘驱动器、SCSI 接口等)、虚拟机配置、操作系统、数据库、中间件、应用软件等。UNIX 主机配置,包括标识、型号、CPU 类型及数量、CPU 性能参数、内存大小、硬盘容量及数量、I/O 适配器配置(网卡、HBA 卡、光盘驱动器、SCSI 接口等)、磁带机配置(磁带机型号、磁带类型、分区连接情况)、分区配置(硬件配置、磁盘分配情况、软件配置等)、操作系统、数据库、中间件、应用软件、IP 地址信息、用户信息、数据库信息等。

(2)存储系统的基准信息:硬件配置,包括标识、型号、微码版本、序列号、IP 地址信息、硬盘配置(数量、容量、冗余方式)、控制器配置、电源配置等。软件配置,包括复制软件配置(软件型号及占用端口情况)、多路径软件配置、光纤交换机通道占用数等。存储卷的配置。磁盘分配与对应关系:数据复制的两端存储设备之间的磁盘分配与对应关系。

(3)网络系统的基准信息:网络设备物理配置信息,包括型号、主机名、操作系统及版本、路由协议、内存及闪存、网络模块等。网络端口对应信息,包括端口名称、本地 IP、对端设备、对端端口及对端 IP 等。网络切换手册信息,记录灾难发生情况及演练情况。分支行对应端口信息,包括分支行名称、对应设备、对应端口、对应 IP 及子网掩码。SAN 网络配置信息,包括 SAN 设备型号及主机名、操作系统、光纤通道端口、安全访问等。为了保证灾备系统与生产系统的数据、配置保持一致,应定期进行灾备系统 IT 基准核对工作,相应措施建议按照如下内容执行:每次基准核对应由运维管理团队发起,技术支持团队及外部支持团队予以配合和支持。根据生产提交的变更单记录系统变更情况,每次基准核对前应按系统整理出每月的变更记录(扩盘、加链接、补丁、版本更新、配置更新等),即基准核对表。技术支持团队根据生产本月实际变更情况对基准核对表进行核实,如内容无误则在每月基准核对表上签字,否则需在基准核对表上注明相应变更后签字,最终形成纸质文档交给灾难恢复管理协调团队。技术支持团队根据反馈的 IT 基准表的内容梳理生产与灾备系统的软硬件变化是否为同步状态,如果没有进行同步的,按照基准核对表的内容对灾备系统进行变更。运维管理团队整理 IT 基准核对的执行结果,并更新形成本月 IT 基准。

2. 数据验证   为确保灾备系统数据的一致性、完整性和可用性,需要对通过备份和复制方式备份到灾备中心的业务数据进行定期验证,包括数据复制状态检查、备份数据的完整性验证、备份数据的可用性验证。数据验证的内容包括:①数据复制状态检查:检查存储的一致性组对应表,检查数据复制状态是否为"Pair",断开数据复制,检查复制状态是否为"Pair"。②备份数据的完整性验证:对生产端与灾备端备份的数据文件进行比对,检查文件的大小、日期是否一致。③备份数据的可用性验证:在灾备端安装备份软件的客户端,对灾备端备份的文件进行恢复,灾备端的备份服务器登录到备份存储上检查备份的数据是否与生产端的数据一致。

3. 子系统验证   为确保发生灾难时各重要应用系统能顺利切换到灾备中心运行,需要对各应用系统分别进行切换测试与验证,验证生产中心运行的应用系统是否能切换到异地灾备中心,灾备端应用系统的数据库服务器是否能访问灾备端的备份数据,灾备端应用系统是否能独立运行。

(1)验证管理:由运维管理团队提出应用系统测试申请,由技术支持团队对需要验证的应用系统进行确认,由灾难恢复管理协调团队组织执行详细的切换测试方案,并进行实施。对所有测试验证都应有详细的测试记录、测试结果及分析评估报告。测试环境应采用备用资源,禁止采用生产资源用于测试环境。所有测试的实施不能影响生产系统的运行和正常数据备份。未经验证测试的应用系统不能参与年度演练。

(2)验证内容:运维管理团队负责制定测试验证方案,并组织技术支持团队的相关技术支持人员及外部支持团队对测试方案进行论证,形成最终的测试方案,测试方案应包括测试计划、测试用例、测试环境要求、测试指标等。按照测试方案的要求,由技术支持团队提出测试环境申请,由运维管理团队统一协调,外部支持团队共同准备测试环境。测试脚本开发技术支持团队和外部支持团队对测试脚本进行开发,确保测试结果的真实性。测试结果的分析与评估技术支持团队应对测试的结果进行分析,并形成详细的分析报告提交运维管理团队。

4. 桌面推演 为验证灾难恢复预案的有效性,确保预案所规定的流程在相关业务部门得到贯彻和执行,需要对预案中的组织管理职责、相关流程进行桌面推演。桌面推演既是对流程的验证过程,也是对相关业务部门进行流程培训的过程。运维管理团队组织桌面推演方案的制定、桌面推演动员、培训和组织,组织形式为桌面沙盘推演。应根据桌面推演的范围和内容来确定参与的部门和人员。

5. 模拟切换演练 模拟切换演练的目的就是用模拟的数据验证预案中的切换流程和灾备技术方案中所采用的灾备技术的可行性,为真实切换演练做好数据技术准备。为避免灾备系统切换风险,确保异地灾备系统能够做到"真切换、真演练",需要结合桌面推演和数据验证的结果对应用系统进行模拟切换演练。

(1)演练方案的设计模拟切换演练方案由运维管理团队组织制定。

(2)演练计划的制订由于模拟切换演练理论上对生产系统的正常运行不会造成影响,所以模拟切换演练的限制条件较少,可针对模拟切换演练方案制订具体的演练实施计划。

(3)模拟演练的数据准备模拟切换演练需要在不影响生产数据的情况下,利用灾备中心的复制数据进行模拟演练,且演练产生的数据不回写到生产中心。

(4)模拟演练的业务配合模式模拟切换演练时,需要业务部门在准备好的与生产隔离的数据上进行模拟的业务验证测试,业务部门需要在演练方案的指导下编写模拟的业务验证案例,并实施验证工作。

(5)模拟演练的验证方式及标准模拟切换演练验证方式采用与生产隔离的灾备数据进行验证,主要验证灾备系统的可用性。如在演练过程中顺利启动灾备应用,并能正常进行业务验证工作即可。

6. 实战演练 在数据验证、桌面推演和模拟切换演练的基础上,应开展针对部分关键应用系统的实战演练,实战演练是对灾备系统建设的全面检查,也是一次大规模演习。因此实战演练是一项组织协调难度大、实施风险高的运维工作,需要多方通力配合才能完成。实战演练的场景设计真实切换演练的场景设计由运维管理团队制定。

演练方案设计实战方案由运维管理团队组织相关人员制定,演练方案应包括以下内容:

（1）演练的场景分析：对已确认的演练场景所能导致的后果进行分析，确定演练恢复的范围和内容。

（2）灾备中心环境分析：对与演练相关的灾备中心基础设施环境、IT基础架构和软件运行环境进行全面的分析评估，确定演练是否可行。

（3）演练计划的制订：与相关业务部门确认演练时间段，并依据时间段制订详细的演练时间计划表，以及在每个时间片内必须完成的工作内容。

（4）演练流程的设计：制定详细的演练工作流程，明确流程中各节点的工作内容、完成目标、相关责任人等。

（5）演练组织管理：制定项目的演练组织架构，包括领导小组、演练办公室、演练实施组、演练验收组等，明确演练的职责和配合机制。

（6）演练技术方案：对演练的关键技术环节进行详细设计，避免演练过程中的技术缺陷，同时要对演练过程中的技术风险进行充分的评估，并制订有效的技术应急和处置措施。

（7）演练手册：针对演练过程中的不同角色制定详细的演练手册，明确详细的实施步骤、操作命令及执行脚本。

第六节 灾难恢复应急预案

一、预防措施

（1）建立安全、可靠、稳定运行的机房环境，切实做好防火、防盗、防雷电、防水、防尘等措施，防止信号非法接入。

（2）建立信息平台安全监测和预警系统，建立网络安全通报和应急处置联动机制，开展数据安全规范和技术规范的研究工作。

（3）建立容灾备份系统和相关工作机制，保证软件系统和重要数据有多个备份，在受到破坏后可紧急恢复。容灾备份系统应具有一定兼容性，在特殊情况下各系统间可互为备份。

（4）采用可靠、稳定的网络系统，落实数据备份机制，遵守安全操作规范。预留系统应急设备，确保储存信息的硬件、软件、应急救援等备用设施到位。

（5）启动计算机过滤措施，更改防火墙安全设置，提高各服务器的安全级别设置，增强安全过滤级别。

（6）实时监控信息平台应急处置网络动态，做好工作日志，加强防范，监视事件的发展动态，控制事件恶化升级。

（7）安全管理员对信息平台内外所属网络硬件软件设备及接入网络的计算机设备定期进行全面检查，封堵并更新有安全隐患的设备及网络环境。

二、监测预警

（1）安全管理员应当对信息平台的运行状况进行密切监测，一旦发生本预案规定的网络安全突发事件，应当立即向领导小组报告，说明事件发生时间、初步判定的影响范围和危害、已采取的应急处置措施和有关建议，不得迟报、谎报、瞒报、漏报。

（2）建立信息平台突发事件预警制度，按照性质、严重程度、可控性和影响范围，突发事件预警等级分为四级：特别重大、重大、较大和一般突发事件。

（3）应急组应当针对即将发生的网络安全突发事件的特点和可能造成的危害，及时收集、报告有关信息，加强安全风险的监测；加强事态跟踪分析评估，密切关注事态发展；及时宣传避免、减轻危害的措施，并对相关工作进行正确引导。

（4）领导小组发布预警后，应当根据事态发展，适时调整预警级别并重新发布；经研判不可能发生突发事件或风险已经解除的，应当及时宣布解除预警，并解除已经采取的有关措施。

三、应急处置

（1）应急组根据情况分析判断，确定突发事件级别，进入相应的应急启动流程。等级为Ⅳ级（一般）即信息平台造成较小损害的事件。响应时间为1小时，故障处理时间为1～2小时。应急组应按照有关操作规程进行故障处理，并报领导小组备案。

（2）等级为Ⅲ级（较大）即信息平台局部瘫痪，造成一定程度损害的事件。响应时间为1小时，故障处理时间为1～2小时。应急组应大致将故障定性为设备故障、线路故障、软件故障等，告知领导小组和受影响的相关单位和部门，及时联系外部设备供应商、系统集成商、电信运营商等有关人员，并采取措施避免事件影响范围扩大。

（3）等级为Ⅱ级（重大）即信息平台大规模瘫痪，造成严重损害的事件。响应时间为30分钟，故障处理时间为60分钟。应急组应针对突发事件的类型、特点和原因，采取以下措施：带宽紧急扩容、控制攻击源、过滤攻击流量、修补漏洞、查杀病毒、关闭端口、启用备份数据、暂时关闭相关系统等；对于数据泄露事件，要求及时告知受影响的相关部门，并告知其减轻危害的措施；防止发生次生、衍生事件的必要措施；其他可以控制和减轻危害的措施。及时解决问题并上报领导小组，视情况向上级部门汇报。

（4）等级为Ⅰ级（特别重大）即信息平台完全瘫痪，事态发展超出控制范围，造成特别严重损害的事件。响应时间为10分钟，故障处理时间为30分钟内。应急组应及时将实时情况上报领导小组，向上级部门请求支援，并立刻采取相关措施控制现场状况。由上级部门研究紧急应对措施，对应急处置工作进行决策部署。

四、善后处理

（1）在应急处置工作结束后，应急组要迅速采取措施抢修受损设施，尽快恢复正常工作；组织专家和有关人员组成，抓紧统计各类数据，查明原因，对事件造成的损失和影响以及恢复重建能力进行分析评估，总结经验，并制定恢复重建计划；有关部门要提供必要的人员和技术、物资和装备以及资金等支持，并将善后处置的有关情况报告上级部门。

（2）根据实际情况追究相关责任，情节严重和后果影响较大者，提交司法机关处理，追究部门负责人和直接责任人的行政或法律责任。

（3）重视网络管理人员和应急队伍的建设与保障，确保在灾害发生前、灾害处置过程中和灾后重建后人员在岗与控制力。

（4）重视网络系统的建设和升级换代，确保灾害发生前网络信息系统的安全与稳定，确保灾害处置过程和灾后重建的相关技术支撑。

（5）利用各种传播媒介及有效形式，有计划地开展信息平台突发事件应急和处置的宣传教育活动，定期或不定期举办应急管理培训班。

第十二章

健康医疗大数据安全管理平台

安全管理平台（security management platform，SMP）是通过技术监测平台和相关安全监测服务共同实现，由态势感知系统建立基本的潜伏威胁检测和安全感知能力，并结合云端安全能力及人工安全能力，通过人机共智的方式为组织单位提供系统的检测响应闭环服务的平台。

第一节　安全管理平台架构与功能

一、概念架构

安全管理平台逻辑基于"看清业务逻辑、看见潜在威胁、看懂安全风险、辅助分析决策"思路构建，安全管理平台概念架构如图 12-1 所示。

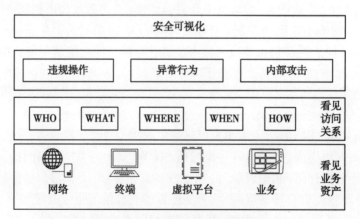

图 12-1　安全管理平台概念架构

1. 业务逻辑　网络安全的核心目标是解决组织和组织单位核心业务的安全、稳定运行，如果安全检测系统不了解信息系统的资产有哪些、业务逻辑关系如何，而是无论在哪一个用户的网络中都复用同一套安全判断准则，那么它提供的检测能力显然是脱离实际。所以未知威胁检测和安全感知的首要需求就是看清业务逻辑：①能够对业务系统的核心资产进行识别，梳理用户与资产的访问关系；②能够对业务资产存在的脆弱性进行持续检测，及时发现新业务上线以及系统更新产生的漏洞及安全隐患，识别新增业务资产以及业务访问关系。

2. 潜在威胁 网络安全是一个涉及多个领域的复杂问题，攻击者可能包括外部黑客、内部员工等各种情况，攻击途径更是包括了暴力攻击、社会工程学、恶意代码、APT、漏洞利用等数百种不同手段。防御者需要全面监控，但攻击者只需要一点突破即可，如果没有系统的检测能力，就无法找出黑客的攻击过程。

新一代的未知威胁检测和安全态势感知技术，正是由于其对现有业务及其逻辑关系具备深入的理解，才能够有别于传统检测系统，实现更加全面的潜伏威胁检测和安全风险感知分析能力：①传统的安全防御体系过于关注边界防护，对绕过边界防御进入内网的攻击缺乏监测手段，需要对东西向流量和访问行为进行监测和分析，弥补传统边界和静态防御的不足；②黑客攻击过程特别是以窃取信息为目的的 APT 攻击，都具备较长的攻击链条，如果能够对网络内部信息资产已发生的安全事件进行持续检测，就能够通过对不同事件和告警之间的关联分析，真正还原整个攻击链，从而及时遏止黑客进一步攻击，在产生实际危害前进行封堵；③对内部用户、业务资产的异常行为进行持续检测，通过建立合法行为基线，对窃取敏感信息行为进行监控；④针对新型威胁快速更新迭代的特点，就更加需要建立海量威胁情报关联体系，通过国内外权威情报库和云端关联强化新型威胁检测能力。

3. 安全风险 网络安全系统除了需要能够及时发现问题外，还需要保障系统的易用性，确保用户技术人员能够方便快速地发现安全问题、了解影响范围、定位问题源头，提供响应的展示告警和分析举证服务。只有人性化的安全事件分析告警和举证分析服务，才能真正为安全保障部门的事件分析和应急处置提供有效帮助：①打破传统的网络拓扑展示局限，采取基于系统业务逻辑的业务访问视图；②从运维和安全应急人员视角，在失陷业务、风险用户和有效攻击等不同维度分析和展示安全风险，方便定位安全问题。

4. 分析决策 除了专业的威胁检测和风险分析效果，安全感知的核心目标是全面展示安全风险与辅助安全决策分析。①安全风险展示：以可视化的形式呈现关键业务资产及针对关键业务资产的攻击与潜在威胁，通过全网攻击监测、分支机构监管、风险外联监测等多个不同视角的大屏展示，提供对失陷业务和主机的报告导出和分析服务，为网络安全主管提供驾驶舱式的辅助决策服务；②辅助决策分析：通过访问逻辑展示、主机威胁活动链分析、安全日志举证和查询以及基于特定资产的深度业务逻辑分析和威胁攻击链钻取，可以快速定位问题影响和源头，进行相应的分析。

二、总体架构

1. 平台总体架构 健康医疗大数据安全管理平台是针对卫生信息系统业务的安全状态为目标，从风险管理角度出发，以风险识别、预警、分析、跟踪和评价及全业务安全态势分析为核心，通过对卫生信息系统各业务系统的接口，收集各业务的风险状况，经过风险特征提取、大数据关联分析等技术手段，结合网络安全 4 个层次的风险特征建模和网络安全风险漏洞库，全面覆盖卫生信息系统各类业务安全状况的监测、分析、量化、评价、溯源和定位，实现对安全态势的感知。安全管理平台总体架构如图 12-2 所示。

安全管理平台分为 4 层：应用展现层、网络安全管理层、数据分析层和数据采集层。

（1）应用展现层：应用展现层是系统应用的集中展现，提供独立大屏展示以及 Web 页面方式的网络安全风险监测综合视图和系统管理，可根据用户需求进行展现内容组装。

（2）网络安全管理层：网络安全管理层为网络安全工作所承载的各类业务工作的内容

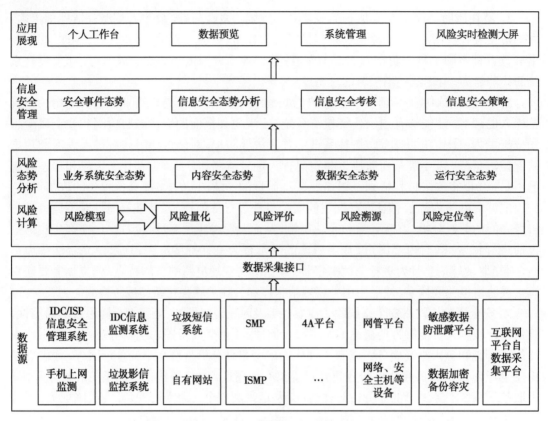

图 12-2　安全管理平台总体架构

支撑功能,包括安全事件态势管理、网络安全态势分析、网络安全专项治理、网络安全考核和网络安全策略,它是具体业务的独立展现和维护管理,是网络安全各层面的业务分析、逻辑处理的重要部分。

(3)数据分析层:数据分析层为业务系统安全、内容安全、数据安全及运行安全等层面的风险计算和态势分析,包括风险计算和风险态势分析两部分。风险计算是通过风险模型对风险量化、评价、溯源、定位等功能为网络安全各层次提供统一的分析计算方法。风险态势分析是网络安全各层面的安全态势分析。该层为系统提供基础数据分析和数据单元,主要从风险到态势分析,包括全业务及内容安全状态等层次对网络安全进行分析,同时包括风险量化处理等内容,是网络安全的各方面的基础数据分析、基本逻辑分析等功能,也是平台核心模块。

(4)数据采集层:数据采集层是负责与各卫生信息业务系统进行通讯和简单的数据加工,与数据源直接对接层,对分析层下达的采集指令进行执行调度、数据基础归并及分析等。其通讯采用 WCF、Socket 或 Web Service 方式与相关安全系统对接,例如 IDS/IPS、4A 等对象,预留有 Web Service、Syslog 或 FTP 通讯方式。

安全管理平台与各设备、各卫生信息业务系统进行关联,实时采集安全日志、告警信息、异常信息等信息采集、关联分析,统一集中对安全系统、网络设备、应用系统等业务的安全日志进行分析,实现对网络安全状况的实时评价、量化,达到动态掌握安全风险状态,提供对安全风险定位、跟踪和溯源的功能。

通过长期对网络安全风险数据的采集、归纳和分析，形成网络安全数据仓库，利用云技术、大数据等手段和方法，结合风险分析模型，可实现实时对网络安全风险数据进行分析，同时可通过修订内置分析策略达到用户自定义需求的效果，实现对各业务系统及网络安全风险趋势分析与判断。

安全管理平台是一个集中、顶层的网络安全风险状态监测、分析、量化和评估的系统，将所有设备、安全系统、业务系统等对象进行关联对接，其提供的数据是经过关联和综合分析的结果，所表现出来的效果是真实的，具有科学根据，能全面反映整个网络安全风险现状，因此在网络安全工作管理中起到有力的辅助支撑效果。

安全管理平台提供大量安全监测数据和分析报告，从多维度多角度对网络安全情况进行分析，呈现各层次、各部门、各业务及相关责任人在网络安全工作的状况。从整体到具体，从面到点分析评估，包括卫生信息系统安全、生产部门、业务系统及管理人员等角色的安全状态及趋势变化，能全面地反映安全系统的投建、应用等过程的效果。

同时平台具备网络安全专项工作管理功能，对重难点安全工作事项进行专题管理，按照专项整治过程，提供前期分析、整治过程监测、整治过程优化、整治效果对比等功能，对决策执行结果进行分析和效果评价。

2. 组间实现　安全管理平台主要由威胁潜伏探针、安全态势感知系统两部分组成，并提供云端的深度分析、威胁关联和服务响应。威胁潜伏探针应该将转发平面、安全平面并行运行在多核平台上，多平面并发处理，紧密协作，最大程度地提升网络数据包的安全处理性能。安全态势感知系统利用大数据并行计算框架支撑关联分析、流量检测、机器学习等计算检测模块，从而实现海量数据分析协同的全方位检测服务。

（1）威胁潜伏探针

1）分离平面设计：威胁潜伏探针通过软件设计将网络层和应用层的数据处理进行分离，在底层以应用识别模块为基础，对所有网卡接收到的数据进行识别，再通过抓包驱动把需要处理的应用数据报文抓取到应用层。若应用层发生数据处理失败的情况，也不会影响到网络层数据的转发，从而实现高效、可靠的数据报文处理。

2）多核并行处理：威胁潜伏探针的设计在计算指令设计上采用了并行处理技术，实现多流水线同时处理，成倍提升系统吞吐量，实现真正的多核并行处理。

3）单次解析架构：威胁潜伏探针采用单次解析架构实现报文的一次解析一次匹配，有效地提升了应用层效率。实现单次解析技术的一个关键要素就是软件架构设计实现网络层、应用层的平面分离，将数据通过"0"拷贝技术提取到应用平面上，实现威胁特征的统一解析和统一检测，减少冗余的数据包封装，实现高性能的数据处理。

4）跳跃式扫描技术：威胁潜伏探针利用多年积累的应用识别技术，在内核驱动层面通过私有协议将所有经过探针的数据包都打上应用的标签。当数据包被提取到内容检测平面进行检测时，设备会找到对应的应用威胁特征，通过使用跳跃式扫描技术跳过无关的应用威胁检测特征，减少无效扫描，提升扫描效率。例如流量被识别为 HTTP 流量，那么 FTP Server-u 的相关漏洞攻击特征便不会对系统造成威胁，便可以暂时跳过检测进行转发，提升转发的效率。

5）流量记录：流量记录能够对网络通信行为进行还原和记录，以供安全人员进行取证分析,还原内容包括:TCP 会话记录、Web 访问记录、SQL 访问记录、DNS 解析记录、文件传输行为、LDAP 登录行为。

6)报文检测引擎:报文检测引擎可实现 IP 碎片重组、TCP 流重组、应用层协议识别与解析等,具备多种的入侵攻击模式或恶意 URL 监测模式,可完成模式匹配并生成事件,可提取 URL 记录和域名记录,在特征事件触发时可以基于五元组和二元组进行原始报文的录制。

(2)安全态势感知系统

1)资产业务管理:内网设备按照功能划分可分为资产和业务。安全态势感知系统可以主动识别内网资产,主动发现内网未被定义的设备资产的 IP 地址,无需用户进行繁琐的统计和录入,节省用户时间。资产配置详情展示模块可以识别内网服务器资产的 IP 地址、操作系统、开放端口以及传输使用协议和应用。业务与资产关系展示模块能够按资产 IP 地址/地址段,组合成为特定的业务组。

2)内网流量展示:内网违规访问、攻击行为、异常流量的图形化展示,展示内网针对不同业务资产的正常访问、违规访问、攻击行为、异常流量,并用不同颜色加以区分,让用户查阅更直观。

3)监测识别知识库:安全态势感知系统内建的监测识别知识库,涵盖的应用类型多样,应用识别规则丰富,具备亿万级别 URL 识别能力;知识库涵盖的入侵防护漏洞规则特征库数量超过 4 000 条,包括但不限于漏洞描述、漏洞名称、危险等级、影响系统、对应 CVE 编号、参考信息和建议的解决方案。

4)日志收集和关联:安全态势感知系统可以收集和分析各类安全设备的相关日志和告警信息,并进行相应的分析和关联,同时对于平台分析发现的安全隐患,也可以迅速调用这些防护系统阻断和查杀响应的安全隐患和攻击代码。

5)可视化平台:全网攻击监测可视化平台支持安全态势感知,对全网安全事件与攻击进行地图展现与可视化展现。按攻击事件、攻击源、攻击目标、攻击类型、危害级别进行统计与展示。可视化平台支持全网业务可视化,可以呈现全网业务对象的访问关系与被入侵业务的图形化展示。支持用户自定义的业务资产管理的可视化。支持对经过设备的流量进行分析,发现被保护对象存在的漏洞(非主动扫描)。业务外连监控大屏,展示资产、业务被外网攻击的实时动态地图,图形化大屏展示。分支安全监测,能够以地图拓扑的形式展示分支机构/被监管机构的安全状态,对风险状态进行排名并罗列分支机构/被监管机构的安全趋势。安全日志展示支持所有安全设备的安全日志汇总,并能够通过时间、类型、严重等级、动作、区域、IP、用户、特征/漏洞 ID、回复状态码、域名/URL、设备名称等多个条件查询过滤日志。

6)风险可视化:基于等保部分要求,展示以用户组为粒度的风险详情及对业务系统的影响情况,风险用户可视化对高危用户进行可视化展示,对高危用户的风险操作、攻击行为、违规行为、影响业务进行可视化展现,并按确定性分类,例如可分为失陷用户、高危用户、可疑用户。风险业务可视化对高危业务进行可视化展示,对业务的有效攻击、篡改、后门的攻击路径进行图形化和可视化的展示,并按确定性分类,例如可分为失陷业务、高危业务、可疑业务。

7)大数据分析引擎:大数据分析引擎负责实现各类检测能力及大数据关联分析能力。

该引擎由数据预处理、数据融合、模型构建、模型融合、分析结果生成等主要模块构成，以MapReduce为底层计算框架、以MLib和Tensorflow作为主要机器学习框架，实现了SVM、贝叶斯网络、随机森林、LDA、DGA、马尔可夫聚类、iForest、RNN等关键机器学习算法，从而支撑UEBA、失陷主机检测及大数据关联分析等安全能力。

8）管理功能：管理功能应由登录模块、升级模块、用户管理模块、时间管理模块、网络管理模块等多个模块组成。

三、技术架构

安全管理平台技术架构如图12-3所示。

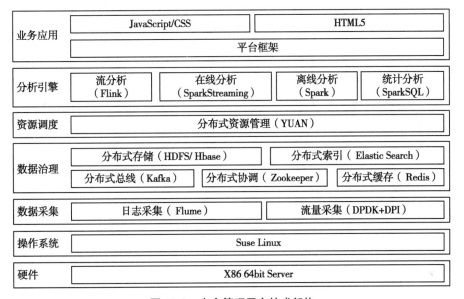

图12-3　安全管理平台技术架构

1. 数据采集

（1）日志采集：日志采集器基于Flume实现，Flume是一个分布式、可靠和高可用的海量日志聚合的组件。基于Flume扩展采集适配方式/协议，对于不同日志源上报的日志进行日志分析、解析和格式化处理，并转换成归一化的数据格式，上报给数据治理的数据预处理模块。

（2）流量采集：流探针基于DPDK＋DPI引擎实现，通过DPDK实现高性能的流量数据采集，通过DPI引擎实现应用层协议解析、文件还原及IPS签名检测。

2. 数据治理

（1）分布式调度：分布式调度采用Zookeeper，Zookeeper是一个分布式应用程序协调服务，是集群的管理者，负责监视着集群中各个节点的状态，为集群的管理及监控提供一致性、可用性、容错性的保障。

多个Zookeeper服务器工作前为了保证数据的一致性会选举出一个节点作为leader，其余的节点作为follower，如果这个leader节点宕掉，剩下的Zookeeper服务器会知道这个leader宕掉，从而在剩余的节点中再选举出一个leader。Zookeeper正常工作的前提是所有节点时间必须同步。在安全管理平台 Zookeeper 与 HDFS/Kafka 协作共同提供分布式存储 / 分布式总线能力。

（2）分布式总线：分布式总线采用 Kafka，Kafka 是一个分布式的消息发布 - 订阅系统。它采用独特的设计提供了类似 JMS 的特性，主要用于处理活跃的流式数据。Kafka 有很多适用的场景：消息队列、行为跟踪、运维数据监控、日志收集、流处理、事件溯源、持久化日志等。

在安全管理平台中分布式总线主要作为消息队列，数据预处理后的日志 /NetFlow/Metadata 和威胁检测的分析结果会发布到总线上，分布式存储、分布式索引及在线分析模型从总线上订阅关注的数据并进行进一步的处理。

（3）分布式缓存：分布式缓存采用 Redis，是一个基于网络的、高性能 Key-Value 内存数据库，适合于作为系统中的缓存或者消息队列 Redis，弥补了 Memcached 这类 Key-Value 存储的不足。在部分场合可以对关系数据库起到很好的补充作用，满足实时的高并发需求。

Redis 跟 Memcached 类似，但是数据可以持久化，而且支持的数据类型丰富。支持在服务器端计算集合的并、交和补集等，还支持多种排序功能。

在安全管理平台中 Redis 主要用于高速缓存，缓存统计汇聚查询结果，提升统计汇聚查询性能。

（4）分布式存储：分布式存储使用了 HDFS 和 HBase，其中 HDFS 主要用于存储离线分析所需要的日志、NetFlow 和流量元数据，HBase 主要用于保存后台的配置、PCAP 文件、邮件正文文件及统计汇聚结果。HDFS 是一个适合运行在通用硬件之上，具备高度容错特性，支持高吞吐量数据访问的分布式文件系统，非常适合大规模数据集应用。

（5）分布式索引：分布式索引基于 Elastic Search 实现，Elastic Search 是一个开源的搜索引擎，建立在一个全文搜索引擎库 Apache Lucene 基础之上。Lucene 虽然是当前最先进、高性能、最全面的全文搜索引擎库，但其相当复杂。为了使全文搜索变得简单，Elastic Search 对 Lucene 进行封装，对外呈现一套简单一致的 RESTful API。

3. 资源调度　分布式资源管理采用 YARN，YARN 是 Hadoop 中的资源管理系统，它是一个通用的资源管理模块，可为各类应用程序进行资源管理和调度。YARN 是轻量级弹性计算平台，在安全管理平台中 YARN 为在线 / 离线分析提供统一的资源调度。

4. 分析引擎

（1）在线分析：在线分析引擎采用 Spark Streaming，Spark Streaming 是 Spark 核心 API 的一个扩展，其接收实时的输入数据流，然后将这些数据切分为批数据供 Spark 引擎处理，Spark 引擎将数据处理成最终的结果数据。使用 DStream 从 Kafka 和 HDFS 等源获取连续的数据流，DStreams 由一系列连续的 RDD 组成，每个 RDD 包含确定时间间隔的批数据，任何对 DStreams 的操作都转换成对 RDD 的操作。在安全管理平台中基于 Spark Streaming 构建基于实时数据的在线分析，在线分析模型可以从 Kafka 读取日志、流量元数据和 NetFlow 数据并进行在线分布式计算。

（2）离线分析：离线分析引擎采用 Spark，Spark 是分布式批处理框架，提供分析与迭代式内存计算能力，支持使用 Scala、Java 和 Python 语言进行程序开发。在安全管理平台中基于 Spark 构建基于历史数据的离线分析，离线分析模型可以从 HDFS 读取日志、流量元数据和 NetFlow 数据并进行数据分析。

（3）流分析：流分析引擎采用 Flink，Flink 流数据处理引擎是主打的流处理系统，具有高吞吐、低时延、高可靠等特性，在生态上具有完备的生态系统。

（4）统计分析：统计分析引擎采用 SparkSQL，SparkSQL 是 Spark 的一个子模块，主要功能是用于处理结构化数据。SparkSQL 提供了一个称为 DataFrame 的编程抽象，并且可以充当分布式 SQL 查询引擎。

四、平台功能

1. 安全监测子系统　安全监测子系统涉及数据的采集、存储和分析。通过对采集数据的分析，发现检测对象的异常。分析结果以告警的形式发送到态势感知子系统，本地存储的数据可快速检索，可溯源。该系统是整个安全管理平台的核心，是平台建设成功的关键。

（1）流量和日志采集：通过优化的 DPI 技术高效提取原始流量的协议特性，实现高性能的流量数据采集和协议还原，流量采集主要功能包括协议解析、文件还原、流量抓包。可采集第三方系统和安全设备的 Syslog 日志、网络 / 安全设备上报的 Netflow 数据，并对采集到的数据做归一化处理。

（2）数据存储和检索：存储检索包含分布式存储、数据路由、分布式索引。分布式存储负责将总线上的归一化日志、Netflow 数据、Metadata 数据和异常 / 威胁数据保存在 HDFS 上，对格式化后的数据进行存储，针对不同类型的异构数据进行分类存储。

分布式存储的数据主要用于威胁检测和威胁可视化。考虑到可靠性和高并发性能的要求，分布式存储的数据保存在多个检测 / 存储节点，并且可以按需扩展存储节点。

数据路由提供系统内数据共享服务，共享的数据包括：归一化日志、Netflow 数据、Metadata 数据和异常 / 威胁数据。

分布式索引负责读取总线上的归一化日志、Metadata 数据和异常 / 威胁数据，并通过搜索引擎创建索引文件，对关键的格式化数据建立索引，为可视化调查分析提供基于关键字的快速检索服务。分布式索引采用了多实例自适应的索引技术和时间片抽取的分层索引结构，索引数据保存在多个检测 / 存储节点，提供了高可靠性和高并发索引能力，支持按需弹性扩展索引。

（3）数据分析：基于签名、规则（预定义和自定义）、统计分析、AI 分析，包含多个威胁检测模块和综合评估模块，负责根据预置的检测模型和自定义的检测规则对归一化日志、Netflow 和 Metadata 数据进行实时 / 离线分析，检测异常行为并对异常进行关联和评估，从而发现高级威胁。关联分析能力应基于服务器、PC 等主机设备的安全事件日志，防火墙、路由器、IDS、IPS 等网络设备，进行关联评估与检测，通过挖掘事件之间的关联和时序关系从而判断网络中是否存在异常行为。

（4）应用检测：监测区域内相关应用安全。通过扫描行为获取应用服务器上与漏洞可能相关的信息或通过一定程度的攻击行为模拟来判断目标服务器是否存在与漏洞库匹配的相关漏洞。

（5）僵木蠕毒监测：能识别多种网络协议，包括漏洞利用攻击检测，Web 应用攻击检测，僵木蠕检测，缓冲区溢出攻击检测，暴力破解，木马后门等。具体可检出的类型有：蠕虫、病毒、木马、僵尸网络、间谍软件、广告软件、CGI 攻击、跨站脚本攻击、攻击注入、目录遍历、信息泄露、远程文件包含攻击、溢出攻击、代码执行、拒绝服务、分布式拒绝服务、扫描攻击、后门、Webshell 攻击、暴力破解等。持续的积累 IPS 签名库、AV 特征库。具体规则库的自动化生产能力,实时地发布更新库文件,有效地识别系统入侵、僵木蠕等威胁事件。

(6)APT 攻击监测:内置签名库、AI 监测算法,覆盖 APT 攻击的所有阶段。支持 HTTP、DNS、ICMP、SMTP/POP3/IMAP4 等应用协议的报文检测,包括 DGA 域名检测、CC 访问、隐蔽通道、恶意邮件、Webshell 等;支持基于流量基线的检测,包括恶意 CC 流、访问关系、开放端口、自适应流量基线异常、端口扫描等;支持多种常见文件类型的威胁检测;支持沙箱逃逸检测技术;支持日志、安全事件的关联分析检测。

2. 态势感知子系统 态势感知系统从多维度和可视化方式,对应用系统安全情况进行全方位展现和全天候感知。通过大数据未知威胁检测技术,结合第三代沙箱的恶意文件检测,引入 AI 智能威胁分析、流量基线异常分析、情报威胁分析等技术。通过对流量计日志等源数据的深度挖掘,从区域、资产、攻击者、攻击手段等多维度执行态势呈现及攻击溯源,同时为后续的联动处置和快速的威胁闭环,提供了丰富和重要的数据支撑。

(1)综合态势感知:利用可视化大屏技术展示网络的整体安全态势,用户可以完整直观地了解到全网攻击数、资产数量以及安全事件的数量和处理率。同时能够清晰掌握 TOP 受威胁资产、TOP 攻击者以及需要重点关注的威胁类型和待处理漏洞。通过实时攻击地图、告警可以对当前正在发生的事件进行及时把控,综合态势感知可以帮助领导和安全运维人员第一时间掌握全网整体的安全态势。

(2)内网安全态势感知:内网安全态势感知,主要展现网络内部主机的恶意外联,以及主机受控情况两个维度。管理员可以直观地查看已经发生的恶意受控事件、外部的恶意控制服务器以及失陷的资产数量。同时能够对恶意外联主机和被控制主机的分布区域有全局把控。对于已经失陷的资产,管理员可以清晰地查看外联的相关恶意主机。此外,管理员还可以查看威胁在内网的恶意扩散情况。

(3)Web 站点态势感知:Web 站点态势感知,主要针对向外部开放的 Web 服务的态势监控。管理员可以对 Web 类的漏洞及攻击类型的分布有清晰的认识,同时对访问及攻击的 TOP 主机以及趋势情况有更加清晰的把控。

(4)资产态势感知:资产态势大屏全方位展现资产相关的漏洞信息、风险端口、资产类型、操作系统类型的整体分布,以及资产的在线状态与失联情况。通过结合攻击、威胁事件及资产脆弱性信息,系统会自动完成资产的风险评估,协助运维人员高效完成资产的风险把控及分析。

(5)脆弱性态势感知:通过对接漏扫日志,系统可以完成脆弱性态势的呈现。脆弱性感知主要展示网络中的资产、主机的漏洞情况。针对整体资产漏洞严重程度、漏洞发生趋势、漏洞类型分布以及资产上的漏洞数量的统计,可以方便运维人员把握整体的资产脆弱性状态,并对处理优先级做到心中有数。

3. 通报预警子系统 通报预警子系统根据安全监测、态势感知、快速处置、追踪溯源、情报信息等子系统生成的态势、威胁和漏洞情况进行汇总、分类、分级和研判处理,自动形成通报报告,并及时将情况下达,从而实现对使用部门、下级单位的通告预警。

4. 快速处置子系统 快速处置子系统自动接收来自安全监测子系统中的告警以及网络中的日志、流量等数据,快速处置子系统中的各类异常检测模型及威胁判定模型会按照攻击链的阶段标识/分类各种异常,并以异常发生的时间为准,通过主机 IP、文件 MD5 和

URL 建立异常的时序和关联关系,根据预定义的行为判定模式判定是否为安全事件,对于安全事件数据需要创建对应的安全事件处置任务,系统自动生成安全隐患告知书,并要求安全事件发生单位限期整改。针对已经处置完成的任务可利用系统接口转存至侦查调查子系统,对安全事件进行集中归档,作为后续其他安全事件处置分析的参考数据,提高安全事件处置工作效率。

(1)数据采集:快速处置子系统通过在网络中部署流量探针,可以对网络中内网及东西向流量执行采集,对网络层到应用层的流量执行关键信息的提取上送给安全管理平台。同时,快速处置子系统通过在网络中部署日志采集器,可以对网络中的安全设备、网络设备、终端设备的各类告警日志、运行日志等执行采集,通过约定的归一化处理规则,将各类设备日志执行归一化处理,上送给安全管理平台执行后续操作。

(2)数据存储/索引:针对数据采集模块完成数据采集后的数据,数据存储模块会对原始的流量源数据日志数据执行数据预处理后进行分布式存储和索引,为可视化管理子系统提供可视化展示的数据支撑,为威胁检测子系统提供历史与实时数据访问支撑。海量数据智能检索 PB 级数据秒级返回,智能检索无处不在,分类呈现不同维度的上下文信息,助您方便、快捷完成事件确认和调查。智能检索能够帮助安全运维分析人员快速准确地定位关注的威胁事件和上下文数据,并检索下载原始报文和日志进一步取证分析。

(3)检测分析:负责根据预置的检测模型和自定义的检测规则对归一化日志、流量元数据进行实时/离线分析,检测异常行为并对异常进行关联和评估,从而发现并判定高级威胁。异常检测模型是建立在大数据平台的基础上,由安全专家对各种异常事件进行特征提取,将事件特征和外部情报作为输入,通过机器学习模式形成的异常事件检测模型。异常检测模型能够在大数据平台上不断自我优化。通过这些异常模型,可以覆盖整个 APT 攻击链,检测出的任何一个异常,都可以作为一个 APT 攻击检测的线索,围绕这些异常进行深入的分析,可以更加快速准确地检测到完整的 APT 攻击。

(4)应用服务:态势感知展示通过告警数据处置规则过滤自动发送到快速处置子系统的威胁数据,并支持针对告警创建快速处置任务。处置任务管理模块会维护处置任务业务流程数据,并自动创建安全隐患告知书,要求安全事件事发单位限期整改,并提供情报信息子系统、侦查调查子系统、追踪溯源子系统的分析能力集成。针对已经处置完成的处置任务,系统会对这些安全事件归档,并支持查询历史归档信息,便于后续安全事件的分析处置,提高安全事件处置工作效率,态势感知以图表形式直观地展现安全事件处置工作开展的情况。

5. 情报信息子系统 情报信息子系统包含安全情报的收集、情报分析与处理、情报数据管理等。该系统能够处理的情报信息主要包括恶意样本病毒、恶意 IP/URL/MD5 库,黑客组织信息、攻击方法手段、安全资讯等。针对攻击事件可以及时同步,做好未雨绸缪工作。

6. 追踪溯源子系统 系统支持针对检测出的威胁事件进行取证溯源分析,可以方便地在取证溯源分析界面关联威胁事件所对应的流量元数据、日志信息。也可以手工在日志检索和流量元数据检索界面针对威胁事件的关键元素进行检索,以获取原始访问流量对应的元数据信息或日志信息。除了记录威胁相关的流量元数据外,还支持报文捕获功能,可配置触发式的报文捕获策略,当系统检测到威胁事件后,将自动按照安全运维人员配置的策略,进行网络原始流量的抓取和存储,以便进一步调查分析取证,同时针对渗透、僵尸主机、APT 攻击可以直观地还原回放威胁攻击现场,辅助快速事件确认和调查。

（1）威胁事件维度的分析溯源：管理员可以通过安全运营大屏完成对安全事件攻击者的溯源及调查分析。针对安全事件攻击者态势感知系统会对攻击者执行画像，包含其基本的 IP 信息、信誉信息以及曾经发生过与该攻击者有关的安全事件情况和其他受该攻击者影响的内网主机情况，使运维人员或安全分析人员对攻击者有更清晰的认知和更详细的了解。

同时态势感知提供了威胁分析取证溯源页面，以图形化的方式呈现当前威胁事件的具体内容。例如 DGA 恶意域名请求事件，将呈现出该事件对应的网络内部地址在某时间点、访问了哪些域名、域名对应的外部 IP 地址等关键信息。

运维人员还可以对具体的异常事件序号内容，进一步查看跟当前威胁事件相关的异常事件列表以及异常事件关联的流量元数据列表等信息。

（2）流量元数据/事件维度的溯源取证：系统支持所监控网络流量的流量元数据检索功能，提供会话级别的七层关键协议内容的检索。安全运维人员可以以事件的关键信息（例如 IP、域名、邮件地址等）为维度进行流量元数据的检索，从而确认事件对应原始流量的关键内容：五元组、发生时间、访问关系等。安全运维人员也可将流量元数据信息结合其他系统（例如 FW）的日志信息，确认最终受威胁主机，以及主机发生恶意行为的具体时间点。

系统支持采集第三方日志。第三方系统日志与系统自身生成的威胁事件日志，均会创建索引，供安全运维人员检索。全运维人员可以以事件的关键信息为维度进行事件检索，查找相关类型、相关主机的相关事件。例如系统检测出某个主机的恶意域名请求，但流量元数据的检索并没有发现针对该域名进行访问的后续流量元数据，则可以在事件检索中进一步确认，查看采集到的第三方设备日志中是否存在针对后续访问请求的阻断日志。

（3）报文自动捕获辅助调查：安全运维人员在做威胁事件调查时，可以进一步参考自动捕获的原始网络流量内容，确认网络通信的具体信息。

（4）专项能力追踪溯源

1）文件扩散：系统整合了恶意文件检测的能力，通过流探针还原文件，送到沙箱进行文件检测。沙箱检测出恶意文件后，会将结果发送给系统。系统会呈现恶意文件扩散次数趋势和恶意文件列表及详细情况。可以通过文件扩散路径图来了解恶意文件的扩散次数趋势和详细扩散情况，包括恶意文件下载次数和详细扩散路径。通过大数据的统计分析，系统可以完成对各个恶意文件从外部渗透到内部网络，并在内部网络扩散的过程的路径完整还原，并对内网受害主机及攻击者有直观的展示，帮助运维人员和安全分析人员完成文件扩散情况及影响的清晰梳理。

2）僵尸网络：管理员可以通过系统查看到黑客的主机通过连接恶意域名发起的攻击的趋势和列表等信息。同时可以完整地查看到网络中的恶意域名以及对应的控制服务器 IP，并统计被控主机与控制主机的通信次数。同时可以直观地查看到网络中的被控主机以及请求的恶意域名的情况，系统会对网络中的各个被控主机溯源出外部控制主机。

3）APT 攻击溯源：APT 攻击溯源能够直观地呈现高级威胁的多个攻击阶段和关联节点的资产信息，并通过攻击回放功能重现攻击过程。攻击路径主要展示出，攻击回放动态还原攻击路径、每条攻击路径处于 APT 攻击的阶段、每条攻击路径相关的威胁事件、每条攻击路径相关的流量信息。攻击节点主要展示，攻击源/目的节点的 IP 信誉和地域、每台资产的级别和相关用户信息、每台资产相关的威胁事件、每台资产相关的流量信息。

7. 重保期间指挥调度子系统 在重大安全任务保障期间，需要有效指挥调度所有可支配的技术专家、网络安全专家及值班人员,从而实现对网络安全事件的快速处置、追踪溯源和侦察调查等目的。指挥调度子系统包括统一指挥调度、安全保障任务管理、运维值班管理、技术支撑单位管理和专家管理等模块。

第二节 安全态势感知

一、安全态势感知概念

态势感知是一种基于环境的、动态、整体地洞悉安全风险的能力,是以安全大数据为基础,从全局视角提升对安全威胁的发现识别、理解分析、响应处置能力的一种方式,是安全能力的落地。

态势感知的概念最早在军事领域被提出,覆盖感知、理解和预测3个层次。并随着网络的兴起而升级为网络态势感知(cyberspace situation awareness,CSA)。指在大规模网络环境中对能够引起网络态势发生变化的安全要素进行获取、理解、显示以及最近发展趋势的顺延性预测,进而进行决策与行动。

随着网络安全重要性的凸显,态势感知开始在网络安全领域崭露头角。2009年,美国白宫在公布的网络空间安全战略文件中明确提出要构建态势感知能力,并梳理出具备态势感知能力和职责的国家级网络安全中心或机构,包含了国家网络安全中心、情报部门、司法与反间谍部门、美国计算机紧急响应小组、网络作战部门的网络安全中心等,覆盖了国家安全、情报、司法、公私合作等各个领域。

2016年4月习总书记在与网络安全业界人士座谈会上明确指出:"加快构建关键信息基础设施安全保障体系,全天候全方位感知网络安全态势,增强网络安全防御能力和威慑能力。"全天候全方位感知网络安全态势,没有意识到风险是最大的风险。网络安全具有很强的隐蔽性,一个技术漏洞、安全风险可能隐藏几年都发现不了,结果是"谁进来了不知道、是敌是友不知道、干了什么不知道。"

现阶段面对传统安全防御体系失效的风险,态势感知能够全面感知网络安全威胁态势、洞悉网络及应用运行健康状态,通过全流量分析技术实现完整的网络攻击溯源取证,帮助安全人员采取针对性响应处置措施。

所以态势感知系统应该具备网络空间安全持续监控能力,能够及时发现各种攻击威胁与异常;具备威胁调查分析及可视化能力,可以对威胁相关的影响范围、攻击路径、目的、手段进行快速判别,从而支撑有效的安全决策和响应;能够建立安全预警机制,完善风险控制、应急响应和整体安全防护的水平。

习近平总书记在419座谈会上提出:"安全是发展的前提,发展是安全的保障,安全和发展要同步推进。要树立正确的网络安全观,加快构建关键信息基础设施安全保障体系,全天候全方位感知网络安全态势,增强网络安全防御能力和威慑能力。"随着《中华人民共和国网络安全法》和《国家网络空间安全战略》的相继出台,态势感知被提升到了战略高度,众多大行业、大型企业都开始倡导、建设和积极应用态势感知系统,以应对网络空间安全严峻挑战。"态势感知"已经成为网络空间安全领域聚焦的热点,也成为网络安全技术、产品、方案不断创新、发展、演进的汇集体现,更代表了当前网络安全攻防对抗的最新趋势。

二、安全态势感知现状

组织单位之所以难以及时发现黑客入侵,主要原因可以总结为"三个看不清"和"三个看不见",由此导致安全技术保障体系和安全治理管理体系脱节,简单堆砌的防火墙、入侵检测、防病毒等产品无法提供管理决策所需的数据支撑,而管理决策体系确定的安全策略也缺乏对应的抓手,无法检测其是否得以实现和落地,安全态势感知体系如图12-4所示。

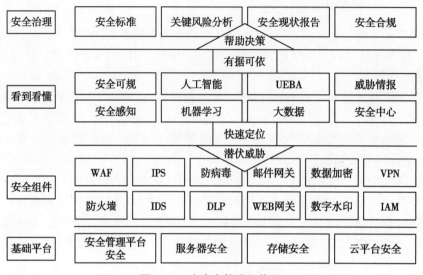

图 12-4　安全态势感知体系

1. 业务逻辑不清　网络安全保障的是核心业务和数据资产,如果不清楚被保护的主体包含了哪些系统、哪些资产以及它们之间是如何交互、如何互相访问的,则不能建立安全保障体系。越来越多的黑客攻击已经开始基于业务逻辑和业务流构建自己的攻击过程,例如著名的"孟加拉央行劫案",都不是通用安全防护设备能够应对的;而来自恶意内部员工的窃密和攻击,多数时候甚至不是严格意义上的网络攻击行为,更加无法依赖标准化交付的安全产品实现。而"看不清"自身业务主要包括以下3个维度。

(1)看不清的新增资产产生安全洼地:关键IT资产的梳理和清单目录是许多IT运维人员较难解决的问题,特别是随着IT资产逐步向虚拟化迁移,新增部署一台虚拟机往往只需要数分钟的时间,而在服务器上开启服务或者端口所需时间较长。

看不清的新增资产会因为缺少安全检查与访问控制,成为攻击者攻入关键业务区的跳板;看不清的资产配置信息及开放的服务端口,会由于缺乏安全访问规则的控制,成为远程接入的最佳途径;看不清的资产漏洞,会由于没有适当的安全加固,最简单的攻击代码就能轻易攻陷这些机器。

(2)看不清的业务关系使业务安全防护失效:目前大部分安全防护的重点均停留在网络与应用系统侧,对业务与数据访问的防护还不健全。黑客在突破和绕过边界以后,往往利用合法用户的计算机与身份对数据库、财务系统、用户关系管理系统等关键资产进行非法访问、数据窃取与资产破坏行为。而这些访问往往只是正常的增删查改操作,并不需要借用攻击代码或恶意软件,传统基于网络和应用系统的防御措施往往无法识别。

(3)缺乏有效手段主动识别新增业务:过去的 IT 管理需要大量管理设备与专业人士进行业务资产的识别与梳理,很多情况下要发现新增业务资产往往只能依赖定期的安全巡检,效率不高且滞后。如果不能通过自动化的手段对新增业务资产及其开放端口、使用协议、系统配置信息进行识别,以及对关键业务访问关系及其流量模型的可视化呈现,那么管理人员手里的资产台账永远都只是过去时态,难以满足安全事件分析的需求。

2. 潜藏威胁隐患较多 "三个看不见"即看不见黑客发起的内网横向攻击、看不见内部人员的违规操作以及看不见内网异常行为。①第一个看不见是指攻击者绕过边界防护后,发生在组织单位内网的横向移动攻击是无法检测到的,例如通过失陷主机向内网业务资产或业务资产管理员发起的横向移动或者跳板攻击,包括内网嗅探、内网扫描、漏洞利用、远程控制、攻击会话等都无法被边界设备检测;②第二个看不见是指攻击者的行为往往不是病毒、漏洞利用等明显恶意行为,而是通过社会工程学、钓鱼、跳板等更加隐蔽的手段获取高级管理员的账号与权限,同时内部潜藏的恶意用户也会通过窃取、窥探等手段获得合法权限;③第三个看不见是指攻击者在嗅探、突破、渗透、横移、会话维持、捕获占领的整个攻击链中,会将关键文件进行打包加密甚至隐写,所有的网络会话也会在加密通道上传输,而会话维持以及远程控制服务器的通信会夹杂在代理、VPN 隧道、NTP、DNS 等正常网络协议中混淆视听,从而隐藏自己的攻击行为。

只有看清了全网业务和流量,对内部的攻击行为、违规操作和异常行为进行持续检测,利用威胁情报、流量监测、机器学习等核心技术有效识别内网中潜伏的威胁,才能通过可视化平台将这安全状态实时地展现给安全部门,从而让内鬼和黑客无所遁形。

3. 安全态势感知能力缺乏 安全技术保障体系和安全治理管理体系的脱节,主要是指安全组件发现的安全问题缺乏相应的检测分析能力和追溯能力,无法提供有效的事件应对处置闭环;而安全治理所需系统状态、安全风险也缺乏相应的感知和可视手段,无法实现真正的看到和看懂。

(1)事后难以追溯取证:市面上绝大多数网络安全类产品只能保持 HTTP、DNS 等常见应用日志的记录,而 ARP 请求、数据包和特殊的网络行为则无法存储和识别。这将导致日志记录太过单一,引起文件误报等行为,给用户决策带来干扰。在追溯网络犯罪过程中没有原始的数据包作为支撑,当我们排查故障的时候很难准确定位问题环节,阻碍深入追溯分析的进行,给攻击目标带来无法挽回的损失。

(2)单点检测方式单一:现如今的安全防御软件检测方式单一,例如传统防火墙根据一定格式的协议对文件访问进行过滤,不能防范攻击者 IP 欺骗攻击;反病毒软件根据病毒特征或者黑白名单判断文件攻击性,无法阻止变种软件攻击等。而当前新型病毒具备多样性和高度隐藏功能,能够在不同的环境中通过合理的变形和伪装躲避反病毒软件的查杀,最终侵入系统核心部位爆发。这些新型攻击手段需要防御者能够综合分析多维度的信息,进行综合判断才能进行及时的检测和处置。

三、安全态势感知技术

安全态势感知模型是安全态势感知的基础研究模型。安全态势感知涉及的关键技术贯穿于该模型整个环节,安全态势感知模型如图 12-5 所示。

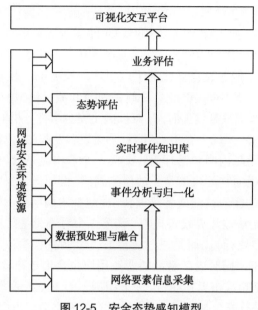

图 12-5　安全态势感知模型

1. 大数据融合　多源数据存在冗余性、互补性等特点，态势感知借助数据融合技术，能够使得多个数据源之间取长补短，从而为感知过程提供保障，以便更准确地生成安全态势。数据融合技术是一个多级、多层面的数据处理过程，主要完成对来自网络中安全相关但具有相似或不同特征模式的多源信息进行互补集成，完成对数据的自动监测、关联、相关、估计及组合等处理，从而得到更为准确、可靠的结论。经过单源日志报警关联过程，分别得到各自的安全事件。对于来自防火墙和入侵检测日志的多源安全事件，采用 D-S 证据理论方法进行融合判别，对安全事件的可信度进行评估，进一步提高准确率，减少误报。

2. 大数据分析　安全态势感知将采集的大量网络、主机、安全设备的数据经过数据融合处理后，转化为格式统一的数据单元。这些数据单元数量庞大，携带的信息众多，有用信息与无用信息鱼龙混杂，难以辨识。要掌握相对准确、实时的网络安全态势，必须剔除干扰信息。大数据分析就是指从大量的数据中挖掘出有用的信息，即从大量的、不完全的、有噪声的、模糊的、随机的实际应用数据中发现隐含的、规律的、事先未知的，但又有潜在用处，且最终可理解的信息和知识的非平凡过程。大数据分析可分为描述性分析和预测性分析，描述性分析用于刻画数据库中数据的一般特性；预测性分析在当前数据上进行推断，并加以预测。大数据分析方法主要有：关联分析法、序列模式分析法、分类分析法和聚类分析法。关联分析法用于挖掘数据之间的联系；序列模式分析法侧重于分析数据间的因果关系；分类分析法通过对预先定义好的类别建立分析模型，对数据进行分类，常用的模型有决策树模型、贝叶斯分类模型、神经网络模型等；聚类分析不依赖预先定义好的类别，它的划分是未知的，常用的方法有模糊聚类法、动态聚类法、基于密度的方法等。

3. 特征提取　安全态势特征提取技术是通过一系列数学方法处理，将大规模网络安全信息归并融合成一组或者几组在一定值域范围内的数值，这些数值具有表现网络及系统实时运行状况的一系列特征，用以反映网络安全状况和受威胁程度等情况。安全态势特征提取是网络安全态势评估和预测的基础，对整个态势评估和预测有着重要的影响，网络安全态势特征提取方法主要有层次分析法、模糊层次分析法、德尔菲法和综合分析法。

4. 态势预测 安全态势预测就是根据网络运行状况发展变化的实际数据，结合网络和系统内态势历史资料、外部态势情报，运用科学的理论、方法和各种经验、判断、知识去推测、估计、分析其在未来一定时期内可能的变化情况，是网络安全态势感知的一个重要组成部分。网络在不同时刻的安全态势彼此相关，安全态势的变化有一定的内部规律，这种规律可以预测网络在将来时刻的安全态势，从而可以有预见性地进行安全策略的配置，实现动态的网络安全管理，预防大规模网络安全事件的发生。安全态势预测方法主要有神经网络预测法、时间序列预测法、基于灰色理论预测法。

5. 态势可视化 安全态势生成是依据大量数据的分析结果来显示当前状态和未来趋势，通过传统的文本或简单图形表示，使得寻找有用、关键的信息非常困难。可视化技术是利用计算机图形学和图像处理技术，将数据转换成图形或图像在屏幕上显示出来，并进行交互处理的理论、方法和技术。目前已有很多研究将可视化技术和可视化工具应用于态势感知领域，在安全态势感知的每一个阶段都充分利用可视化方法，将安全态势合并为连贯的安全态势图，快速发现网络安全威胁，直观把握网络安全状况。安全态势可视化技术为组织机构建立网络安全作战指挥室提供了技术支撑。

四、安全态势感知应用领域

1. 全网业务资产可视化 主动识别资产通过潜伏威胁探针可主动识别业务系统下属的所有业务资产，可主动发现新增资产，实现全网业务资产的有效识别；资产暴露面可视将已识别的资产进行安全评估，将资产的配置信息与暴露面进行呈现，包括开放的端口、可登录的 Web 后台等；违规资产发现通过网络数据包分析，对未备案的新增资产进行实时告警，发现脱离 IT 部门管控的违规资产。

2. 全网访问关系可视化 依托于可视化技术，通过访问关系展示用户、业务系统、互联网之间访问关系，能够识别访问关系的 Who、What、Where、When、How，通过颜色区分不同危险等级用户、业务系统。提供以下展示。

全网业务可视化是基于全网业务对象的访问关系的图形化展示，包括用户对业务、业务对业务、业务与互联网三者关系的完全展示，并提供快捷的搜索。供 IT 人员在业务迁移和梳理时直观地查看业务关系，是否有遗漏的业务未被防护、是否存在内部攻击、是否有业务外连、是否存在外部攻击等行为。基于业务视角的可视化，可呈现当前业务由内而外、由外而内两个方向所有可视化访问关系，包括是否被攻击、是否违规、是否被登陆、是否外发攻击等，并用不同颜色图标标识访问源和目的是否已失陷，供 IT 人员识别潜在风险，例如已被控制的用户不停地攻击当前业务，那么可以很明显地在可视化关系图上看到这个横向攻击。基于用户的可视化，可呈现该用户已经通过哪些应用、协议和端口访问了哪些业务，这些访问是否是攻击、违规、远程登录等行为，可清晰地看出已对哪些业务存在影响，也能推导当前用户是否已失陷。

3. 多维度威胁检测能力 基础安全检测提供漏洞利用攻击检测、Web 应用攻击检测、僵尸网络检测、业务弱点发现等多维的威胁检测能力。违规行为检测是主动建立针对性的业务和应用访问逻辑规则，包括白名单和黑名单两种方式，并对检测到的违规访问在安全风险感知平台上通过可视化方式展示，及时知道内网存在违规的行为。异常行为检测提供基于 DNSFlow 分析引擎、HttpFlow 分析引擎、NetFlow 分析引擎的网络异常行为分析，通过机器学习算法结合威胁情报，能够从大量的样本中进行学习，总结攻击者伪装的规律，从而发现这些高级未知威胁。潜在风险访问将可能失陷的终端对业务系统的访问路径、存在异常流量及行为的终端/服务器的访问路径进行预警，帮助管理员及时响应安全事件并进行安全策略调整。威胁关联分析将防火墙及安全检测探针的安全事件进行关联分析，结合黑客攻击链进行关联分析，并确定更加高级的安全威胁，通过场景关联分析引擎对同类事件进行聚合，对相关事件进行关联，定位主机威胁活动链。

4. 安全风险告警和分析 失陷业务/风险用户检测通过外发异常流量、网页篡改监测、黑链检测等检测技术确定业务系统/资产是否已被攻击，将资产存在的后门进行检测，并通过邮件告警等方式向管理员告知已失陷的安全事件。失陷业务和风险用户举证，事件化、多维度的失陷主机检测，对风险业务、风险用户进行详细举证，将目标资产发起的和遭受的攻击/异常活动进行汇聚整理成安全事件，而不再是大量的日志罗列，可直接看懂当前主机正在进行的活动，或遭受的活动到底是什么。主机威胁活动链以攻击链的形式展示主机被入侵后发起的威胁活动情况，直观显示被入侵后主机是否被利用产生威胁，且威胁程度是否逐步升级的情况；有效攻击事件分析通过旁路镜像的方式将攻击回包状态进行完整的检测，结合业务系统的漏洞信息，可以识别攻击成功的有效安全事件。

5. 全局视角风险可感知 全局视角风险可感知是结合攻击趋势、有效攻击、业务资产脆弱性对全网安全风险进行整体评价，以业务系统的视角进行呈现，可有效地把握整体安全风险，进行安全决策分析。多维度大屏展示包括风险外连监测大屏、分支安全监测大屏、全网攻击监测大屏等，为关注不同安全视角的用户提供灵活的选择方式。失陷主机报告将所有风险业务、风险用户及其所有安全事件、举证、风险和建议都导出来，形成 HTML 文档，方便 IT 管理员在需要的时候进行详细定位。综合风险报告提供 PDF 报表形式的可视化风险报告，评估组织单位全网安全状况，并对存在攻击、后门、风险业务、风险用户等问题进行展示说明。

第三节　安　全　分　析

一、安全分析概念

当前网络与网络安全领域面临多种挑战。一方面，企业和组织安全体系架构的日趋复杂，各种类型的安全数据越来越多，传统的分析能力明显力不从心；另一方面，新型威胁的兴起，内控与合规的深入，传统的分析方法存在诸多缺陷，越来越需要分析更多的安全信息，并且要更加快速地作出判定和响应。网络安全也面临大数据带来的挑战。

业界出现了将大数据分析技术应用于网络安全的技术——大数据安全分析（big data security analysis/analytics，BDSA），也称作针对安全的大数据分析。

大数据安全分析是指利用大数据技术来进行安全分析，而非我们一般所言的大数据安全。大数据安全是指研究如何保护大数据自身的安全，包括针对大数据计算和大数据存储的安全性。

以上也阐释了大数据和安全的两个连接关系，即基于大数据技术的安全和大数据自身的安全。这两者是两个不同的领域,本书探讨的是前者,本质上就是大数据技术在安全领域的应用。

借助大数据安全分析技术能够更好地解决大量安全要素信息的采集、存储的问题,借助基于大数据分析技术的机器学习算法,能够更加智能地洞悉信息与网络安全的风险,更加主动、弹性地去应对新型复杂的威胁和未知多变的风险。

对于大数据安全分析而言,最关键的不在于大数据本身,而在于对这些数据的分析方法。大数据安全分析可以用到大数据分析的所有普适性的方法和技术,但当应用到网络安全领域的时候,还必须考虑到安全数据自身的特点和安全分析的目标,这样大数据安全分析的应用才更有价值。例如在进行异常行为分析、恶意代码分析和 APT 攻击分析的时候,分析模型才是最重要。其次,才是考虑如何利用大数据分析技术来实现这个分析模型。

大数据安全分析不是一个产品分类,而代表一种技术,一种安全分析的理念和方法。各种安全产品都能够运用大数据安全分析技术去重塑自身。

二、安全分析特性

围绕着大数据安全分析所涉及的相关隐私问题存在着许多的担忧,例如企业和各国的政府机构是否有权获得如此广泛的个人和群体信息。同时,对于他们收集和处理这些数据信息是否有相关的法律或政策对其进行指导和约束。这其中一个相当关键但却并不经常被人们讨论和关注的问题是安全性。要解决大数据安全问题,需要从大数据安全分析特性去分析。

1. 大数据不等同大量数据 从某种意义上说,当一家机构或企业开始收集和存储大量的数据信息时,其就已然成为了一个相当显眼的被攻击及窃取信息的目标。但更广泛地说,对那些收集了大量有价值的非结构化数据信息的企业而言,其数据信息可能并不存在任何根本性的新威胁。

对于黑客攻击而言,那些 PB 级存储的大数据信息是安全的,因为这些数据的量对于黑客而言太大了。也许除了那些资金雄厚的赞助商之外,一般的黑客都缺乏相关的分析工具来从如此庞大的数据量中提取有意义的信息。换句话说,企业也和这些黑客一样,面临同样严峻而显著的问题:如何从他们所收集的庞大数据中提取有价值的东西出来。因此,对于个别大型数据存储库而言,考虑增加任何超出其他类型数据库的安全性措施并无太大的实施意义,尤其是考虑到这些黑客相对于各大机构的能力有限。

2. 环境和细粒度安全 虽然大数据是非结构化的或更难进行筛选分析,但不意味着大数据必然更安全。如果所有的大数据存储库都是有用的,就不能将每一条信息都进行同等的维护。企业所收集的数据越多,保持这些数据细粒度的任务和挑战也就越艰巨。

3. 数据无法匿名化 大数据所包括的内容多且庞杂,系统所收集的数据越详细就越可能涉及更多的国家、企业甚至是个人信息,因此对于个人隐私和安全问题的关注度也应提高。现在的数据技术可以实现使用不涉及个人可识别信息的数据来重建相关人员的身份数据。例如某公司获得了覆盖某地区一年的客户 GPS 记录列表,则他们可以用该列表来了解一人或多人的身份信息。在这种情况下,找到一个人的身份信息是非常简单。例如在某个时间段根据 GPS 进行定位,然后从互联网上搜索与该位置有关用户的姓名。一般情况下,这个过程可能会更复杂一点,但从概念上讲,这是一个很容易解决的简单问题。尽管有部分公司采用大数据匿名化的方法,这些公司最好的方法也只是使这些数据"假名化"——让一些信息是假名的,但其实系统中假名与真实的身份还是互相联系。有限制性的匿名化是大数据危险的一部分:黑客和其他恶意方可能无法完成数据的精细分析,但考虑到这些有限信息种类的丰富性,他们可以收集各种可利用的结论,进行欺诈、偷盗或者更糟的行为。

4. 数据输出风险 即使原始数据在数据存储的过程中得到了充分保护,但大数据所面临的更大的威胁是组织支付了巨大的成本才从大数据分析中获得有价值的信息,而这些中最有价值的信息风险则在相关数据信息的输出方面。由于组织往往很少监视或保护这些数据,作为接触到这些数据最多的人——组织成员,往往是这些最有价值信息被破坏最常见的罪魁祸首。所以组织需要保护大数据,尽管其必须对某些原始信息进行保护,但我们需要将更多的重点放到通过对原始数据分析所获得的结果方面。

三、安全分析关键技术

1. 日志大数据 网络日志的分析技术普遍应用于网络安全领域,可以进行计算机取证工作、发现异常的网络访问、检测泛洪攻击、进行防火墙的安全测评。当前在大型局域网内部,日志文件的种类众多、格式不一、体量庞大,传统的基于关系数据库的日志分析方法性能急剧下降,无法满足海量数据的处理需求。在大数据领域日志是广泛使用的数据采集方法之一。大数据日志分析是进行安全分析的有效手段。对日志大数据进行安全分析利用基于 Hadoop 框架的并行日志分析引擎,通常使用并行日志分析算法,包括源 IP 统计算法、基于密度的异常检测算法等。

2. 用户画像 用户画像是大数据分析技术的重要应用之一,其目标是在多维度上构建针对用户的描述性标签属性,利用这些标签属性对用户多方面的真实个人特征进行描绘勾勒,可用于描述用户相关的兴趣、特征、行为及偏好。它是对用户进行理解,将用户属性转化为规则的、有利于计算机存储的可处理的数据格式。利用用户操作计算机产生的行为数据建立用户行为画像模型,是为了便于网络安全数据分析。

建立用户画像的数据源是与用户行为相关的全部日志审计数据,包括文件操作、系统登录等各种计算机用户行为数据。

用户画像过程又分为用户角色和行为属性特征抽取两个部分,具体包括用户基础属性标签、行为属性标签、角色属性标签。基础属性标签包含用户基本资料,例如性别、年龄、职位信息、任职时间等属性。用户角色标签主要根据用户常用软件的分析聚类得到。计算机用户角色划分是基于这样一个基础:具有相同角色的用户行为具有高相似性。例如同是软件开发人员,大多会采用比较类似的开发工具、代码编辑工具、使用的编程语言等;财务人员多使用一些财务相关的软件,一般较少接触编程类工具软件。因此按照角色可以划分为软件测试、软件开发、技术研发、管理、财务和运营支撑等。

基于用户角色的行为分析是为了对比待分析用户的行为是否偏离具有相同角色的用户整体的行为,以减少异常检测中虚警过高的问题,从而从相同用户角色的角度进一步分析异常行为,提高异常判断的置信度。因此,可以把具有相同角色的用户整体行为看作是这个角色的正常行为模式。如果被分析用户的行为偏离于预先定义好的正常行为模式,就可以初步判定该用户有异常行为产生。对于这类用户,需要进一步关注与再确认。要加强相关行为审计,对涉及安全等级较高的计算机系统安全等行为需要重点关注,从而避免产生大的网络安全危害。

因此，可以利用用户使用计算机过程中产生的用户行为这类大量历史日志数据，得到一个用户行为的轮廓，亦称之为用户画像。后期可以通过快速地访问数据库检索画像结果表，避免分析系统频繁检索和查询日志、访问日志文件或日志数据库产生的长时延。可将用户操作计算机等产生的行为特征与用户画像进行比对分析，快速定位到用户异常行为。具体可从相同角色关联性和用户历史数据两个方面进行异常分析。

3. 安全威胁分析

（1）攻击溯源分析：攻击溯源分析技术实现的主要是对现网各类 DDoS 攻击进行深度挖掘、精细化分析和可视化呈现，其实现机制是通过采集大网路由器层面的 NetFlow 数据和 DDoS 攻击事件等数据信息，结合网络拓扑信息、路由器接口信息等数据，通过数据关联和统计分析，实现对 DDoS 攻击流量的深度分析、精准溯源和可视化回溯。

根据流量分析系统检测以及系统自身分析发现攻击，结合采集存储原始 NetFlow 流量信息、路由器端口信息、路由拓扑信息、城域网 IP 地址库等多维参数进行关联分析，通过基于多元广度遍历算法，快速全景回溯攻击流量穿越路径及流量分布特征，可对互联网发生的网络攻击进行实时监测、溯源及攻击路径重演，解决了伪地址攻击溯源难题，并大幅提升攻击溯源分析效率。该技术监控范围大、智能性高、灵活快速不需过多人工参与分析攻击源和攻击路径，能够在攻击发起初期就进行攻击发现和抑制，不但能直观显示攻击源，而且可对攻击流量穿行路径进行可视化分析，有效提升 DDoS 攻击应急响应处理效率。

（2）僵尸网络／恶意域名分析：从 Zeus、Cutwail 等著名僵尸网络的例子来看，一个大型僵尸网络的构建往往代价不菲，并且需要一定的时间。在僵尸网络生命周期的"传播-感染-加入-受控-攻击"等阶段，几乎都存在 CC 控制端和"肉鸡"的交互行为。

在数据驱动安全的理念下，只要有一个保持及时更新、恶意 IP 地址／域名足够丰富的安全威胁情报库，就可对僵尸网络做有效的检测和控制。僵尸网络的检测分析包括定位 CC 控制端的 IP 地、发现 CC 控制端所使用的域名和定位"肉鸡"的 IP 地址。首先，从已部署的"僵木蠕"检测系统、攻击溯源系统和移动互联网恶意程序监控系统等安全系统中归并生成相关的恶意 IP 地址、恶意域名等安全情报；进一步地，在监控链路中部署 DPI 系统、采集 NetFlow 数据流；最后，根据已生成的安全情报信息对 DPI 日志、NetFlow 数据流进行关联匹配，可以检测得到"肉鸡"和疑似"肉鸡"的 IP 地址列表。

（3）Web 安全分析：Web 安全技术主要是对针对 Web 网站的攻击行为进行检测和统计分析。其实现机制是通过采集 DPI 数据，分离出 HTTP 会话文件，将文件数据通过元数据提取、数据分析及事件呈现在具体检测方法上，主要通过行为特征库的匹配和 Web 入侵规则检测，基于正则表达式等方式，实现对各类 Web 攻击行为的检测和识别，并进行可视化呈现。

（4）用户安全分析：用户关联分析技术主要是从大数据安全分析平台中分析、提取与用户资产相关的各类安全事件、网络行为日志和相关安全数据，其主要机制是将用户资产信息以及各类网络行为信息和平台分析出来的各类安全事件、分析结果和知识库进行自动关联和自动匹配，从而为用户安全状况分析和安全报表提供原始的数据资源。该功能模块需要基于用户的监控 IP 地址、站点域名、报表查询条件等数据，从 DDoS 攻击统计数据、Web 应用层安全数据、"肉鸡"统计、CC 控制端统计等分析结果数据以及 DDoS 攻击事件、僵木蠕事件、恶意程序事件等原始事件数据中统计与客户相关的安全事件信息。

4. 安全分析可视化 安全分析可视化是指在网络安全领域中的呈现技术，将网络安全加固、检测、防御、响应等过程中的数据和结果转换成图形界面，通过 C/S 或 B/S 方式呈现在屏幕或其他介质上，实现可通过人机交互的方式进行搜索、加工、汇总等操作。

四、安全分析作用

1. 安全分析重塑安全防护架构 在所有网络安全领域中，大数据安全分析对安全管理平台及安全信息与事件分析系统的影响最为深远。

传统安全管理平台由于其核心的安全事件采集、分析及存储引擎的架构是针对中小数据集合而设计的，在面对大数据的时候运行乏力，难以为继。安全管理平台具有安全事件的采集、存储、分析、展示等几个过程，正好与大数据分析的收集、存储、分析和可视化过程相同。因此安全管理平台具有应用大数据分析技术的特质。而将传统安全管理平台的安全事件采集、分析及存储引擎更换为大数据分析引擎后，安全管理平台被带入了一个全新的高度，进入大数据时代。

大数据安全分析技术的运用已经成为未来安全管理平台的关键技术发展趋势之一。

（1）大数据高级威胁检测：传统的安全分析是构建在基于特征的检测基础之上的，只能做到知所已知，难以应对高级威胁的挑战。而要更好地检测高级威胁，就需要知所未知，这也就催生了例如行为异常分析技术的发展。行为异常分析的本质就是一种机器学习，自动建立起一个正常的基线，从而去帮助分析人员识别异常。面对大量的待分析数据，要想达成理想的异常分析结果，借助大数据分析技术成为明智之举。

同时，为了对抗高级威胁，还需要有长时间周期的数据分析能力，而这正是大数据分析的优势所在。

此外，安全分析人员在进行高级威胁检测的过程中需要不断地对感兴趣的安全数据进行数据勘探，而要针对大量数据实现即席的交互式分析，需要有强大的数据查询引擎，这同样也是大数据分析的优势所在。

（2）大数据欺诈检测：业务的日益复杂和线上业务的不断丰富，使得欺诈检测遭遇了前所未有的挑战。现代的欺诈检测系统大都具备基于行为轮廓的异常检测能力，而对大量的用户、帐号、实体、业务的访问行为信息进行建模绝非易事，大数据技术的引入有助于提升建模过程的速度和准确度。大数据安全分析技术正在重塑欺诈检测系统。

（3）大数据安全平台：除了前面提及的已经显著受到大数据技术影响的安全防护系统之外，很多传统的安全防护系统也同样正在引入大数据安全分析技术。

借助大数据安全分析技术，DLP 系统将变得更加智能，不仅能够对已经标定的敏感信息进行检测，还能对用户使用数据的行为过程进行建模，从而针对更多地难以进行简单标定的敏感信息的访问进行异常检测。通过对 DAM 系统收集到的海量数据库访问日志进行业务建模，从而识别用户的业务违规，使得 DAM 系统的价值得到进一步提升。能够实现针对 IAM 和 4A 系统的用户违规智能审计。通过对 IAM 和 4A 系统的海量用户访问日志进行建模和机器学习，发现小概率的异常事件。还能够提升静态应用安全测试系统的检测速率，并能够通过高效地聚类/分类等算法更好地寻找应用系统的安全漏洞。

（4）网络平台情报协作：随着高级威胁的日益泛滥，尤其是网络空间安全对抗逐步上升到专门组织、国家层面，很多传统的犯罪分析和军事战争的理论及战略战术被不断引入网络空间安全之中。最显著的一个趋势就是网络威胁情报的兴起。

Gartner 认为威胁情报是一种基于证据的知识,包括情境、机制、指标、隐含和实际可行的建议。威胁情报描述了现存的,或者是即将出现针对资产的威胁或危险,并可以用于通知主体针对相关威胁或危险采取某种响应。

威胁情报最大的好处就是能够直接作用于企业和组织的安全防护设施,实现高效快速的威胁检测和阻断。

但是威胁情报信息的获得绝非易事。专业的威胁情报服务提供商能够采集互联网上的各种数据,既包括浅层 Web,也包括深层 Web,甚至是暗网的数据,抑或是授权客户的数据,然后基本上都利用大数据分析技术产生有关安全者的威胁情报信息。简言之,借助大数据安全分析技术,威胁情报分析与共享这个新兴的安全分析领域获得了突飞猛进的进步。

(5)大数据安全分析平台:大数据安全分析不仅重塑着传统的安全防护系统,催化着威胁情报,有时候也显性化地表现为一个专有的分析平台。

如前所述,大数据安全分析不是一个产品分类,而代表一种技术,各种安全产品都能够运用大数据安全分析技术。在一个较为完备的基于大数据安全分析的解决方案中,通常会有一个大数据安全分析平台作为整个方案的核心部件,承载大数据分析的核心功能,将分散的安全要素信息进行集中、存储、分析、可视化,对分析的结果进行分发,对分析的任务进行调度,将各个分散的安全分析技术整合到一起,实现各种技术间的互动。此时,一般而言的 SIEM、日志管理、DLP、4A 等等系统都在这个大数据安全分析平台之下。

2. 安全分析重塑安全分析体系 大数据安全分析技术和其他新兴分析技术的崛起,极大地丰富了传统的安全分析体系和方法论。借鉴著名数据库专家、图灵奖获得者詹姆士格雷的科学研究范式理论,提出了"全范式分析"的全新安全分析体系。

根据科学研究范式理论,詹姆士格雷将人类科研模式的发展历程划分为 4 个阶段。

(1)第一范式:科学研究最初只有实验科学,科学家通过经验来解释自然现象。

(2)第二范式:科学研究出现了理论科学,运用了各种定律和定理,例如开普勒定律、牛顿运动定律、麦克斯韦方程等。

(3)第三范式:对于许多问题,理论分析方法变得非常复杂以至于难以解决,人们开始寻求模拟的方法,这就产生了计算科学。

(4)第四范式:出现了将实验、理论和仿真统一的科研方法,称为数据密集型计算模式。在这种模式中,由软件处理由各种仪器或模拟实验产生的大量数据,并将得到信息或知识存储在计算机中,科研人员只需从这些计算机中分析感兴趣的数据。

我们把科研方法的发展历程,同安全分析方法的发展历程做个对比,就会发现二者存在相似性。

(1)安全分析第一范式:在网络应用尚未大规模普及、网络安全还未成为突出问题的时候,市场上还没有培育出成熟的安全工具和产品,安全分析主要依赖于安全管理人员的经验。目前仍然广泛采用的安全测试、安全咨询服务等,仍然是以这种模式运行。

(2)安全分析第二范式:随着安全问题的日益普遍,单凭安全管理人员的经验已经无法应对,迫切需要自动化的分析工具,由此产生了安全检测系统、防病毒系统和防火墙等安全产品。这些安全产品的共同点就是对网络安全行为进行分析,提取不同层面的特征,例如网络层连接特征用于防火墙制定 ACL 规则;应用层内容特征用于提取 IDS 的匹配规则;文件级特征用于病毒扫描,对网络流量进行实时自动化分析。这类安全产品的关键是对安全特征的提取和描述,其本质是对安全行为的建模。

(3)安全分析第三范式:随着 APT 的出现,安全变得越来越复杂、特征变化越来越快,以安全行为建模为基础的分析方式渐渐难以应对,从而出现了以虚拟执行技术为代表的新型分析技术。这种技术的本质是模拟被安全者在遭受安全后的反应,这样无需对安全行为建模也能检测未知的安全。

(4)安全分析第四范式:大数据安全分析。大数据技术的出现,将安全分析提升到了新的阶段。有了大数据平台的支撑,安全分析人员可以将各类不同类型的数据,例如通过安全测试得到的漏洞信息、通过传统检测设备产生的报警事件、通过虚拟执行得到的可疑安全执行结果,进行大范围的汇总和关联。同时,通过长时间的关联,安全分析人员可挖掘某台主机、某个用户的行为异常,从而实现不基于签名的未知安全检测。对于每一条可疑报警,分析人员可以查询与该报警相关的各类数据,从而确定报警真实性、安全源,评估安全造成的危害。

从上述分析中可以看到,安全分析方法的发展历程与詹姆士格雷概括的科学研究范式间存在着高度对应的关系,从而可以用科学研究范式来类比安全分析方法。而这其中,大数据安全分析技术正代表了最前沿的安全分析第四范式。大数据安全分析是全新的"全范式安全分析"体系的重要组成部分。"全范式安全分析"体系就是强调要综合利用四种安全分析范式来构建一个完备的安全分析体系。

3. 安全分析重塑安全业务模式 大数据安全分析的兴起不仅改变了传统的网络安全防护架构、安全分析体系,也在深刻变革现有的网络安全业务模式。最典型的大数据安全分析直接促进了 SECaaS 的发展,包括 SIEM、日志分析、欺诈检测、威胁情报在内的多种服务都在积极拥抱大数据安全分析技术。大数据安全分析已成为安全业务模式变革的催化剂。

即便是针对企业和组织内部的大数据安全分析,由于安全与业务的不断融合,以及数据中心和云计算的普及,未来必然要求将大数据安全分析与大数据业务分析进行整合,安全数据不过是企业和组织业务数据的支撑数据之一。在这个发展趋势下,必然涉及开发、运维、安全团队的交互与协作,业务部门与技术部门的融合。大数据安全分析将成为安全与业务融合的催化剂。

4. 安全分析重塑安全的技术本质 从大数据分析的技术视角来看,就在于大数据安全分析实现了两个质的飞跃,重塑了安全的技术本质。

(1)可控投入前提下的性能的飞跃:大数据技术的兴起使得企业和组织能够在可以接受的投入的前提下,实现安全分析性能的飞跃。在大数据分析技术的支撑下,数据采集、数据分析、数据存储的性能有了质的提升。性能的提升使得原来很多不可能进行的分析工作成为了可能,并且极大提升了分析工具的用户体验。

(2)安全分析技术的飞跃:大数据技术的引入使得安全分析技术从针对样本数据的分析拓展到针对全量数据的分析,从基于特征的匹配分析升级到基于行为的异常分析。受限于技术约束,传统的安全分析大都仅针对样本数据进行分析,并将分析结果推论到剩余的数据集合上。而随着高级威胁和欺诈行为的不断进化,以及安全数据在各个维度的不断增长,越来越需要对全量数据(涵盖并不限于包数据、流数据、事件数据)、甚至是相关的情境数据进行分析。大数据分析有很好的大量数据并行分析架构,能够满足这个需求。同时,大数据分析充分提升了机器学习,乃至深度学习算法运用的可行性,使得安全分析领域能够引入很多的机器学习算法。借助这些基于大数据技术的分析算法,我们能够进行行为轮廓建模,学习正常模式,识别异常模式,并在对抗中持续学习,不断进化。通过异常分析,能够更好地应对高级威胁和欺诈,帮助我们从知所已知提升到知所未知,乃至前所未知。

第四节 安全防护

一、安全防护体系

构建立体的大数据安全防护体系至少要从 3 个维度考虑:生命周期、保护对象以及安全机制。任何一种控制手段都可以在这 3 个维度上找到落点。

（1）大数据生命周期:根据大数据运行和使用的特点,本书将大数据生命周期定义为:采集、传输、存储、管理、分析、发布、交易、使用和销毁。大数据讲究全量数据,其中蕴含的价值具有无限可能,因此不轻易销毁。

（2）大数据安全保护对象:大数据安全包含数据自身安全以及其环境安全。大数据安全的各种保护措施最终要落到系统的某个实体上,因此需要明确保护对象。本将处理大数据的信息系统分为数据、数据流、主体、过程和存储等要素,数据安全措施将作用在这些要素上。

（3）大数据安全机制:大数据安全防护是一个复杂功能,用到所有的安全机制,包括认证、授权、控制和审计等。

具有自适应能力的动态大数据安全防护体系必须具备威胁的自动发现能力、决策的自主分析能力、防御决策的自动生成能力、安全控制资源的调度能力以及安全执行效果的评估能力。其中威胁的自动发现能力是实现动态大数据安全防护体系的基础。

大数据平台处理数据的模式与传统信息系统对数据存储、加工的模式不同,传统数据的产生、存储、计算、传输都对应明确界限的实体(视为分块式),可以清晰地通过拓扑的方式表示。但在大数据平台上,存储平台也是计算平台,一个平台内可以同时完成多种业务处理,业务的不同仅仅表现在处理的程序和任务的不同(视为分层式)。由于大数据平台这种数据处理的特点,对数据的安全控制也将发生在大数据平台内,与数据的加工处理过程密不可分。常用的大数据平台架构分为 4 个部分:数据采集、大数据平台服务组件、大数据存储与计算平台。现在常用 Hadoop 进行大数据平台的搭建。数据开放服务,主要是数据与应用系统之间的接口部分。

将大数据生命周期映射到大数据平台上,分别对数据的采集、预处理、存储和计算以及应用进行相应的安全控制,并通过大数据安全综合管理中心实现数据的管理与安全策略的制定,实现动态立体的安全防护。

只有在正确完整的安全防护体系下,大数据网络安全建设所需的技术、产品、人员和操作等才能真正发挥各自的效力。本书从物理安全、网络安全、主机安全、应用和数据安全等多个维度考虑大数据安全防护体系框架。

物理安全能保障硬件实体和通信链路免受自然灾害、人为破坏和搭线攻击;确保系统有一个良好的电磁兼容工作环境;建立完备的安全管理制度,防止非法进入系统相关区域和各种偷窃、破坏活动的发生。在信息系统安全中,物理安全是基础。

网络安全是指网络系统的硬件、软件及其系统中的数据受到保护,不因偶然的或者恶意的原因而遭受到破坏、更改、泄露,系统连续可靠正常地运行,网络服务不中断。保证在一个网络环境里,数据的保密性、完整性、可控性及可用性,主要指网络信息的安全性,包括网络层身份认证,网络资源的访问控制,数据传输的保密与完整性、远程接入、域名系统、路由系统的安全,入侵检测的手段等。主要检测内容包括:版本漏洞、开发服务、空弱口令、网络资源的访问控制、网络设备口令漏洞。

核心内容是保证主机在存储和处理的保密性、完整性、可用性,包括硬件、固件、系统软件的自身安全,以及一系列附加的安全技术和安全管理措施,从而建立一个完整的系统主机安全保护环境,包括各种服务器、终端等计算机设备。

主机安全风险主要考虑 3 个方面:主机本身的缺陷,这包括了软硬件本身的缺陷,例如操作系统补丁、漏洞、病毒等,以及管理人员的误操作。外部威胁是前期进行网络安全建设主要考虑的方面。内部威胁是最近几年大家比较关注的,如何做好身份认证和访问控制,杜绝空弱口令账户,防止内部人员的非法访问和操作。

保障应用程序使用过程和结果的安全,通过安全工具或策略来消除应用程序在使用过程中可能出现的泄露(失窃)隐患。①虚拟机应该使用 DMZ 区的防护加固方案;②保护主机之间的通信安全是基本原则;③管理并且保护好应用的证书和密钥;④处理好应用程序的日志和调试记录的文件,上面的信息可能有敏感信息;⑤在应用威胁模型中考虑外部管理和多租户场景;⑥符合传统的漏洞扫描评估要求。

数据安全有多方面的含义。①数据本身的安全:主要是指采用现代密码算法对数据进行主动保护,例如数据加密、数据完整性等。②数据防护的安全:主要是采用信息存储手段对数据进行主动防护,例如通过磁盘阵列、数据备份、异地容灾等手段保证数据的安全。③数据处理的安全,大数据处理过程通常划分为采集、存储、挖掘、发布 4 个环节,它们的安全性可通过下面一些技术和方法实现:数据采集阶段的安全问题主要是数据汇聚过程中的传输安全问题,需要使用身份认证、数据加密、完整性保护等安全机制来保证采集过程的安全性;数据存储阶段需要保证数据的机密性和可用性,提供隐私保护、备份与恢复技术等;数据分析阶段需要认证挖掘者的身份、严格控制挖掘的操作权限,防止机密信息的泄露;数据发布阶段需要进行安全审计,并保证可以对可能的机密泄露进行数据溯源。这个阶段的技术可能涉及:基于日志的审计技术、基于网络监听的审计技术、基于网关的审计技术、基于代理的审计技术、数据水印技术等。

二、安全防护架构

1. 安全防护模型　采用 SDN 技术实现安全防护,SDN 通过把原有封闭的网络体系解耦为数据平面、控制平面和应用平面,提供一种可编程的网络实现,这种新技术为数据中心安全带来了新契机。SDN 将现有网络物理设备的核心和控制管理功能抽象出来,运用集中式控制器和通信协议实施设备的统一管理,实现控制与转发分离,网络设备和安全设备只负责检测数据流,控制器集中进行管控,提高网络生存性、多层优化、资源共享等技术的效率。因此,基于安全功能部署和安全能力设计了安全管理平台安全防护架构,实现了虚拟和物理网络的整体安全防护。安全管理平台安全防护架构如图 12-6 所示。

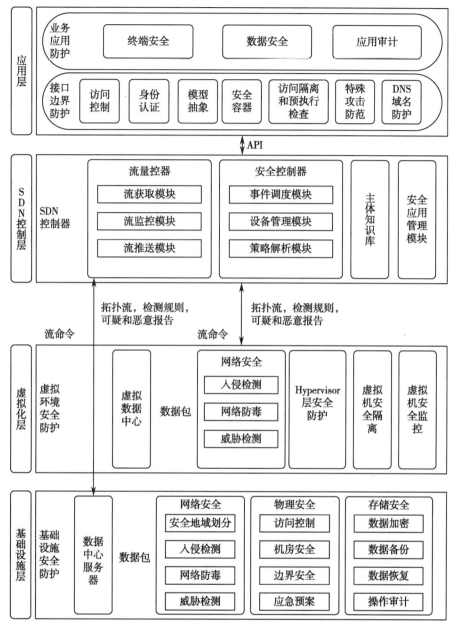

图 12-6　安全管理平台安全防护架构

（1）基础设施层：数据中心的安全防护架构在机房物理环境的基础设施都具有安全保障措施，数据中心接入实行权限认证安全管控，同时通过入侵检测、防病毒软件、威胁检测实时监控网络安全威胁，及时发现漏洞及安全威胁，数据加密后进行数据传输，定期数据备份及适时数据恢复，当数据发生丢失时，备份数据及时恢复可以有效保障用户数据的安全性和用户服务的连续性。

（2）虚拟化层：虚拟数据中心通过将底层的服务器、存储、网络设备等硬件全面虚拟化，建立随需而选的资源共享、分配、管控平台，因此在虚拟环境中增加了 Hypervisor（运行其他操作系统的操作系统）应用的安全防护，为了保证信息系统稳定运行，对各个虚拟机数据进行了安全隔离,位于同一台物理服务器的虚拟机间通过物理背板进行通信,并且虚拟环境与物理环境不存在必然联系,传统安全防护设备对虚拟机的部分流量不能够进行安全监控和管理,因此通过在网络设备增加安全组件或在边界增加安全设备加强虚拟环境的安全监控。

(3) SDN 控制层:SDN 控制器采用分布式部署,在各个网络接口节点部署局部 SDN 控制器,全局控制器统一集中管控。SDN 控制层由针对 SDN 环境定制的一些专用模块构成,基于 SDN 的安全防护架构中控制器下发的流命令指定某些数据包流经安全设备,安全设备根据相关的安全策略对数据包进行检查,而网络中流控制则通过控制器中的流监控器来完成。

流监控器由专用的流模块组成,流获取和监控模块获取全网络的流信息,检测网络流量中异常可疑行为;流推送模块将流命令推送到 SDN 控制器,然后通过流量牵引到安全设备或调整访问控制规则达到流控制的目的。安全应用管理模块接收应用的可疑数据并通知 SDN 控制器收到可疑数据。安全控制器从网络控制器中获取网络拓扑结构信息,并建立知识库,为调度模块做好技术储备;安全控制器的事件调度模块是控制器的中枢管理器,通过消息队列将所有模块整合成一个分布式 SDN 安全操作系统,调控 SDN 中所有模块;设备管理模块维护资源池设备安全;控制器检测到攻击并生成逻辑抽象的安全策略时,需要策略解析模块解析成设备可执行的具体操作指令,通过设备管理模块在资源池中调度最合适的设备,将恶意可疑数据流牵引推送到安全设备进行安全防护,从而完成 SDN 网络安全防护架构的整体协调安全防护。

(4) 应用层:应用层的接口边界除采用传统的安全防护措施外,还增加了针对 SDN 控制器的安全防护措施。模型抽象是业务模型、网络模型通过底层提供的数据进行分类,将多种信息抽象化,有利于提供一致性服务;安全容器防止用户对网络资源进行不合理的利用,并且保证多用户的空间、业务和权限的隔离,在启动前进行预执行检查;由于 SDN 将控制层与数据层分离,控制层集中管控,极易被攻击者获取相关网络信息并加以利用,伺机发起大规模攻击,针对这种情况,采取相应的专门保护措施进行特殊攻击防范,增加抗拒绝服务攻击等攻击防范功能,协调控制安全防护;DNS 域名防护,采用事前评估加固、事中实时防御、事后分析取证的防护策略,从物理层面、系统层面、数据层面全方位多维度地纵深防护。

业务应用防护沿用传统的终端安全、数据安全、应用审计,严把安全关,通过终端安装安全监控等防护软件提高安全度;采取有效措施保证数据在迁移过程的完整性,保护数据的机密性及数据访问的可用性;完整、真实地记录不同角色对系统和数据的操作行为,确保信息系统应用安全、业务可用、数据安全。

2. 安全防护架构优势 SDN 是通过软件编程来构造的网络,这种可以自由移动的网络技术更适合于传统物理网络与虚拟化网络混搭的数据中心安全防护,在满足数据中心虚拟资源迁移、数据多路径转发等需求的同时,在拦截网络安全攻击、网络弹性集中管控、安全协同防护等方面更具有优势。

(1) 快速阻断安全攻击:传统的网络、安全设备设计将网络策略、安全应用、操作系统和数据分组处理硬件全部封闭在一个硬件设备中,设备只处理经过的数据,视野受限,依赖于管理员的操作,安全规则内置不易于更新,恶意行为从检测到防护周期很长;安全策略难以迁移,当虚拟机迁移时,现有安全设备缺乏对安全策略迁移的支持,原网络设备和安全设备的安全控制不能按需变化。

SDN 网络安全防护将控制层与数据层分离,控制层开放,并且受到集中控制,通过整个网络视图,开放协议对网络设备和安全设备进行集中精确更改,而不需要在每个网络设备上进行配置更改。这种自由控制带来更好的安全性,管理员通过快速限制以及从中央视角查看网络内部的能力,有效做出更改。当 SDN 网络中爆发恶意软件攻击时,管理员能够迅速地通过集中控制调整策略阻止这种流量并限制爆发,而不需要再访问多个交换机和路由器。

(2)实时监测弹性控制:基于电网数据中心数据流量大、易于突发攻击的特点,SDN 网络在链路分支节点部署本地控制器,安全防护采取链路分支监测、统一管控的方式,全局控制器统筹调配各分支控制器的业务流量流向。当发现可疑流量增大时,集中控制进行多重资源协作,实现网络流量的弹性控制,全面监控异常可疑行为并及时控制。

(3)控制器与安全设备协同防护:传统的安全设备对经过的数据进行分组分析、管理和控制,分析内容粒度精细、负载重、资源消耗巨大、耗时长。SDN 安全控制器可以建立全局流表,当出现异常流量时,可以将其牵引到安全设备,将该流量标记为异常,当安全控制器收到安全设备上报的异常流量后,将该流量牵引到大数据深度分析设备进一步分析,并标记为可疑,安全控制器接收到相关信息后,将该流量标记为恶意,牵引到安全设备进行有效安全防护和阻断。这样建立了 SDN 控制器与安全设备的协同防护机制,有效减轻了安全设备的负担,达到共享双赢的目的。

三、安全防护关键技术

1. 安全风险评估方法关键技术 传统的网络安全风险评估方法依据 GB/T 20984《信息安全风险评估标准》和 ISO 27005《信息安全技术风险管理标准》,这些风险评估方法在大数据时代不能满足安全评估的需求。必须利用原有的网络安全相关研究成果,结合大数据环境,分析大数据时代带来的网络安全变革,总结大数据环境下的影响因素,给出大数据环境下数据安全评估模型和指标体系。

(1)基于 EA 模型的业务建模:在大数据环境中,利用 EA 模型进行业务建模,分析业务与数据之间的密切关系。利用 EA 模型进行业务建模能够清晰地了解业务过程、数据、应用与基础环境之间的对应关系;能够清晰显示各层安全风险之间的传导关系,便于全方位进行数据安全评估。此外,在形成安全评估指标时,能够兼顾信息系统的不同层次,保证评估指标的完整性。

(2)基于应用场景的数据流安全风险评估:数据流安全风险评估是微软软件开发过程中的风险评估方法。将该方法应用到现有系统,用于评估系统中数据整个生命周期面临的安全风险,符合大数据平台以数据为中心的安全保护理念。该方法能够清晰展示数据在存储、传输和使用过程中的安全风险,方便建模,形成自动化的评估工具。

(3)基于利益攸关者的安全需求评估:网络安全利益攸关者是指与数据有一定利益关系的个人或组织。这种风险评估模型强调以数据利益攸关者为中心,系统全面地认识安全需求,平衡各利益攸关者的利益诉求,选择合理的评估指标建立系统的风险评估指标体系。

2. 数据采集层安全防护关键技术

(1)安全验证:安全验证包含两个含义,①采集对象验证,指对被采集对象(包括设备、应用、系统)的认证,确保采集对象是可靠的,没有假冒对象。可以通过认证系统实现对采集对象的管理。②数据源的验证,保证数据源可信,保证数据源在采集传输过程中不被篡改和破坏。

(2)数据清洗:数据清洗是发现并纠正数据文件中可识别错误的一道程序。该步骤针对数据审查过程中发现的明显错误值、缺失值、异常值、可疑数据,选用适当方法进行"清洗",使"脏"数据变为"干净"数据,有利于后续的统计分析得出可靠的结论。数据清洗还包括对重复记录进行删除、检查数据一致性。如何对数据进行有效的清洗和转换,使之成为符合数据挖掘要求的数据源,是影响数据挖掘准确性的关键因素。此外,从数据安全的角度考虑,采集的数据可能存在恶意代码、病毒等安全隐患,引入这样的数据将会给大数据平台带来严重的安全威胁。因此,在清洗阶段需要对可疑数据进行安全清洗,通过病毒过滤、沙盒验证等手段去除安全隐患。

(3)数据识别:大数据平台是一个巨大的数据仓库,为有效管理,数据需要进行整体规划,按照数据的内容、格式等因素进行存储。因此在数据采集阶段,进行数据识别是非常必要。数据识别有很多种方法,例如基于采集对象、基于数据格式等。如果需要识别到内容,则需要较高的技术含量。研究者开发出了很多算法,使自动化识别数据内容成为可能。

(4)数据标签:为了实现数据后续的安全管理,可以给识别出的数据打上安全数据标签,后续可以根据数据标签实现存储、授权、控制等安全策略。数据标签有很多种,按照嵌入对象的格式可分为结构化数据标签、非结构化数据标签;按照标签的形式可分为嵌入文件格式的标签和数字水印。

3. 大数据存储与计算平台安全防护关键技术

(1)数据脱敏:随着大数据技术与应用的迅速发展,个人和企业的隐私数据泄露问题也越来越严重。一些数据脱敏技术及方法相应被提出。常见的数据脱敏方法有随机化方法、匿名化方法、关联规则隐藏方法等。现有数据脱敏方法研究中,一般都是对某种方法单独进行研究,较少有将相关方法结合的研究。然而,隐私保护需求通常要综合考虑多种情况,单独一种方法难以达到隐私保护的全部需求。例如匿名化方法一定程度上能保护用户的敏感信息,但攻击者利用数据中的大量关联规则作为背景知识同样可以攻击个人隐私。因此需要研究适用于大数据环境的综合性数据脱敏方案。例如研究 K 匿名与关联规则隐藏相结合的方法,该方法在实现 K 匿名的同时,能做到关联规则的隐藏,从而更好地实现数据脱敏。

(2)数据存储隔离:数据存储隔离是指通过将存储资源池划分为多个独立的逻辑存储区域,实现数据之间的隔离。利用分布式存储软件提供的接口,结合数据的分类分级属性,将数据存储到指定的独立的逻辑存储区域中;或者结合用户属性,将每个用户的数据信息存储到指定的独立的逻辑存储区域中。

(3)数据加解密:加解密技术是确保存储数据机密性的传统方法。在大数据存储应用中,存在大量的用户,用户之间形成多样化的复杂关系。如果采用传统的公钥加密系统,密钥管理将成为系统的性能瓶颈。为解决这个问题,可以采用基于属性的加密(attribute-based encryption, ABE)方法实现对于加密数据的灵活的细粒度共享,并减轻密钥管理开销。

(4)数据完整性验证:由于大数据平台自身运行环境的不可信,或者其对数据的机密性、完整性保护措施的不完善,大数据平台上的数据有可能遭受到攻击者的窃取或者篡改,也有可能因为大数据平台的软、硬件故障而丢失和损坏。大数据平台上那些安全级别要求比较高的数据如果受到完整性破坏，将导致重大损失。因此针对大数据平台数据完整性需求，可以基于纠删码和代数签名相结合的方法研究大数据平台数据完整性保护技术和方法，使得用户可以高效地验证大数据平台中所存储数据的完整性，同时有效地检测出数据发生错误的位置，并在一定程度上进行受损数据的恢复。

（5）数据细粒度访问控制：大数据平台为用户提供数据访问服务，在数据访问过程中存在数据被非授权使用的安全风险，从而导致数据泄露、推导或恶意传播。因此，大数据平台需要对数据访问权限加以控制和管理。大数据平台具有复杂的计算环境，用户对数据访问服务的安全使用要求也具有多样性。针对大数据平台的数据访问需求和特点，可以基于属性访问控制模型（ABAC）研究大数据平台的数据安全使用和共享技术，通过制定基于主体属性和客体属性的细粒度访问控制授权策略来灵活设定用户对共享数据的使用权限，从而实现数据细粒度的安全使用和共享。

（6）数据操作审计：用户因业务需求，对大数据平台的数据存储将根据密级、业务、备份等需求，采取加密、细粒度访问控制、防泄露或完整性验证等安全保障手段，以防止用户访问过程中出现信息泄露或完整性破坏等事件。因此，大数据平台应提供基于主动监控的大数据存储安全审计功能，对平台涉密数据访问行为进行真实的记录，并保证审计数据的完整性。可以研究和设计一种大数据存储安全的主动审计技术，对大数据存储访问相关的目标主体 / 客体、事件、参数等进行灵活配置，同时对涉密数据的访问、安全事件发生的顺序、系统资源的修改等进行精确记录，从而为攻击者入侵、违规处理等突然事件的处置提供完整的、安全的、可靠的分析数据。

4. 数据服务层安全防护关键技术　数据服务层的安全控制主要是对应用的权限控制，包括认证、授权、审计以及数据防泄露等。通过一套完整的数据识别引擎完成数据格式的识别、数据内容的抽取以及数据内容的标注；设计和实现一套指纹和标签工具，生成数据的指纹和标签；通过 DLP 数据泄露防护引擎完成数据合规性检查、泄露数据的统计分析及泄露风险提示。

四、安全管理平台防护模式

1. 边界模式　边界模式是人为设立一个关卡，一个防火墙，边界以内是内网，边界以外是外网，所有的访问都要经过授权。这是一个典型的传统防御思维。这种防护方式有两个缺陷：①完全阻碍了数据的流动，内外网缺乏共享机制；②内网没有防护能力较弱，当和互联网脱离以后，桌面安全防护和网关都很难做到及时更新。

现在都流行数据上云，边界已经越来越模糊，但这种方法依然还有必要。面对大数据安全挑战，只凭这一种被动防御的思路远远不够。

2. 基于架构的安全防护模式　在 Hadoop 的分布式存储框架下，我们用 SSL 加密，用 Kerberos 做凭证服务，实现组件和客户端之间的身份认证。它的优势是无须部署边界，可以对外提供服务，但部署和运维成本高。

3. 以数据为核心的保护模式　对主体对象进行标记化处理的方法，和大数据安全中，以数据为核心的保护思路一致。数据都有不同的属性。从保护等级而言，有公共数据，也有机密性数据；从数据类型上来看，有征信数据，也有人脸识别数据。我们基于不同的属性，对数据进行标记化处理。这样外部访客就只能访问公共数据，而内部人员就可以访问机密性数据；负责征信的数据分析师可以访问征信数据，但不能访问人脸识别数据。这种保护思路，还有脱敏加密的功能，这就有效解决了数据共享的问题。但会有明显的性能损耗。

4. 模式总结　边界模式依然有效，缺点在于完全阻碍了数据的流动，内外网缺乏共享机制，并且内网完全没有防护能力。在数据上云的大环境下，边界也越来越模糊。基于架构的安全防护模式，优势是无须部署边界，可以对外提供服务。问题在于部署和运维成本高。以数据为核心的安全防护模式，优势是可以对数据进行标记化处理，脱敏加密功能，有效解决数据共享问题，劣势就是有明显的性能损耗。

第五节　安　全　管　控

一、安全管控现状

在大数据时代，数据是企业最重要的资产，是一切业务开展的基础。特别是电信行业拥有着海量的数据资源，以移动公司为例，已拥有超过 8.23 亿用户，移动手机端的数据可谓海量。建立大数据平台将数据统一存储、调用，充分利用大数据技术通过对偏好、位置等海量数据的汇总分析，为客户提供更贴合需求的服务。

随着大数据平台接入数据类型、数据量不断增加，平台承载的 GPRS 清单、语音清单、短信清单、用户账单信息、用户基础信息等敏感数据的安全问题日益凸显。

大数据平台数据访问场景分为如下 3 类：①开发、测试及维护人员通过各类工具进行访问；②第三方应用通过接口调用的方式访问；③内部开发、测试及维护人员通过下载数据传递给外部人员访问。

以上 3 类访问方式都存在着敏感数据泄露的风险，主要表现在两个方面：①大数据平台内数据管控能力不足。新的数据存储、应用技术缺乏安全保护手段，对于从大数据平台上进行的访问和下载不能进行有效的控制和审计，极易造成敏感数据泄露。数据调用缺乏管理审计。②公司将数据向第三方应用开放，应用厂商直接在大数据平台上进行应用部署、开发及测试，缺乏对数据调用的管理及审计，极难审计敏感数据泄露风险。

二、安全管控体系

为满足不同机密安全级别用户的差异化多样化安全需求，在安全管控方面的设计目标是内置多粒度多级别安全性。在核心层即网际层设计了一种安全管控架构模型如图 12-7 所示。模型由松耦合的管理面、控制面和数据面 3 个层面组成，各层有关安全方面的功能描述有几种。

1. 数据面安全功能　数据面是各种安全规则的实施者，依据控制面发送的安全规则负责不同类型分组的安全发送、转发与接收和收集安全状态信息并反馈给控制层，需提供几项基本安全服务功能。

（1）多粒度多级别安全身份认证和签名：收到分组时依据分组首部携带的安全需求字段和分组发送者 ID 的编码以及节点本身的安全策略，对分组进行域 / 节点 / 服务 / 用户的 1～5 级安全多粒度多级别的身份认证；收到分组时依据分组首部携带的安全需求字段以及节点本身的安全和管控策略，用节点自身的私钥对分组信息直接或预处理后进行 1～5 级的签名。

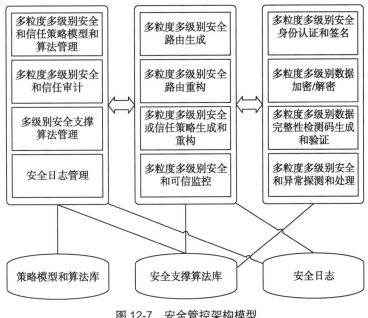

图 12-7　安全管控架构模型

（2）多粒度多级别数据加密 / 解密：收到分组时依据分组首部携带的安全需求字段和分组发送者 ID 的编码以及节点本身的安全策略，对分组进行域 / 节点等粒度的 1～5 级安全级别的加密或解密。

（3）多粒度多级别数据完整性检测码生成和验证：收到分组时依据首部携带的安全需求字段和分组发送者 ID 编码以及节点本身安全策略，对分组进行域 / 节点等粒度 1～5 级安全级别数据完整性检测码生成和验证。

（4）多粒度多级别安全和异常探测与处理：收到分组时依据分组首部携带的安全需求字段、分组发送者 ID 编码和分组接收者 ID 编码以及节点本身的安全策略，对分组进行域 / 节点 / 服务 / 用户 / 内容等粒度的 1～5 级安全级别的分组安全过滤处理；当出现任何粒度任何级别的安全异常事件，例如身份认证或完整性检测异常等，依据安全策略将安全异常事件向控制面报告并进行应急或持续监控处理（例如丢弃分组、生成安全日志、将分组转发至入侵检测系统、生成错误和异常响应分组并发送给邻居节点或原分组发送者或域管控服务器）；其他安全有关的分组信息处理；接收和处理其他节点发送来的安全或异常消息分组并向控制面报告；修改节点的安全态势有关参数，例如其他节点的安全信任值和安全等级值；对各种静态实体，例如网络接口、内存、处理器等和动态实体，例如进程、信息流等。实时安全态势监控、对各种安全事件实时监控和域间安全协作监控。

2. 控制面安全功能　控制面是数据面分组安全处理规则的生成和重构者，需要依据管理面生成的安全参数配置来运行各种安全管控算法和协议，来产生各种安全规则，将安全规则发送给数据面，对数据面安全反馈信息实时处理和调控，因此控制面基本安全功能有 3 个方面。

（1）多粒度多级别安全路由生成和重构：依据安全和管控策略生成和重构域 / 节点 / 服务 / 用户 / 内容等不同粒度的路由表；依据分组安全需求、分组发送者 ID 的编码和分组接收者 ID 的编码以及安全和管控策略生成和重构不同安全或信任级别路由表；依据安全和管控策略将路由信息发送至数据面转发表。

（2）多粒度多级别安全或信任策略生成和重构：动态调整和运行安全或信任策略算法，生成多粒度多级别安全或信任策略并发送至数据面；依据接收的管理面控制信息或数据面的监测信息，动态重构多粒度多级别安全或信任策略并发送至数据面。

（3）多粒度多级别安全和可信监控：接收并处理来自数据面的安全管控检测信息和管理面的安全管控调整信息；生成和重构安全路由；动态调整安全或信任策略模型；依据安全态势向数据面动态发送控制信息；依据安全态势向控制面动态发送报告信息；生成安全日志。

3. 管理面安全功能 管理面直接面向应用层和用户，是安全策略的最终决策者，负责整个安全系统的初始化和参数配置、为控制面选择各种生成安全规则的安全策略模型和算法和其他安全管理。因此管理面的基本安全功能有 4 个方面。

（1）多粒度多级别安全或信任策略模型和算法管理：各种粒度和级别安全或信任策略模型和算法的选择、查询、修改、添加或删除，包括安全预测、安全防护、安全检测、安全响应和安全恢复等策略模型和算法管理。

（2）多粒度多级别安全和信任审计：依据安全日志对域 / 节点 / 服务 / 用户 / 内容等粒度实体安全态势统计分析；据安全日志对各种安全事件统计分析；据安全态势分析结果和安全管控策略向控制面发出安全管控信息。

（3）多级别安全支撑算法管理：对支撑多级别安全的基础算法例如对称 / 非对称密码算法和 Hash 算法的查询、添加和删除，各种密钥或证书的查询、生成和删除。

（4）安全日志管理：安全日志的备份、查询、添加和删除，安全日志的分析和处理。

三、安全管控关键技术

1. 统一门户 统一门户采用 B/S 架构为用户提供访问大数据平台的唯一访问入口，主要提供如下功能：①展现各类视图，例如权限视图、审计视图、告警视图、敏感数据分布视图、用户行为轨迹视图、各种监控视图等；②提供各类管理功能界面，例如账号管理、权限管理、Kerberos 管理、敏感数据分类分级管理等；③提供各种配置管理界面，例如认证策略、敏感数据扫描配置、敏感数据告警配置等；④其他辅助功能：自身信息维护、密码修改、功能定制、查看帮助、查看站内消息等。

2. 统一账号管理 大数据安全管控系统作为 Hadoop、Hive、HBase 等大数据系统的从账号及密码管理的集中、唯一管理入口，原则上禁止绕过大数据安全管控系统直接修改大数据系统资源从账号及密码。

账号管理人员登录大数据安全防护系统，进入账号管理模块，进行账号的信息的填写、创建，随后大数据平台将账号信息同步给 Kerberos 服务器。首先，需要配置 Kerberos 认证服务，配置过程中可以测试配置是否正确，能否正常连接到 KDC 服务器并且管理用户及密码匹配。

3. 集中权限管理 大数据安全管控平台支持数据授权（细粒度授权）和访问授权（实体级授权）两种。①细粒度授权：通过访问代理技术实现数据细粒度授权，实现 Hadoop 目录（授权、创建、重命名、移动、删除、描述、列出内容）及文件（上传、下载、重命名、移动、删除、描述）授权、实现 HBase 表（创建、删除、描述、查询数据）及列（读取对应数据）授权、Hive 的库（创建、删除、描述）表（创建、删除、重命名、查询数据）和列（读取对应数据）授权。②访问授权：实现用户可否访问大数据的权限。授权方式灵活，可根据用户 / 或者应用的实际情况进行细粒度授权，简单易操作，不需修改 Hadoop 的配置文件。

（1）透明代理技术：大数据安全管控平台通过透明代理技术实现大数据平台的访问管控及审计，此技术对大数据平台系统影响小，集成简单，部署快速，极易推广。

透明代理基础针对大数据平台独特的访问方式建设 API 访问代理模块，将大数据系统与大数据分析人员、大数据维护人员、业务系统隔离开来，形成访问缓冲区，既便于对大数据系统的使用者进行统一账号、权限管理，又实现了访问大数据系统的事中控制，极大程度上提高了大数据系统中所存数据的安全性。

（2）细粒度授权技术：授权管理为维护人员设置访问大数据平台时细粒度的操作权限，并提供视图展现。支持的功能包括：①支持 Hadoop 的文件、文件夹进行浏览、查看、上传、下载、创建、删除、重命名操作的安全控制；支持现 HBase 表（创建、删除、描述、查询数据）及列（读取对应数据）授权；支持 Hive 的库（创建、删除、描述）表（创建、删除、重命名、查询数据）和列（读取对应数据）授权。②支持现 HBase 表（创建、删除、描述、查询数据）及列（读取对应数据）权限控制。③支持 Hive 的库（创建、删除、描述）表（创建、删除、重命名、查询数据）和列（读取对应数据）授权。

（3）数据权限视图：大数据安全管理平台为方便对授权数据的集中统计展示，提供接入大数据的数据权限视图展示，管理员通过勾选方式为用户和用户组进行资源授权，简化管理员授权工作，并通过界面方式直观展示。

（4）用户权限视图：从用户角度出发，通过选择用户 / 用户组，管理或展现用户可以访问或者授权的资源，并支持复制用户数据权限，极大简化了管理员的授权管理工作，提高工作效率。

4. 统一认证管理 大数据安全管控平台基于 Kerberos 实现大数据系统的统一认证，并借助其基于票据的访问认证方式初步实现主机系统账号与大数据系统账号的解耦，解耦后用户无法使用主机账号访问大数据系统了，需要从 Kerberos 获取票据后才可以访问。

统一认证可以针对自然人指定访问本系统的密码策略、认证策略和单点登录。系统管理员可以预先在该模块中制定好各种策略后，再将策略绑定到对应的自然人。

密码策略包括密码长度限制、密码组成字符及数量限制、密码有效期、历史密码记录数及密码修改间隔等。

认证策略可以指定不同自然人、不同时间段、不同 IP 段访问系统时使用的认证方式。认证方式包括静态密码认证、短信认证等，也允许将认证转发到第三方认证系统，例如 4A 的集中认证。

支持单点登录，用户成功登录大数据安全管控平台后，再访问其有权限的大数据系统时无需再次此输入大数据系统的账号及其密码。

5. 操作访问控制 根据大数据平台的访问方式，代理方案分为两种：① API 访问代理：API 代理服务是大数据管控方案中独特的也是非常重要的部分，是用户、应用访问大数据系统的必经之路，访问的认证、控制、鉴权、操作记录都由代理来完成；②命令访问代理：通过现有 4A 的协议堡垒实现用户访问 Hadoop 的访问控制、操作审计等功能。

6. 集中审计管理 审计管理记录了用户对生态系统的各种操作日志，并提供界面用于查询。包括 JOB 的日志、HIVESQL 的日志、HDFS 日志、HBase 日志。

系统不仅提供简单的日志内容查询，也可以提供多种不同维度的分类查询。例如针对一个用户一段时间内所有操作的查询，某生态系统上一段时间内被执行的所有操作查询等。

第十三章

健康医疗大数据安全评测体系

第一节　网络安全要求

一、大数据时代网络安全新特点

20 世纪 80 年代德国社会学家乌尔里希·贝克就提出了风险社会的概念，指出随着现代化的推进、科技的发展及经济全球化进程的加速，人类进入了一个风险频发的风险社会，而现代风险具有整体性、不可感知性、不确定性、全球性、自反性等传统风险所不具备的特性，科技和现代化发展得越快、越成功，风险便越多、越突出。大数据在给人类社会带来诸多驱动、发现、转型与便捷的同时，也带来了前所未有的网络安全威胁与风险，并形成了与传统网络安全不同的新特点。与前大数据时代相比，大数据时代的网络安全所涉要素中的性质、时间、空间、内容、形态等正在重构，网络安全正在形成规模安全、泛在安全、跨域安全、综合安全、隐性安全等 5 大特点。

1. 规模安全　大数据时代的一大特征就是万物互联与融合，形成了物物相联、物人相联、人人相联的万物互联信息传播的新形态，形成了全联接世界的大数据时代，公众、机构和政府都形成了互连互通的关系，2014 年全球形成的 30 亿互联网使用者和中国迄今为止8.29 亿网民一举一动的痕迹均被抓取并记录了下来，数据通过全方位和立体化的来源形成了巨量和即时的增长，覆盖了各个领域行业、融入了各类载体平台，为人们提供了进行分析和预测的源源不断的大数据源，而且这样的数据增长趋势还在不断发展。据华为集团《全球联接指数 2015》报告预测，至 2020 年全球将有 500 亿台设备可通过互联网相互联系，平均每个人拥有 7 台互联设备，至 2025 年全球物联网的设备将达到 1 000 亿台。巨量数据在云端平台和数据中心的汇集，使网络安全风险规模和危害程度达到了前所未有的程度。同时，传统网络安全多聚焦于政治、军事和外交领域，而随着大数据时代的到来，正在形成对个人网络安全的巨大威胁。近年来数十万、数百万、数千万乃至上亿的网络安全事件频发并成为新常态，这正是大数据时代网络安全的新特点。2015 年 7 月 9 日美国人事管理局披露，2 150 万个社保账号和其他敏感信息被黑客盗取，其中包括 420 万名在联邦政府工作的人员的账号。该事件被称作"史上最大黑客案"，总波及人数占到美国总人口的 7%，约有2 210 万人。同年日本负责政府养老金业务的年金机构披露，因该机构部分员工打开了带有病毒的邮件附件，约 125 万条用户信息包括用户的基本养老金号、姓名、出生日期、住址等被泄露，这次网络攻击发生在 2015 年 5 月 8 日至 18 日，被认为是日本政府机构国民个人信息遭泄露规模最大的一次。

2. 泛在安全 在数据驱动时代物物可感知、人人可上网、时时可链接,通过移动互联网和各类智能终端,人物互联的各类安全信息快速地渗透到各个国家、各个领域、各个行业、各个部门、各个流程环节,并呈现即时性,信息流、数据流如同水流向下,无声无息并快速隐蔽地向各处渗透。移动互联网的发展推动着网络空间的治理从原本静态管理到动态治理的转变,网络安全的治理从以往年月时日的时间概念缩小到争分夺秒的时间管控;从静止的一点一滴的管理到泛在化的空间动态治理,网络安全已进入了"U"(ubiquitous)环境,即形成了无所不在的泛在安全的新特点。

数据驱动时代人们的工作模式和生活方式发生了变化,在社会信息化的持续推动下,许多人的工作场所已改变了固定物理空间模式,呈现出更多空间的灵活性和可选择性,移动互联网环境下的网状结构也给信息传递提供了独体面对世界的新空间和新通道,给信息传递在短时间内多次转向并快速发酵提供了可能。信息的多样性、灵活性和移动性使网络安全源形成了动态泛在的新特征,给网络安全源的测定带来了时间和空间的各种可能性,也给网络安全的监测和管控带来了新的难题。

3. 跨域安全 经济全球化和社会信息化带来了信息流、资金流、人才流、技术流、知识流的跨境巨量流动,跨国企业、跨域电商、全球传媒等这些新的数据传递新模式和新平台使中国与世界各国和地区的数据在网上实现了互联互通,传统的以国家为单位的信息管理和法律制度正在为更多的由跨越国家的组织和机构所取代,传统陆域、海域、空域的边界已被打破,网络安全和网络空间安全正面临跨域安全的挑战。2013 年美国披露的惊人内幕从一个侧面显示了在大数据环境下,数据跨域流动给各国所带来的国家网络安全的威胁已发展到了令人震惊的程度。

面对跨域安全的挑战,需要构建跨境数据流动监测预警体系,包括建立跨境数据流动风险传导与扩散模型,实时分析跨境数据流动风险传导和扩散的原因、机制及重要环节,并结合中国的实际情况研究跨境数据流动风险传导机制对中国网络安全管理的影响。跨境数据流动监测预警的模式可以有多种类型和层次,例如单域控制模式、双域或多域控制模式、全域控制模式等;也可分为关键核心数据流动监控和外围一般数据流动监控等。需要结合实际构建跨境数据流动监测预警体系,全面防范跨境数据流动产生的网络安全,保障国家安全。

4. 综合安全 大数据的信息新环境使融合、交叉、跨界、协同、互联、整合、分享、共生、双赢、互动等成为热词,海量数据正在政务管理、产业发展、城市治理、民生服务等诸多领域不断产生、积累、变化和发展。2016 年在中国杭州召开了二十国集团领导人第 11 次峰会,该次峰会主题为"构建创新、活力、联动、包容的世界经济",也正是体现了数据驱动环境下世界经济发展的新特点。

大数据使国家网络安全形成了综合安全的新特点,需要运用总体的安全观来加以认知。2014 年 4 月习近平总书记在他主持召开的中央国家安全委员会第一次会议上深刻地阐述了总体安全观:当前中国国家安全内涵和外延比历史上任何时候都要丰富,时空领域比历史上任何时候都要宽广,内外因素比历史上任何时候都要复杂,必须坚持总体国家安全观,以人民安全为宗旨,以政治安全为根本,以经济安全为基础,以军事、文化、社会安全为保障,以促进国际安全为依托,走出一条中国特色国家安全道路。

大数据环境下的综合安全特点在国内外均有典型的案例。2015 年 11 月法国巴黎发生的系列恐怖袭击事件就是综合安全的一个典型案例,这一事件折射出法国国家网络安全管理中所涉及的安全情报研判、移民难民政策、世界反恐联盟、地区政局动荡、世界发展平衡等诸多恐怖袭击发生的原因要素,国家网络安全已不能仅仅局限于"信息"层面,而且需要结合大数据环境下的综合安全的特点,以总体安全的新安全观对所涉及的大数据进行全面的深度分析研究。又例如中国的互联网涉毒违法犯罪活动正日益猖獗,其涉毒违法犯罪蔓延速度之快、涉及范围之广、社会危害之大,已使得包括网络安全在内的国家安全管理需要运用综合安全的理念提升治理能力。国家禁毒委员会于 2015 年 5 月成立了由中共中央宣传部、中共中央网络安全和信息化领导小组办公室、最高人民法院、最高人民检察院、公安部、工业和信息化部、国家工商行政管理总局、国家邮政局、国家禁毒办 9 个部门组成的互联网禁毒工作小组,这是中国建立的第一个多部门参加的打击互联网违法犯罪活动的长效工作机制圈。

5. 隐性安全 大数据环境下的网络安全所体现的隐性安全主要表现在 4 个层面:①大数据带来了信息泛滥和信息冗余,产生了数量众多的所谓"脏数据",使有价值的信息淹没在信息的汪洋大海之中,需要在信息管控和分析后才能有所发现。②巨量数据在实现了跨域的全联接之后,数量的变化带来了质量的提升,即原本各自分散的普通信息将上升为整合平台的特殊信息,原本个别碎片化的非价值信息将上升为聚合互联的有价值信息,原本非关联的一般的信息将上升为相互交织的具有价值链的战略情报,也给数据监控和信息获取提供了可能,既需要在国家网络安全管理中实施主题跟踪、关联挖掘、深度分析的新政策路径,也需要进行防监控、防网袭的各类技术设计。③大数据在移动信息技术的支持下,其信息传递更具个性化和独体性特征,可以实现点对点、点对圈的信息传播。与传统的点对点的信息传播有所不同,这样更具有隐蔽性,但也带来了难以发现和难以预测的网络安全挑战。④一些大数据所涉及的线上新兴行业领域,例如互联网电子商务、网络借贷、期货投资等对于广大公众特别是老年和信息能力弱势群体而言尚处于了解认识阶段,诈骗犯罪团伙借助专业技能和线上犯罪较强的隐蔽性、欺骗性和诱惑性,与传统的线下行业领域的显性网络安全有所不同,这种对于公众的危害性更大。隐性安全在国与国之间关系中的最典型的案例就是 2014 年 5 月披露的。

二、大数据时代网络安全新要求

结合大数据技术、平台和应用特征,参考大数据安全生命周期划分,结合《信息安全技术 网络安全等级保护基本要求》,将大数据安全测评技术要求划分成了基础平台安全测评和大数据安全测评两大块。其中,基础平台安全测评包含主机安全、网络安全、物理和环境安全、应用安全 4 大部分;大数据安全性测评包含分布式平台安全、数据安全和隐私保护 3 大部分,以下分别针对各个部分进行说明。

1. 基础平台安全测评

(1)主机安全:主机安全测评主要涉及 7 个方面的内容,分别是:身份鉴别、访问控制、安全审计、入侵防范、恶意代码防范、剩余信息保护、资源控制。

1)身份鉴别

a)应对登录操作系统和数据库系统的用户进行身份标志和鉴别:为安全起见,只有经过授权的用户的合法用户才能访问操作系统，因此所谓用户身份标志和鉴别，就是向系统以一种安全的方式提交自己的身份证实，然后由系统确认用户的身份是否属实的过程。

b）操作系统和数据库系统管理用户身份鉴别信息应具有不易被冒用的特点，口令应有复杂度要求并定期更换：猜测密码是系统最常遇到的攻击方法之一，因此，控制和监视密码策略是不可缺少的。在操作系统中，通常通过设置密码记录历史、设置密码最长使用期限、设置密码最短使用期限、设置密码最短长度、设置密码复杂性要求。Linux 中的 /etc/login.defs 是登录程序的配置文件。/etc/pam.d/tally2.so、/etc/pam.d/cracklib.so 模块通常用来对口令策略进行加固配置。

c）应启用登录失败处理功能，可采取结束会话、限制非法登录次数和自动退出等措施：非法用户能够通过反复输入密码，达到猜测用户密码的目的，因此应该限制用户登录过程中连续输入错误密码的次数。当用户多次输入错误的密码后，系统应自动锁定该用户或在一段时间内禁止该用户登录。

d）当对服务器进行远程管理时，应采取必要的措施，防止鉴别信息在网络传输过程中被窃听：为方便管理员进行管理操作，众多服务器采用了网络登录的方式进行远程管理，例如 Linux 使用 ssh 登录，Windows 可使用远程终端服务，这些服务使用传输的数据应进行加密处理，目的是保障账户与口令的安全。

e）应为操作系统和数据库系统的不同用户分配不同的用户名，确保用户名具有唯一性：对于操作系统来说，用户管理时操作系统应具备的基本功能，用户管理由创建用户和组以及定义他们的属性构成。用户的属性控制他们的访问权、环境、如何对他们进行认证，以及如何、何时、在哪里可以访问他们的账户。因此，用户标志唯一性至关重要。

f）应采用两种或两种以上组合的鉴别技术对管理用户进行身份鉴别：对于重要性较高的操作系统，应使用两种或两种以上组合鉴别技术实现用户身份鉴别，例如密码和令牌的组合使用、密码与指纹的组合认证等。

2）访问控制

a）应启用访问控制功能，依据安全策略控制用户对资源的访问：访问控制是安全防范和防护的主要策略，它不仅应用于网络层面，同样也适用于主机层面，其主要任务是保证系统资源不被非法使用和访问，使用访问控制的目的在于通过限制用户对特定资源的访问来保护系统资源。在操作系统中的每一个文件或目录都包含有访问权限，这些访问权限决定了谁能够访问和如何访问这些文件和目录。对于操作系统中的一些重要文件，则需要严格控制其访问权限，从而加强系统的安全性。

b）应根据管理员用户的角色分配权限，实现管理用户的权限分离，仅授予管理用户所需的最小权限：根据管理用户的角色对权限作出标准细致的划分，有利于各岗位细致协调的工作。同时对授权模块进行一些授权管理，并且系统的授权安全管理工作要做到细致，仅授予管理用户所需的最小权限，避免出现权限的漏洞，使一些高级用户拥有过大的权限。

c）应实现操作系统和数据库系统特权用户的权限分离：操作系统特权用户可拥有以下一些权限：安装和配置系统的硬件和软件、建立和管理用户账户、升级软件、备份和恢复等业务，从而保证操作系统的可用性、完整性和安全性。数据库系统特权用户则更多是对数据库的安装、配置、升级和迁移以及数据库用户的管理，从而保证数据库系统的可用性、完整性和安全性。将操作系统和数据库系统特权用户的权限分离，能够避免一些特权用户拥有过大的权限以及减少一些人为的误操作,做到职责明确。

d) 应严格限制默认账户的访问权限,重命名系统默认账户,修改这些默认账户的默认口令:对于系统默认的账户,由于他们的某些权限与实际系统的要求可能存在差异,从而造成安全隐患,因此这些默认账户应禁用。对于匿名账户的访问原则上是禁止的,查看服务器操作系统,确认匿名/默认账户的访问权限已被禁用或者严格限制。

e) 应及时删除多余的、过期的账户,避免共享账户的存在:通常操作系统在运行一段时间后,因业务应用或管理员岗位的调整,出现一些多余的、过期的账户;另一方面,也会出现多个系统管理员或用户使用同一账户登录操作系统的情况,造成审计追踪时无法定位到自然人。因此应避免多余的、过期的账户、避免共享账户的存在。

f) 应对重要信息资源设置敏感标记:敏感标记是强制访问控制的依据,主客体都有,它存在的形式无所谓,可能是整形的数字,也可能是字母,它表示主客体的安全级别。敏感标记是由强认证的安全管理员进行设置的,通过对重要信息资源设置敏感标记,决定主体以何种形式对客体进行操作,并实现强制访问控制。

g) 应依据安全策略严格控制用户对有敏感标记重要信息资源的操作:当操作系统具备了能对信息资源设置敏感标记的功能前提下,应该严格按照安全策略来控制用户对相关资源的操作。

3) 安全审计

a) 审计范围应覆盖到服务器和重要客户端上的每个操作系统用户和数据库用户:安全审计通过关注系统和网络日志文件、目录和文件中不期望的改变、程序执行中的不期望行为、物理形式的入侵信息等,用以检查和防止虚假数据和欺骗行为,是保障计算机系统本地安全和网络安全的重要技术,对审计信息的分析可以为计算机系统的脆弱性评估、责任认定、损失评估、系统恢复提供关键性信息,所以审计范围必须要覆盖到每个操作系统用户和数据库用户。

b) 审计内容应包括重要用户行为,系统资源的异常使用和重要系统命令的使用等系统内重要的安全相关事件:有效合理地配置安全审计内容,能够及时准确地了解和判定安全事件的内容和性质,并且可以极大地节省系统资源。Windows 和 Linux 操作系统均提供了完善的安全审计模块,但需要针对性进行加固配置。

c) 审计记录应包括事件的日期、时间、类型、主体标识、客体标识和结果等:审计记录是跟踪指定数据库的使用状态产生的信息,它应该包括事件的日期、时间、类型、主体标识、客体标识和结果等。记录中的详细信息,能够帮助管理员或其他相关检查人员准确地分析和定位事件。

d) 应能够根据记录数据进行分析,并生成审计报表:安全审计将会产生各种复杂的日志信息,巨大的工作量使得管理员手工查看并分析各种日志内容是不现实的,而且很难有效地对事件分析和定位,因此必须提供一种直观的分析报告及统计报表的自动生成机制,对审计产生的记录数据进行统一管理与处理,并将日志关联起来,来保证管理员能够及时、有效地发现系统中各种异常状况及安全事件。

e) 应保护审计进程,避免受到未预期的中断:Windows 系统具备了在审计进程自我保护方面功能,在 Linux 中,auditd 是审计守护进程,syslogd 是日志守护进程,保护好审计进程,当事件发生时,能够及时记录事件发生的详细内容。

f) 应保护审计记录，避免受到未预期的删除、修改或覆盖等：非法用户进入系统后的第一件事情就是去清理系统日志和审计日志，而发现入侵最简单最直接的方法就是去看系统记录和安全审计文件。因此，必须对审计记录进行安全保护，避免受到未预期的删除、修改或覆盖等。

4）入侵防范

a) 应能够检测到对重要服务器进行入侵的行为，能够记录入侵的源 IP、攻击的类型、目的、时间，并在发生严重入侵事件时提供报警：要维护真正安全的环境，只具备安全系统还远远不够。如果假设自己不会受到攻击，或认为防护措施已足以保护自己的安全，都是非常危险的。要维护系统安全，必须进行主动监视，以检查是否发生了入侵和攻击。

一般意义上，入侵威胁分为外部渗透、内部渗透和不法行为 3 种，入侵行为分为物理入侵、系统入侵和远程入侵 3 种。此项中，关注的操作系统所面对的入侵威胁可能包含了造成入侵威胁的入侵行为，主要是系统入侵和远程入侵两种。系统入侵，指入侵者在拥有系统的一个低级账号权限下进行的破坏活动。通常，如果系统没有及时更新最近的补丁程序，那么拥有低级权限的用户就可能利用系统漏洞获取更高的管理特权。远程入侵，指入侵者通过网络渗透到一个系统中。这种情况下，入侵者通常不具备任何特殊权限，他们要通过漏洞扫描或端口扫描等技术发现攻击目标，再利用相关技术执行破坏活动。

b) 应能够对完整性进行检测，并在检测到完整性受到破坏后具有恢复的措施：对系统重要文件进行备份，或者对整个系统进行全面备份，以便于当系统遭受到破坏后能够及时进行恢复。

c) 操作系统应遵循最小授权原则，仅安装需要的组件和应用程序，并通过设置升级服务器等方式保持系统补丁及时得到更新：对本项而言，主要涉及两个方面的内容，分别是：系统服务和监听端口，补丁升级。遵循最小安全原则，仅开启需要的服务，安装需要的组件和程序等。操作系统应及时更新补丁，避免由于系统存在漏洞带来的风险。Windows 默认安装时会开启许多不必要的系统服务，通常可以将其禁用或卸载。

5）恶意代码防范

a) 应安装防恶意代码软件，并及时更新防恶意代码软件版本和恶意代码库：无论是 Windows 主机还是 Linux，都面临着木马、蠕虫等病毒软件的破坏。因此一般的主机为防范病毒，均安装反病毒软件，且通常也能及时更新病毒库。作为 Windows 系统，木马和蠕虫的泛滥使得防范恶意代码的破坏显得尤为重要，在关注防病毒软件的同时还应该保证操作系统的补丁及时更新。

b) 主机防恶意代码产品应具有与网络防恶意代码产品不同的恶意代码库：基于网络和基于主机的防病毒软件在系统上应构成立体的防护结构，属于深层防御的一部分。因此基于网络的防病毒软件的病毒库与基于主机的防病毒软件的病毒库不同。

c) 应支持防恶意代码的统一管理：一个机构的病毒管理应满足木桶原理，只有当所有主机都及时更新了病毒库，才能够做到防止病毒的入侵，因此应有统一的病毒管理策略，例如统一更新、定时查杀等。

6）剩余信息保护

a) 应保证操作系统和数据库系统用户的鉴别信息所在的存储空间，被释放或再分配给其他用户前得到完全清除，无论这些信息是存放在硬盘上还是在内存中。此项是指操作系统用户的鉴别信息存储空间,被释放或再分配给其他用户前是否得到完全清除。应检查操作系统维护 / 操作手册,查看其是否明确用户的鉴别信息存储空间,被释放或再分配给其他用户前的处理方法和过程。系统内的文件、目录等资源所在的存储空间,被释放或重新分配给其他用户前的处理方法和过程。

b) 应确保系统内的文件、目录和数据库记录等资源所在的存储空间,被释放或重新分配给其他用户前得到完全清除。由于主存与辅存的价格和性能的差异,现代操作系统普遍采用辅存作为缓存,对于缓存使用的安全性也尤其重要。

7) 资源控制

a) 应通过设定终端接入方式、网络地址范围等条件限制终端登录:系统资源概念指 CPU、存储空间、传输带宽等软硬件资源。通过设定终端接入方式、网络地址范围等条件限制终端登录,可以极大地节省系统资源,保证了系统的可用性,同时也提高了系统的安全性。对于 Windows 系统自身来说,可以通过主机防火墙或 TCP/IP 筛选策略来实现以上功能,而在 Linux 系统中存在 /etc/hosts.allow 和 /etc/hosts.deny 两个文件,他们作为 tcpd 服务器的配置文件,可控制外部 IP 对本机服务的访问。

b) 应根据安全除了设置登录终端的操作超时锁定:如果系统管理员在离开系统之前忘记注销管理员账户,那么可能存在被恶意用户利用或被其他非授权用户误用的可能性,从而给系统带来不可控的安全隐患。Window 系统若是通过远程终端接入,可设置超时连接来限制终端操作超时,若是本地登录,则通过开启带有密码功能的屏幕保护规避。Linux 系统则通过在 /etc/profile 中设置 TMOUT 环境变量,使 bash shell 在一定的时间内没有操作的情况下自动注销,从而在一定程度上规避此类风险。

c) 应对重要服务器进行监视,包括建设服务器的 CPU、硬盘、内存、网络等资源的使用情况:系统资源概念指 CPU、存储空间、传输带宽等软硬件资源。通过设定终端接入方式、网络地址范围等条件限制终端登录,可以极大地节省系统资源,保证了系统的可用性,同时也提高了系统的安全性。对主机的资源监控一方面是人工监控,另一方面是自动监控。目前自动监控的主要方法是设定资源报警阈值,以便在资源使用超过规定数值时发出报警。

d) 应限制单个用户对系统资源的最大或最小使用限度:一个服务器上可能有很多用户,或单个服务器上运行多个不同的业务应用系统,如果不对每个应用系统用户进行限制则很容易遭受 DOS 攻击,或因某个业务应用系统过多占用系统资源等,最终使系统资源耗尽。因此应限制单个业务应用用户的系统资源使用限度。

e) 应能够对系统的服务水平降低到预先规定的最小值时进行检测和报警:当系统的服务水平降低到预先规定的最小值时,如果磁盘空间不足、CPU 利用率过高、硬件发生故障等,通过报警机制,将问题现象发送给相关负责人,及时定位引起问题的原因和对异常情况进行处理,从而避免故障的发生或将影响减小至最低。

(2) 网络安全:网络安全测评主要涉及 7 个方面的内容,分别是:结构安全、边界完整性保护、网络设备防护、入侵检测、安全审计、恶意代码防范、访问控制。

1) 结构安全

a) 应保证主要网络设备的业务处理能力具备冗余空间,满足业务高峰期需要:为保证主要网络设备具备足够的数据处理能力,应定期检查网络设备系统资源占用情况,确保网络设备的业务处理能力具备冗余空间。

b）应保证网络各个部分的带宽满足业务高峰期需要：为了保证业务服务的连续性，应保证网络各个部分的带宽满足业务高峰期需要，如果存在带宽无法满足业务高峰期需要的情况，则需要在主要网络设备上进行带宽配置，保证关键业务应用的带宽需求。

c）应在业务终端与业务服务器之间进行路由控制建立安全的访问路径：在网络路由配置中主要有静态路由和动态路由。静态路由是指由网络管理员手工配置的路由信息，当网络的拓扑结构或链路的状态发生变化时，网络管理员需要手工修改路由表中相关的静态路由信息。动态路由是指路由器能够自动地建立自己的路由表，并且能够根据实际情况的变化适时地进行调整。动态路由机制的运作依赖于路由器的两个基本功能：对路由表的维护和路由器之间适时的路由信息交换。路由器之间的路由信息交换是基于路由协议实现的，例如 OSPF 路由协议是一种典型的链路状态的路由协议，它通过路由器之间通告网络接口的状态来建立链路状态数据库，生成最短路径数，每个 OSPF 路由器使用这些最短路径构造路由表。如果使用动态路由协议应配置路由协议认证功能，保证网络路由安全。

d）应绘制与当前运行情况相符的网络拓扑结构图：为了便于网络管理和安全运维，应绘制与当前运行情况相符的网络拓扑结构图，当网络拓扑结构发生改变时，应及时更新网络拓扑结构图。

e）应根据各部门的工作职能、重要性和所涉及信息的重要程度等因素，划分不同的子网或网段，并按照方便管理的原则为各子网、网段分配地址段。根据组织实际情况，业务应用重要性和安全区域防护要求，应在主要网络设备上进行 VLAN 划分。VLAN 是一种通过将局域网内的设备逻辑而不是物理划分成不同子网从而实现虚拟工作组的新技术。不同VLAN 内的报文在传输时是相互隔离的，即一个 VLAN 内的用户不能和其他 VLAN 内的用户直接通信，如果不同 VLAN 要进行通信，则需要通过路由器或三层交换机等三层设备实现。

f）应避免将重要网段部署在网络边界处且直接连接外部信息系统，重要网段和其他网段之间可采取可靠的技术隔离手段。为了保证信息系统的安全，应避免将重要网段部署在网络边界处且直接连接外部信息系统，防止来自外部网络的攻击。同时在重要网段和其他网段之间采取可靠的技术隔离手段、配置安全策略进行访问控制。

g）应按照对业务服务的重要次序来制定带宽分配优先级别，保证在网络发生拥堵时优先保护重要主机。为了保证重要业务服务的连续性，应按照对业务服务的重要次序来指定带宽分配优先级别，从而保证在网络发生拥堵时优先保护重要主机。

2）边界完整性保护

a）应能够对非授权设备私自联到内部网络的行为进行检查，准确定位，并对其进行有效阻断。可以采用技术手段和管理措施对"非法接入"行为进行检查。技术手段包括网络接入控制、关闭网络设备未使用的端口、IP/MAC 地址绑定等。管理措施包括进入机房全程陪同、红外视频监控等。

b）应能够对内部网络用户私自联到外部网络的行为进行检查，准确定位，并对其进行有效阻断。主要用来发现和管理用户非法建立通路连接非授权网络的行为，非法外联行为绕过了边界安全设备的统一管理，打破了网络边界的统一控制管理，使得内网的安全风险增大。可以依靠内网安全管理系统的非法外联监控功能或非法外联软件实现，通过非法外联监控的管理，可以防止用户访问非信任网络资源，并防止由于访问非信任网络资源而引入安全风险或导致信息泄密等。

3）网络设备防护

a）应对登录网络设备的用户进行身份鉴别。一般来说用户登录网络设备的方式包括利用控制台端口（Console）通过串口进行本地连接登录,利用辅助端口（AUX）通过 MODEM 进行远程拨号连接登录或利用虚拟终端 VTY 通过 TCP/IP 网络进行远程 TELNET、SSH 登录等。无论哪一种登录方式,都需要对用户身份进行鉴别,口令通常是网络设备用户防止非授权访问的常用手段,因此,需要加强对口令的安全管理,包括口令的设置和存储。

b）应对网络设备的登录地址进行限制。为了保证网络管理员对网络设备安全访问的同时,避免其他人的未授权访问,最好的办法是采用带外管理,使用专用的管理终端和通信路径,将管理数据流与其他业务数据流分开,能够有效增加安全性。为保证网络设备自身安全,需对通过 VTY 访问网络设备的登录地址进行限制,避免未授权访问,可以利用 IP access-class 限制访问 VTY 的 IP 地址范围。同时由于 VTY 数目有一定的限制,当所有 VTY 用完,就不能再建立远程的网络连接了,通过限制登录地址限制能够防止 DOS 攻击。

c）网络设备用户的标识应唯一。网络设备应防止多人共用同一账户,实行分账户管理,每名管理员设置一个单独的账户,避免出现问题后不能及时进行追踪溯源。

d）主要网络设备应对同一用户选择两种或两种以上的组合鉴别技术来进行身份鉴别。采用双因子鉴别是防止身份欺骗的有效方法,双因子鉴别不仅要求访问者知道一些鉴别信息,还需要访问者拥有鉴别特征,例如采用令牌、智能卡、数字证书和生物信息等。

e）身份鉴别信息应具有不易被冒用的特点,口令应有复杂度要求并定期更换。为避免身份鉴别信息被冒用,可采用令牌、认证服务器等措施,加强身份鉴别信息的保护。如果仅仅基于口令的身份鉴别,应当保证口令复杂度和定期变更的要求。

f）应具有登录失败处理功能,可采取结束会话、限制非法登录次数和当网络登录连接超时自动退出等措施。可以利用命令配置 VTY 的超时,避免一个空闲的任务一直占用 VTY,从而避免恶意的攻击或远端系统的意外崩溃导致的资源独占。

g）当对网络设备进行远程管理时,应采取必要措施防止鉴别信息在网络传输过程中被窃听。当对网络设备进行远程管理时,为避免鉴别信息在传输过程中被窃取,不应当使用明文传送的 TELNET、HTTP 服务,而应当采用 SSH、HTTPS 等加密协议等方式进行交互式管理。

h）应实现设备特权用户的权限分离。网络设备管理员应使用不同的账号进行管理,特权用户权限应遵循权限分离制约原则。

4）入侵检测:应在网络边界处监视以下攻击行为:端口扫描、强力攻击、木马后门攻击、拒绝服务攻击、缓冲区溢出攻击、IP 碎片攻击和网络蠕虫攻击等。

要维护信息系统安全,必须进行主动的网络行为检测和监控,以检查是否发生了网络入侵和攻击行为。监视网络入侵和安全事件既包括被动任务也包括主动任务。很多网络入侵都是发生在攻击之后,通过检查日志文件才检测到的,这种攻击之后的检测通常称为被动检测。只有通过检查日志文件,攻击才得以根据日志信息进行复查和再现。其他入侵尝试可以再攻击发生的同时检测到。这种方法称为"主动"入侵检测,它会查找已知的攻击模式或命令,并组织这些命令的执行。完整的入侵防范应首先实现对事件的特征分析功能,以发现潜在的攻击行为,应能发现目前主流的各种攻击行为,例如端口扫描、强力攻击、木马后门攻击、拒绝服务攻击、缓冲区溢出攻击、IP 碎片攻击和网络蠕虫攻击等。目前对入侵防范的技术实现主要是通过在网络边界处部署包含入侵防范功能的安全设备,例如入侵检测系统(IDS)、包含入侵防范模块的多功能安全网关(UTM)等设备。

5)安全审计

a)应对网络系统中的网络设备运行状况、网络流量、用户行为等进行日志记录。为了对网络设备的运行状况、网络流量、管理记录等进行检测和记录,需要启用系统日志功能。系统日志中的每个信息都被分配了一个严重级别,并伴随一些指示性问题或事件的描述信息。

b)审计记录应包括:事件的日期和时间、用户、事件类型、事件是否成功及其他审计相关信息。对于路由器、交换机、防火墙等各类网络设备、安全设备,日志审计内容需记录时间、类型、用户、事件类型、事件是否成功等相关信息。

c)应能够根据记录数据进行分析,并生成审计报表。为了便于管理员能够及时准确地了解网络设备运行状况和发现网络入侵行为,需要对审计记录数据进行分析和生成报表。

d)应对审计记录进行保护,避免受到未预期的删除、修改或覆盖等。审计记录能够帮助管理人员及时发现系统运行状况的网络攻击行为,因此需要对审计记录实施技术上和管理上的保护,防止未授权修改、删除和破坏。

6)恶意代码防范:应在网络边界处对恶意代码进行检测和清除。计算机病毒、木马和蠕虫的泛滥使得防范恶意代码的破坏显得尤为重要。恶意代码是指怀有恶意目的的可执行程序。目前恶意代码主要都是通过网页、邮件等网络载体进行传播。因此部署集中管理的防恶意代码产品进行恶意代码防范是最为直接和高效的办法。防恶意代码产品目前主要包括防病毒网关、包含防病毒模块的多功能安全网关和网络版防病毒系统等产品。其至少应具备的功能包括:对恶意代码的分析检查能力,对恶意代码的清除或阻断能力,以及发现恶意代码后记录日志和审计,并包含对恶意代码特征库的升级和检测系统的更新能力。

7)访问控制

a)应在网络边界处部署访问控制设备,启用访问控制功能。在网络边界处部署访问控制设备,保护内部系统的安全。能够起访问控制功能的设备包括网闸、防火墙、路由器和三层路由交换机等。

b)应能根据会话状态信息为数据流提供明确的允许/拒绝访问的能力,控制粒度为端口级。一般来说,在网络边界设备上配置访问控制列表(ACL)对进出网络的流量进行过滤,流入流量过滤用于过滤掉一些 IP 不是公网 IP 的数据包,同时也用于限制外部对内部网络服务的访问。流出流量过滤用于防止由单位内部及其发出的伪造源 IP 的攻击数据流。

c)应对进出网络的信息内容进行过滤,实现对应用层 HTTP、FTP、TELNET、SMTP、POP3 等协议命令级的控制。对于一些常用的应用层协议,能够在访问控制设备上实现应用层协议命令级的控制和内容检查,从而增强访问控制粒度。

d)应在会话处于非活跃状态,在一定时间或会话结束后终止网络连接。当恶意用户进行网络攻击时,有时会发起大量会话连接,建立会话后长时间保持状态连接从而占用大量网络资源和系统资源,最终出现将网络资源和系统资源耗尽的情况。因此应在会话终止或长时间无响应的情况下终止网络连接,释放被占用的网络资源和系统资源,保证业务可以被正常访问。

e)应限制网络最大流量数及网络连接数。为防止 DOS 攻击,保证业务带宽不被占用,网络上应采用技术手段限制最大流量数。

（3）物理和环境安全：物理和环境安全测评主要涉及 8 个方面的内容，分别是：物理位置安全、物理访问控制、防盗窃和防破坏、防火、防水和防潮、温湿度控制、电力保障、电磁防护。

1）物理位置安全：选择具有安全环境的机房，办公场地是保证信息系统物理安全的前提和基础，针对重要信息系统的机房位置，应选在具有防震、防风和防雨能力的建筑内。避免在建筑物的顶层或地下室，用水设备下层或隔壁。测评时应访谈物理安全负责人，了解机房和办公场地所在的建筑及周边环境情况。现场观察机房和办公场地所处位置及周边环境，判断机房物理位置的选择是否符合要求。

2）物理访问控制：为防止非授权人员进入机房，必须对机房及其各区域的人员访问实施控制措施，避免由于非授权人员的擅自进入，造成系统运行中断、设备丢失或损坏、数据被窃取或篡改。重要信息系统的访问控制措施落实要点是采取门禁、专人值守、专人陪同、审批登记、区域隔离等必要的措施对机房的出入及人员进入机房后的活动进行管理和控制。测评时应访谈物理安全负责人，了解针对机房采取的出入控制措施情况，包括机房出入口安排专人值守，机房分区域管理且重要区域设置电子门禁系统，对进入机房和重要区域的来访人员的活动范围进行监控等。

3）防盗窃和防破坏：为保证机房设备、设施和介质的安全，需要对机房采取防盗窃和防破坏措施。落实要点是机房安装视频监控系统和放到报警系统，设备固定并粘贴标记，存储介质分类并安全存放，通信线缆隐蔽铺设。

4）防火：防火工作关乎生命和财产安全，是物理安全防护的重要内容。重要信息系统防火措施的落实要点是安装消防设备和采用防火材料装修机房，以及进行区域隔离防火措施。测评时应访谈物理安全负责人，了解机房的火灾自动消防系统的安装和使用情况、机房使用的建筑材料的耐火等级情况、机房内部的区域隔离防火措施等。现场查看灭火设备是否安装在清晰可见的位置，是否具有自动检测火情、自动报警并自动灭火功能。现场检查机房内区域隔离情况，查看是否将重要设备与其他设备隔离开，检查防火系统的检查和维护记录等。

5）防水和防潮：采取必要的防水和防潮措施，才能避免机房设备设施因水患或潮湿威胁发生故障。防水和防潮的落实要点是正确、合理设计机房内的各种水、蒸汽或气体管道，尽量避开主要设备，配备除湿装置，安装防水检测装置及时发现水患隐情。测评时应实地踏勘机房采用的防水措施，查看环境是否有漏水迹象，并检查是否安装有防水检测装置，其工作是否正常。

6）温湿度控制：理想的空气湿度范围被定义在 40%～70%，高的湿度可能会在天花板、墙面及设备表面形成水珠，造成危害，甚至还可能产生电连接腐蚀问题。低于 40% 的低湿度增加了静电的危害。温度控制在 20℃左右是设备正常工作的良好温度条件。温湿度控制的落实要点是配备机房专用空调等温湿度自动调节装置，保证机房温度和湿度分别在设备运行所允许的范围内。

7）电力保障：持续、稳定的电力供应是维持信息系统持续正常工作的必要条件，一方面，外界因素的干扰造成的电力波动将对一些精密的电子配件造成严重物理损害，另一方面，电力供应的意外中断会造成设备无法正常工作，因此应采取必要的措施避免电力中断对系统造成的影响。电力保障的落实要点是在供电线路或设备上安装稳压器或过电压保护装置，设置冗余或并行的电力电缆线路，为一些关键系统和设备配备不间断电源和备份供电系统。

8）电磁防护：电子设备的电磁辐射不仅会造成设备之间的相互干扰，也可能造成重要数据信息泄露。一些线路铺设和设计得不合理也可能会造成电磁耦合与干扰，造成数据传输错误。为避免这些电磁辐射和干扰所带来的危害，应当采取必要的屏蔽或抗干扰措施加以防护。电磁防护的落实要点是设备外壳接地、电源线和通信线缆隔离铺设、对关键设备和磁介质实施电磁屏蔽。

（4）应用安全：应用安全测评主要涉及 7 个方面的内容，分别是：用户身份管理、访问控制、安全审计、抗抵赖、通信机密性和完整性、软件容错、资源控制。

1）用户身份管理

a）应提供专用的登录控制模块对登录用户进行身份标识和鉴别：应用系统应提供专用的登录控制模块对用户身份的合法性进行核实，只有通过验证的用户才能在系统规定的权限内进行操作，对用户进行身份鉴别是防止非法入侵最基本的一种保护措施。

b）应对同一用户采用两种或两种以上的组合鉴别技术实现用户身份鉴别：应用系统应采取两种或两种以上的组合的鉴别技术来实现身份鉴别。在这里，两种或两种以上的组合鉴别技术是指同时使用不同种类的鉴别技术，对应用系统的用户进行身份鉴别，例如用户名/口令与 CA 证书的组合身份认证，这样在很大程度上增加了非授权用户对身份鉴别信息进行攻击的难度，更有效地防止非法入侵。

c）应提供用户身份标识唯一和鉴别信息复杂度检查功能，保证应用系统中不存在重复用户身份标识，身份鉴别信息不易被冒用。身份标识唯一是指为每一个登录用户提供唯一的标识，这样应用系统就能对每一个用户的行为进行审计；同时，为了增加非授权用户使用暴力猜测等手段破解用户鉴别信息的难度，应保证用户的鉴别信息具有一定的复杂性，从而使身份鉴别信息不易被冒用，例如用户的密码的长度至少为 8 位，密码是字母和数字的组合等。

d）应提供登录失败处理功能，可采取结束会话、限制非法登录次数和自动退出等措施。为了防止非授权用户对应用系统用户的身份鉴别信息进行暴力猜测，应用系统应提供登录失败处理功能，例如限制非法登录次数等，登录失败次数应能由用户根据实际情况进行调整。

e）应启用身份鉴别、用户身份标识唯一性检查、用户身份鉴别信息复杂度检查，以及登录失败处理功能，并根据安全策略配置相关参数。为了便于用户根据实际情况灵活配置相关参数，要求应用系统为相关的安全功能提供可配置的参数，本条款要求应用系统启用相关的功能并进行相关的参数配置。

2）访问控制

a）应提供访问控制功能，依据安全策略控制用户对文件、数据库表等客体的访问。应用系统的访问控制功能是为了保证应用系统被合法地使用，用户只能根据管理员分配的权限来访问应用系统相应的功能，不得越权访问。本项条款明确提出了访问控制的细粒度，应控制用户对文件、数据库表等客体的访问，并且安全策略可以由用户制定。

b）访问控制的覆盖范围应包括与资源访问相关的主体、客体以及它们之间的操作。本项条款要求访问控制的覆盖范围应包括与资源相关的所有主体和客体以及它们之间的操作,主体可能是用户或进程,客体可能是应用系统的功能、文件或数据库表。

c) 应由授权主体配置访问控制策略,并严格限制默认账户的访问权限。本项条款要求应用系统的访问控制策略应由授权主体进行配置,非授权主体不得更改访问控制策略,另外,在应用系统中应严格限制默认用户的访问权限。默认用户一般指应用系统的公共账户或测试账户。

d) 应授予不同账户为完成各自承担任务所需的最小权限,并在他们之间形成相互制约的关系。本项条款要求应用系统授予账户所承担任务所需的最小权限,例如领导只需进行查询操作,则无需为其分配业务操作的权限;同时,该项要求明确规定应在不同账户之间形成相关制约关系,例如系统的审计人员不应有管理员权限,管理人员不应有审计权限,以此形成权限制约关系。

3) 安全审计

a) 应提供覆盖到每个用户的安全审计功能,对应用系统重要安全事件进行审计。应用系统应对所有用户的重要操作,例如用户登录和重要业务操作等进行审计,并且对系统异常等事件进行审计。

b) 应保证无法单独中断审计进程,无法删除、修改或覆盖审计记录。本条款要求应用系统应对审计进程或功能进行保护,如果处理审计的事物是一个单独的进程,那么应用系统应对审计进程进行保护,不允许非授权用户对进行中进程中断;如果审计是一个独立的功能,则应用系统应防止非授权用户关闭审计功能。另外,应用系统应对审计记录进行保护,防止非授权删除、修改或覆盖审计记录。

c) 审计记录的内容至少应包括事件的日期、时间、发起者信息、类型、描述和结果等。本条款要求审计记录至少应包括事件的日期、时间、发起者信息、事件类型、事件相关描述信息、事件的结果等内容。

d) 应提供对审计记录数据进行统计、查询、分析及生成报表的功能。本条款要求应用系统应具有对审计记录进行查询、统计和分析的功能,方便用户对审计情况进行及时的了解,并能够按照用户的要求生成审计报表。

4) 抗抵赖:应具有在请求的情况下为数据原发者或接收者提供数据原发/接收证据的功能。抗抵赖旨在生成、收集和维护已声明的事件或动作的证据,并使该证据可确认该事件或动作,以此来解决关于某事件或动作发生或未发生而引起的争议。本条款要求应用系统必须提供必要的功能保证数据发送者或接受者获取证据,证明该条数据是该发送者发出的。

5) 通信机密性和完整性

a) 应采用密码技术保证通信过程中数据的完整性。许多应用系统是通过网络与最终用户之间传递数据,为了防止数据在传输时被修改或破坏,应用系统必须确保通信过程中的数据完整性。本条款明确要求通信双方利用密码算法,例如 HASH 函数计算通信数据的散列值,并采用对称加密算法对散列值进行加/解密来保证数据的完整性。

b) 应采用密码技术保证通信过程中数据的保密性。许多应用系统通过网络与最终用户之间传递数据,为了防止数据在传输时被窃听,应用系统应确保通信过程中的数据保密性,落实该项要求要点在使用加密的传输协议,例如 HTTPS 等。

6) 软件容错

a) 应提供数据有效性检查功能,保证通过人机接口输入或通过通信接口输入的数据格式或长度符合系统设定要求。容错技术是提高整个系统可靠性的有效途径,通常在硬件配置上,采用了冗余备份的方法,以便在资源上保证系统的可靠性,在软件设计上,则主要考虑应用程序对错误(故障)的检测、处理能力。本条款要求应用系统对数据的有效性进行验证,主要验证那些通过人机接口输入或通过通信接口输入的数据格式或长度是否符合系统设定要求,防止个别用户输入畸形数据而导致系统出错,例如 SQL 注入攻击等,从而影响系统的正常使用甚至危害系统的安全。

b)应提供自动保护功能,当故障发生时自动保护当前所有状态,保证系统能够进行恢复。本条款要求对发生故障时的系统状态进行保护,要求应用系统能够提供自动保护功能,当系统发生故障时应用应能保护当前的状态,可以采用保存故障点的状态信息的方式,确保系统能够恢复到故障发生前的状态。

7)资源控制

a)当应用系统通信双方中的一方在一段时间内未做任何响应,另一方能够自动结束会话。为防止部分用户登录系统进行操作后忘记退出系统,这样会造成其他非授权用户利用该系统进行操作的可能。因此,要求通信双方中的一方在一段时间内(具体时间可以由用户根据实际情况定制)未做任何响应,另一方自动结束会话。

b)应能够对单个用户的多重并发会话进行限制。本条款要求应用系统能够对单个账户的多重并发会话数进行限制,防止同一用户能够同时多点或多次登录,给拒绝服务攻击提供了可能。

c)应能够对系统的最大并发会话连接数进行限制。本条款要求应用系统能够对最大并发会话连接数进行限制,当超过并发数时采取一定措施,例如让其他用户或进程等待等,保证当前用户或进程可用。

2. 大数据安全测评

(1)大数据的安全问题:大数据由于其分布式、数据量大、蕴含知识等特性,产生了很多新的安全问题,这些安全问题涉及大数据处理流程的各个环节。大数据处理流程如图 13-1 所示,对数据源中的数据进行抽取和集成后存入数据存储设备中,然后对存储的数据进行分布式计算或数据挖掘等分析手段,最后将分析结果提交给具体的应用。

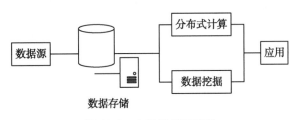

图 13-1 大数据处理流程

在整个过程中,大数据的安全问题会出现在数据源、数据存储、数据分析以及数据传输的各个环节中。主要可以分为 3 类安全问题:数据安全、分布式计算安全和数据挖掘的安全。其中数据安全是指数据的来源、存储和传输过程中面临的安全问题,分布式计算安全和数据挖掘安全是指对大数据进行计算和挖掘时产生的安全问题。

1)数据安全问题

a)数据来源安全:大数据处理的第一步是数据采集,对于采集得到的数据,有些数据可能是不可信的，因此需要对数据来源进行仔细甄别，否则通过分析这些数据得到的结果可能是不准确的甚至是错误的。

攻击者可能通过修改数据采集软件、篡改数据本身或 ID 克隆攻击等手段来刻意伪造数据，或者修改数据中的一些关键属性信息，例如数据大小、创建时间等，使得分析者对这些数据分析后得出错误的结论，从而达到攻击者的目的。由于大数据的低信息密度的特性，从大量信息中鉴别出虚假信息往往非常困难。

b）数据存储安全：大数据是一种超大规模和高并发的非结构化数据，无法用传统的关系型数据库存储，因此往往被存储在非关系型数据库中，例如 Google 的 Bigtable、Appache 的 HBase 等。然而相对于较成熟的关系型数据库，非关系型数据库的发展刚刚起步，其安全性还有待完善。一方面，验证和授权机制较为薄弱，使得数据库容易遭受暴力破解和来自内部的攻击，攻击者可能窃取或篡改数据，造成敏感数据被泄露。另一方面，非关系型数据库也易受各类注入攻击，例如 JSON 注入、REST 注入、schema 注入等，攻击者可以利用这些注入手段向数据库中添加垃圾数据。

另外，大数据的存储是一种分布式的存储，其事物处理的一致性较弱。根据 CAP 理论，一个分布式系统无法同时满足一致性、可用性和分区容错性，而且一致性和可用性是一对矛盾，所以分布式存储可能无法在任何时刻都提供一致的数据查询结果。

c）数据传输安全：数据在传播过程中可能失真或被破坏。原因之一是某些数据采集的过程需人工干预，其中可能引入误差；原因之二是早期采集的数据由于现实情况发生了变化而已经变得过时；原因之三是攻击者可能通过执行中间人攻击 MITM（man in the middle）或者重放攻击等手段，在数据传输过程中破坏数据。

数据在传输过程中也可能被拦截和泄露。客户与服务器之间的数据传输没有加 / 解密处理，攻击者就可以在传输过程中窃取数据。例如配备 GPS 定位跟踪装置的移动电话可能泄露用户的位置信息。泄露的数据还往往会被多方利用。而用户无法知道自己的数据是在哪个环节被泄露，以及是谁泄露的，从而加大了用户的担忧。

2）分布式计算安全问题：大数据由于其数据量巨大，需要用分布式的方式来处理。例如 MapReduce 就是业界常用的一个分布式计算框架，它能够处理大数据问题，被应用在许多行业和科研领域中。但是在应用环境中，分布式计算并非是安全可靠的，实际中存在一些不安全因素。分布式处理的函数可能被黑客修改或伪造，用于一些不可告人的目的。例如对云架构实施攻击、监听请求、篡改计算结果、发送虚假数据或改变工作流程，使得最终的数据分析结论不符合事实，造成用户数据泄露。也可能集群中的一个工作节点发生某种故障而导致错误的计算结果，而在大量的工作节点中很难找出有问题的节点，从而对安全隐患的探测造成更大的困难。分布式处理的工作集群缺乏完善的安全认证机制和访问控制机制，使得黑客可以冒充他人，并非法访问集群，恶意提交作业，或者随意地篡改节点上的数据，甚至可以任意修改或杀掉其他用户的作业，造成安全隐患。

3）数据挖掘的安全：大数据的核心是数据挖掘技术，从数据中挖掘出信息，为企业所用，是大数据价值的体现。然而使用数据挖掘技术，为企业创造价值的同时，随之产生的就是隐私泄露的问题。

数据挖掘技术使得人们能够从大量数据中抽取有用的知识和规则。然而，这些知识和规则中可能包含一些敏感的隐私信息，数据分析人员往往可以利用数据挖掘算法，找出非隐私信息和隐私信息之间的关联。从个人的非隐私信息推理出他的隐私信息，从而造成用户隐私信息的泄露。一个典型的例子是某零售商通过分析销售记录，推断出一名年轻的女子已经怀孕，并向其推送相关广告信息，而这名女子的家长甚至还不知道这一事实。虽然可以采用数据加密、数据匿名等方法在数据挖掘时保护隐私信息，但是一方面分析、处理大规模的家属数据变得困难，影响了数据挖掘的性能；另一方面，仅通过匿名技术并不能很好地达到隐私保护目标。例如 AOL 公司曾将部分搜索历史中的个人相关信息匿名化，并将之公布，供研究人员分析。即使如此，还是有分析人员通过数据挖掘技术识别出其中一位用户的详细信息。这位用户是一位 62 岁妇女，编号为 4417749，家里养了 3 条狗，患有某种疾病等等。

（2）大数据安全性测评：大数据的安全技术是否有效，能否阻挡黑客的攻击，需要相应的评估手段来验证。根据常见的大数据系统架构，大数据安全性测评应重点关注分布式平台安全、数据安全和隐私保护 3 个方面。

1）分布式平台安全：大数据平台核心组件包括分布式文件系统、分布式计算框架和分布式数据库存储。它基于分布式架构分散在众多设备上，系统资源通过网络相互连接。当数据提供者将数据传输到大数据平台时，节点集群对数据进行分布式存储和计算，采用并行处理算法得到分析结果，然后提交给使用者。

a）分布式文件系统测试：不同用户的不同数据都存储在同一分布式文件系统中，且系统支持弹性扩展。在安全性方面，需要测试用户接入平台后只能访问其对应的数据块，并针对不同级别不同权限的用户应当有准确划分；测试系统对用户任务的监管，包括其他用户不能够控制该任务、防止恶意用户修改或杀死其他用户作业，验证系统不同节点任务之间不存在干扰，任务中间结果也不能被其他用户访问；测试系统提供给上层的 API 接口，验证每个接口的必要性和信息交互的安全性。当用户任务完成后，应测试文件系统中用户数据存储空间被完全释放和清除。

b）分布式计算安全：大数据计算过程中会划分很多子任务，每个子任务对应一些待处理的数据块，各计算子任务和对应数据块分散在系统不同服务器节点上。大数据计算节点规模庞大、失效率高，测试内容主要包括在划分数据块时测试数据的完整性和正确性；测试计算框架自适应管理能力，能否动态地将子任务在节点间迁移，以实现负载均衡；当节点失效时，数据能否通过副本等机制及时恢复，避免对上层应用产生影响。

c）分布式存储测试：大数据按平台分布式存储方式包括关系型数据库存储和非关系型数据库存储。大数据要求系统不但能处理已有的大数据，还要能快速处理新数据。因此，数据库实时存储能力、单点故障、多副本备份、元数据一致性等是主要测试点。数据读取、存储过程中会经过很多环节，需要测试数据容错和去重能力，保证数据的可靠性和精准投递。对于重要级较高的数据，应当有安全隔离手段将其与一般数据区分开来。

2）数据安全：大数据平台能够有效地对海量数据进行传输、存储和处理。数据对象包括结构化数据和非结构化数据。平台应该具备相应的技术手段来保证数据的安全。它的安全要点包括数据备份与恢复、数据保密性、数据完整性、数据彻底清除以及大数据处理和分析需要的数据融合安全、数据真实性安全、数据一致性安全。

a）保密性和完整性测试：数据保密性和完整性安全体现在数据传输和存储时提供加密保护手段，应对大数据平台数据加密策略和规划进行测评，传输安全测试包括用户与平台之间、计算节点和用户之间、计算节点之间的重要数据完整性和保密性；存储安全测试检查存储设备上的数据在非法用户绕过访问安全机制的情况下是否会被窃取、篡改或破坏。测评要素包括：系统是否提供相应的加密算法或完整性算法；采用的算法是否符合系统设计或相关管理规范；算法是否能有效进行完整性检测；加密算法强度是否能够抵抗普通攻击；必要时进行传输或存储协议安全性分析，排除协议设计漏洞。同时，应测试系统是否提供数据级访问控制、身份鉴别、认证、权限管理等措施，考察其是否能够防止非授权用户访问。

b）数据质量安全：数据质量安全是确保大数据能按照设定目标运转的核心安全需求，体现在数据一致性、真实性、融合性方面。一致性指数据之间不能存在相互矛盾，需要测试数据在传输前后或存取前后是否一致。真实性测试包括对分割后的数据进行签名验证和完整性测试，验证数据传播处理加工过程中不失真。系统中数据之间存在不同的结构和模式，需通过融合处理为后续处理提供统一的数据视图，因此需要测试新数据集数据的可用性，包括内容、精度和展示等指标。

c）数据备份与恢复：为了应对节点的失效和故障，大数据平台应提供数据备份与恢复的方法，其测试要素应包括：①对系统备份过程进行跟踪，测试是否由用户明文数据泄露；②测试备份数据的机密性、完整性；③跟踪备份数据的恢复过程，考察数据的可用性。测试中应对备份数据量、备份时间、恢复时间等关键指标进行记录。

d）数据删除安全：测试用户数据在不需要时可以安全删除。测试要点包括：①用户数据清除机制是否落实；②数据清除的技术手段是否有效。例如用户数据存储位置在分配给其他用户或任务之前应彻底释放，包括内存计算空间、磁盘存储空间以及备份存储空间。

3）隐私保护：随着数据挖掘技术和分析方法的进一步发展，算法模型进一步优化和提高，使得对单一数据的安全隐私保护方法变得极其脆弱，需要针对多远数据融合提出新的安全隐私保护技术，在不暴露用户敏感信息的前提下进行数据挖掘。这主要是对照用户隐私数据保护方案进行检查。

a）用户信息搜集授权：应检查系统中用户信息采集、使用是否经过用户同意，是否有用户未授权信息存在，针对未授权信息，应禁止采集，并对已采集用户信息进行删除。

b）数据清洗脱敏：检查大数据平台是否提供数据脱敏清洗手段，保证使用数据的过程中安全使用真实数据集，例如采用匿名保护、加密技术、数据失真、可逆置换等技术。应验证平台采用的数据脱敏技术是否有效，是否对常见敏感数据例如姓名、身份证号、地址、电话号码、银行账号、邮箱地址、所属城市、邮编、密码类、组织机构名称、营业执照号码、银行账号、交易日期、交易金额等数据进行脱敏处理，并验证其脱敏算法是否可以进行恢复。

c）结果发布限制：检查是否设计结果发布限制措施，是否存在违规发布分析结果的隐患，测试要素例如是否采用文件访问控制技术等。应测试发布限制是否生效，测试越权访问漏洞，是否能越过用户权限访问其他进程、用户的分析结果。

d）信息销毁：应测试当用户终止大数据服务时，用户数据和相关分析结果能否从系统各存储设备、计算节点彻底清除。应采取强制数据清除措施，并验证数据删除措施，尝试通过内存扫描、磁盘恢复工具验证数据是否彻底清除。

第二节 网络安全风险评估

一、风险评估概念

风险评估是安全建设的出发点,它的重要意义在于改变传统的以技术驱动为导向的安全体系结构设计及详细安全方案的制定,以成本 - 效益平衡的原则,通过评估信息系统面临的威胁以及脆弱性被威胁源利用后安全事件发生的可能性,并结合资产的重要程度来识别信息系统的安全风险。网络安全风险评估就是从风险管理角度,运用科学的分析方法和手段,系统地分析信息化业务和信息系统所面临的人为和自然的威胁及其存在的脆弱性,评估安全事件一旦发生可能造成的危害程度,提出有针对性的抵御威胁的防护对策和整改措施,以防范和化解风险,或者将残余风险控制在可接受的水平,从而最大限度地保障网络与网络安全。

二、风险分析方法

风险分析是对风险影响和后果进行评价和估量,常见的方法有基于知识的评估方法、基于技术的评估方法、定量分析方法和定性分析方法。

1. 基于知识的风险分析方法 这类方法主要是依靠经验进行,通过采集相关信息,识别组织的风险所在和当前的安全措施,与特定的标准和惯例进行比较,找出不适合的地方,并按照标准或最佳惯例的推荐,选择安全措施,最终达到消减和控制风险的目的。此类方法多集中在管理方面,对技术层面涉及较少,组织相似性的判定、被评估组织的安全需求分析以及关键资产的确定都是该方法的制约点。

2. 基于技术的风险分析方法 这类方法是指对组织的技术基础结构和程序进行系统、及时的检查,对组织内部计算环境的安全性及其对内外攻击脆弱性的完整性进行估计。这类方法在技术上分析得比较多,技术弱点把握精确,但在管理上较弱,管理分析存在不足。

3. 定量分析方法 定量分析方法是通过将资产价值和风险等量化为财务价值的方式来进行计算的一种方法。这种方法的优点是能够提供量化的数据支持,威胁对资产造成的损失直接用财物价值来衡量,结果明确,易于被管理层所理解和接受。缺点是对财产的影响程度以参与者的主观意见为基础,计算过程复杂、耗时,对分析数据的搜集目前还没有统一的标准和统一的数据库。

4. 定性分析方法 定性分析方法是根据企业本身历史事件的统计记录、社会上同类型企业或类似安全事件的统计和专家经验,并通过与企业管理、业务和技术人员的讨论、访谈和问卷调查等方法来确定资产的价值权重,再通过计算方法来确定某种资产所面临的风险的近似大小。

定性分析法能比较方便地对风险按照程度大小进行排序,避免对资产价值、威胁发生的可能性等硬性赋值导致的结果差异性较大的问题,便于企业管理、业务和技术人员更好地参与分析工作。缺点是缺乏客观数据支持,无法进行客观的成本 / 效益分析。定性分析法是目前普遍采用的风险分析方法。下面本文将对几种常用的定性计算方法进行分析。

三、风险评估实施流程

1. 资产识别 资产是对组织具有价值的信息资源,是安全策略保护的对象。可将资产分为数据、软件、硬件、文档、服务、人员等类。对资产的重要性可以赋予不同的等级,并对资产的机密性、完整性、可用性进行赋值。资产赋值的过程也就是对资产在机密性、完整性和可用性上的达成程度进行分析,并在此基础上得出一个综合结果的过程。

2. 威胁识别 威胁是构成网络安全风险不可缺少的要素之一,在信息资产及其相关资产存在脆弱性和相应的安全控制措施缺失或薄弱的条件下,威胁总是通过某种具体的途径或方式,作用到特定的信息资产之上,并破坏该资产一个或多个安全属性,从而产生网络安全风险。威胁识别主要是识别被评估组织关键资产直接或间接面临的威胁,以及相应的分类和赋值等活动。威胁识别活动的主要目的是建立风险分析需要的威胁场景。

3. 脆弱性识别 脆弱性是对一个或多个资产弱点的总称。脆弱性的识别可以以资产为核心,即根据每个资产分别识别其存在的弱点,然后综合评价该资产的脆弱性;也可以分为物理、网络、系统、应用等层次进行识别,然后与资产、威胁结合起来。脆弱性的识别对象包括物理环境、服务器、网络结构、数据库、应用系统、技术管理、组织管理等。

4. 已有安全措施的确认 有效的安全控制措施可以降低安全事件发生的可能性,也可以减轻安全事件造成的不良影响。因此,在进行风险分析计算之前,有必要识别目前已有的安全控制措施,并对措施的有效性进行分析,为后续的风险分析提供参考依据。

5. 风险分析 在完成了资产识别、威胁识别、脆弱性识别,以及对已有安全措施的识别和确认之后,应该进行风险分析阶段。风险分析阶段的主要工作是完成风险的分析和计算。

四、结构化风险计算方式

1. 线性相乘法

$$R = A*T*V$$

算式中,R 表示风险,A 表示资产,T 表示威胁,V 表示脆弱性。首先要对资产、威胁和脆弱性赋值,将三者产生的结果线性相乘得到风险值,最后将风险值量化为风险等级。

这种方法的优点是计算简单、运算量较小,缺点是参考的因素不全面、计算结果有时缺乏客观性。

2. 风险矩阵测量

这种方法首先要确定资产、威胁和脆弱性的赋值,在此基础上建立资产价值、威胁等级和脆弱性等级的对应关系,并将风险等级预先确定。风险矩阵如表 13-1 所示。

表 13-1 风险矩阵

a	威胁级别	低			中			高		
资产值	脆弱性级别	低	中	高	低	中	高	低	中	高
	0	0	1	2	1	2	3	2	3	4
	1	1	2	3	2	3	4	3	4	5
	2	2	3	4	3	4	5	4	5	6
	3	3	4	5	4	5	6	5	6	7
	4	4	5	6	5	6	7	6	7	8

例如，如果资产值为 3，威胁等级为"高"，脆弱性为"低"，查表可知风险值为 5；如果资产值为 2，威胁为"低"，脆弱性为"高"，则风险值为 4。

由表 13-1 推知，风险矩阵会随着资产值的增加、威胁等级的增加和脆弱性等级的增加而扩大。它的优点是参考的因素颗粒度细，结果较为真实，但缺点是运算量可能较大。

3. 威胁分级法 这种方法是直接考虑威胁、威胁对资产产生的影响以及威胁发生的可能性来确定风险。首先确定威胁对资产的影响，用等级来表示，然后评价威胁发生的可能性。在确定威胁的影响值和威胁发生的可能性之后，计算风险值。风险的计算方法，可以是影响值与可能性之积，也可以是它们之和，具体算法由用户来定，只要满足是增函数即可。下表为一个威胁分级法的计算表，威胁的影响值确定为 5 个等级，威胁发生的可能性也确定为 5 个等级。而风险的测量采用以上两个值的乘积，威胁分级法如表 13-2 所示。

表 13-2 威胁分级法

资产	威胁描述	影响（资产值）	威胁发生可能性（c）	风险测度	风险等级划分
某个资产	威胁 A	5	2	10	2
	威胁 B	2	4	8	3
	威胁 C	3	5	15	1
	威胁 D	1	3	3	5
	威胁 E	4	1	4	4
	威胁 F	2	4	8	3

可见，经过计算后，风险被分为 25 个等级。在具体评估中，可以根据这种方法明确表示"资产 - 威胁 - 风险"的对应关系。

这种方法的优点也是参考的因素颗粒度细，但缺点是对脆弱性的考虑不足，结果的客观性不够。

五、非结构化风险计算方式

1. 威胁分析法 这种方法必须确定威胁对业务过程的哪些因素有何影响，但不会为每种威胁赋值，威胁分析法如表 13-3 所示。

表 13-3 威胁分析法

潜在原因	对运营的影响					
	暂时阻断	暂时不可访问	硬件损坏	软件损失	可修复的损伤	灾难性的破坏
局域网服务器停机	P	M				
硬件损坏	D	P	P	M		

M：影响可能性不大；P：可能有影响；D：绝对影响。

2. 调查问卷法 调查问卷方法可用来满足特殊需要或用来进行更广泛领域的风险评估。建立一个有效的风险分析问卷的关键是要明确回答问卷的对象情况。分析过程完成后，评估人员需要确定在哪里配置适当的安全控制措施。调查问卷法如表 13-4 所示。

表 13-4　调查问卷法

信息保护	是 / 否	具体做法	时间	评估员
1. 任命专门的网络安全负责人,由他负责实现和维护有效的信息保护计划				
2. 信息保护计划支持商业目标和组织的业务战略				
3. 在企业范围内建立了信息保护策略				
4. 信息保护计划作为企业整个管理实践的完整组成部分				

　　结构化的风险计算方式,需要对风险所涉及的指标进行详细分析,最终得出风险结果。这种方式通常需要专业的网络安全测评人员的参与,风险结论详细,方法较为科学,结果也比较客观。非结构化的风险计算方式通常是建立在通用的威胁列表和脆弱性列表之上,用户根据类表提供的线索对资产面临的威胁和威胁可利用的脆弱性进行选择,自行确定风险。这种方法适用于企业内部进行的风险评估,灵活性较强,但结果的客观性和专业性不足。一般来说,风险计算方式的选择通常要结合使用者主观经验,只要适合组织的需求和实际情况,能产生可信的结论,就可以使用。

第三节　网络安全等级保护

一、网络安全等级保护基本概念

　　网络安全等级保护是指国家通过制定统一的安全等级保护管理规范和技术标准,组织公民、法人和其他组织对信息系统分等级实行安全保护,对等级保护工作的实施进行监督、管理。网络安全等级保护制度是国家在国民经济和社会信息化的发展过程中,提高网络安全保障能力和水平,维护国家安全、社会稳定和公共利益,保障和促进信息化建设健康发展的一项基本制度。实行网络安全等级保护制度,能够充分调动国家、公民、法人和其他组织的积极性,发挥各方面的作用,达到有效保护的目的,增强安全保护的整体性、针对性和实效性,使信息系统安全建设更加突出重点、统一规范、科学合理,对促进我国网络安全的发展将起到重要推动作用。

　　保障网络安全,维护国家安全、公共利益和社会稳定已成为信息化发展中迫切要解决的重大问题。网络安全等级保护制度是国家网络安全保障工作的基本制度,是开展网络安全工作的抓手,是网络安全管理工作的灵魂。开展网络安全等级保护工作是实现国家对重要信息系统、网络重点保护的重大措施,是促进信息化、维护国家网络安全的根本保障,是国家意志的重要体现,是指导开展网络安全的工作方法,也是一项事关国家安全、社会稳定、公共利益的基础性工作。开展网络安全等级保护工作,可以有效解决我国网络安全面临的威胁和存在的主要问题,有利于明确国家、法人和其他组织、公民的安全责任,加强网络安全管理,有效提高我国网络安全保障工作的整体水平。开展网络安全等级保护工作有利于为信息系统安全建设和管理提供系统性、针对性、可行性的指导和服务,有效控制网络安全建设成本。开展网络安全等级保护工作有利于优化网络安全资源的配置,重点保障基础信息网络和关系国家安全、经济命脉、社会稳定等方面的重要信息系统的安全,充分体现"适度安全、保护重点"的目的,将有限的财力、物力、人力投入到重要信息系统安全保护中,按标准建设安全保护措施,建立安全保护制度,落实安全责任。开展网络安全等级保护工作有利于推动网络安全产业的发展,逐步探索出一条适应社会主义市场经济发展和网络强国发展的网络安全模式。

二、网络安全等级保护政策体系

1994 年《中华人民共和国计算机信息系统安全保护条例》(147 号令);

2003 年《国家信息化领导小组关于加强信息安全保障工作的意见》(中办发〔2003〕27 号文件);

2004 年 9 月 15 日《关于信息安全等级保护工作的实施意见》(66 号文件);

2006 年 1 月 17 日《信息安全等级保护管理办法(试行)》(公通字〔2006〕7 号);

2007 年 6 月 22 日《信息安全等级保护管理办法》(公通字〔2007〕43 号);

2007 年 7 月,四部委联合下发了 861 号文件,就定级范围、定级工作主要内容、定级工作要求等事项进行了通知;为了促进定级工作的进行,公安部又出台了《信息安全等级保护备案实施细则》(公信安〔2007〕1360 号)和《公安机关信息安全等级保护检查工作规范(试行)》(公信安〔2007〕736 号)文件,为定级备案工作提供了有力的规范。

2010 年 3 月 20 日,公安部下发第 303 号文件,公信安〔2010〕303 号,《关于信息安全等级保护测评体系建设和开展等级测评工作的通知》,附《信息安全等级保护测评工作管理规范(试行)》以及等级测评 FAQ 和等级测评机构管理流程图,为等级测评工作规定了要求。

2016 年 11 月 7 日全国人民代表大会常务委员会发布《中华人民共和国网络安全法》,《网络安全法》是为了保障网络安全,维护网络空间主权和国家安全、社会公共利益,保护公民、法人和其他组织的合法权益,促进经济社会信息化健康发展而制定的法律。

2018 年 6 月公安部发布《网络安全等级保护条例(征求意见稿)》,对网络安全等级保护的适用范围、各监管部门的职责、网络运营者的安全保护义务以及网络安全等级保护建设提出了更加具体、操作性也更强的要求,为开展等级保护工作提供了重要的法律支撑。

三、网络安全等级保护标准体系

为保障网络安全等级保护制度有效实施,经公安部会同有关部门组织专家制定了包括《计算机信息系统安全保护等级划分准则(GB 17859—1999)》《信息系统安全等级保护定级指南》《信息系统安全等级保护基本要求》《信息系统安全等级保护测评要求》等几十个国家和部颁标准、技术指导文件,初步形成了网络安全等级保护标准体系,基本能够满足国家网络安全等级保护制度全面实施的需求。

目前已经发布的等级保护的主要技术标准,包括国家标准和部颁标准,近 30 个,其中,GB/T 22240—2008 用于系统定级;GB 17859—1999 是基础性标准,GB/T20269—2006、GB/T 20270—2006 和 GB/T 20271—2006 等是对 GB 17859—1999 的进一步细化和扩展,GB/T 22239—2008 是以 GB 17859—1999 为基础,根据现有技术发展水平提出的对不同安全保护等级信息系统的最基本安全要求。

主要的等级保护标准如下：

1. 基础类标准 《计算机信息系统安全等级保护划分准则（GB 17859—1999）》。

2. 应用类标准

（1）网络定级：《信息安全技术 网络安全等级保护定级指南（试行稿）（GB/T 22240—2018）》。

（2）等级保护实施：《网络安全等级保护条例（征求意见稿）》《信息安全技术 信息系统安全等级保护实施指南（GB/T 25058—2010）》。

（3）网络安全建设：《信息安全技术 网络安全等级保护基本要求（GB/T 22239—2019）》《信息安全技术 信息系统通用安全技术要求（GB/T20271—2006）》《信息安全技术 网络安全等级保护安全设计技术要求（GB/T 25070—2019）》《信息安全技术 信息系统安全管理要求（GB/T 20269—2006）》《信息安全技术 信息系统安全工程管理要求（GB/T 20282—2006）》《信息安全技术 信息系统物理安全技术要求（GB/T 21052—2006）》《信息安全技术 网络基础安全技术要求（GB/T 20270—2006）》《信息安全技术 信息系统安全等级保护体系框架（GA/T 708—2007）》《信息安全技术 信息系统安全等级保护基本模型（GA/T 709—2007）》《信息安全技术 信息系统安全等级保护基本配置（GA/T 710—2007）》《信息安全技术 应用软件系统安全等级保护通用技术指南（GA/T 711—2007）》《信息安全技术 应用软件系统安全等级保护通用测试指南（GA/T 712—2007）》。

（4）等级测评：《信息安全技术 网络安全等级保护测评要求（GB/T 28448—2019）》《信息安全技术 网络安全等级保护测评过程指南（GB/T 28449—2018）》《信息安全技术 网络安全等级保护测试评估技术指南（GB/T 36627—2018）》《信息安全技术 信息系统安全管理测评（GA/T 713—2007）》。

3. 其他类标准 《信息安全技术 信息安全风险评估规范（GB/T 20984—2007）》《信息安全技术 信息安全事件管理指南（GB/T 20985—2007）》《信息安全技术 信息安全事件分类分级指南（GB/T 20986—2007）》《信息安全技术 信息系统灾难恢复规范（GB/T 20988—2007）》。

4. 十三大重要标准 计算机信息系统安全等级保护划分准则（GB 17859—1999）（基础类标准）、信息系统安全等级保护实施指南（GB/T 25058—2010）（基础类标准）、信息系统安全保护等级定级指南（GB/T 22240—2008）（应用类定级标准）、信息系统安全等级保护基本要求（GB/T 22239—2008）（应用类建设标准）、信息系统通用安全技术要求（GB/T 20271—2006）（应用类建设标准）、信息系统等级保护安全设计技术要求（GB/T 25070—2010）（应用类建设标准）、信息系统安全等级保护测评要求（GB/T 28448—2012）（应用类测评标准）、信息系统安全等级保护测评过程指南（GB/T 28449—2012）（应用类测评标准）、信息系统安全管理要求（GB/T 20269—2006）（应用类管理标准）、信息系统安全工程管理要求（GB/T 20282—2006）（应用类管理标准）、信息安全技术网络安全等级保护基本要求（GB/T 22239—2019）（基础类标准）、信息安全技术网络安全等级保护安全设计技术要求（GB/T 25070—2019）（应用类建设标准）、信息安全技术网络安全等级保护测评要求（GB/T 28448—2019）（应用类测评标准）。

四、网络安全等级保护基本要求

1. 引言 《信息安全技术信息系统安全等级保护基本要求（GB/T 22239—2008）》在我国推行信息安全等级保护制度的过程中起到了非常重要的作用，被广泛用于各行业或领域，指导用户开展信息系统安全等级保护的建设整改、等级测评等工作。随着信息技术的发展，已有 10 年历史的《GB/T 22239—2008》在时效性、易用性、可操作性上需要进一步完善。2017 年《中华人民共和国网络安全法》实施，为了配合国家落实网络安全等级保护制度，也需要修订《GB/T 22239—2008》。

2014 年全国信息安全标准化技术委员会（以下简称安标委）下达了对《GB/T 22239—2008》进行修订的任务。标准修订主要承担单位为公安部第三研究所（公安部信息安全等级保护评估中心），20 多家企事业单位派人员参与了标准的修订工作。标准编制组于 2014 年成立，先后调研了国际和国内云计算平台、大数据应用、移动互联接入、物联网和工业控制系统等新技术、新应用的使用情况，分析并总结了新技术和新应用中的安全关注点和安全控制要素，完成了基本要求草案第一稿。

2015 年 2 月至 2016 年 7 月标准编制组在草案第一稿的基础上，广泛征求行业用户单位、安全服务机构和各行业 / 领域专家的意见，并按照意见调整和完善标准草案，先后共形成 7 个版本的标准草案。2016 年 9 月标准编制组参加了安标委 WG 5 工作组在研标准推进会，按照专家及成员单位提出的修改建议，对草案进行了修改，形成了标准征求意见稿。2017 年 4 月标准编制组再次参加了安标委 WG 5 工作组在研标准推进会，根据征求意见稿收集的修改建议，对征求意见稿进行了修改，形成了标准送审稿。2017 年 10 月标准编制组又一次参加了安标委 WG 5 工作组在研标准推进会，在会上介绍了送审稿内容，并征求成员单位意见，根据收集的修改建议，对送审稿进行了修改完善，形成了标准报批稿。

2019 年《信息安全技术网络安全等级保护基本要求（GB/T 22239—2019）》将正式实施。通过分析《GB/T 22239—2019》相较《GB/T 22239—2008》发生的主要变化，解读其安全通用要求和安全扩展要求的主要内容，以便于更好地了解和掌握《GB/T 22239—2019》的内容。

2. 总体结构的变化

（1）主要变化内容：《GB/T 22239—2019》相较于《GB/T 22239—2008》，无论是在总体结构方面还是在细节内容方面均发生了变化。在总体结构方面的主要变化为：

1）为适应网络安全法，配合落实网络安全等级保护制度，标准的名称由原来的《信息系统安全等级保护基本要求》改为《网络安全等级保护基本要求》。

2）等级保护对象由原来的信息系统调整为基础信息网络、信息系统（含采用移动互联技术的系统）、云计算平台 / 系统、大数据应用 / 平台 / 资源、物联网和工业控制系统等。

3）将原来各个级别的安全要求分为安全通用要求和安全扩展要求，安全扩展要求包括云计算安全扩展要求、移动互联安全扩展要求、物联网安全扩展要求以及工业控制系统安全扩展要求。安全通用要求是不管等级保护对象形态如何必须满足的要求；针对云计算、移动互联、物联网和工业控制系统提出的特殊要求称为安全扩展要求。

4）原来基本要求中各级技术要求的"物理安全""网络安全""主机安全""应用安全"和"数据安全和备份与恢复"修订为"安全物理环境""安全通信网络""安全区域边界""安全计算环境"和"安全管理中心"，原各级管理要求的"安全管理制度""安全管理机构""人员安全管理""系统建设管理"和"系统运维管理"修订为"安全管理制度""安全管理机构""安全管理人员""安全建设管理"和"安全运维管理"。

5）云计算安全扩展要求针对云计算环境的特点提出。主要内容包括"基础设施的位置""虚拟化安全保护""镜像和快照保护""云计算环境管理"和"云服务商选择"等。

6）移动互联安全扩展要求针对移动互联的特点提出。主要内容包括"无线接入点的物理位置""移动终端管控""移动应用管控""移动应用软件采购"和"移动应用软件开发"等。

7）物联网安全扩展要求针对物联网的特点提出。主要内容包括"感知节点的物理防护""感知节点设备安全""网关节点设备安全""感知节点的管理"和"数据融合处理"等。

8）工业控制系统安全扩展要求针对工业控制系统的特点提出。主要内容包括"室外控制设备防护""工业控制系统网络架构安全""拨号使用控制""无线使用控制"和"控制设备安全"等。

9）取消了原来安全控制点的 S、A、G 标注，增加附录 A"关于安全通用要求和安全扩展要求的选择和使用"，描述等级保护对象的定级结果和安全要求之间的关系，说明如何根据定级的 S、A 结果选择安全要求的相关条款，简化了标准正文部分的内容。

10）增加附录 C 描述等级保护安全框架和关键技术、附录 D 描述云计算应用场景、附录 E 描述移动互联应用场景、附录 F 描述物联网应用场景、附录 G 描述工业控制系统应用场景、附录 H 描述大数据应用场景。

（2）变化的意义和作用：《GB/T 22239—2019》采用安全通用要求和安全扩展要求的划分，使得标准的使用更加具有灵活性和针对性。不同等级保护对象由于采用的信息技术不同，所采用的保护措施也会不同。例如传统的信息系统和云计算平台的保护措施有差异，云计算平台和工业控制系统的保护措施也有差异。为了体现不同对象的保护差异，《GB/T 22239—2019》将安全要求划分为安全通用要求和安全扩展要求。

安全通用要求针对共性化保护需求提出，无论等级保护对象以何种形式出现，需要根据安全保护等级实现相应级别的安全通用要求。安全扩展要求针对个性化保护需求提出，等级保护对象需要根据安全保护等级、使用的特定技术或特定的应用场景实现安全扩展要求。等级保护对象的安全保护措施需要同时实现安全通用要求和安全扩展要求，从而更加有效地保护等级保护对象。例如传统的信息系统可能只需要采用安全通用要求提出的保护措施即可，而云计算平台不仅需要采用安全通用要求提出的保护措施，还要针对云计算平台的技术特点采用云计算安全扩展要求提出的保护措施；工业控制系统不仅需要采用安全通用要求提出的保护措施，还要针对工业控制系统的技术特点采用工业控制系统安全扩展要求提出的保护措施。

3. 安全通用要求的内容

（1）安全通用要求基本分类：《GB/T 22239—2019》规定了第一级到第四级等级保护对象的安全要求，每个级别的安全要求均由安全通用要求和安全扩展要求构成。例如《GB/T 22239—2019》提出的第三级安全要求基本结构为：

8 第三级安全要求

8.1 安全通用要求

8.2 云计算安全扩展要求

8.3 移动互联安全扩展要求

8.4 物联网安全扩展要求

8.5 工业控制系统安全扩展要求

安全通用要求细分为技术要求和管理要求。其中技术要求包括"安全物理环境""安全通信网络""安全区域边界""安全计算环境"和"安全管理中心"；管理要求包括"安全管理制度""安全管理机构""安全管理人员""安全建设管理"和"安全运维管理"。两者合计 10 大类，安全通用要求基本分类如图 13-2 所示。

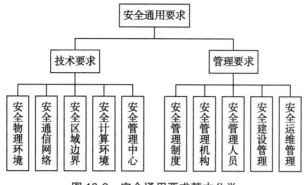

图 13-2　安全通用要求基本分类

（2）技术要求：技术要求分类体现了从外部到内部的纵深防御思想。对等级保护对象的安全防护应考虑从通信网络到区域边界再到计算环境从外到内的整体防护，同时考虑对其所处的物理环境的安全防护。对级别较高的等级保护对象还需要考虑对分布在整个系统中的安全功能或安全组件的集中技术管理手段。

1）安全物理环境：安全通用要求中的安全物理环境部分是针对物理机房提出的安全控制要求，主要对象为物理环境、物理设备和物理设施等；涉及的安全控制点包括物理位置的选择、物理访问控制、防盗窃和防破坏、防雷击、防火、防水和防潮、防静电、温湿度控制、电力供应和电磁防护。

承载高级别系统的机房相对承载低级别系统的机房强化了物理访问控制、电力供应和电磁防护等方面的要求。例如四级相比三级增设了"重要区域应配置第二道电子门禁系统""应提供应急供电设施""应对关键区域实施电磁屏蔽"等要求。

2）安全通信网络：安全通用要求中的安全通信网络部分是针对通信网络提出的安全控制要求，主要对象为广域网、城域网和局域网等；涉及的安全控制点包括网络架构、通信传输和可信验证。

高级别系统的通信网络相对低级别系统的通信网络强化了优先带宽分配、设备接入认证、通信设备认证等方面的要求。例如四级相比三级增设了"应可按照业务服务的重要程度分配带宽，优先保障重要业务""应采用可信验证机制对接入网络中的设备进行可信验证，保证接入网络的设备真实可信""应在通信前基于密码技术对通信双方进行验证或认证"等要求。

3）安全区域边界：安全通用要求中的安全区域边界部分是针对网络边界提出的安全控制要求，主要对象为系统边界和区域边界等；涉及的安全控制点包括边界防护、访问控制、入侵防范、恶意代码防范、安全审计和可信验证。

高级别系统的网络边界相对低级别系统的网络边界强化了高强度隔离和非法接入阻断等方面的要求。例如四级相比三级增设了"应在网络边界通过通信协议转换或通信协议隔离等方式进行数据交换""应能够在发现非授权设备私自联到内部网络的行为或内部用户非授权联到外部网络的行为时，对其进行有效阻断"等要求。

4）安全计算环境：安全通用要求中的安全计算环境部分是针对边界内部提出的安全控制要求，主要对象为边界内部的所有对象，包括网络设备、安全设备、服务器设备、终端设备、应用系统、数据对象和其他设备等；涉及的安全控制点包括身份鉴别、访问控制、安全审计、入侵防范、恶意代码防范、可信验证、数据完整性、数据保密性、数据备份与恢复、剩余信息保护和个人信息保护。

高级别系统的计算环境相对低级别系统的计算环境强化了身份鉴别、访问控制和程序完整性等方面的要求。例如四级相比三级增设了"应采用口令、密码技术、生物技术等两种或两种以上组合的鉴别技术对用户进行身份鉴别，且其中一种鉴别技术至少应使用密码技术来实现""应对主体、客体设置安全标记，并依据安全标记和强制访问控制规则确定主体对客体的访问""应采用主动免疫可信验证机制及时识别入侵和病毒行为，并将其有效阻断"等要求。

5）安全管理中心：安全通用要求中的安全管理中心部分是针对整个系统提出的安全管理方面的技术控制要求，通过技术手段实现集中管理。涉及的安全控制点包括系统管理、审计管理、安全管理和集中管控。

高级别系统的安全管理相对低级别系统的安全管理强化了采用技术手段进行集中管控等方面的要求。例如三级相比二级增设了"应划分出特定的管理区域，对分布在网络中的安全设备或安全组件进行管控""应对网络链路、安全设备、网络设备和服务器等的运行状况进行集中监测""应对分散在各个设备上的审计数据进行收集汇总和集中分析，并保证审计记录的留存时间符合法律法规要求""应对安全策略、恶意代码、补丁升级等安全相关事项进行集中管理"等要求。

（3）管理要求：管理要求分类体现了从要素到活动的综合管理思想。安全管理需要的"机构""制度"和"人员"三要素缺一不可，同时还应对系统建设整改过程中和运行维护过程中的重要活动实施控制和管理。对级别较高的等级保护对象需要构建完备的安全管理体系。

1）安全管理制度：安全通用要求中的安全管理制度部分是针对整个管理制度体系提出的安全控制要求，涉及的安全控制点包括安全策略、管理制度、制定和发布以及评审和修订。

2）安全管理机构：安全通用要求中的安全管理机构部分是针对整个管理组织架构提出的安全控制要求，涉及的安全控制点包括岗位设置、人员配备、授权和审批、沟通和合作以及审核和检查。

3）安全管理人员：安全通用要求中的安全管理人员部分是针对人员管理模式提出的安全控制要求，涉及的安全控制点包括人员录用、人员离岗、安全意识教育和培训以及外部人员访问管理。

4）安全建设管理：安全通用要求中的安全建设管理部分是针对安全建设过程提出的安全控制要求，涉及的安全控制点包括定级和备案、安全方案设计、安全产品采购和使用、自行软件开发、外包软件开发、工程实施、测试验收、系统交付、等级测评和服务供应商管理。

5）安全运维管理：安全通用要求中的安全运维管理部分是针对安全运维过程提出的安全控制要求，涉及的安全控制点包括环境管理、资产管理、介质管理、设备维护管理、漏洞和风险管理、网络和系统安全管理、恶意代码防范管理、配置管理、密码管理、变更管理、备份与恢复管理、安全事件处置、应急预案管理和外包运维管理。

4. 安全扩展要求的内容 安全扩展要求是采用特定技术或特定应用场景下的等级保

护对象需要增加实现的安全要求。《GB/T 22239—2019》提出的安全扩展要求包括云计算安全扩展要求、移动互联安全扩展要求、物联网安全扩展要求和工业控制系统安全扩展要求。

（1）云计算安全扩展要求：采用了云计算技术的信息系统通常称为云计算平台。云计算平台由设施、硬件、资源抽象控制层、虚拟化计算资源、软件平台和应用软件等组成。云计算平台中通常有云服务商和云服务客户/云租户两种角色。根据云服务商所提供服务的类型，云计算平台有软件即服务（SaaS）、平台即服务（PaaS）、基础设施即服务（IaaS）3 种基本的云计算服务模式。在不同的服务模式中，云服务商和云服务客户对资源拥有不同的控制范围，控制范围决定了安全责任的边界。

云计算安全扩展要求是针对云计算平台提出的安全通用要求之外额外需要实现的安全要求。云计算安全扩展要求涉及的控制点包括基础设施位置、网络架构、网络边界的访问控制、网络边界的入侵防范、网络边界的安全审计、集中管控、计算环境的身份鉴别、计算环境的访问控制、计算环境的入侵防范、镜像和快照保护、数据安全性、数据备份恢复、剩余信息保护、云服务商选择、供应链管理和云计算环境管理。

（2）移动互联安全扩展要求：采用移动互联技术的等级保护对象，其移动互联部分通常由移动终端、移动应用和无线网络 3 部分组成。移动终端通过无线通道连接无线接入设备接入有线网络；无线接入网关通过访问控制策略限制移动终端的访问行为；后台的移动终端管理系统负责对移动终端的管理，包括向客户端软件发送移动设备管理、移动应用管理和移动内容管理策略等。

移动互联安全扩展要求是针对移动终端、移动应用和无线网络提出的特殊安全要求，它们与安全通用要求一起构成针对采用移动互联技术的等级保护对象的完整安全要求。移动互联安全扩展要求涉及的控制点包括无线接入点的物理位置、无线和有线网络之间的边界防护、无线和有线网络之间的访问控制、无线和有线网络之间的入侵防范，移动终端管控、移动应用管控、移动应用软件采购、移动应用软件开发和配置管理。

（3）物联网安全扩展要求：物联网从架构上通常可分为 3 个逻辑层，即感知层、网络传输层和处理应用层。其中感知层包括传感器节点和传感网网关节点或 RFID 标签和 RFID 读写器，也包括感知设备与传感网网关之间、RFID 标签与 RFID 读写器之间的短距离通信（通常为无线）部分；网络传输层包括将感知数据远距离传输到处理中心的网络，例如互联网、移动网或几种不同网络的融合；处理应用层包括对感知数据进行存储与智能处理的平台，并对业务应用终端提供服务。对大型物联网来说，处理应用层一般由云计算平台和业务应用终端构成。

对物联网的安全防护应包括感知层、网络传输层和处理应用层。由于网络传输层和处理应用层通常由计算机设备构成，因此这两部分按照安全通用要求提出的要求进行保护。物联网安全扩展要求是针对感知层提出的特殊安全要求，它们与安全通用要求一起构成针对物联网的完整安全要求。

物联网安全扩展要求涉及的控制点包括感知节点的物理防护、感知网的入侵防范、感知网的接入控制、感知节点设备安全、网关节点设备安全、抗数据重放、数据融合处理和感知节点的管理。

（4）工业控制系统安全扩展要求：工业控制系统通常是可用性要求较高的等级保护对象。工业控制系统是各种控制系统的总称，典型的例如数据采集与监视控制系统（SCADA）、集散控制系统（DCS）等。工业控制系统通常用于电力、水和污水处理、石油和天然气、化工、交通运输、制药、纸浆和造纸、食品和饮料以及离散制造（例如汽车、航空航天和耐用品）等行业。

工业控制系统从上到下一般分为 5 个层级，依次为企业资源层、生产管理层、过程监控层、现场控制层和现场设备层，不同层级的实时性要求有所不同，对工业控制系统的安全防护应包括各个层级。由于企业资源层、生产管理层和过程监控层通常由计算机设备构成，因此这些层级按照安全通用要求提出的要求进行保护。

工业控制系统安全扩展要求是针对现场控制层和现场设备层提出的特殊安全要求，它们与安全通用要求一起构成针对工业控制系统的完整安全要求。工业控制系统安全扩展要求涉及的控制点包括室外控制设备防护、网络架构、通信传输、访问控制、拨号使用控制、无线使用控制、控制设备安全、产品采购和使用以及外包软件开发。

五、网络安全等级保护 2.0 的核心变化

1. 名称的变化 ①原名：《信息安全技术 信息系统安全等级保护基本要求（GB/T 22239—2008）》；②现名：《信息安全技术 网络安全等级保护基本要求（GB/T 22239—2019）》；③调整原因：为了与网络安全法提出的"网络安全等级保护制度"保持一致。

2. 分类结构的变化 ①原结构："物理安全""网络安全""主机安全""应用安全""数据安全和备份与恢复"（GB/T 22239—2008 对各级技术要求的分类）。②现结构："安全物理环境""安全通信网络""安全区域边界""安全计算环境""安全管理中心"，GB/T 22239—2019 各级管理要求的分类和 GB/T 22239—2008 一致。

等级保护 1.0 与 2.0 基本要求对例如图 13-3 所示。

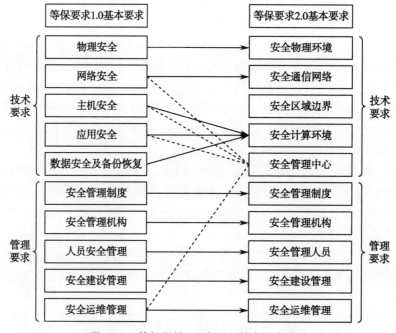

图 13-3 等级保护 1.0 与 2.0 基本要求对比

3. 内容变化　等保2.0基本要求框架如图13-4所示。

基本要求的内容变更为"安全通用要求"和"安全扩展要求",调整如下:调整安全通用要求;新增云计算安全扩展要求;新增移动互联安全扩展要求;新增物联网安全扩展要求;新增工业控制系统安全扩展要求。

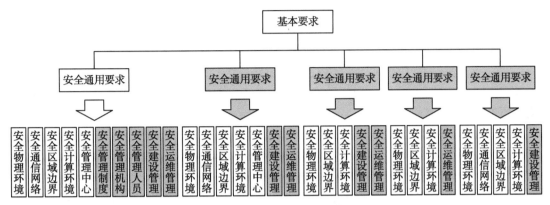

图13-4　等保2.0基本要求框架

根据等级保护对象采用新技术和新应用的情况,选用相应级别的安全扩展要求作为补充:采用云计算技术的选用云计算安全扩展要求;采用移动互联技术的选用移动互联安全扩展要求;物联网选用物联网安全扩展要求;工业控制系统选用工业控制系统安全扩展要求。

4. 取消了安全控制点的标注　①取消:对控制点的"S"、"A"、"G"标注的使用,调整原标准附录B,简化了标准正文部分的内容;②增加:在等保2.0基本要求附录A中,增加安全控制措施控制点的标注及使用说明,大家可根据附录A选择和使用安全通用要求和安全扩展要求的控制点。

等级保护对象定级结果组合如表13-5所示。

表13-5　等级保护对象定级结果组合

安全保护等级	定级结果的组合
第一级	S1A1
第二级	S1A2, S2A2, S2A1
第三级	S1A3, S2A3, S3A3, S3A2, S3A1
第四级	S1A4, S2A4, S3A4, S4A4, S4A3, S4A2, S4A1
第五级	S1A5, S2A5, S3A5, S4A5, S5A5, S5A4, S5A3, S5A2, S5A1

由于等级保护对象承载的业务不同,对其的安全关注点会有所不同,有的更关注信息的安全性,有的更关注业务的连续性。

保护数据在存储、传输、处理过程中不被泄露、破坏和免受未授权的修改的信息安全类要求(简记为S);

保护系统连续正常的运行,免受对系统的未授权修改、破坏而导致系统不可用的服务保证类要求(简记为A);

其他安全保护类要求(简记为G)。

5. 充分强化可信计算技术使用的要求　增加:从一级到四级均在"安全通信网络""安

全区域边界"和"安全计算环境"中增加了"可信验证"控制点（和 GB/T 25070 设计要求保持一致）。各级对应可信验证要求如下：

第一级：可基于可信根对设备的引导程序、系统程序等进行可信验证，并在检测到其可信性受到破坏后进行报警。

第二级：可基于可信根对设备的引导程序、系统程序、重要配置参数和应用程序等进行可信验证，并在检测到其可信性受到破坏后进行报警，并将验证结果形成审计记录送至安全管理中心。

第三级：可基于可信根对边界设备的系统引导程序、系统程序、重要配置参数和应用程序等进行可信验证，并在检测到其可信性受到破坏后进行报警，并将验证结果形成审计记录送至安全管理中心。

第四级：可基于可信根对设备的系统引导程序、系统程序、重要配置参数和通信应用程序等进行可信验证，并在应用程序的所有执行环节进行动态可信验证，在检测到其可信性受到破坏后进行报警，并将验证结果形成审计记录送至安全管理中心内，并进行动态关联感知。

6. 二级以上增加"安全管理中心"　①从二级以上开始增加了"安全管理中心"要求，并在"安全管理中心"中增加了"系统管理、审计管理"和"安全管理"控制点要求；②二级增加内容为"系统管理"和"审计管理"；③三级以上增加内容为"系统管理""审计管理""安全管理"和"集中管控"。

安全管理中心标准设计拓扑如图 13-5 所示。

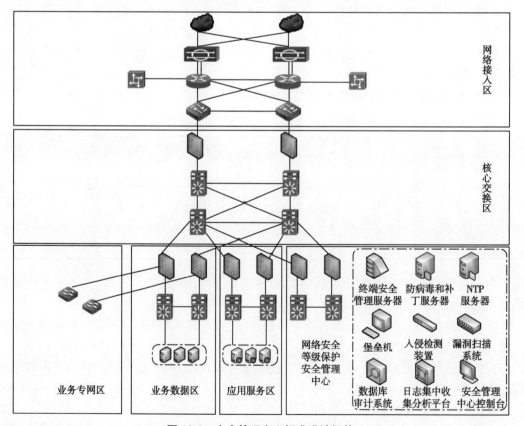

图 13-5　安全管理中心标准设计拓扑

7. 安全通用要求控制点和要求项的变化 等保 2.0 控制点变化如表 13-6 所示。

表 13-6 等保 2.0 控制点变化

等保 1.0	控制类	二级	三级	四级	等保 2.0	控制类	二级	三级	四级
技术要求	物理安全	10	10	10	技术要求	安全物理环境	10	10	10
	网络安全	6	7	7		安全通信网络	3	3	3
	主机安全	6	7	9		安全区域边界	6	6	6
	应用安全	7	9	11		安全计算环境	10	11	11
	数据安全与备份恢复	3	3	3		安全管理中心	2	4	4
安全管理	管理制度	3	3	3	安全管理	安全管理制度	4	4	4
	管理机构	5	5	5		安全管理机构	5	5	5
	人员安全管理	5	5	5		安全管理人员	4	4	4
	系统建设管理	9	11	11		安全建设管理	10	10	10
	系统运维管理	12	13	13		安全运维管理	14	14	14
合计		**66**	**73**	**77**	合计		**68**	**71**	**71**

等保 2.0 要求项变化如表 13-7 所示。

表 13-7 等保 2.0 要求项变化

等保 1.0	控制类	二级	三级	四级	等保 2.0	控制类	二级	三级	四级
技术要求	物理安全	19	32	33	技术要求	安全物理环境	15	22	24
	网络安全	18	33	32		安全通信网络	4	8	11
	主机安全	19	32	36		安全区域边界	11	20	21
	应用安全	19	31	36		安全计算环境	23	34	36
	数据安全与备份恢复	4	8	11		安全管理中心	4	12	13
安全管理	管理制度	7	11	14	安全管理	安全管理制度	6	7	7
	管理机构	9	20	20		安全管理机构	9	14	15
	人员安全管理	11	16	18		安全管理人员	7	12	14
	系统建设管理	28	45	48		安全建设管理	25	34	35
	系统运维管理	42	62	70		安全运维管理	31	48	52
合计		**175**	**290**	**318**	合计		**135**	**211**	**228**

8. 新增的扩展要求控制点和控制项数量 三级等保控制点数量如表 13-8 所示。三级等保控制项数量如表 13-9 所示。

表13-8 三级等保控制点数量

等保2.0（三级为例）	控制类	云计算安全扩展要求	移动互联安全扩展要求	物联网安全扩展要求	工业控制系统安全扩展要求
技术要求	安全物理环境	1	1	1	1
	安全通信网络	1	—	—	2
	安全区域边界	3	3	2	3
	安全计算环境	7	2	4	1
	安全管理中心	1	—	—	—
安全管理	安全管理制度	—	—	—	—
	安全管理机构	—	—	—	—
	安全管理人员	—	—	—	—
	安全建设管理	2	2	—	2
	安全运维管理	1	1	1	—
合计		16	9	8	9

表13-9 三级等保控制项数量

等保2.0（三级为例）	控制类	云计算安全扩展要求	移动互联安全扩展要求	物联网安全扩展要求	工业控制系统安全扩展要求
技术要求	安全物理环境	1	1	4	2
	安全通信网络	5	—	—	4
	安全区域边界	8	8	3	8
	安全计算环境	19	5	10	5
	安全管理中心	4	—	—	—
安全管理	安全管理制度	—	—	—	—
	安全管理机构	—	—	—	—
	安全管理人员	—	—	—	—
	安全建设管理	8	4	—	2
	安全运维管理	1	1	3	—
合计		46	19	20	21

通过等保2.0和等保1.0的对比，得出以下结论：①在基本要求通用要求方面，等保2.0控制点和1.0基本一致，要求项精炼整合后数量减少。②在扩展要求方面，新增云计算安全、移动互联安全、物联网安全、工业控制安全新的要求，等保工作将面临新的挑战。

第四节 医院网络安全等级保护案例

一、项目背景

为切实落实《中华人民共和国网络安全法》、国家有关规划和《卫生行业网络安全等级保护工作的指导意见》等法律政策规定，根据国家有关指导要求，就进一步做好全省卫生计生行业网络安全等级保护工作,提升我省全民健康信息化网络安全保障能力和防护水平,湖北省卫生和计划生育委员会下发《省卫生计生委办公室关于进一步做好网络安全等级保护工作的通知》(鄂卫生计生办通〔2018〕37 号),文件中要求"省、市级全民健康信息平台及三级医院核心业务信息系统应通过三级等保,各市、州卫生计生委和三级医院应于 2018 年启动三级等保测评和备案工作,在 2019 年全面完成定级备案工作和测评整改,并接入全省全民健康网络与信息安全监管系统。有条件的县级区域全民健康信息平台、二级医院核心业务系统,也可以按照三级等保要求,开展等级测评和定级备案,加强网络安全建设"。

为了加强重要信息系统安全防护工作,湖北省公安厅网安总队相继下发《关于开展省直政府网站安全专项整治工作的通知》(鄂等保〔2015〕8 号)、《关于开展 2016 年度网络安全执法检查工作的通知》(鄂等保〔2016〕1 号)、《关于开展 2017 湖北省公安机关网络安全执法检查工作的通知》(鄂等保〔2017〕4 号)、《关于开展全省 2018 年公安机关网络安全执法检查工作的通知》(鄂等保〔2018〕3 号),文件中要求"贯彻落实习近平总书记等中央领导的重要指示精神,全面排查国家关键信息基础设施和大数据安全保护状况,摸清网络安全风险,堵塞网络安全漏洞,落实网络安全责任,深入实施国家网络安全等级保护制度,全面提高网络安全保障能力和防护水平"。文件中要各单位要认真落实等级保护制度要求,开展等级保护定级备案和等级测评工作。现网络安全等级保护工作已纳入全国和省级综治考核评价,此次检查工作已纳入考核项目。

《中华人民共和国网络安全法》2017 年 6 月 1 日正式实施,第二十一条明确规定:国家施行网络安全等级保护制度。

第五十九条明确规定:网络运营者不履行本法第二十一条、第二十五条规定的网络安全保护义务的,由有关主管部门责令改正,给予警告;拒不改正或者导致危害网络安全等后果的,处一万元以上十万元以下罚款,对直接负责的主管人员处五千元以上五万元以下罚款。

二、测评方案

1. 测评指标　依据信息系统确定的业务信息安全保护等级和系统服务安全保护等级,选择《信息系统安全等级保护基本要求基本要求》中对应级别的安全要求作为等级测评的基本指标,等级测评的基本指标内容如表 13-10 所示。

表 13-10　等级测评的基本指标内容

安全层面	安全控制点	测评项数
物理安全	物理位置的选择	2
	物理访问控制	4
	防盗窃和防破坏	6
	防雷击	3
	防火	3
	防水和防潮	4
	防静电	2
	温湿度控制	1
	电力供应	4
	电磁防护	3

续表

安全层面	安全控制点	测评项数
网络安全	结构安全	7
	访问控制	8
	安全审计	4
	边界完整性检查	2
	入侵防范	2
	恶意代码防护	2
	网络设备防护	8
主机安全	身份鉴别	6
	访问控制	7
	安全审计	6
	剩余信息保护	2
	入侵防范	3
	恶意代码防范	3
	资源控制	5
应用安全	身份鉴别	5
	访问控制	6
	安全审计	4
	剩余信息保护	2
	通信完整性	1
	通信保密性	2
	抗抵赖	2
	软件容错	2
	资源控制	7
数据安全及备份恢复	数据完整性	2
	数据保密性	2
	备份和恢复	4
安全管理制度	管理制度	4
	制定和发布	5
	评审和修订	2
安全管理机构	岗位设置	4
	人员配备	3
	授权和审批	4
	沟通和合作	5
	审核和检查	4
人员安全管理	人员录用	4
	人员离岗	3
	人员考核	3
	安全意识教育和培训	4
	外部人员访问管理	2

安全层面	安全控制点	测评项数
系统建设管理	系统定级	4
	安全方案设计	5
	产品采购和使用	4
	自行软件开发	5
	外包软件开发	4
	工程实施	3
	测试验收	5
	系统交付	5
	系统备案	3
	等级测评	4
	安全服务商选择	3
系统运维管理	环境管理	4
	资产管理	4
	介质管理	6
	设备管理	5
	监控管理和安全管理中心	3
	网络安全管理	8
	系统安全管理	7
	恶意代码防范管理	4
	密码管理	1
	变更管理	4
	备份与恢复管理	5
	安全事件处置	6
	应急预案管理	5
	总计	290

2. 测评内容

（1）技术安全测评

1）物理安全：物理安全测评将通过人员访谈、文档检查和实地察看的方式评测信息系统的物理安全保障情况。主要涉及对象为机房场地环境、设备实施运行状况或记录等文档的查看。在内容上，物理安全层面测评过程涉及 10 个工作单元。物理安全层面测评内容如表 13-11 所示。

2）网络安全：网络安全测评将通过访谈、检查和测试的方式评测信息系统的网络安全保障情况。主要涉及对象机房的网络设备、网络安全设备以及网络拓扑结构等 3 大类对象。在内容上，网络安全层面测评过程涉及 7 个工作单元，网络安全层面测评内容如表 13-12 所示。

3）主机系统安全：主机系统安全测评将通过访谈、检查和测试的方式评测信息系统的主机系统安全保障情况。在内容上，主机系统安全层面测评实施过程涉及 7 个工作单元，主机系统安全层面测评内容如表 13-13 所示。

表 13-11 物理安全层面测评内容

序号	工作单元名称	工作单元描述
1	物理位置的选择	检查机房所在建筑及周边环境情况,现场观察机房和办公场地所处位置及周边环境,判断机房物理位置的选择是否符合要求
2	物理访问控制	了解针对机房采取的出入控制措施情况,包括机房的出入,现场查看机房和重要区域,检查物理访问控制情况
3	防盗窃和防破坏	检查采取了哪些防止设备、介质及通信遭到破坏或被窃的保护措施。防盗报警和监控系统运行维护情况及相关记录是否符合要求
4	防雷击	了解防雷击措施的实施情况,检查建筑物防雷击技术检测报告,查看是否符合要求。检查机房是否对电源线、信号线、电子设备安装了避雷装置,是否设有交流电源地线
5	防火	检查机房火灾自动消防系统的安装和使用情况,机房使用的建筑材料的耐火情况,机房的内部隔离区域的防火措施等
6	防水和防潮	检查机房内、屋顶及地板下的水管铺设情况。是否有防水和防潮措施等
7	防静电	检查机房地板、工作台机主要设备等是否采取了不易产生静电的材料或防静电接地措施
8	温湿度控制	检测机房是否有温、湿度计和温、湿度自动调节设备,并检测能否正常工作。查看机房温湿度变化的记录和温湿度调节设备的维护记录
9	电力供应	检查信息系统的供电线路的过电压防护和 UPS、双路供电、备用发电机等不断供电措施的实施和运行情况
10	电磁防护	检查电磁防护措施的实施情况,包括设备外壳接地、线路铺设中将电源线和通信线路隔离、重要设备和磁介质实施电磁屏蔽等方面

表 13-12 网络安全层面测评内容

序号	工作单元名称	工作单元描述
1	结构安全	检查网络拓扑情况、核查核心交换机、路由器,测评分析网络架构与网段划分、隔离等情况的合理性和有效性
2	访问控制	检查防火墙等网络访问控制设备,测试系统对外暴露安全漏洞情况等,测评分析信息系统对网络区域边界相关的网络隔离与访问控制能力;检查拨号接入路由器,测评分析信息系统远程拨号访问控制规则的合理性和安全性
3	安全审计	检查核心交换机、路由器等网络互联设备的安全审计情况等,测评分析信息系统审计配置和审计记录保护情况
4	边界完整性检查	检查边界完整性检查设备,接入边界完整性检查设备进行测试等过程,测评分析信息系统私自联到外部网络的行为
5	入侵防范	测评分析信息系统对攻击行为的识别和处理情况
6	恶意代码防范	检查网络防恶意代码产品等过程,测评分析信息系统网络边界和核心网段对病毒等恶意代码的防护情况
7	网络设备防护	检查交换机、路由器等网络互联设备以及防火墙等网络安全设备,查看它们的安全配置情况,包括身份鉴别、登录失败处理、限制非法登录和登录连接超时等,考察网络设备自身的安全防范情况

表 13-13　主机系统安全层面测评内容

序号	工作单元名称	工作单元描述
1	身份鉴别	检查服务器的身份标识与鉴别和用户登录的配置情况
2	访问控制	检查服务器的访问控制设置情况,包括安全策略覆盖、控制粒度以及权限设置情况等
3	安全审计	检查服务器的安全审计的配置情况,例如覆盖范围、记录的项目和内容等;检查安全审计进程和记录的保护情况
4	入侵防范	检查服务器在运行过程中的入侵防范措施,例如关闭不需要的端口和服务、最小化安装、部署入侵防范产品等
5	剩余信息保护	检查服务器鉴别信息的存储空间,被释放或再分配给其他用户前得到完全清除
6	恶意代码防范	检查服务器的恶意代码防范情况
7	资源控制	检查服务器对单个用户的登录方式、网络地址范围、会话数量等的限制情况

4)应用安全:应用安全测评将通过访谈、检查和测试的方式评测信息系统的应用安全保障情况,为信息系统整体安全性进行综合评价做准备。

在内容上,应用安全层面测评实施过程涉及 9 个测评单元,应用安全层面测评内容如表 13-14 所示。

表 13-14　应用安全层面测评内容

序号	工作单元名称	工作单元描述
1	身份鉴别	检查应用系统的身份标识与鉴别功能设置和使用配置情况;检查应用系统对用户登录各种情况的处理,例如登录失败处理、登录连接超时等
2	访问控制	检查应用系统的访问控制功能设置情况,例如访问控制的策略、访问控制粒度、权限设置情况等
3	安全审计	检查应用系统的安全审计配置情况,例如覆盖范围、记录的项目和内容等;检查应用系统安全审计进程和记录的保护情况
4	剩余信息保护	检查应用系统的剩余信息保护情况,例如将用户鉴别信息以及文件、目录和数据库记录等资源所在的存储空间再分配时的处理情况
5	通信完整性	检查应用系统客户端和服务器端之间的通信完整性保护情况
6	通信保密性	检查应用系统客户端和服务器端之间的通信保密性保护情况
7	抗抵赖	检查应用系统对原发方和接收方的抗抵赖实现情况
8	软件容错	检查应用系统的软件容错能力,例如输入输出格式检查、自我状态监控、自我保护、回退等能力
9	资源控制	检查应用系统的资源控制情况,例如会话限定、用户登录限制、最大并发连接以及服务优先级设置等

5)数据安全:数据安全测评将通过访谈、检查和测试结合的方式评测信息系统的数据安全保障情况。本次测评重点检查系统的数据在采集、传输、处理和存储过程中的安全。

在内容上,数据安全层面测评实施过程涉及 3 个工作单元,数据安全层面测评内容如表 13-15 所示。

表 13-15 数据安全层面测评内容

序号	工作单元名称	工作单元描述
1	数据完整性	检查操作系统、数据库管理系统的管理数据、鉴别信息和用户数据在传输和保存过程中的完整性保护情况
2	数据保密性	检查操作系统和数据库管理系统的管理数据、鉴别信息和用户数据在传输和保存过程中的保密性保护情况
3	安全备份和恢复	检查信息系统的安全备份情况,例如重要信息的备份、硬件和线路的冗余等

（2）管理安全测评

1）安全管理制度：安全管理制度测评将通过访谈和检查的形式评测安全管理制度的制定、发布、评审和修订等情况。主要涉及安全主管人员、安全管理人员、各类其他人员、各类管理制度、各类操作规程文件等对象。

在内容上，安全管理制度测评实施过程涉及 3 个工作单元，安全管理制度测评内容如表 13-16 所示。

表 13-16 安全管理制度测评内容

序号	测评指标	测评内容描述
1	管理制度	通过访谈安全主管,检查有关管理制度文档和重要操作规程等过程,测评信息系统管理制度在内容覆盖上是否全面、完善
2	制定与发布	通过访谈安全主管,检查有关制度制定要求文档等过程,测评信息系统管理制度的制定和发布过程是否遵循一定的流程
3	评审和修订	通过访谈安全主管、检查管理制度评审记录等过程,测评信息系统管理制度定期评审和修订情况

2）安全管理机构：安全管理机构测评将通过访谈和检查的形式评测安全管理机构的组成情况和机构工作组织情况。主要涉及安全主管人员、安全管理人员、相关的文件资料和工作记录等对象。

在内容上，安全管理机构测评实施过程涉及 5 个工作单元。安全管理制度测评内容如表 13-17 所示。

表 13-17 安全管理机构测评内容

序号	测评指标	测评内容描述
1	岗位设置	通过访谈安全主管,检查部门 / 岗位职责文件,测评信息系统安全主管部门设置情况以及各岗位设置和岗位职责情况
2	人员配备	通过访谈安全主管,检查人员名单等文档,测评信息系统各个岗位人员配备情况
3	授权和审批	通过访谈安全主管,检查相关文档,测评信息系统对关键活动的授权和审批情况
4	沟通与合作	通过访谈安全主管,检查相关文档,测评信息系统内部部门间、与外部单位间的沟通与合作情况
5	审核与检查	通过访谈安全主管,检查记录文档等过程,测评信息系统安全工作的审核和检查情况

3）人员安全管理：人员安全管理测评将通过访谈和检查的形式评测机构人员安全控制方面的情况。主要涉及安全主管人员、人事管理人员、相关管理制度、相关工作记录等对象。

在内容上，人员安全管理测评实施过程涉及 5 个工作单元。人员安全管理制度测评内容如表 13-18 所示。

表 13-18　人员安全管理机构测评内容

序号	测评指标	测评内容描述
1	人员录用	通过访谈人事负责人，检查人员录用文档等过程，测评信息系统录用人员时是否对人员提出要求以及是否对其进行各种审查和考核
2	人员离岗	通过访谈人事负责人，检查人员离岗安全处理记录等过程，测评信息系统人员离岗时是否按照一定的手续办理
3	人员考核	通过访谈安全主管，检查有关考核记录等过程，测评是否对人员进行日常的业务考核和工作审查
4	安全意识教育和培训	通过访谈安全主管，检查培训计划和执行记录等文档，测评是否对人员进行安全方面的教育和培训
5	第三方人员访问管理	通过访谈安全主管，检查有关文档等过程，测评对第三方人员访问（物理、逻辑）系统是否采取必要控制措施

4）系统建设管理：系统建设管理测评将通过访谈和检查的形式评测系统建设管理过程中的安全控制情况。主要涉及安全主管人员、系统建设负责人、各类管理制度、操作规程文件、执行过程记录等对象。

在内容上，系统建设管理测评实施过程涉及 11 个工作单元。系统建设管理制度测评内容如表 13-19 所示。

表 13-19　系统建设管理制度测评内容

序号	测评指标	测评内容描述
1	系统定级	通过访谈安全主管，检查系统定级相关文档等过程，测评是否按照一定要求确定系统的安全等级
2	安全方案设计	通过访谈系统建设负责人，检查系统安全建设方案等文档，测评系统整体的安全规划设计是否按照一定流程进行
3	产品采购和使用	通过访谈安全主管、系统建设负责人和安全产品等过程，测评是否按照一定的要求进行系统的产品采购
4	自行软件开发	通过访谈系统建设负责人，检查相关软件开发文档等，测评自行开发的软件是否采取必要的措施保证开发过程的安全性
5	外包软件开发	通过访谈系统建设负责人，检查相关文档，测评外包开发的软件是否采取必要的措施保证开发过程的安全性和日后的维护工作能够正常开展
6	工程实施	通过访谈系统建设负责人，检查相关文档，测评系统建设的实施过程是否采取必要的措施使其在机构可控的范围内进行
7	测试验收	通过访谈系统建设负责人，检查测试验收等相关文档，测评系统运行前是否对其进行测试验收工作
8	系统交付	通过访谈系统运维负责人，检查系统交付清单等过程，测评是否采取必要的措施对系统交付过程进行有效控制
9	系统备案	通过访谈系统建设负责人，检查系统定级备案工作的开展情况，是否完成定级、备案工作

序号	测评指标	测评内容描述
10	等级测评	通过访谈系统建设负责人,检查系统是否定期进行的等级测评,是否选择有资质的单位完成此项工作
11	安全服务商选择	通过访谈系统运维负责人,测评是否选择符合国家有关规定的安全服务单位进行相关的安全服务工作

5）系统运维管理：系统运维管理测评将通过访谈和检查的形式评测系统运维管理过程中的安全控制情况。主要涉及安全主管人员、安全管理人员、各类运维人员、各类管理制度、操作规程文件、执行过程记录等对象。

在内容上,系统运维管理测评实施过程涉及 13 个工作单元。系统运维管理制度测评内容如表 13-20 所示。

表 13-20　系统运维管理制度测评内容

序号	测评指标	测评内容描述
1	环境管理	通过访谈物理安全负责人,检查机房安全管理制度,机房和办公环境等过程,测评是否采取必要的措施对机房的出入控制以及办公环境的人员行为等方面进行安全管理
2	资产管理	通过访谈资产管理员,检查资产清单,检查系统、网络设备等过程,测评是否采取必要的措施对系统的资产进行分类标识管理
3	介质管理	通过访谈资产管理员,检查介质管理记录和各类介质等过程,测评是否采取必要的措施对介质存放环境、使用、维护和销毁等方面进行管理
4	设备管理	通过访谈资产管理员、系统管理员,检查设备使用管理文档和设备操作规程等过程,测评是否采取必要的措施确保设备在使用、维护和销毁等过程安全
5	监控管理和安全管理中心	通过访谈系统运维负责人,测评是否采取必要的措施对重要主机的运行和访问权限进行监控管理。是否建立安全管理中心,对安全相关事项进行集中管理
6	系统安全管理	通过访谈安全主管、网络管理员,检查网络安全管理制度、网络审计日志和网络漏洞扫描报告等过程,测评是否采取必要的措施对网络的安全配置、网络用户权限和审计日志等方面进行有效的管理,确保网络安全运行
7	网络安全管理	通过访谈安全主管、系统管理员,检查系统安全管理制度、系统审计日志和系统漏洞扫描报告等过程,测评是否采取必要的措施对系统的安全配置、系统账户、漏洞扫描和审计日志等方面进行有效的管理
8	恶意代码防护管理	通过访谈系统运维负责人,检查恶意代码防范管理文档和恶意代码检测记录等过程,测评是否采取必要的措施对恶意代码进行有效管理,确保系统具有恶意代码防范能力
9	密码管理	通过访谈安全员,测评是否能够确保信息系统中密码算法和密钥的使用符合国家密码管理规定
10	变更管理	通过访谈系统运维负责人,检查变更方案和变更管理制度等过程,测评是否采取必要的措施对系统发生的变更进行有效管理
11	备份和恢复管理	通过访谈系统管理员、网络管理员,检查系统备份管理文档和记录等过程,测评是否采取必要的措施对重要业务信息,系统数据和系统软件进行备份,并确保必要时能够对这些数据有效地恢复

续表

序号	测评指标	测评内容描述
12	安全事件处置	通过访谈系统运维负责人，检查安全事件记录分析文档、安全事件报告和处置管理制度等过程，测评是否采取必要的措施对安全事件进行等级划分和对安全事件的报告、处理过程进行有效的管理
13	应急预案管理	通过访谈系统运维负责人，检查应急响应预案文档等过程，测评是否针对不同安全事件制定相应的应急预案，是否对应急预案展开培训、演练和审查等

3. 测评流程 等级测评流程内容如表13-21所示。

表13-21 等级测评流程内容

项目	服务内容	工作描述
等级测评	项目准备及现场调研	协助对信息系统物理环境、网络、终端、数据、安全管理等进行调研
	信息系统定级、备案	梳理信息系统定级工作，完成信息系统定级报告及定级材料的准备；整理、补充信息系统备案所有相关的文档，完成相应信息系统等级保护备案工作
	信息系统差距分析	对定级的信息系统，依照《信息系统安全等级保护基本要求》进行逐个对照，分析信息系统安全情况与等级保护基本要求的差距，完成信息系统等级保护差距分析报告
	等级保护安全整改	协助落实相关的等级保护建设整改工作，等级保护整改实施具体内容包括安全管理制度修订、安全技术整改、形成安全配置基线、进行安全增强配置和调试工作、实施等保相关培训、安全风险管理工作落实等工作内容，提升信息系统的安全防护能力，确保信息系统满足国家等级保护相应等级要求
	等级保护测评	参照《信息安全技术 信息系统安全等级保护基本要求（GB/T 22239—2008）》和《信息安全技术 信息系统安全等级保护测评要求（GB/T 28448—2012）》等标准规范要求，对信息系统开展信息系统等级保护测评工作
	成果	服务目标为通过公安部门的等级保护检查，输出《信息系统等级保护测评报告》协助用户取得公安机关备案证明

（1）第一阶段：定级阶段。梳理现有的信息系统，严格按照《信息系统安全等级保护定级工作指南》及主管部门的指导意见，对信息系统的级别进行划定。级别分为：一级、二级、三级、四级、五级。

1）网络中心工作：梳理信息系统的数量，按照公安机关定级备案表、定级报告的模板填报信息系统相关信息。

2）测评公司工作：协助网络中心进行填报。若信息系统较多，可协助对梳理出的信息系统做定级备案。

（2）第二阶段：备案阶段。需要填报信息系统《定级备案表》《定级报告》（一式两份），报备到公安机关。

备案单位：可选择在本市级公安局网监支队。

（3）第三阶段：现场测评工作。等级保护测评公司严格按照《信息安全技术 信息系统安全等级保护基本要求（GBT 22239—2008)》对定级、备案的信息系统开展测评，对现场结果进行记录,对不通过项进行汇总,等级保护测评公司出具《信息系统差距分析报告》。

1) 网络中心工作

a) 与测评公司签订保密协议,配合测评公司进行信息系统情况调研,审阅测评方案,组织测评项目启动;

b) 提供办公场地、网络环境,配合测评公司开展测评工作,协调相关资源,配合访谈,并根据等级保护现场实施要求,提供相应管理文档等;

c) 对测评中出现的问题,及时确认,保证测评真实性。

2) 测评公司工作

a) 测评公司依据测评行业标准和要求从安全管理和安全技术两个方面入手,开展被测单位系统测评工作。

安全管理包括:安全管理制度、安全管理机构、人员安全管理、系统运维管理、系统建设管理。

安全技术包括:物理(机房)安全、网络安全、主机安全、应用安全、数据安全。

安全管理、安全技术测评,共计175项。

b) 现场工作结束后,测评工作小组对现场测评情况进行初步整理汇总,向被测单位领导和系统管理员等汇报现场阶段工作情况;

c) 对问题进行记录,出具《差距分析报告》。

(4) 第四阶段:安全建设整改、复测阶段。按照《信息系统差距分析报告》逐项整改,整改完之后,等保测评公司对测评后的情况进行复测,直至测评通过。等保测评公司出具《等级保护测评报告》。

1) 网络中心工作:对测评不通过项积极整改,对问题逐一分析并开展安全整改。安全技术的问题,涉及新增网络设备和应用代码修改,协调相关厂商进行支持。

2) 测评公司工作

a) 全面协助网络中心进行安全整改,提供全面协助。安全管理整改、主机、数据库、操作系统等加固方面,测评公司可协助整改。

b) 开展复测评,直至测评通过;

c) 向公安机关取得《备案证明》。

(5) 第五阶段:监督检查工作。公安机关会不定期抽查及远程测试,对不合格的单位下发整改通知单和批评教育并强制整改。

测评公司工作:

a) 配合网络中心应对公安机关、网信办监督检查;

b) 提供后续技术支撑,应急处理。

三、测评结果

1. 测评结论 通过对华中科技大学同济医学院附属协和医院、黄陂卫计委、武汉大学中南医院、英山县人民医院等几大医院重要信息系统开展等级测评工作,最终通过整改加固,所有系统均以高分通过等保测评,测评结论均为基本符合。各大医院等保测评结果如表13-22所示。

2. 医院存在的主要安全问题 本次项目的开展大幅度提高了武汉市某医院网络安全整体保障水平,但在测评过程中仍发现以下主要安全问题,值得重视与深思。

表 13-22　各大医院等保测评结果

单位名称	系统名称	测评结论
武汉协和医院	HIS 系统	基本符合
	PACS 系统	基本符合
	EMR 系统	基本符合
黄陂卫计委	全民健康信息平台	基本符合
武汉中南大学	HIS 系统	基本符合
	EMR 系统	基本符合
	LIS 系统	基本符合
	PACS 系统	基本符合
	官方网站	基本符合
英山县人民医院	信息集成平台	基本符合

目前大部分医院已经通过等级测评、整改加固等服务初步建立了纵深防御体系,在网络安全方面,协和医院网络设备的业务处理能力均具备冗余空间,满足业务高峰期需要。网络中业务终端与业务服务器之间通过动态路由与静态路由相结合的方式进行路由控制,且根据不同业务、部门划分有不同 VLAN。外网网络出口部署有防火墙、WAF,其中外网 WAF 有站点防护策略。内网交换机配置了 ACL 控制网段访问,内网防火墙仅有 VPN 有基于网段控制,无其他策略。边界防火墙提供 IPS 模块,能够在网络边界处监测到网络攻击并进行记录,且提供防病毒模块,能够对恶意代码进行检测和清除,IPS 规则库与恶意代码库均为最新。主机安全方面通过配置合理的安全策略,例如口令复杂度、登录失败处理、安全选项、合理的安全审计规则等方式实现了主机层面的基础安全管控,通过部署补丁服务器、时钟同步服务器、防病毒软件、主机 IPS 软件等方式实现了较高级别的主机安全管控。整体纵深防御体系满足基础合规要求,但针对医疗机构运行的大量医疗终端、医疗设备自身的安全防护方面存在较多不足,医疗终端的安全存在较大隐患。例如现场测评的医院大部分终端均使用 Windows XP 操作系统＋HP 打印机的形式,Windows XP 系统早已停止运维使用,存在大量安全漏洞,引入了大量的安全风险。医院 HIS 系统等软件自身的漏洞、安全隐患同样也是整体纵深防御框架的突破点,医院 HIS 系统等软件普遍存在软件开发力量不足,规模小、售后不到位,开发公司人员不稳定、人员流动大,现场测评过程中有部分单位的应用软件系统已无开发运维人员,原始的开发运维人员离职,现有的开发运维人员对系统不够了解,经验能力不足,遇到问题无法顺利解决等问题。

四、项目成果

湖北省医疗卫生行业近几年大力开展等级保护测评工作推进,目前全省 60% 以上三级及以上医疗机构已完成等级测评工作的实施和整改。通过等级保护测评工作的开展,大幅度提高了我省各大医疗卫生主管部门及各级医院网络信息安全整体保障水平,通过开展等保 2.0 对标、差距分析、整改方案设计、安全建设整改实施等一系列服务,既使医院信息安全保障水平上了一个新的台阶,同时使医院的安全防护能力满足了《网络安全法》《网络安全等级保护条例》等一系列法律法规的监管要求,极大地推动了医院网络安全信息化发展水平。

·第十四章·

健康医疗大数据安全标准化

健康医疗大数据安全标准主要对相关术语与模型、平台与技术安全、数据安全、服务安全、应用安全等进行规范和指导，是促进健康医疗大数据安全有序发展的重要基础。本章对相关安全标准组织、安全标准体系、通用网络安全标准以及健康医疗大数据安全标准进行介绍。

第一节 安全标准组织

一、国外安全标准组织

国外开展和大数据安全相关的标准化组织有 ISO/IEC JTC 1/SC 27 信息安全技术分委会、ISO/IEC JTC 1/SC 42 人工智能分委会、国际电信联盟电信标准分局（International Telecommunication Union，ITU）、ISO/TC 215/WG 4 健康信息学技术委员会第 4 工作组、欧洲网络信息安全全局（European Union Agency for Network and Information Security，ENISA）、美国国家标准和技术研究院（National Institute of Standards and Technology，NIST），以及欧盟的 CEN/TC 251。

1. ISO/IEC JTC 1/SC 27 ISO/IEC JTC 1/SC 27 是 ISO/IEC JTC 1 的下属信息安全技术分委会，简称 SC 27，是信息安全领域中最具代表性的国际标准化组织。SC 27 于 1990 年成立，其工作范围主要涵盖信息以及信息与通信技术保护的标准开发，包括安全与隐私保护方面的方法、技术和指南。SC 27 下设 5 个工作组，分别从事信息安全管理体系（WG 1）、密码技术与安全机制（WG 2）、安全评价、测试和规范（WG 3）、安全控制与服务（WG 4）以及身份管理与隐私保护技术（WG 5）等标准化工作。各工作组负责开发研制各自工作范围内的标准，并根据实际需要设立相应的研究项目。WG 1 主要负责信息安全管理体系（Information Security Management System，ISMS）国际标准的制定和修订工作，其核心成果为 ISO/IEC 27000 系列标准。

目前 ISO/IEC JTC 1/SC 27 已发布 170 多项标准，正在研制 70 多项标准。其中包括已发布的《信息技术 安全技术 隐私保护框架（ISO/IEC 29100：2011）》《信息技术 安全技术 可识别个人信息处理者在公有云中保护 PII 的实践指南（ISO/IEC27018：2014）》《信息技术 安全技术 隐私保护能力评估模型（ISO/IEC 29190：2015）》《信息技术 安全技术 隐私影响评估指南（ISO/IEC 29134：2017）》和《信息技术 安全技术 可识别个人信息保护实践指南

（ISO/IEC 29151∶2017）》等，以及正在研制中的《信息技术 大数据参考架构 第 4 部分：安全和隐私（ISO/IEC DIS 20889）》（2016 年 3 月巴黎会议由 ISO/IEC JTC 1/WG 9 移交给 ISO/IEC JTC 1/SC 27，现由 WG 4 和 WG 5 共同负责）、《信息技术 安全技术 生物识别信息保护（ISO/IEC NP 24745）》等。其中与大数据安全直接相关的工作有 3 项：《信息技术 大数据参考架构 第 4 部分：安全与隐私保护（ISO/IEC 20547-4）》以及《大数据安全能力成熟度模型》《大数据安全实施指南》研究项目。

此外身份管理与隐私保护技术工作组开发了标准路线图，即 WG 5 SDI，该标准路线图概括了 WG 5 已有标准项目、新工作项目提案，以及将来 WG 5 可能涉及的标准化主题等内容，并通过一个关联关系图来阐明这些标准项目之间的关系。

2. ISO/IEC JTC 1/SC 42　2013 年 11 月 ISO 和 IEC 联合成立 ISO/IEC JTC 1/SG 2 大数据研究组，负责大数据国际标准化。

2014 年 11 月 SG 2 在 ISO/IEC JTC 1 全会上提交了研究报告，其中包括建议成立独立的 ISO/IEC JTC 1 大数据工作组。ISO/IEC JTC 1 于此次全会上成立了 ISO/IEC JTC 1/WG 9 大数据工作组。WG 9 由 ISO/IEC JTC 1 直接领导，不隶属于任何一个分委会（sub committee，SC）。WG 9 工作重点包括开发大数据基础性标准，包括参考架构和术语；识别大数据标准化需求；同大数据相关的 JTC 1 其他工作组保持联络关系；同 JTC 1 外其他大数据相关标准组织保持联络关系。

2017 年 11 月 ISO/IEC JTC 1/SC 42 人工智能分委会正式成立，该分委会主要负责国际范围内人工智能相关标准的研制。

2018 年 4 月 18—20 日在北京召开 ISO/IEC JTC 1/SC 42 第一次全会，本次会议讨论了将 WG 9 大数据工作组的工作转移到 SC 42 人工智能分委会之下，最终决定依据 JTC 1 的 13 号决议 SC 42 代替 WG 9，由 SC 42 承担 WG 9 的相关大数据标准研制工作。目前 SC 42 下设 3 个特别组（SG）和 1 个工作组（WG）：人工智能系统计算方法和特征（SG 01）、可信性（SG 02）、用例和应用（SG 03）以及基础标准（WG 01）。

WG 9 大数据工作组的变迁也从侧面反映了国际大数据的发展历程。在大数据席卷全球时由研究组（SG 2）上升转变为工作组（WG 9）；在人工智能迅速发展，大数据成为人工智能的基础与支撑时，工作组（WG 9）的职能合并到人工智能分委会（SC 42）之下。

因为人工智能分委会（SC 42）刚成立不久，其正在研制与发布的标准还较少。其中和大数据直接相关的包括已发布的技术报告《信息技术 大数据参考架构 第 2 部分：用例和导出需求（ISO/IEC TR 20547-2∶2018）》和技术报告《信息技术 大数据参考架构 第 5 部分：标准路线图（ISO/IEC TR 20547-5∶2018）》以及正在研制的《信息技术 大数据参考架构 第 1 部分：框架和应用过程（ISO/IEC AWI TR 20547-1）》和《信息技术 大数据参考架构 第 3 部分：参考架构（ISO/IEC DIS 20547-3）》。

3. ITU-T　国际电信联盟在 2013 年 11 月发布了题为《大数据：今天巨大，明天平常》的报告，该报告分析了大数据相关的应用实例，指出大数据的基本特征和促进大数据发展的技术，在报告的最后部分分析了大数据面临的挑战和国际电信联盟电信标准分局（ITU's Telecommunication Standardization Sector，ITU-T）可能开展的标准化工作。从 ITU-T 的角度来看，大数据发展面临的最大挑战包括：数据保护、隐私和网络安全，法律和法规的完善。目前 ITU-T 与大数据安全标准化有关的研究主要集中在未来网络和云研究组（SG 13）和安全研究组（SG 17）。

未来网络和云研究组（SG 13）下设的第17课题组（Q17/13）于2015年11月发布ITU-T首项大数据标准：《大数据——基于云计算的需求和能力（ITU-TY.3600）》，该标准从云计算的角度，基于大数据生态系统角色确定了大数据在其不同生命阶段中对云计算的具体需求和能力要求；2017年11月Q17/13完成Y.BigData-reqts《大数据交换框架和需求》标准。此外，Q17/13正在开展Y.bdp-reqts《大数据溯源需求》、Y.bdi-reqts《大数据集成概览和功能需求》、Y.bdm-sch《大数据元数据框架和概念模型》等标准的研制工作。第18课题组（Q18/13）正在研制Y.BDaaS-arch《大数据即服务的参考架构》等标准。第19课题组（Q19/13）在开展Y.bddp-reqts《大数据数据保存概览和需求》等标准的研制工作。

安全研究组（SG 17）于2001年成立，负责研制信息安全相关标准，其主要特点为每3年作为一个研究周期，每个研究周期会根据研究组工作计划和信息安全发展现状与趋势调整工作领域和工作组的设置。2009—2012年研究周期期间，ITU-T/SG 17组共设置了3个工作领域（WP），分别是网络与信息安全、应用安全、身份管理和语言。2013—2016年研究周期期间，ITU-T/SG 17组将工作领域拆分成了5个，分别为基础安全、网络和信息安全、身份管理和云计算安全、应用安全和形式语言。2017—2020年研究周期期间，ITU-T/SG 17组共设置了4工作领域，并根据实际标准工作需求，通过新增、裁撤等方式最终形成了10个工作组（未包含电信/ICT安全协调工作组）。ITU-T/SG 17组2017—2020年研究周期工作组设置如图14-1所示。ITU-T/SG 17负责制定的大数据安全相关标准有《移动互联网服务中的大数据分析安全要求和框架》《大数据即服务的安全指南》《电子商务业务数据生命周期管理安全参考架构》和《电信大数据生存周期安全指南》。

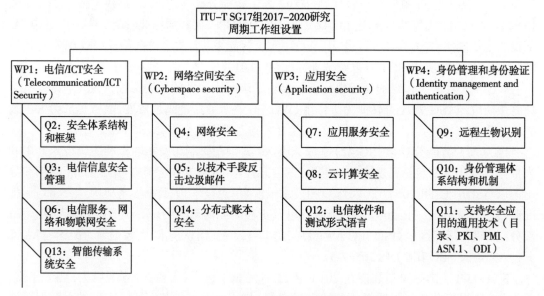

图14-1　2017—2020年研究周期工作组设置

4. ISO/TC 215/WG 4　1998年国际标准化组织ISO设立健康信息学技术委员会（Technical Committee 215，TC 215），TC 215主要工作范围是健康信息以及健康信息与通信技术领域的标准化，促进相关健康信息系统、设施及健康信息共享技术手段的互相兼容和互操作,尽量减少不必要的数据冗余和数据重复建设,以推动健康信息的数字化、网络化和全球共享。ISO/TC 215 下设 9 个工作组,分别为健康数据结构(WG 1)、健康数据交换(WG 2)、语义内容(WG 3)、健康信息安全(WG 4)、健康卡(WG 5)、药房与医药电子商务(WG 6)、健康设备(WG 7)、电子健康档案业务需求(WG 8)与其他标准开发组织协调(WG 9)。

第四工作组(ISO/TC 215/WG 4)负责信息安全部分,在健康信息保护方面制定了一系列侧重点不同的标准,典型标准有:《健康信息学 信息安全管理在医疗中的使用(ISO 27799)》《医疗设备及医疗信息系统的远程维护的信息安全管理(ISO/TR 11633)》《健康信息学 个人健康信息收集、使用或披露中的许可原则和数据要求(ISO/TS 17975)》《健康信息学 电子健康档案的安全要求和原则(ISO/TS 21547)》《健康信息学 目的分类进行处理的个人健康信息(ISO/TS 14265)》和《健康信息学 电子健康记录通讯 第 4 部分:安全(ISO/TS 13606-4)》等。

5. ENISA 欧洲网络信息安全局(European Union Agency for Network and Information Security,ENISA)隶属于欧盟,建立于 2004 年 3 月 10 日通过的欧洲议会和理事会欧盟条例《关于建立欧洲网络和信息安全机构的规则》中的决定,其业务始于 2005 年 9 月 1 日。欧洲网络信息安全局的主要目的为加强网络和信息安全,提升成员国和欧盟机构的能力,防范网络信息安全问题的出现或对其作出反应,从而在欧洲内部建立起安全文化,推动本区域数字化经济发展,并对信息社会起到关键性的保护作用。它的最初构想是网络安全特别工作组,以一种超越于成员国和欧盟委员会之外的独立身份行动。

ENISA 的首要目标是起到咨询和协调作用,其主要任务和活动有,①提供咨询:协助委员会和各成员国的信息安全与产业对话来解决硬件和软件产品与安全有关的问题;②收集和分析:收集和分析在欧洲新出现的安全事件的数据,以有助于欧盟政策的发展和各国的行动;③促进风险评估和完善风险管理方法以加强欧盟处理信息安全威胁的能力;④提高信息安全领域的认识和合作:在不同参与者之间发起安全合作行动,同时在此领域发展公众或私人与行业的关系;⑤更多具体活动:计算机应急反应小组,抗灾能力、放线管理风险评估和身份认证及信任等。

目前欧洲网络信息安全局已发布 140 多个文件,涉及 50 多个专题,例如隐私和保密性、安全应用和服务、云计算安全、威胁评估、信息共享等专题。2015 年 12 月欧洲网络信息安全局发布《大数据中的隐私设计:大数据分析时代隐私增强技术概述》,报告中指出隐私性是大数据的核心特点,并阐述了在大数据采集、分析、存储和利用过程中的隐私策略,例如在进行大数据采集时需最小化采集数据集,即在数据收集之前确定需要的数据、减少数据字段、删除不必要的信息等,报告最后重点分析了大数据中匿名技术、加密技术、安全和责任控制、透明度和访问、同意、所有权和控制。

6. NIST NIST 于 1901 年成立,隶属于美国商务部技术司。NIST 为非监管性质的联邦部门,是美国测量技术和标准的国家级研究机构,其主要职责是通过对测量、标准和技术的研究,推动和促进创新及产业竞争力。

NIST 发布的信息安全文件已经超过 500 份,包括联邦信息处理标准系列(Federal Information Processing Standards Publications,FIPS)、特别出版物系列(Special Publication,SP)、内部报告系列(the NIST Interagency Report Series,IRs)和信息技术实验室安全快报系列(ITL Bulletins,ITLs)等。

联邦信息处理标准是在美国政府计算机标准化计划下开发的标准,是一套描述文件处理、加密算法和其他信息技术的标准。FIPS 标准通常由 NIST 根据强制性的联邦政府需求制定,美国联邦政府机关必须遵从 FIPS 标准,供应商则基于商业用途有选择地遵循 ANSI 定义的标准,例如安全和互操作性等,同时针对那些尚未形成可接受的工业标准和解决方案制定需求。

特别出版物系列包括 SP800、SP1800 系列和 SP500 系列。SP800 系列是 NIST 在信息技术安全方面的特别出版物,起始于 1990 年。该系列是 NIST 发布的一系列关于信息安全的技术指南文件,是为了给 NIST 的信息技术安全出版物提供一个单独的标识,对联邦政府部门不具有强制性,只提供一种供参考的方法或经验。SP800 系列主要关注计算机安全领域的一些热点研究,介绍信息技术实验室 ITL 在计算机安全方面的指导方针、研究成果以及与工业界、政府、科研机构的协作情况等。目前 NIST SP800 系列和 SP1800 系列共出版了一百多本同信息安全相关的正式文件,形成了包括规划、风险管理、安全意识培训和教育以及安全控制措施在内的一整套信息安全管理体系。虽然 NIST SP 系列并不作为正式法定标准,但在实际工作中,已经成为美国和国际安全界得到广泛认可的事实标准和权威指南,成为指导美国信息安全管理建设的主要标准和参考资料。

NIST IR 系列指 NIST 内部 / 机构间报告系列,是支持联邦信息安全管理的指南和重要参考资料,既有暂时性的项目成果,也有 NIST 所承担的外部研究工作的阶段性的或最终的工作报告。有些 IR 是有关于 SP 和 FIPS 的一些背景信息的。

ITLs 由信息技术实验室 ITL 发布,作为 NIST 的不定期出版物,是一种专刊。此出版物以"ITL 公告"为标识,具体的出版物使用"ITL 公告"加出版日期或专题名称予以标识,每个公告介绍了信息系统内某个专题的深度讨论内容。

NIST 信息技术实验室下设的计算机安全研究室(Computer Security Division,CSD)和应用网络空间安全研究室(Applied Cybersecurity Division,ACD)是 NIST 信息安全标准的主要制定部门;此外 NIST 大数据公共工作组(NIST Big Data - Public Working Group,NBD-PWG)在开展一些大数据标准和大数据安全标准的研究工作。

计算机安全研究室是信息技术实验室的一部分,主要为保护美国信息和信息系统提供标准、指南、机制、工具和度量,研究室包括密码技术、安全系统和应用、安全组件和机制、安全工程和风险管理、安全测试验证和度量共 5 个研究组。该研究室的工作任务包括:①提高对信息技术尤其是新兴技术存在的风险、漏洞和保护要求的认知;②研究并向政府部门提出信息安全的建议,提出保护联邦系统的安全和隐私的办法;③制定标准、测试和验证项目,提高系统的安全性,指导用户,制定联邦系统基本的安全需求;④制定信息技术安全计划、实施、管理和运作的指南。目前计算机安全研究室的主要研究内容集中在 4 个领域:安全管理和指南、安全测试、安全研究和新兴技术、加密标准和应用。网络安全应用研究室主要是标准应用和最佳实践,包括网络安全和隐私应用、国家网络安全卓越中心、国家网络安全教育倡议和可信实体 4 个研究组。

2013 年 6 月 NIST 成立了大数据公共工作组。NBD-PWG 由产业界、学术界和政界人员共同组成,致力于构建各方达成共识的、可扩展的且独立于厂商、技术和基础设施的大数据互操作框架,从而促进新知识的产生。NBD-PWG 下设术语和定义、用例和需求、安全和隐私、参考体系结构和技术路线图五个分组,目前已发布 1 份白皮书:《NIST 大数据互操作框架 第 5 卷:架构调研白皮书(NIST SP 1500-5)》和 8 项 V2.0 版标准:《NIST 大数据互操作

框架 第1卷: 定义(NIST SP 1500-1)》《NIST 大数据互操作框架 第2卷: 大数据分类(NIST SP 1500-2)》《NIST 大数据互操作框架 第3卷: 用例和总体需求(NIST SP 1500-3)》《NIST 大数据互操作框架 第4卷: 安全和隐私(NIST SP 1500-4)》《NIST 大数据互操作框架 第6卷: 参考架构(NIST SP 1500-6)》《NIST 大数据互操作框架 第7卷: 标准路线图(NIST SP 1500-7)》以及新增加的《NIST 大数据互操作框架 第8卷: 参考架构接口(NIST SP 1500-8)》《NIST 大数据互操作框架 第9卷: 采纳和现代化(NIST SP 1500-9)》, 以上8项标准已于2017年9月21日完成征求意见并同时进行V3.0的编制工作。其中,《NIST 大数据互操作框架: 第4册 安全与隐私保护(NIST SP 1500-4)》由 NIST NBD-PWG 的安全与隐私保护小组负责编写。

7. CEN/TC 251 CEN/TC 251分委员会为欧盟成员国的健康信息和健康信息传播技术提供标准, 偏重于技术上的要求, 其目标是实现独立系统间的兼容性和互操作性, 以及实现电子健康记录系统模块化。它提出的相关标准具体包括对健康信息的结构要求, 支持临床过程和行政程序, 用技术的方法支持互操作的系统以及有关安全和数据质量的要求。

目前 CEN/TC 251下设两个工作组: 企业和信息(WG 1)、技术和应用(WG 2), WG 2工作组关注卫生信息和通信技术(HICT)的标准和规范以实现独立系统之间的兼容性和互操作性, 包括安全方面的标准规范。在 CEN/TC 251发布的标准中,《健康信息学 医疗保健信息系统的安全分类和保护(ENV 12924)》《健康信息学 医疗保健通信安全(ENV 13608)》《健康信息学 保健用安全用户识别 利用口令鉴别的管理和保密(ENV 12251)》和《保健信息学 安全用户识别 使用微处理器鉴别卡的强认证(ENV 13729)》等涉及健康信息安全。

二、国内安全标准组织

1. SAC/TC 260 2002年1月国家标准化管理委员会发文, 在全国信息技术标准化技术委员会信息技术安全分技术委员会的基础上成立全国信息安全标准化技术委员会, 编号为 SAC/TC 260, 简称全国信安标委会, 是国家标准化管理委员会的直属标委会。全国信安标委会的成立标志着我国信息安全标准化工作进入统筹规划、协调发展的新时期。信安标委会作为国标委直属委员会, 主要负责全国信息安全技术、安全机制、安全服务、安全管理、安全评估等领域标准化工作, 并负责统一协调申报信息安全国家标准年度计划项目, 组织国家标准的送审、报批工作, 负责 ISO/IEC JTC 1/SC 27 等信息安全国际标准化组织的归口工作。

2016年1月15日全国信安标委会换届大会暨第二届委员会第一次全体会议召开, 新一届委员会由王秀军担任主任委员, 赵泽良等7名专家担任副主任委员, 委员数量由48名增加到81名, 并大幅增加了企业委员的数量和比例, 秘书处设在中国电子技术标准化研究院。目前 SAC/TC 260下设7个工作组和1个特别工作组: 信息安全标准体系与协调工作组(WG 1)、涉密信息系统安全保密标准工作组(WG 2)、密码技术标准工作组(WG 3)、鉴别与授权标准工作组(WG 4)、信息安全评估标准工作组(WG 5)、通信安全标准工作组(WG 6)、信息安全管理标准工作组(WG 7)和大数据安全标准特别工作组(SWG-BDS)。SAC/TC 260机构设置如图14-2所示。自成立以来, SAC/TC 260已发布100多项国家标准, 涵盖安全技术、安全服务、安全评估等多方面。

为加快我国大数据安全标准化工作, 全国信息安全标准化技术委员会在2016年4月14日成立大数据安全标准特别工作组, 特别工作组主要负责大数据和云计算相关的安全标准

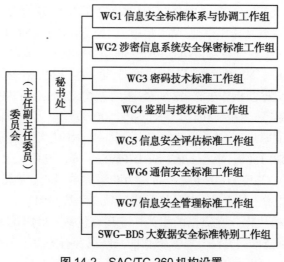

图 14-2 SAC/TC 260 机构设置

化研制工作。具体职责包括调研急需标准化需求,研究提出标准研制路线图,明确年度标准研制方向,及时组织开展关键标准研制工作。目前已发布《信息安全技术 大数据服务安全能力要求》《信息安全技术 个人信息安全规范》等大数据安全标准,正在制定《信息安全技术 大数据安全管理指南》《信息安全技术 数据安全能力成熟度模型》《信息安全技术 数据交易服务安全要求》《信息安全技术 数据出境安全评估指南》《信息安全技术 个人信息安全影响评估指南》《信息安全技术 个人信息去标识化指南》和《信息安全技术 大数据业务安全风险控制实施指南》等标准,为健康医疗领域大数据安全标准的研制开发奠定了基础。

2. CCSA/TC 8 中国通信标准化协会(China Communications Standards Association,CCSA)成立于 2002 年,该协会是国内企、事业单位自愿联合组织起来,经业务主管部门批准,国家社团登记管理机关登记,开展通信技术领域标准化活动的非营利性法人社会团体。CCSA 的工作范围包括:①宣传国家标准化法律、法规和方针政策,向主管部门反映会员单位对通信标准工作的意见和要求,促进主管部门与会员之间的交流与沟通;②开展通信标准体系研究和技术调查,提出制、修订通信标准项目建议;③组织会员参与标准草案的起草、征求意见、协调、审查、标准符合性试验和互连互通试验等标准研究活动;④组织开展通信技术标准的宣讲、咨询、服务及培训,推动通信标准的实施;⑤组织国内外通信技术研讨、合作与交流活动,搜集、整理国内外通信标准和标准信息资料,支撑通信标准研究活动;⑥承担主管部门、会员单位或其他社会团体委托的与通信标准化有关的工作。CCSA 由会员大会、理事会、技术专家咨询委员会、技术管理委员会、若干技术工作委员会(目前是 10 个)和秘书处组成。其中主要开展技术工作的技术工作委员会(TC)目前有 11 个,分别是:互联网与应用(TC 1)、网络与业务能力(TC 3)、通信电源与通信局站工作环境(TC 4)、无线通信(TC 5)、传送网与接入网(TC 6)、网络管理与运营支撑(TC 7)、网络与信息安全(TC 8)、电磁环境与安全防护(TC 9)、物联网(TC 10)、移动互联网应用和终端(TC 11)、航天通信技术(TC 12)。

TC 8 的研究领域包括面向公众服务的互联网的网络与信息安全标准,电信网与互联网结合中的网络与信息安全标准，特殊通信领域中的网络与信息安全标准，主要对口 ITU-T/SG 17。TC 8 技术工作委员会下设 4 个工作组，即有线网络安全工作组（WG 1）、无线网络安全工作组（WG 2）、安全管理工作组（WG 3）、安全基础工作组（WG 4）。TC8 另设立办公室，负责对口与部科技司和电信管理局等业务主管部门及部外有关部门的联系并负责组织协调各工作组间的工作和联系。TC 8 主持研制了许多通信行业标准，例如《面向互联网的数据安全能力技术框架》（报批稿）、《电信网诈骗电话防范业务管理接口规范》（报批稿）以及《互联网域名服务信息安全管理系统技术要求》（报批稿）等。

3. SAC/TC 28　全国信息技术标准化技术委员会（SAC/TC 28），原全国计算机与信息技术处理标准化技术委员会，成立于 1983 年，是在国家标准化管理委员会、工业和信息化部的共同领导下从事全国信息技术领域标准化工作的技术组织，对口 ISO/IEC JTC 1，但是不包括 ISO/IEC JTC 1/SC 27。信标委的工作范围是信息技术领域的标准化，涉及信息采集、表示、处理、传输、交换、描述、管理、组织、存储、检索及其技术，系统与产品的设计、研制、管理、测试及相关工具的开发等标准化工作。目前信标委下设 17 个分技术委员会和 21 个工作组。17 个分技术委员会分别是：字符集和编码分技术委员会、数据通信分技术委员会、软件工程分技术委员会、程序设计语言分技术委员会、办公机器、外围设备和消耗品分技术委员会、多媒体分技术委员会、光盘分技术委员会、教育技术分技术委员会、自动识别与数据采集分技术委员会、卡及身份识别分技术委员会、计算机图形图像处理及环境数据表示分技术委员会、信息技术设备互连分技术委员会、信息系统用户界面分技术委员会、生物特征识别分技术委员会、面向服务的体系结构分技术委员会、信息技术与可持续发展分技术委员会和信息技术服务分技术委员会。21 个工作组包括：藏文信息技术工作组、维哈柯文信息技术工作组、蒙古文信息技术工作组、傣文信息技术工作组、彝文信息技术标准工作组、壮文信息技术国家标准工作组、朝鲜文信息技术工作组、传感器网络工作组、基于射频技术的电子支付技术工作组、实时定位系统技术标准工作组、彩票标准工作组、电子书标准工作组、计算机及外围设备标准组、游戏游艺机产品标准工作组、软件资产管理标准工作组、非机构化数据管理标准工作组、云计算标准工作组、大数据标准工作组、无线充电技术标准工作组、锡伯文信息技术国家标准工作组和产业互联网标准工作组。

为促进和规范我国大数据发展，培育大数据产业链，与国际标准接轨，全国信息技术标准化技术委员会于 2014 年 12 月成立了大数据标准化工作组（Big Data Working Group，BDWG），工作组主要负责制定和完善我国大数据领域标准体系，组织开展大数据相关技术和标准的研究，推动国际标准化活动，对口国际大数据标准化工作。

根据大数据产业发展现状和标准化需求，为了更好地开展相关标准化工作，2017 年 7 月工作组在第二届组长会议上决议下设 7 个专题组，包括：总体专题组、国际专题组、技术专题组、产品和平台专题组、工业大数据专题组、政务大数据专题组、服务大数据专题组，负责大数据领域不同方向的标准化工作。目前，大数据标准化工作组已发布《信息技术　大数据　术语》《信息技术　大数据　参考信息模型》《信息技术　科学数据引用》《信息技术　数据溯源描述模型》和《多媒体数据语义描述要求》等标准，为大数据安全标准和健康医疗大数据安全标准的研制奠定了基础。

第二节　安全标准体系

一、网络安全标准体系

为加强我国网络安全标准体系的建设,SAC/TC 260 成立了网络安全标准体系与协调工作组(WG 1)。WG 1 通过归类和整理我国现有的网络安全标准,同时在跟踪分析了国际网络安全标准的发展动态和国内网络安全标准需求的基础上,将我国网络安全标准划分为 7 大类:基础标准、技术与机制标准、管理标准、测评标准、密码技术标准、保密技术标准和通信安全标准,在每一大类的基础上,可按照标准所涉及的主要内容进行细分。SAC/TC 260 网络安全标准体系框架如图 14-3 所示。由此可见,SAC/TC 260 标准体系框架主要是依据标准属性和标准内容两个维度构建的。

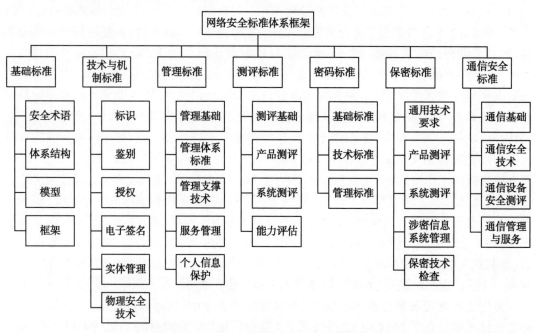

图 14-3　SAC/TC 260 网络安全标准体系框架

二、通用大数据安全标准体系

2018 年 4 月 SAC/TC 260 在全国信息安全标准化技术委员会第一次工作组"会议周"上发布了《大数据安全标准化白皮书(2018 版)》,该白皮书分析了大数据安全面临的挑战、大数据安全法规政策和标准化现状等内容,并从标准主题、标准类型等多个维度构建了大数据安全标准体系框架。

从标准所涉及的主题角度来说,大数据安全标准体系框架由基础标准、平台和技术标准、数据安全标准、服务安全标准以及应用标准 5 类组成。大数据安全标准体系框架如图 14-4 所示。大数据安全标准体系的核心是数据安全,围绕数据安全,需要技术、系统、平台方面的安全标准以及业务、服务、管理方面的安全标准作为支撑,分别纳入了平台和技术类标准以及服务安全类标准。从标准类型来说，大数据安全标准体系由基础标准、安全要求标准、实施指南标准、检测评估标准4类组成。从数据状态维度来说，大数据安全标准体系由静态数据标准、流动数据标准和在用数据标准组成。从数据权利主体来说，大数据安全标准体系由数据所有者状态标准、数据控制者状态标准、数据处理者状态标准和数据消费者状态标准组成。

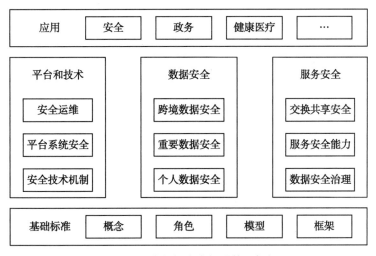

图 14-4　大数据安全标准体系框架

1. 基础类标准　基础类标准为整个大数据安全标准体系提供包括概念、角色、模型、框架等基础标准，明确大数据生态中各类安全角色及相关的安全活动或功能定义，为其他各类标准的制定奠定基础。

2. 平台和技术类标准　平台和技术类标准主要针对大数据服务所依托的大数据基础平台、业务应用平台及其安全防护技术、平台安全运行维护技术展开，具体包括安全技术与机制、系统平台安全和安全运维3部分。安全技术与机制标准主要包括分布式安全计算、安全存储、数据溯源、密钥服务、细粒度审计等技术和机制。通过这些技术、机制的标准化工作，有利于推广应用经过实践检验的技术、机制，从而整体提升大数据安全水平。平台和系统安全标准对大数据平台系统建设和交付进行规范与指导，为大数据安全运行提供基础保障，主要包括基础设施、网络系统、数据采集、数据存储、数据处理等多层次的安全技术防护。安全运维标准针对大数据运行过程中可能发生的各种事件和风险做好事前、事中、事后的安全保障，包括大数据系统运行维护过程中的风险管理、系统测评等技术标准等。

3. 数据安全类标准　数据安全类标准主要包括个人信息、重要数据、数据跨境安全等安全管理与技术标准，覆盖数据生命周期的数据安全，包括分类分级、去标识化、数据跨境、风险评估等内容。个人信息安全标准主要涉及针对个人信息处理活动应遵循的原则和安全要求、个人信息安全影响评估等标准内容，以健全个人信息安全标准体系，指导组织内部建立个人信息保护策略，指导产品、服务、内部信息系统的设计、开发和实现，并指导个人信息保护实践，为《中华人民共和国网络安全法》的实践落地提供技术支撑。重要数据安全标准主要围绕重要数据的生命周期，从重要数据治理、管理、技术、基础保障、安全评价等全方位、细粒度地制定对应的重要数据安全标准，用以指导重要数据的管理和保护。跨境数据安全标准旨在规范指导跨境数据处理，包括为国家开展数据出境安全评估提供技术标准支撑，为企业开展数据出境安全风险自评估提供规范指南。

4. 服务安全类标准 服务安全类标准主要是针对开展大数据服务过程中的活动、角色与职责、系统和应用服务等要素提出相应的服务安全类标准；针对数据交易、开放共享等应用场景，提出交易服务安全类标准，包括大数据交易服务安全要求、实施指南及评估方法等。为了保护数据应用过程中所涉及的相关数据的安全，在数据安全治理方面需要开展各项工作，包括但不限于识别数据的敏感性并进行分类分级管理等，适用于企业等在数据安全分类分级管理的技术指导等，帮助解决数据违规收集、数据开放与隐私保护相矛盾及粗放式"一刀切"的问题，实现大数据应用、权益及安全的有效平衡。服务安全能力标准针对大数据服务过程及支撑系统安全提出规范要求，为大数据服务提供者的组织能力建设、数据业务服务安全管理、大数据平台安全建设和大数据安全运营等规范提出安全能力要求。交换共享安全标准用以规范数据交换共享过程的安全性和规范性，保护个人信息安全不受侵犯、企业利益不受损害等，保证数据交易服务产业的健康规范发展，促进政府、企业、社会资源的融合运用，支撑行业应用和服务创新，提升经济社会运行效率等。

5. 应用安全类标准 应用安全类标准主要是针对重要行业和领域大数据应用，对涉及国家安全、国计民生、公共利益的大数据应用的安全防护，形成面向重要行业和领域的大数据安全指南，指导相关的大数据安全规划、建设和运营工作。本类标准主要包括安全应用和领域应用安全两类标准。安全应用标准主要围绕利用大数据保障网络空间安全开展相应的标准化工作，引导相关安全技术、产品及安全产业的健康发展。领域应用安全标准针对不同的应用领域，围绕领域大数据应用的特点，对特殊性细化或适配相应的通用大数据安全标准，统筹考虑数据在行业之间或者组织之间的交换、共享等问题，支撑领域大数据的快速发展，指导领域大数据安全建设和运营等。

第三节　通用网络安全标准

一、基础标准

基础标准主要包括安全术语、体系结构、模型、框架等，这些标准为网络安全标准的制定提供通用的语言和抽象系统构架，为其他各类标准的制定奠定了基础。主要基础标准如表14-1所示。

表14-1　主要基础标准

标准号	标准名称
GB/T 25069—2010	《信息安全技术 术语》
GB/T 25068.2—2012	《信息技术 安全技术IT网络安全 第2部分：网络安全体系结构》（等同采用 ISO/IEC 18028-2：2006）
GB/T 16264.8—2005	《信息技术 开放系统互连 目录 第8部分：公钥和属性证书框架》（等同采用 ISO/IEC 9594-8：2001）
——	信息安全标准体系研究（WG 1工作组正在研制）

二、技术及机制标准

技术与机制标准主要包括标识、鉴别、授权、电子签名、实体管理、物理安全技术等方面的标准。其中，标识、鉴别与授权构成一条技术线索，是信息安全系统不可或缺的部分。与这条主线相关的标准还包括基础设施标准，例如 PKI/PMI 系列标准、电子签名标准等，标识、鉴别与授权标准与这些标准相互依存。主要技术及机制标准如表 14-2 所示。

表 14-2　主要技术及机制标准

标准号	标准名称
GB/T 21052—2007	《信息安全技术 信息系统物理安全技术要求》
GB/T 9361—2011	《计算机场地安全要求》
GB 4943.1—2011	《信息技术设备 安全 第1部分：通用要求》（修改采用 IEC60950-1：2005）
GB 4943.23—2012	《信息技术设备 安全 第23部分：大型数据存储设备》（等同采用 IEC60950-23：2005）
GB/T 29827—2013	《信息安全技术 可信计算规范 可信平台主板功能接口》
GB/T 29829—2013	《信息安全技术 可信计算密码支撑平台功能与接口规范》
GB/T 29828—2013	《信息安全技术 可信计算规范 可信连接架构》
GB/T 32213—2015	《信息安全技术 公钥基础设施 远程口令鉴别与密钥建立规范》
GB/T 31504—2015	《信息安全技术 鉴别与授权 数字身份信息服务框架规范》
GB/T 31501—2015	《信息安全技术 鉴别与授权 授权应用程序判定接口规范》
GB/T 36651—2018	《信息安全技术 基于可信环境的生物特征识别身份鉴别协议框架》
GB/T 15851.3—2018	《信息安全技术 带消息恢复的数字签名方案 第3部分 基于离散对数的机制》
——	《信息安全技术 轻量级鉴别与访问控制机制》（WG4 鉴别与授权工作组正在研制）
——	《信息安全技术 虹膜识别系统技术要求》（WG4 鉴别与授权工作组正在研制）

三、管理标准

随着国内对网络安全管理的重视，为规范组织机构网络安全管理，提升网络安全能力，全国信安标委 SAC/TC 260 研制了一些网络安全管理类标准。网络安全管理标准为针对管理工作过程中涉及的多种对象进行规范与指导，该类标准主要应用于组织层面，规范组织的网络安全制度，规范治理机制和治理结构，保证网络安全战略与组织业务目标一致。主要管理标准如表 14-3 所示。

表 14-3　主要管理标准

标准号	标准名称
GB/T 20269—2006	《信息安全技术 信息系统安全管理要求》
GB/T 24363—2009	《信息安全技术 信息安全应急响应计划规范》
GB/T 31508—2015	《信息安全技术 公钥基础设施 数字证书策略分类分级规范》
——	《信息安全技术 网络安全从业人员评价指南研究》（WG7 信息安全管理工作组正在研制，草案阶段）

标准号	标准名称
——	《信息安全技术 可信计算规范 可信连接测试规范》（WG7 信息安全管理工作组正在研制）
——	《信息安全技术 关键信息基础设施安全控制措施》（WG7 信息安全管理工作组正在研制）
——	《信息安全技术 关键信息基础设施网络安全保护要求》（WG7 信息安全管理工作组正在研制）
——	《信息安全技术 恶意软件事件预防和处理指南》（WG7 信息安全管理工作组正在研制）

信息安全管理体系系列标准如表 14-4 所示。

表 14-4 信息安全管理体系系列标准

标准号	标准名称
GB/T 22081—2008	《信息技术 安全技术 信息安全管理实用规则》（正在修订中）
GB/T 29245—2012	《信息安全技术 政府部门信息安全管理基本要求》
GB/T 28450—2012	《信息安全技术 信息安全管理体系审核指南》
GB/T 28450—2012	《信息安全技术 信息安全管理体系审核指南》（采用 ISO/IEC 27000 系列标准）
GB/T 31496—2015	《信息技术 安全技术 信息安全管理体系实施指南》（采用 ISO/IEC 27000 系列标准）
GB/T 31497—2015	《信息技术 安全技术 信息安全管理 测量》（采用 ISO/IEC 27000 系列标准）
GB/T 31722—2015	《信息技术 安全技术 信息安全风险管理》（采用 ISO/IEC 27000 系列标准）
GB/T 25067—2016	《信息技术 安全技术 信息安全管理体系审核和认证机构要求》（采用 ISO/IEC 27000 系列标准）
GB/T 22080—2016	《信息技术 安全技术 信息安全管理体系 要求》（采用 ISO/IEC 27000 系列标准）
GB/T 32920—2016	《信息技术 安全技术 行业间和组织间通信的信息安全管理》（采用 ISO/IEC 27000 系列标准）
GB/T 32926—2016	《信息安全技术 政府部门信息技术服务外包信息安全管理规范》
GB/T 29246—2017	《信息技术 安全技术 信息安全管理体系 概述和词汇》（采用 ISO/IEC 27000 系列标准）

四、测评标准

安全测评标准同时指导和规范产品的开发和评估，可作为评估机构对产品进行检测认可的依据。该类标准在用户、设计者、开发者、供应商以及潜在的评估者之间建立了公正的、普遍接受的评估信任体系，主要包括测评基础标准、产品测评标准、系统测评标准和能力评估标准。主要测评标准如表 14-5 所示。

表 14-5 主要测评标准

标准号	标准名称
GB/T 20274.1—2006	《信息安全技术 信息系统安全保障评估框架 第 1 部分：简介和一般模型》
GB/T 20274.2—2008	《信息安全技术 信息系统安全保障评估框架 第 2 部分：技术保障》

续表

标准号	标准名称
GB/T 20274.3—2008	《信息安全技术 信息系统安全保障评估框架 第3部分：管理保障》
GB/T 20274.4—2008	《信息安全技术 信息系统安全保障评估框架 第4部分：工程保障》
GB/T 22186—2008	《信息安全技术 具有中央处理器的集成电路（IC）卡芯片安全技术要求（评估保证级4增强级）》
GB/T 29240—2012	《信息安全技术 终端计算机通用安全技术要求与测试评价方法》
GB/T 29241—2012	《信息安全技术 公钥基础设施PKI互操作性评估准则》
GB/T 28451—2012	《信息安全技术 网络型入侵防御产品技术要求和测试评价方法》
GB/T 28453—2012	《信息安全技术 信息系统安全管理评估要求》
GB/T 30279—2013	《信息安全技术 安全漏洞等级划分指南》
GB/T 30271—2013	《信息安全技术 信息安全服务能力评估准则》
GB/T 30273—2013	《信息安全技术 信息系统安全保障通用评估指南》
GB/T 30270—2013	《信息技术 安全技术 信息技术安全性评估方法》（等同采用 ISO/IEC 18045：2005）
GB/T 30272—2013	《信息安全技术 公钥基础设施 标准一致性测试评价指南》
GB/T 30282—2013	《信息安全技术 反垃圾邮件产品技术要求和测试评价方法》
GB/T 20275—2013	《信息安全技术 网络入侵检测系统技术要求和测试评价方法》
GB/T 20945—2013	《信息安全技术 信息系统安全审计产品技术要求和测试评价方法》
GB/T 29766—2013	《信息安全技术 网站数据恢复产品技术要求与测试评价方法》
GB/T 29765—2013	《信息安全技术 数据备份与恢复产品技术要求与测试评价方法》
GB/T 31495.1—2015	《信息安全技术 信息安全保障指标体系及评价方法 第1部分：概念和模型》
GB/T 31495.2—2015	《信息安全技术 信息安全保障指标体系及评价方法 第2部分：指标体系》
GB/T 31495.3—2015	《信息安全技术 信息安全保障指标体系及评价方法 第3部分：实施指南》
GB/T 31499—2015	《信息安全技术 统一威胁管理产品技术要求和测试评价方法》
GB/T 31505—2015	《信息安全技术 主机型防火墙安全技术要求和测试评价方法》
GB/T 20281—2015	《信息安全技术 防火墙安全技术要求和测试评价方法》
GB/T 18336.1—2015	《信息技术 安全技术 信息技术安全评估准则 第1部分：简介和一般模型》（等同采用 ISO/IEC 15408-1：2009）
GB/T 18336.2—2015	《信息技术 安全技术 信息技术安全评估准则 第2部分：安全功能组件》（等同采用 ISO/IEC 15408-2：2008）
GB/T 18336.3—2015	《信息技术 安全技术 信息技术安全评估准则 第3部分：安全保障组件》（等同采用 ISO/IEC 15408-3：2008）
GB/T 31509—2015	《信息安全技术 信息安全风险评估实施指南》
——	《信息安全技术 物联网视频监控智能终端信息安全规范》（WG5信息安全评估工作组在研）

网络安全等级保护系列标准参见本书第十三章。

五、密码技术标准

密码标准的适用范围为商用密码。商用密码指对不涉及国家秘密内容的信息进行加密保护或者安全认证所使用的密码技术和密码产品。密码标准对商用密码的整个生命周期进行规范与指导，包括商用密码的研制、生产、使用与管理的全过程，以及在这个完整过程中涉及的术语、协议、管理、安全评估等所有组成要素。主要密码技术标准如表14-6所示。

表14-6 主要密码技术标准

标准号	标准名称
GB/T 17964—2008	《信息安全技术 分组密码算法的工作模式》
GB/T 15852.1—2008	《信息技术 安全技术 消息鉴别码 第1部分：采用分组密码的机制》（等同采用 ISO/IEC 9797-1：1999）
GB/T 25056—2010	《信息安全技术 证书认证系统密码及其相关安全技术规范》
GB/T 29829—2013	《信息安全技术 可信计算密码支撑平台功能与接口规范》
——	《信息安全技术 时间戳服务接口规范》（WG 3密码技术标准工作组正在研制）
——	《信息安全技术 密码模块安全检测要求》（WG 3密码技术标准工作组正在研制）
——	《信息安全技术 射频识别系统密码应用技术要求 第1部分：密码安全保护框架及安全级别》（WG 3密码技术标准工作组正在研制）
——	《信息安全技术 射频识别系统密码应用技术要求 第2部分：电子标签与读写器及其通信密码应用技术要求》（WG 3密码技术标准工作组正在研制）
——	《信息安全技术 射频识别系统密码应用技术要求 第3部分：密钥管理技术要求》（WG 3密码技术标准工作组正在研制）

六、保密技术标准

保密标准从技术和管理两方面涵盖了保密防范和保密检查工作所需，既包括传统保密工作所需要的标准，例如保密会议的安全要求、涉密信息消除和介质销毁、电子文件保密管理等，也包括信息化和高技术发展条件下保密工作所需要的标准，例如涉密信息系统技术要求和测评、网络安全保密产品技术要求和测试方法、涉密信息系统管理、TEMPEST防护和检测等。

国家保密标准由国家保密局发布，并强制执行，在涉密信息的产生、处理、传输、存储和载体销毁的全过程中都应严格执行。主要保密标准如表14-7所示。

表14-7 主要保密标准

标准号	标准名称
BMB 7.1—2001	《电话密码机电磁泄漏发射测试方法》
BMB 8—2004	《国家保密局电磁泄漏发射防护产品检测实验室认可要求》
BMB 10—2004	《涉及国家秘密的计算机网络安全隔离设备的技术要求和测试方法》
BMB 12—2004	《涉及国家秘密的计算机信息系统漏洞扫描产品技术要求》
BMB 13—2004	《涉及国家秘密的计算机信息系统入侵检测产品技术要求》
BMB 14—2004	《涉及国家秘密的信息系统安全保密测评实验室要求》
BMB 15—2004	《涉及国家秘密的信息系统安全审计产品技术要求》
BMB 17—2006	《涉及国家秘密的信息系统分级保护技术要求》
BMB 18—2006	《涉及国家秘密的信息系统工程监理规范》
BMB 19—2006	《电磁泄漏发射屏蔽机柜技术要求和测试方法》

七、通信安全标准

通信安全标准工作组成立比较晚，制定的标准较少，主要包括通信基础、通信安全技术、通信设备安全、通信管理与服务等方面的标准。主要通信安全标准如表 14-8 所示。

表 14-8　主要通信安全标准

标准号	标准名称
GB/T 25068.3—2010	《信息技术 安全技术 IT 网络安全 第 3 部分：使用安全网关的网间通信安全保护》（等同采用 ISO/IEC 18028-3: 2005）
GB/T 25068.4—2010	《信息技术 安全技术 IT 网络安全 第 4 部分：远程接入的安全保护》（等同采用 ISO/IEC 18028-4: 2005）
GB/T 25068.5—2010	《信息技术 安全技术 IT 网络安全 第 5 部分：使用虚拟专用网的跨网通信安全保护》（等同采用 ISO/IEC 18028-5: 2006）
GB/T 25068.1—2012	《信息技术 安全技术 IT 网络安全 第 1 部分：网络安全管理》（等同采用 ISO/IEC 18028-1: 2006）
GB/T 25068.2—2012	《信息技术 安全技术 IT 网络安全 第 2 部分：网络安全体系结构》（等同采用 ISO/IEC 18028-2: 2006）
GB/T 30284—2013	《信息安全技术 移动通信智能终端操作系统安全技术要求（EAL2 级）》
GB/T 35278—2017	《信息安全技术 移动终端安全保护技术要求》
GB/T 35281—2017	《信息安全技术 移动互联网应用服务器安全技术要求》
——	《基于云计算的互联网数据中心安全建设指南》（WG6 通信安全标准工作组正在研制，草案阶段）
	《信息安全技术 网络关键设备安全要求》（WG6 通信安全标准工作组正在研制，草案阶段）

第四节　健康医疗大数据安全标准

一、卫生信息安全标准

卫生信息标准指在医学事务处理过程中，对其信息采集、传输、交换和利用时所采用的统一的规则、概念、名词、术语、代码和技术。卫生信息安全标准指卫生信息采集、传输、存储、交换、使用和销毁等生命周期过程中有关信息安全与隐私保护的标准，包括卫生信息、信息系统、信息技术、信息产品、管理等方面的安全与隐私标准。ISO/TC 215 健康信息学技术委员会、CEN/TC 251 以及国家卫生健康委统计信息中心等发布了许多卫生信息安全标准。

1. ISO/TC 215 发布的卫生信息安全标准　ISO/TC 215 分技术委员会专注于健康信息学，开展健康信息和信息通信技术的标准化工作，以实现独立的系统间的信息互换和互用。其第 4 工作组负责信息安全部分，在健康信息保护方面制定了一系列侧重点不同的标准。ISO/TC 215 发布的卫生信息安全标准如表 14-9 所示。

表 14-9　ISO/TC 215 发布的卫生信息安全标准

标准号	标准名称
ISO 27799	《健康信息学 信息安全管理在医疗中的使用》
ISO/TR 11633	《健康信息学 医疗设备及医疗信息系统远程维护的信息安全管理》
ISO/TS 17975	《健康信息学 个人健康信息收集、使用或披露中的许可原则和数据要求》
ISO/TS 21547	《健康信息学 电子健康档案的安全要求和原则》
ISO/TS 14265	《健康信息学 目的分类进行处理的个人健康信息》
ISO/TS 13606-4: 2009	《健康信息学 电子健康记录通讯 第4部分：安全》
ISO/TS 21547: 2010	《健康信息学 EHR 存档的安全和隐私要求：原则》
ISO/TR 21548: 2010	《健康信息学 EHR 存档的安全和隐私要求：指南》
ISO/TR 17791—2013	《健康信息学. 健康软件中授权安全性标准导则》
ISO/TS 14441: 2013	《健康信息学 EHR 系统一致性测试的安全和隐私要求》
IEC 82304-1: 2016	《健康软件 第1部分：产品安全的总体要求》
ISO 27799: 2016	《使用 ISO/IEC 27002 的医疗信息安全管理》
ISO/TR 18638: 2017	《健康信息学 医疗卫生机构中健康信息隐私教育指南》
ISO/TS 20405: 2018	《健康信息学 健康软件安全的事件数据和报告定义框架》
IEC/TR 80001 系列	《医疗设备 IT 网络的风险管理应用》
ISO/HL7 27953 系列	《健康信息学. 药物警戒中个人病例安全报告（ICSR）》

其中《健康信息学 信息安全管理在医疗中的使用（ISO 27799）》在 ISO/IEC 27002 信息安全标准基础上，更加侧重于健康信息领域，为卫生保健组织和其他个人健康信息的使用者提出相应的保障医疗信息的机密性、一致性以及可查询性的安全管理指导。机密性是确保人的身份充分保密，一致性是确保人的生命医疗记录都被正确跟踪和转移，可查询性需要可靠的健康信息系统作支持。该标准的出现并不意味着 ISO/IEC 27000 系列标准被取代，其侧重点是保护个人健康信息目的的安全控制下的应用场景。

《健康信息学 医疗设备及医疗信息系统远程维护的信息安全管理（ISO/TR 11633）》为远距离的安全管理行为提供指导。ISO/TR 11633-1 信息安全管理的要求和风险分析部分包含远距离维护服务的服务项和远距离维护服务提供者的信息资产的资产项，以及应用案例的风险分析。ISO/TR 11633-2 信息安全管理系统（ISMS）的建立与实现部分包含卫生保健设施和远距离维护服务提供者的安全环境类型条目、威胁与弱验证并存的案例场景与对策、基于 ISMS 中"控制"概念的评估与效益的案例场景与对策。

《健康信息学 个人健康信息收集、使用或披露中的许可原则和数据要求（ISO/TS 17975）》定义了一系列协定框架，以约束卫生保健实施者和相关组织对个人医疗信息的使用与公开，实现在处理个人健康信息过程中的各方达成一致。ISO/TS 17975 包含以下内容：①协调国家和司法管辖区的信息化政策，对医疗公开信息过程进行讨论以达成共识；②要求个人和公众有知情权，知晓医疗服务和卫生系统的相关组织如何处理其个人健康信息；③对使用健康信息的申请者提供参考申请意见，以验证其申请材料充分性；④提供规范的电子和纸质的健康信息使用申请表设计；⑤限制对个人健康信息访问权的电子隐私政策服务和相关安全服务。

《健康信息学 电子健康档案的安全要求和原则(ISO/TS 21547)》是对电子健康记录进行存档的安全要求标准,定义了长期安全存储健康记录需要达到的基础规则,致力于解决卫生健康信息归档的历史遗留问题。该标准不同于传统标准化工作,专注于文件管理和相关的隐私保护,并与 ISO 21548 健康报告一起,对确保健康信息长期处于安全保护状态所要达到的一致性、机密性、可获得性以及可追责提出了安全需求。

《健康信息学 目的分类进行处理的个人健康信息(ISO/TS 14265)》对使用个人健康信息的目的进行了分类,提供了一个区别不同实体以及对健康信息不同使用目的的框架,旨在实现对提供健康服务中产生的信息统一管理和对发生在不同实体间的健康信息交流的统一管理,其使用范围限于 ISO 27799 中定义的个人健康信息。

《健康信息学 电子健康记录通讯 第 4 部分:安全(ISO/TS 13606-4: 2009)》给出一套区别对待电子病历数据访问权限的方法论,进一步对记录成员敏感性进行了分析,对相关功能角色进行介绍,并最终在两者间列出映射关系。

2. CEN/TC 251 发布的卫生信息安全标准 CEN/TC 251 分委员会为欧盟成员国的健康信息和健康信息传播技术提供标准,偏重于技术上的要求,其目标是实现独立系统间的兼容性和互操作性,以及实现电子健康记录系统模块化。

ENV 12924 为医疗保健信息系统建立了安全分类模型,最初包含 6 大类别和改进方案,为不同类别的医疗保健信息系统提供了相应的保护措施,内容涉及健康服务、数据存储保护、电子数据交换医学信息等,为医院健康信息系统的安全审查提供了良好基础。

ENV 13608 作为医疗保健信息通信安全标准,其内容分为三部分:第一部分对基础概念进行了定义和解释,第二部分介绍了数据对象保护,第三部分介绍了安全数据通道。其中安全数据通道是指在健康信息传输过程中的通信协议,该通信协议下建立一次完整连接需要经过"初始化、商榷、用户方认证、主服务器方认证、安全数据传输和结束传输"等环节。

ENV 12251 作为保护医疗保健活动中用户身份的标准,其内容也属于医疗保健模块对用户身份安全的认证标准,但是它对加强用户身份识别与密码管理以及软件过程提出更高的要求。它只适用于医疗环境中采用密码获取个人健康信息数据的情形。

ENV 13729 从改进授权机制的角度入手,以达到保护用户身份的目的。

3. 我国发布的卫生信息安全标准 在卫生系统电子认证方面,为确保电子认证服务机构配制的数字证书能够在各类卫生信息系统中进行注册、授权及使用,实现互信互认、一证多用,原卫生部组织专家研究制定了《卫生系统电子认证服务规范(试行)》《卫生系统数字证书应用集成规范(试行)》《卫生系统数字证书格式规范(试行)》《卫生系统数字证书介质技术规范(试行)》《卫生系统数字证书服务管理平台接入规范(试行)》等电子认证服务技术规范,明确了卫生系统电子认证服务体系建设的工作机制、服务要求、数字证书应用集成、格式规范、数字证书服务管理平台接入等要求。

2017 年原国家卫生计生委为进一步规范和促进各级各类医疗卫生机构对医学电子文档进行数字签名,对《医学电子文档数字签名技术规范 第 1 部分:数字签名通用规则》(征求意见稿)、《医学电子文档数字签名技术规范 第 2 部分:数字签名格式规范》(征求意见稿)和《医学电子文档数字签名技术规范 第 3 部分:电子病历数字签名应用规范》(征求意见稿)等 3 项标准面向社会广泛征求意见。

《医学电子文档数字签名技术规范　第1部分：数字签名通用规则》（征求意见稿）规定了数字证书要求、数字签名算法要求、数字签名服务系统要求、数字签名使用要求、医学电子文档数字签名存储要求等；该标准适用于全国各级各类医疗卫生机构规范实现和使用医学电子文档数字签名功能；卫生单位可依据本规范对卫生信息系统开发商、第三方电子认证服务机构提出建设要求。

《医学电子文档数字签名技术规范　第2部分：数字签名格式规范》（征求意见稿）规定了数字签名数据格式要求、数字签名对象要求、数字签名数据结构要求、数字签名数据与医学电子文档的关联关系等；该标准适用于全国各级各类医疗卫生机构规范使用医学电子文档数字签名格式；卫生单位可依据本规范对卫生信息系统开发商、第三方电子认证服务机构提出建设要求。

《医学电子文档数字签名技术规范　第3部分：电子病历数字签名应用规范》（征求意见稿）部分规定了电子病历应用数字签名时的数字签名对象要求以及电子病历生成、归档、复制、封存、共享等过程的数字签名应用要求；该部分适用于全国各级各类医疗机构规范应用电子病历数字签名；医疗机构可依据本规范对电子病历系统开发商、第三方电子认证服务机构提出建设要求。

随着健康医疗大数据的应用和"互联网＋医疗健康"应用的蓬勃发展，健康医疗数据在全生命周期各阶段均面临着越来越多的安全挑战。为了更好地保护健康医疗数据安全，规范和推动健康医疗数据的融合共享，促进健康医疗事业发展，清华大学于2018年承担全国信息安全标准化技术委员会下达的网络安全国家标准项目任务，牵头制定了国家标准《信息安全技术　健康医疗信息安全指南》。随着征求意见的完成，该标准预计即将发布。

二、通用大数据安全标准

大数据安全主要是保障数据不被窃取、破坏和滥用，以及确保大数据系统的安全可靠运行。为应对复杂的网络安全环境，满足大数据时代的网络安全管理需求，全球众多政府机构、科研组织陆续出台有关大数据安全管理的标准或规范；特别是在重要行业和关键领域，例如电子政务、通信、金融等出台相应的安全标准和技术规范。本节从数据安全相关标准、当前被广泛关注的个人信息安全标准以及大数据安全标准3个方面展开，进行详细分析。

1. 数据安全相关标准　本节对数据采集、传输、存储、使用、交换和销毁等相关标准进行介绍。数据采集、传输、存储、使用、交换和销毁标准分别如表14-10、表14-11、表14-12、表14-13、表14-14和表14-15所示。

表 14-10　数据采集标准

标准号	标准名称
GB/T 14258—2003	《信息技术　自动识别与数据采集技术条码符号印制质量的检验》
GB/T 26237—2010	《信息技术　生物特征识别数据交换格式》
GB/T 27912—2011	《金融服务生物特征识别安全框架》
GB/T 28788—2012	《公路地理信息数据采集与质量控制》

表 14-11 数据传输标准

标准号	标准名称
GB/T 17963—2000	《信息技术 开放系统互连 网络层安全协议》
YD/T 1466—2006	《IP 安全协议（IPSec）技术要求》
YD/T 1467—2006	《IP 安全协议（IPSec）测试方法》
YD/T 1468—2006	《IP 安全协议（IPSec）穿越网络地址翻译（NAT）技术要求》
GB/T 28456—2012	《IPSec 协议应用测试规范》
GB/T 28457—2012	《SSL 协议应用测试规范》
YD/T 2908—2015	《基于域名系统（DNS）的 IP 安全协议（IPSec）认证密钥存储技术要求》

表 14-12 数据存储标准

标准号	标准名称
GB/T 20009—2005	《信息安全技术 数据库管理系统安全评估准则》
GB/T 20273—2006	《信息安全技术 数据库管理系统安全技术要求》
YD/T 2390—2011	《通信存储介质（SSD）加密安全技术要求》（通信行业标准）
YD/T 2665—2013	《通信存储介质（SSD）加密安全测试方法》（通信行业标准）

表 14-13 数据使用标准

标准号	标准名称
GB/T 28441—2012	《车载导航电子地图数据质量规范》
GB/T 31594—2015	《社会保险核心业务数据质量规范》
GB/T 32908—2016	《非结构化数据访问接口规范》
GB/T 25000.12—2017	《系统与软件工程 系统与软件质量要求和评价（SQuaRE）第 12 部分：数据质量模型》

表 14-14 数据交换标准

标准号	标准名称
GB/T 7408—2005	《数据元和交换格式 信息交换 日期和时间表示法》
GB/T 21062 系列	《政务信息资源交换体系》
GB/T 36343—2018	《信息技术 数据交易服务平台 交易数据描述》
GB/T 37932—2019	《信息安全技术 数据交易服务安全要求》

表 14-15 数据销毁标准

标准号	标准名称
GA/T 1143—2014	《信息安全技术 数据销毁软件产品安全技术要》（公安行业标准）

其中《信息技术 生物特征识别数据交换格式（GB/T 26237）》系列标准规定了生物特征识别数据结构的用法概述；生物特征识别数据结构的类型；生物特征识别数据结构的命名思想；格式类型的编码方案，并从指纹细节点、指纹型谱、指纹图像、人脸图像、虹膜图像、签名 / 签字时间序列、指纹型骨架、血管图像、手型轮廓等方面提出生物特征识别涉及的数据交换格式。

《系统与软件工程 系统与软件质量要求和评价（SQuaRE）第 12 部分：数据质量模型（GB/T 25000.12—2017）》标准针对计算机系统中以某种结构化形式保存的数据，定义了通用的数据质量模型。该标准关注于作为计算机系统一个组成部分的数据的质量，并定义由人和系统使用的目标数据的质量特性。

《政务信息资源交换体系（GB/T 21062.1～GB/T 21062.4）》系列标准提出了政务信息资源交换体系的总体技术架构，规定了政务信息资源交换体系技术支撑环境的组成；规范了政务信息资源交换体系技术支撑环境功能组成及要求，规定了信息交换系统间互联互通的技术要求；规定了信息交换时封装业务数据采用的数据接口规范，提出了交换指标项；规定了政务信息资源交换体系的技术管理总体架构、管理角色的职责、交换体系各环节的技术管理要求。

《信息安全技术 数据交易服务安全要求》对数据交易服务进行安全规范，增强对数据交易服务的安全管控能力，在确保数据安全的前提下，促进数据资源自由流通，从而带动整个数据产业的安全、健康、快速发展。该标准规定了通过数据交易服务机构进行的数据交易服务所涉及的交易参与方、交易对象和交易过程的安全要求。适用于提供数据交易服务的机构进行安全自评估，也适用于第三方机构对数据交易服务机构进行安全评估。

《信息安全技术 数据销毁软件产品安全技术要（GA/T 1143—2014）》对在计算机信息系统中使用的、针对磁性存储介质的数据销毁软件产品的设计、开发和检测提出了技术要求。标准对数据销毁软件的定义、安全环境、安全目的、安全功能、安全保障进行了定义和要求，同时描述了技术要求的基本原理，对产品的技术要求进行了等级划分。

2. 个人信息安全相关标准 个人信息指以电子或者其他方式记录的能够单独或者与其他信息结合识别特定自然人身份或者反映特定自然人活动情况的各种信息。随着个人信息安全问题日益严峻，国内外相关组织与机构发布了一些个人信息安全标准。

（1）《信息技术 安全技术 隐私保护框架（ISO/IEC 29100：2011）》：该标准为信息与通信技术系统内可识别个人信息的保护提供了一个高层次隐私保护框架。该隐私保护框架规范了通用的隐私保护术语；定义了处理 PII 中的参与者及其角色；描述了隐私保护的考虑事项；为实现由许多国际组织开发的 11 个隐私保护原则提供指导。11 个隐私保护原则包括同意和选择、意图合法性和规约、收集限制、数据最小化、使用 / 保留 / 披露限制、准确和质量、开放 / 透明 / 告知、个体参与和访问、可核查性、隐私保护合规。该标准适用于涉及规范、获取、构建、设计、开发、测试、维护、管理和运行需要隐私保护控制措施来处理 PII 的 ICT 系统或服务的任何自然人和组织。

（2）《信息技术 安全技术 隐私保护体系结构框架（ISO/IEC 29101：2013）》：该标准将视线转移到了个人可识别信息，首先描述了 PII 生命周期的概念，包含了收集、传输、使用、存储、销毁 5 个阶段；其次以数据主体、组织和数据处理者的角度，从隐私设置层、身份和访问管理层、个人可识别信息层 3 个层面展开，提出了组织、角色和交互 3 种结构视图，并对 ISO/IEC 29100 中的隐私原则予以对应。该标准对设计和维护处理 PII 的系统具有指导意义。

（3）《信息技术 安全技术 隐私保护能力评估模型（ISO/IEC 29190：2015）》：ISO/IEC 29190：2015 主要用于评估企业具备的隐私能力级别，规定了隐私能力评估的关键功能区域（法律符合性、利益相关方期望、组织面临的风险），并将评估级别映射到企业的隐私模型。该标准为组织评估其管理隐私保护相关过程的能力提供高层指南，规范了确定隐私保护能力的评估过程和评估级别,为评估隐私保护能力的关键过程域及其实现,以及如何将隐私保护能力评估继承到组织运行中提供了指南。

(4)《信息技术 安全技术 隐私影响评估指南(ISO/IEC 29134)》:ISO/IEC 29134 介绍了隐私影响评估的基本方法,隐私影响评估是组织或第三方实施隐私风险管理的重要手段,有别于传统的安全风险评估,既需要考虑 PII 处理过程的合规性,又需要结合处理 PII 的信息系统安全状态,综合评价对数据主体隐私产生的影响。该标准为隐私影响评估(PIA)过程以及 PIA 报告的结构和内容给出指南,适用于所有类型和规模组织。

(5)《信息技术 安全技术 可识别个人信息(PII)保护实践指南(ISO/IEC 29151)》:ISO/IEC 29151 建立了可被普遍接受的个人可识别信息(PII)风险控制目标和控制措施,并提供了控制措施实现指南。该标准基于 ISO/IEC 27002 的基本结构,与 ISO/IEC 29100 中的隐私原则予以对应,形成实用且针对性强的 PII 保护措施,可供所有类型和规模的组织使用。

综上所述,ISO/IEC 29100 系列标准从隐私保护原则、架构、要求、风险管理、能力评估等多个层次与数据主体、控制者、处理者多个角度对隐私保护过程全方位进行阐述,形成了较成熟的标准体系,具有重要的指导和参考意义。

(6)《信息技术 安全技术 可识别个人信息(PII)处理者在公有云中保护 PII 的实践指南(ISO/IEC 27018:2014)》:该标准依据 ISO/IEC29100 给出的隐私保护原则,为在公有云计算环境中保护可识别个人信息,建立了普遍接受的控制目标、控制措施和测量实现指南。特别是该标准考虑到在公有云提供者的网络安全风险环境下适用的 PII 保护法规要求,基于 ISO/IEC27002 给出指南。该标准适用于作为 PII 处理者通过云计算提供信息处理服务的所有类型和规模的组织。

(7)《对 ISO/IEC 27001 在隐私保护管理方面的增强要求(ISO/IEC 27551)》:目前实体认证都要求被认证实体提供可识别的身份信息,但在很多交易中,实体更倾向于维持匿名化或非链接性,这就使得完成两笔交易时,很难区分交易是由一个用户还是两个不同的用户完成的。该标准正是针对基于属性的非链接实体认证提出了架构并建立相应要求。

(8)《信息技术 安全技术 在线隐私通知和准许指南(ISO/IEC 29184)》:宽带网络等通信基础设施的快速普及、智能手机和可穿戴设备等可收集用户详细信息的终端的广泛应用、信息处理能力的大幅度提升,使得大范围信息收集和分析成为可能。在技术升级给用户带来使用便利性和有吸引力的服务并催生新商机的同时,用户也变得对"隐私"越来越敏感,对在线服务中的 PII 收集和使用产生的影响越来越存疑。这种质疑通常是由于未对如何使用、处理、存储个人 PII 数据进行明确的解释造成的。该标准为企业提供了一个基本架构,可向被收集 PII 数据的用户提供明晰、易于理解的基本信息,解释企业将如何处理这些 PII 数据。同时,该标准为如何落实 ISO/IEC 29100 中的原则 1 和原则 7 提供了详细指南。

(9)《信息安全技术 个人信息安全规范(GB/T 35273—2017)》:该标准针对个人信息面临的安全问题,规范个人信息控制者在收集、保存、使用、共享、转让、公开披露等信息处理环节中的相关行为,旨在遏制个人信息非法收集、滥用、泄露等乱象,最大程度地保障个人的合法权益和社会公共利益。该标准规范了开展收集、保存、使用、共享、转让、公开披露等个人信息处理活动应遵循的原则和安全要求。适用于规范各类组织个人信息处理活动,也适用于主管监管部门、第三方评估机构等组织对个人信息处理活动进行监督、管理和评估。

(10)《互联网个人信息安全保护指南》:为建立健全公民个人信息安全保护管理制度和技

术措施,有效防范侵犯公民个人信息违法行为,保障网络数据安全和公民合法权益,2019年公安部发布《互联网个人信息安全保护指南》,该指南制定了个人信息安全保护的管理机制、安全技术措施和业务流程,适用于个人信息持有者在个人信息生命周期处理过程中开展安全保护工作参考使用。其中管理机制部分对管理制度、管理机构的岗位设置和人员配置、管理人员的录用、离岗、考核、教育培训和外部人员的访问等各方面进行了全面指导。技术要求部分从通信网络安全、区域边界安全、计算环境安全、应用和数据安全等通用要求以及云计算、物联网等扩展要求两部分进行了描述。此外,该标准还对个人信息的收集、保存、应用、删除、第三方委托处理、共享和转让、公开披露等业务流程中涉及的个人信息安全进行了指导。该指南的发布可供互联网企业、联网单位在个人信息安全保护工作中参考借鉴。

(11)《信息安全技术 个人信息安全影响评估指南》(征求意见稿):该标准是《信息安全技术 个人信息安全规范》的配套标准,将借鉴美、欧等国家和地区在个人信息安全风险评估方面最新的法律规定、制度设计、实践做法,以国内现有立法、行政法规、标准要求为出发点,提出科学有效、符合信息化发展需要、具有明确实施指导意义的个人信息安全风险评估指南。指南将针对机构、企业提出个人信息安全风险评估的基本框架、方法和流程,供其自评估使用,同时为国家主管部门、第三方测评机构等开展个人信息安全监管、检查、风险评估等工作提供指导和依据。该标准规定了个人信息安全风险评估的基本概念、框架、方法和流程。

(12)《信息安全技术 个人信息去标识化指南(GB/T 37964—2019)》:该标准旨在借鉴国内外个人信息去标识化的最新研究理论基础上,提炼业内当前通行的最佳实践,研究个人信息去标识化的目标、原则、技术、模型、过程和组织措施,提出能科学有效地抵御安全风险、符合信息化发展需要的个人信息去标识化指南。该标准关注的待去标识化的数据集是微数据。去标识化不仅仅是对数据集中的直接标识符、准标识符进行删除或变换,而且应当结合后期应用场景考虑数据集被重标识的风险,进而选择恰当的去标识化模型和技术措施,并实施合适的效果评估。对于不是微数据的数据集,可以转化为微数据进行处理,也可以参照该标准的目标、原则和方法进行处理。例如针对表格数据,如果关于同一个人的记录有多条,则可将多条记录拼接成一条,从而形成微数据,其中同一个人的记录只有一条。该标准描述了个人信息去标识化的目标和原则,提出了去标识化过程和管理措施。针对微数据提供具体的个人信息去标识化指导,适用于个人信息处理相关方,也适用于网络安全相关主管部门、第三方评估机构等组织开展个人信息安全监督管理、评估等工作。

3. 其他大数据安全相关标准

(1)《信息技术 大数据参考架构 第4部分:安全与隐私保护(ISO/IEC 20547-4)》:该标准由我国专家担任编辑,分析了大数据面临的安全与隐私保护问题和相关风险,在ISO/IEC 20547-3《信息技术 大数据参考架构 第3部分:参考架构》给出的大数据参考架构基础上,提出了大数据安全与隐私保护参考架构(BDRA-S&P)。BDRA-S&P包括用户视角的大数据安全与隐私保护角色和活动,以及功能视角的支持大数据安全与隐私保护活动的功能组件。该标准还汇集了网络安全领域中已有的安全控制措施和隐私保护控制措施,作为大数据安全与隐私保护功能组件的选项。

(2)《云计算服务水平协议(SLA)框架 第4部分:安全与隐私保护(ISO/IEC 19086-4)》:该标准定义了云计算服务水平协议(SLAs)框架,为考虑迁移到云的组织和云服务提供商提供指导,该框架提供了一种结构,用于在选用云时确定相应的性能、服务、数据管理和治理目标和要求。其中第四部分是识别云 SLAs 的安全和隐私要求。

(3)《NIST 大数据互操作框架:第 4 册 安全与隐私(NIST 1500-4)》:该标准聚焦于提出、分析和解决大数据特有的安全与隐私保护问题。在理解和执行安全与隐私保护要求上,大数据触发了需求模式的根本转变,从而满足大数据的体量大、种类多、速度快和易变化的特点。基础架构的安全解决方案目标也发生了变化,例如分布式计算系统和非关系型数据存储的安全。大数据环境下新的安全问题需要解决,其中包括平衡隐私与实用性,对加密数据开展分析和治理,以及核查认证用户和匿名用户。该标准分析了医疗、政务、零售等特定应用场景下的大数据安全与隐私保护问题,提出了大数据安全与隐私保护的主要概念和角色,开发了一个大数据安全与隐私保护参考架构来补充 NIST 大数据参考架构(NBDRA),并对行业应用案例和 NBDRA 之间的映射进行了相关探索。

(4)《信息安全技术 大数据服务安全能力要求(GB/T 35274—2017)》:该标准将大数据服务安全能力分为一般要求和增强要求两个级别。一般要求是大数据服务提供者在开展大数据服务时应具备的安全能力,能够抵御或应对常见的威胁,能将大数据服务受到破坏后的损失控制在有限的范围和程度内,具备基本的事件追溯能力。增强要求是在大数据服务涉及国家安全,或对经济发展和社会公共利益有较大影响时,大数据服务提供者应具备的安全能力,即具备一定的主动识别并防范潜在攻击的能力,能高效应对安全事件并将其损失控制在较小范围内,能保证安全事件追溯的有效性、大数据服务的可靠性、可扩展性和可伸缩性。根据所承载数据的重要性和大数据服务不能正常提供服务或遭受到破坏时可能造成的影响范围和严重程度,大数据服务提供者应具备的安全能力也各不相同。该标准规定了大数据服务提供者应具有的组织相关基础安全能力和数据生命周期相关的数据服务安全能力。可为政府部门、企事业单位等组织机构的大数据服务安全能力建设提供参考,也适用于第三方机构对大数据服务提供者的大数据服务安全能力进行审查和评估。

(5)《信息安全技术 大数据安全管理指南(GB/T 37973—2019)》:目前拥有大量数据的组织的管理和技术水平参差不齐,有不少组织缺乏技术、运维等方面的专业安全人员,容易因数据平台和计算平台的脆弱性遭受网络攻击,导致数据泄露。在大数据的生命周期中,将有不同的组织对数据做出不同的操作,关键是要加强掌握数据组织的技术和管理能力的建设,加强数据采集、存储、分析、发布等环节的技术和管理措施,使组织从管理和技术上有效保护数据,使数据的安全风险可控。

该标准为组织的大数据安全管理提供指导,提出了大数据安全管理基本原则,从大数据安全需求、数据分类分级、大数据活动的安全要求、评估大数据安全风险等方面,指导组织针对大数据的特点开展数据保护的管理工作。该标准适用于所有的组织,包括企业、事业单位、政府部门等,也适用于第三方机构对组织的数据安全管理能力进行评估。

(6)《信息安全技术 数据安全能力成熟度模型(GB/T 37988—2019)》:数据安全能力成熟度模型关注于组织机构开展数据安全工作时应具备的数据安全能力,定义数据安全保障的模型框架和方法论,提出对组织机构的数据安全能力成熟度的分级评估方法,来衡量组织机构的数据安全能力,促进组织机构了解并提升自身的数据安全水平,促进数据在组织机构之间的交换与共享,发挥数据的价值。该标准基于大数据环境下电子化数据在组织机构业务场景中的数据生命周期,从组织建设、制度流程、技术工具以及人员能力 4 个方面构建了数据安全过程的规范性数据安全保障能力的成熟度分级模型及其评估方法。适用于组织机构数据安全能力的自身评估,也适用于第三方机构对组织机构的数据安全保障能力进行评估。

(7)《信息安全技术 数据出境安全评估指南》(征求意见稿):该标准规定了数据出境安全评估流程、评估要点、评估方法等内容,国家网信部门、行业主管部门以及网络运营者按照本指南对其向境外提供的个人信息和重要数据进行主管部门评估和安全自评估,发现存在的安全问题和风险,及时采取措施,确保个人信息和重要数据合法流动的同时,避免其对国家安全、经济发展、社会公共利益和个人信息主体权益造成不利影响。

(8)《大数据基础软件安全技术要求》(研究项目):大数据基础软件指包括负责完成大数据平台中数据的传输交换、存储管理软件、计算框架以及一系列通用软件的组合。该项目参照国际、国内大数据安全相关法规、政策、标准、技术和管理等研究成果,明确大数据基础软件的范畴,调研业界主流的大数据基础软件,分析识别大数据基础软件所面临的安全风险,研究设计大数据基础软件安全技术总体架构,提出具体的安全防护技术要求,形成完整的研究报告和标准草案,并通过本项目研究为大数据基础软件安全技术要求标准制定做好技术研究和前期准备。

(9)《数据安全分类分级实施指南》(草案):该研究是对目前已有标准的进一步细化和实施参考,是对现有标准《大数据服务安全能力要求》中关于数据分类分级要求的进一步落地实施,也是对现有标准《大数据安全管理指南》中关于个人数据分类分级安全管理的要求进一步落地实施。

(10)《区块链安全技术标准研究》(研究项目):该项目主要基于虚拟电子货币,分析虚拟电子货币的发行与交易模式,重点研究区块链技术的应用。通过分析这类电子货币系统的安全风险和威胁,针对性地提出区块链技术应用的安全风险和威胁,提出安全技术要求。其意义是通过规范虚拟电子货币这类区块链技术的安全应用,在可评估验证的条件下,确保采用区块链技术实现的系统安全可靠,从而促进社会金融和网络安全环境的健康发展。

三、健康医疗大数据安全标准

1. 健康医疗大数据安全标准需求 健康医疗大数据是关乎人民自身利益的核心数据,大数据的收集、使用对预防保健、疾病诊疗、健康管理、精准医疗、政策决策、药物研发等多方面起到重要作用,汇聚的信息价值越大,其安全性越重要。保障健康医疗大数据安全是当前医疗卫生行业信息化建设的重要工作。健康医疗大数据包括用户的个人信息、患病情况以及医保社保等敏感信息,这些数据的泄露不仅仅会侵害用户隐私,使其遭受经济损失,也会对社会造成不良影响,保障健康医疗大数据的安全刻不容缓。

《"健康中国2030"规划纲要》关于推进健康医疗大数据应用中提出:"加强健康医疗大数据相关法规和标准体系建设,强化国家、区域人口健康信息工程技术能力,制定分级分类分域的数据应用政策规范,推进网络可信体系建设,注重内容安全、数据安全和技术安全,加强健康医疗数据安全保障和患者隐私保护。加强互联网健康服务监管"。尽管国内相关法律法规和指导性文件对保护个人隐私提供了相应的规定,但仍需要针对健康医疗大数据的安全风险和安全需求进行标准体系建设和专项立法,从而保障健康医疗行业全面的网络安全与隐私权保护。

健康医疗大数据安全标准需求主要包括以下几方面：①建立健全健康医疗大数据安全体系，形成个人隐私脱敏行业规范，对敏感数据制定标识赋码、科学分类、风险分级、安全审查规则。并注重内容安全、数据安全和技术安全，加强全民健康领域国产密码的应用，确保关键信息基础设施和核心系统自主可控、稳定安全。②建立健全健康医疗大数据网络可信体系，主要包括强化健康医疗数字身份管理，建设全国统一标识的医疗卫生人员和医疗卫生机构可信医学数字身份、电子实名认证等。③建立健全健康医疗大数据安全风险评估机制，加强健康医疗数据安全保障，开展健康医疗大数据平台及服务商的可靠性、可控性和安全性评测以及应用的安全性评测和风险评估，建立安全防护、系统互联共享、公民隐私保护等软件的评价和安全审查制度。④建立健全健康医疗大数据安全监测和风险应对机制，包括机构内和机构间的安全信息通报和应急处置联动机制、"互联网＋健康医疗"服务安全工作机制、风险隐患化解和应对工作措施等。⑤加强对涉及国家利益、公共安全、患者隐私、商业秘密等重要的健康医疗大数据信息的保护，提高医学院校、科研机构对健康医疗大数据的安全防范能力。⑥明确各级卫生医疗行政机构和服务机构的数据安全职责和问责制度，包括建立有效的内审机制，必要时进行外审以验证安全措施的有效性，对恶意类数据安全事件进行严厉处罚等。⑦明确健康医疗数据的权属关系及相关法律义务，包括许可权、占有权、隐私权、审批权、收益权、患者知情权、民众选择权等。

2. 健康医疗大数据安全标准化工作重点 健康医疗大数据安全标准是促进健康医疗大数据安全有序发展的重要保障，是逐步推进健康医疗大数据向社会开放的支撑，是进一步实现健康医疗大数据在组织机构间共享、提升业务协同能力的核心基础。结合健康医疗大数据安全标准需求和安全风险以及国内外大数据标准、大数据安全标准等的研制情况，本书提出健康医疗大数据安全标准化工作重点主要包括以下几方面。

（1）加强健康医疗大数据平台安全标准研制：国家公共卫生平台、国家全民健康信息平台和省市县全民健康信息平台以及大型三甲医院的医院信息平台等系统平台采集、存储了大量健康医疗数据，数据的集中存储与管理可有效促进健康医疗大数据应用，提升业务协同水平，但是数据安全问题不可忽视，一旦平台遭受攻击或数据泄露将会对个人、对社会造成严重损害。在平台安全方面，一方面可遵循国家网络安全等级保护相关规定进行建设与维护，另一方面需制定完善健康医疗大数据平台安全相关标准，对平台的安全技术、安全要求、安全性能、安全管理等予以规范，制定相关安全能力评估标准，对平台的安全能力进行评估，促进平台安全建设。

（2）开展健康医疗大数据安全参考架构研制：加强大数据环境下的网络安全问题研究和基于大数据的网络安全技术研究，明确健康医疗数据采集、传输、存储、管理、分析、发布、交易、使用、销毁等各环节保障网络安全的范围边界、责任主体和具体要求。基于我国大数据参考架构等相关标准，明确健康医疗大数据安全相关要素以及各要素之间的关系，包括大数据角色、角色安全职责、安全功能组件以及它们之间的关系，形成健康医疗大数据安全参考框架。

（3）推进健康医疗大数据服务相关安全标准研制：健康医疗大数据服务指向社会、个人提供数据的服务，以及提供基于数据的应用的服务，具体包括数据开放、数据共享、数据交易、大数据分析服务等。健康医疗大数据作为一种战略性基础资源，在开放共享过程中将会产生更大价值。但数据在开放共享过程中由于缺乏必要的安全技术或管理能力，会暴露更多安全问题,例如地下数据交易黑灰产业激增,凸显侵犯用户个人信息安全、数据滥用等问题,这些问题已经成为数据自由流通的严重障碍。建立健全数据开放共享相关安全管理办法,加快数据交易安全相关标准的制定,规范数据交易市场,从数据交易主体、交易对象、交易过程等方面规范数据交易服务,加强对大数据交易服务提供商的监管;有效解决数据共享中的各种安全问题,为数据流通过程提供有效的安全支撑环境,保障数据供应链相关方的合法权益,促进大数据产业的安全和健康发展。

(4)促进个人健康信息安全相关标准研制:随着互联网/移动互联网、物联网等信息技术与医疗卫生行业的深度融合,市场上越来越多在线医疗网站、健康医疗 APP 采集、存储个人健康信息,医疗卫生机构内越来越多的卫生保健信息系统采集、存储、传输个人健康信息。个人健康信息的不正当甚至非法采集、泄露、滥用已成为社会关注的焦点问题,个人权益侵害情况也屡见不鲜。2016 年我国至少 275 位艾滋病感染者个人信息泄露事件也从侧面说明研究制定健康医疗领域个人信息安全相关标准刻不容缓。

健康医疗领域个人信息安全标准需遵循与满足国家相关规定,因此在研制相关标准时,要充分考虑国家已出台的《信息安全技术 个人信息安全规范》《中华人民共和国网络安全法》等标准规范与法律法规,保障用户合法权益和维护社会公共利益,最大程度地促进数据自由流通,挖掘数据价值。

基于以上分析,本书提出应加强以下标准规范的研制,以促进健康医疗大数据安全有序发展。需研制的健康医疗大数据安全标准如表 14-16 所示。

表 14-16 需研制的健康医疗大数据安全标准

序号	标准名称
1	《健康医疗大数据安全参考架构》
2	《医疗云安全参考架构》
3	《健康医疗数据脱敏方法指南》
4	《健康医疗数据安全能力成熟度模型》
5	《健康医疗大数据平台安全技术要求》
6	《健康医疗大数据平台安全技术指南》
7	《健康医疗大数据服务安全能力要求》
8	《健康医疗大数据交易服务安全要求》
9	《医疗云服务安全能力要求》
10	《医疗云服务安全指南》
11	《健康医疗大数据隐私保护框架》
12	《健康医疗大数据个人信息安全规范》
13	《健康医疗大数据个人信息去标识化指南》

其中《健康医疗数据脱敏方法指南》标准适用于健康医疗领域数据的脱敏工作,包括但不限于数据脱敏提供商、大数据交易提供商、数据开放共享服务、评测机构和监管机构。该标准主要对健康医疗大数据的脱敏原则、脱敏方法和脱敏过程予以说明,有利于在保障网络安全与个人隐私的条件下,促进大数据交易、数据开放共享、分析应用的快速发展。《医疗云服务安全能力要求》标准适用于指导健康医疗领域云服务商建设安全的云计算平台和

提供安全的云计算服务,也适用于对云计算服务进行安全审查。该标准主要规定了以社会化方式提供云计算服务的服务商应满足的网络安全基本要求。《健康医疗大数据个人信息安全规范》标准适用于健康医疗领域各类医疗卫生机构利用信息系统处理个人信息的活动,也适用于网络安全相关主管部门、测评机构等组织开展个人信息安全监督管理、评估等工作。该标准主要对个人信息安全基本原则、个人信息采集、存储、处理、使用、转让和披露等过程中应遵循的要求等予以规范。《健康医疗大数据个人信息去标识化指南》标准适用于健康医疗领域大数据交易、数据开放共享等数据服务以及数据分析挖掘等数据使用行为。该标准主要对健康医疗领域个人信息去标识化过程、技术、模型、技术与模型的选择方法等予以说明。

3. 健康医疗大数据安全标准化工作建议

(1)加强卫生信息安全标准人才培养:目前我国卫生信息标准人才较为匮乏,卫生信息安全标准、健康医疗大数据安全标准等相关人才更为稀缺。充足的人才保障是我国健康医疗大数据安全标准持续发展的根本,需建立健全多层次、多类型、国际化的卫生信息标准化人才培养体系,鼓励高校、企业、测评机构等单位加强合作,在高等院校卫生信息管理、信息管理与信息系统(医学信息)等专业下设立卫生信息标准、卫生信息安全标准、大数据标准、大数据安全标准以及健康医疗大数据安全标准等相关课程。在培养卫生信息安全标准化人才的同时,加强安全标准制定、宣贯、检测、评估类专业人才的培养。此外还可开展卫生信息安全知识、健康医疗大数据安全知识普及和教育培训,提高社会整体安全标准的认知水平,加快卫生信息安全标准和健康医疗大数据安全标准的国际化进程。

(2)推广已有相关安全标准示范应用:大数据环境虽然对许多卫生信息安全标准的适用性提出了挑战,但部分标准仍具有一定适用性,对保障健康医疗大数据安全具有指导意义,目前需加强《卫生系统电子认证服务规范(试行)》《卫生系统数字证书应用集成规范(试行)》《卫生系统数字证书格式规范(试行)》以及《卫生系统数字证书介质技术规范(试行)》等标准的应用实施,提高卫生信息系统安全水平、保障医疗数据安全,为健康医疗大数据安全奠定基础。

(3)健全健康医疗大数据安全法律法规与政策体系:加快推动健康医疗数据资源开放共享和开发应用的同时,必须建立大数据安全保障体系,构筑适应健康医疗大数据发展的法规制度,健全大数据时代信息安全新秩序。从政策上关注健康医疗大数据战略性和基础性重点领域,加快相关法律法规的出台步伐,依法保护公民和国家的大数据安全。平衡释放数据经济活力、规范商业利用与数据资源安全和个人信息保护之间的关系,重点针对数据的采集和使用环节建立规则,明确大数据生态中不同主体的责任,促进网络基础设施的发展,开放数据资源,加强网络安全与个人健康信息保护。

(4)积极参与国际相关安全标准研制:密切跟踪 ISO/TC 215、CEN/TC 251 相关健康信息学信息安全标准的工作动态与研究趋势,加强国际标准提案研究,深度参与相关卫生信息安全标准研制。加大对我国企事业单位和学术专家在卫生信息安全、大数据安全国际标准项目中担任编辑并主导编制的工作支持力度,充分发挥我国现有国际标准化交流与合作机制的优势,举办卫生信息安全标准化、大数据安全标准化国际交流合作活动。推动大数据安全领域国际标准提案,将国内成熟的大数据安全标准转化为国际标准,贡献中国智慧,提升我国在大数据安全国际标准制定方面的国际话语权和影响力。

第十五章

健康医疗大数据安全法律法规及政策

健康医疗大数据安全法律法规及政策是对相关行为、事件、要求等予以约束和规定，可以指引行业发展方向，是促进健康医疗大数据安全有序发展的重要保障。本章对健康医疗大数据安全相关法律法规及政策模型、法律法规及政策体系、相关法律法规和政策进行介绍。

第一节　法律法规及政策模型

一、大数据参考架构模型

大数据参考架构（big data reference architecture，BDRA）是一个通用的、与技术无关的概念模型。该模型描述了大数据生态系统主要角色的功能及其从事的活动，既可作为开发各类具体的大数据系统技术参考架构，也可为研制大数据领域相关法律法规、政策规章和标准规范提供指导。大数据参考架构如图15-1所示。

大数据参考架构总体上可以概括为"一个概念体系，两个价值链维度"。"一个概念体系"指它为大数据参考架构中使用的概念提供了一个构件层级分类体系，即"角色-活动-功能组件"，用于描述参考架构中的逻辑构件及其关系。"两个价值链维度"分别为"IT价值链"和"信息价值链"。其中"IT价值链"反映大数据作为一种新兴的数据应用范式对IT技术产生的新需求所带来的价值，"信息价值链"反映大数据作为一种数据科学方法论对数据到知识的处理过程中所实现的信息流价值。

大数据参考架构采用构件层级结构来表达大数据系统的高层概念和通用的构件分类法。从构成上看，大数据参考架构是由一系列在不同概念层级上的逻辑构件组成的。这些逻辑构件被划分为3个层级，从高到低依次为角色、活动和功能组件。最顶层级的逻辑构件是角色，包括系统协调者（system orchestrator）、数据提供者（data provider）、大数据应用提供者（big data application provider）、大数据框架提供者（big data framework provider）、数据消费者（data consumer）、安全和隐私（security and privacy fabric of the BDRA）、管理（management of the BDRA）。第二层级的逻辑构件是每个角色执行的活动。第三层级的逻辑构件是执行每个活动需要的功能组件。

（1）系统协调者：系统协调者的职责为规范和集成各类所需的数据应用活动，提供系统必须满足的整体要求，包括政策、治理、架构、资源和业务等需求，以及为确保系统符合这些需求而进行的监控和审计活动。系统协调者可以是人、软件或这两者。

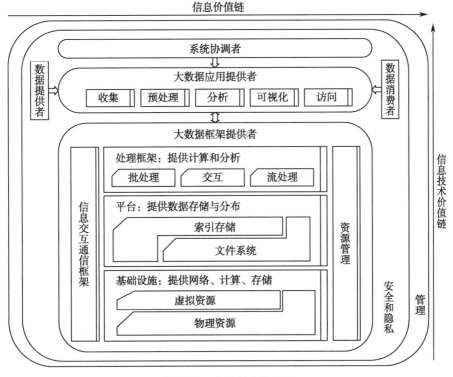

图 15-1 大数据参考架构

（2）数据提供者：数据提供者的职责为向大数据应用提供者提供数据和信息，供大数据应用提供者对数据进行处理、分析和可视化，从而为数据消费者提供相应的服务。数据提供者角色的扮演者包括企业、公共代理机构、研究人员和科学家、搜索引擎、Web/FTP 和其他应用、网络运营商、终端用户等。

（3）大数据应用提供者：大数据应用提供者为在满足系统协调者的规定要求以及相关安全和隐私要求的情况下，通过分析数据提供者提供的数据，为数据消费者提供服务。大数据应用提供者的活动主要包括对数据的收集、预处理、分析、可视化和访问等。

收集活动负责处理与数据提供者的接口和数据引入。预处理活动执行的任务类似于 ETL 的转换环节，包括数据验证、清洗、标准化、格式化和存储。分析活动基于数据科学家的需求或垂直应用的需求，确定处理数据的算法来产生新的分析，解决技术目标，从而实现从数据到知识的转换。可视化活动的任务是将分析活动结果以最利于沟通和理解知识的方式展现给数据消费者。访问活动与可视化和分析功能交互，响应应用程序请求，通过使用处理和平台框架来检索数据，并响应数据消费者请求。访问活动主要集中在大数据应用提供者与数据消费者的通信和交互。

（4）大数据框架提供者：大数据框架提供者的职责是为大数据应用提供者在创建具体应用时提供使用的资源和服务，其扮演者包括数据中心、云提供商、自建服务器集群等。大数据框架提供者的活动主要包括基础设施、平台、处理框架、信息交互/通信和资源管理。

基础设施为其他角色执行活动提供存放和运行大数据系统所需要的资源，包括网络资源、计算资源、存储资源等。平台提供逻辑数据存储与分布服务，支持文件系统方式存储和索引存储方法。处理框架提供必要的基础软件以支持实现的应用能够处理具有4V特征的大数据。处理框架定义了数据的计算和处理是如何组织的。信息交互/通信为可水平伸缩的集群的结点之间提供可靠队列、传输、数据接收等功能。它通常有两种实现模式：点对点（point-to-point）模式和存储-转发（store-and-forward）模式。点对点模式不考虑消息的恢复问题，数据直接从发送者传送给接收者。存储-转发模式提供消息持久化和恢复机制，发送者把数据发送给中介代理，中介代理先存储消息然后再转发给接收者。资源管理对计算、存储及实现两者互联互通的网络连接进行管理。主要目标是实现分布式的、弹性的资源调配，具体包括对存储资源的管理和对计算资源的管理。

（5）数据消费者：数据消费者通过调用大数据应用提供者提供的接口按需访问信息，与其产生可视的、事后可查的交互。与数据提供者类似，数据消费者可以是终端用户或者其他应用系统。数据消费者执行的活动通常包括搜索/检索、下载、本地分析、生成报告、可视化等。数据消费者利用大数据应用提供者提供的界面或服务访问自己感兴趣的信息，这些界面包括数据报表、数据检索、数据渲染等。

数据消费者角色也会通过数据访问活动与大数据应用提供者交互，执行其提供的数据分析和可视化功能。交互可以是基于需要（demand-based）的，包括交互式可视化、创建报告，或者利用大数据提供者提供的商务智能工具对数据进行钻取操作等。交互功能也可以是基于流处理（streaming-based）或推机制（push-based），这种情况下消费者只需要订阅大数据应用系统的输出即可。

（6）安全和隐私：大数据参考架构中的5个主要角色，即系统协调者、数据提供者、大数据框架提供者、大数据应用提供者、数据消费者，其活动都要满足安全和隐私角色的要求。因此要求各个角色在各自的安全和隐私管理领域通过不同的技术手段和管理措施，构筑全方位、立体的安全防护体系，实现覆盖硬件、软件和上层应用的安全保护，从网络安全、主机安全、应用安全、数据安全等方面保证大数据平台的安全。除通过技术方法保障系统安全和个人隐私外，还应借助管理措施增强安全性。同时还应提供一个合理的灾备框架，提升灾备恢复能力，实现数据的实时异地容灾功能，最终满足不同的安全和隐私要求。

1）系统协调者的安全与隐私要求：在大数据体系中系统协调者的主要职责是构建垂直系统，因此从安全和隐私角度出发，系统协调者实质上是安全隐私保障的总体规划者，应从上至下地制定系统性、完善的安全隐私保障制度。虽然系统协调者与大数据之间具体、直接的接触相对较少，但其宏观调配功能相对突出，涉及大数据系统中所有数据的指派和调配；由于后续的处理分析涉及相应操作主体和人员对于原始数据的接触，会产生数据泄露和灭失等风险，这要求系统协调者应当设置完备的权限管理，通过明确的权限授权保证相应操作的安全，达到业务治理调配和风险控制相协调的目的。

2）数据提供者的安全与隐私要求：考虑到数据提供者的主要活动是将数据和信息引入到大数据系统中，供大数据系统发现、访问和转换，而这些活动均是数据使用过程中尤为关键的环节，无疑对数据提供者提出了相当高的安全与隐私要求。鉴于数据引入的过程是大数据产业链的源头，数据的真实性和有效性将对最终的数据价值产生根本影响，因而数据提供者在此过程中应注意对数据来源进行甄别和验证，保证数据的合法性、真实性和有效性。如上所述，数据提供者通常还会通过创建数据源的元数据及访问策略、访问控制、通过软件的可编程接口实现推或拉式的数据访问、发布数据可用及访问方法等，由于数据将从数据提供者的储存介质输入到特定的大数据系统之中,这种传输过程的保密性、可靠性需求也要求数据提供者采取必要的保障制度和措施来确保数据提供过程的安全性。

3)大数据应用提供者的安全与隐私要求:大数据应用提供者的主要活动是根据系统协调者规定的要求执行特定操作,因此大数据应用提供者在某种程度上职责更接近于系统协调者的具体执行人。因而从安全与隐私的要求上讲,大数据应用提供者应当切实地根据系统协调者制定的统一要求执行操作,按照既定的安全与隐私规程进行数据的收集、预处理、分析、可视化和访问等活动,而相关的规程应当依据法律法规、国家与行业标准、行业规范等具有较高参考意义的文本进行制定。此外,由于大数据应用提供者还会构造出特定结构的大数据应用系统,因此在数据的收集、传输、处理等过程当中进行符合要求的加密等技术保障,以确保数据在整个使用过程中的安全。

4)大数据框架提供者的安全与隐私要求:数据提供者将数据输入大数据系统后,大数据框架提供者将在一定程度上承担着对数据的存储与管理的义务,这要求其必须保证数据安全性、可用性、完整性,并使用已有的技术手段来确保所储存数据的私密和安全。在落实其基础设施、平台、处理框架、信息交互/通信和资源管理的活动中,大数据框架提供者更应当着重维护数据的物理安全,即以自身的安全技术措施确保在相关活动中,数据不会遭受泄露、毁损、灭失等安全事件。此外,在预防外部因素对数据安全构成危险外,大数据框架提供者还应在产品与设备供应链上防范类似的风险,这要求大数据框架提供者更注重用于为大数据服务的产品与设备的安全性能,以便从产品与设备的源头隔绝可能存在不安全因素。

5)数据消费者的安全与隐私要求:数据消费者执行的活动主要是对大数据应用分析和处理后的数据进行使用。这种数据使用过程也要求数据消费者应当满足相应的安全与隐私要求,例如数据消费者应当对计算结果进行评估,评估其有效性、可用性,必要时进行相应的优化调整,以防分析结果对现实中的个人主体或企业主体的基本权益产生显著影响。同时,任何去标识化和匿名化都可能因技术不成熟存在一定漏洞与缺陷,因此应用阶段也有必要采取一定的安全技术措施与策略,例如访问控制、认证授权等对分析结果进行保护,一方面保护具有价值的大数据分析成果,另一方面也防止分析结果泄露,或遭反向追溯引发数据与隐私泄露的风险。

(7)管理角色:管理角色包括两个活动组,系统管理和大数据生命周期管理。系统管理活动组包括调配、配置、软件包管理、软件管理、备份管理、能力管理、资源管理和大数据基础设施的性能管理等活动。大数据生命周期管理涵盖了大数据生命周期中所有的处理过程,验证数据在生命周期的每个过程是否能够被大数据系统正确处理。

二、大数据生态系统模型

1.大数据生态系统内涵

(1)大数据生态系统:信息生态系统理论诞生于20世纪90年代。信息生态系统是由人、信息、信息环境以及它们之间的相互作用关系构成的具有自我调节能力的人工生态系统。在信息化时代,大数据作为海量信息的载体,是一种新型信息资源。因此基于信息生态系统理论可构建符合大数据特点的大数据生态系统模型。大数据生态系统是以大数据技术为依托,基于大数据生命周期全过程所形成的有机复杂系统,以数据价值挖掘及实现为核心,由大数据及大数据生产者、传递者、消费者、分解者等生态因子构成,可为相关法律法规、政策规章和标准规范的制定提供约束和指导的方向。

生产者为系统运行输入数据资源。传递者传递数据与信息,是系统运行的信息通道。消费者接收并使用经过处理的数据分析结果。分解者作为大数据的流转节点,为消费者提供有价值的信息、知识。技术可以弱化生态因子间的沟通障碍并负责数据价值挖掘。环境是系统进行各项活动的基础。

(2)大数据生态系统特征:大数据生态系统具有开放性、协同性、动态性及多样性特征。①开放性:大数据生态系统是参与到自然界物质循环中的特殊有机体,通过能量流、物质流及数据流等的流入、流出与周围环境相联系,例如对大数据的"分解"需要从外部环境输入能量和物质,对大数据分析结果的应用需要外部的消费市场,开放性是大数据生态系统的自然属性。②协同性:大数据生态系统是一个有机整体,系统功能需要系统内各生态因子按照特定规则自动形成,同时各生态因子在结构和功能上能够相互补充、相互协调配合,进而实现系统整体功能大于部分功能之和。③动态性:动态性是大数据生态系统最明显的特征,这种动态性基于空间视角,是指系统内各构成要素可以与外界有选择性地进行双向交流;基于时间视角,表现为大数据生态系统会随着内外部环境的变动向更高层级演化。④多样性:生态系统的多样性表明它是由多种物种相互依赖而构成的有机体,多样性是生态系统生存的关键。同样,多样性也是大数据生态系统的重要特征,既体现在大数据自身的来源与种类上,也体现在大数据的消费群体及大数据生态系统功能上。

2. 大数据生态系统模型　大数据生态系统以大数据生命周期为基础,通过数据生产者、数据传递者、数据分解者与数据消费者等生态因子的协同配合保证系统稳健运行。大数据生态系统模型如图15-2所示。

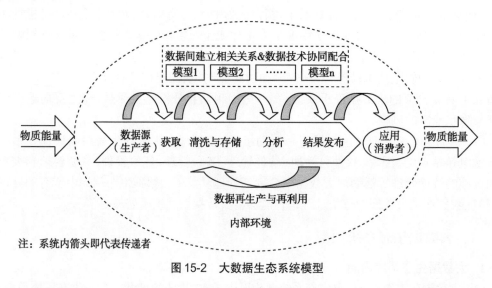

图 15-2　大数据生态系统模型

(1)数据产生阶段:随着互联网的普及,网络用户在使用互联网服务和应用时产生了大量社交、网购等数据,传统行业也积累了海量数据,政府拥有大量的政务大数据与民生大数据。数据的产生是大数据生态系统形成与运行的基础,数据源作为大数据生态系统内的数据生产者,其多样化可为大数据生态系统提供资源保障。

（2）数据获取阶段：数据获取是指获得海量数据的过程，在该阶段借助数据采集技术使数据源中的数据为大数据生态系统所用，并将数据以标准化形式整合，便于后续数据存储、数据分析与挖掘活动的顺利进行。

（3）数据清洗与存储阶段：将数据获取阶段所得到的数据进行清洗，剔除无效数据后将其余数据分门别类存储于数据存储系统中。随着数据量的爆发式增长，大数据生态系统对存储技术提出了新的要求，存储系统不仅必须具备安全性与永久性，同时还应便于数据的检索与提取。

（4）数据分析阶段：该阶段根据消费者需求，利用数据分析及数据挖掘技术对海量数据进行处理，既要满足消费者需求，也要在海量数据间建立关联度，实现系统价值增值。数据分析与挖掘阶段是海量数据价值实现的重要过程，也是大数据生态系统实现演进发展的关键环节。

（5）结果发布阶段：通过可视化、搜索引擎等数据技术将数据分析结果以消费者可理解的方式进行发布，是大数据价值的应用阶段。数据分析结果可为个体与组织机构提供决策依据、为企业发现潜在市场机遇、帮助科研人员识别研究问题、辅助政府部门制定政策等。

三、健康医疗大数据生态系统模型

健康医疗大数据生态系统是指融合健康医疗大数据生命周期，由健康医疗大数据、相关角色和所处环境以及各自之间的相互作用关系构成的统一整体。一个完善的健康医疗大数据生态系统应包括与健康医疗大数据相关的所有角色、每个角色执行的主要活动，从而为相关法律法规和政策制定提供指导。

健康医疗大数据生态系统模型是生态系统中各主体与所处环境相关作用的一种稳态系统，由核心层、延伸层和环境层组成。核心层以健康医疗大数据生命周期为主线，涉及多个直接参与业务活动的组织。这些参与者可直接影响生态链价值的增衰，对促进和维持生态系统平衡和稳定来说发挥着重要作用。延伸层由若干间接影响健康医疗大数据发展的组织组成，对生态系统核心环境起间接支撑作用，同核心层各参与者一起维持生态系统的平衡运行。环境层主要包括技术、经济、社会文化和政治环境，是生态系统发展变化的外生变量，从宏观角度提供制度、资金、市场、科技、人才以及文化氛围等方面的支撑保障。健康医疗大数据生态系统模型如图 15-3 所示。

结合健康医疗大数据生态系统组成要素，可将生态系统结构划分为生命周期、组织和环境 3 个子系统，各子系统间相互作用、相互影响。健康医疗大数据生态系统结构如图 15-4 所示。

生命周期子系统实质上是数据的流动、转换和利用过程，多发生于健康医疗大数据平台、大数据交易平台。依据生命周期活动可将健康医疗大数据生态系统中的数据划分为 9 个阶段：采集阶段、传输阶段、存储阶段、管理阶段、分析阶段、发布阶段、交易阶段、使用阶段和销毁阶段。对各阶段传递的数据均需要进行管理，包括机构业务系统数据、平台数据以及互联网数据等。

组织子系统指健康医疗大数据生态系统中各活动的参与者，各参与者在生态链中扮演不同角色，承担不同的职能。根据职能可将参与者划分为 6 个类别，即生产组织、管理组织、分析组织、交易组织、应用组织以及监管组织。生产组织是原始数据的提供方，包括卫

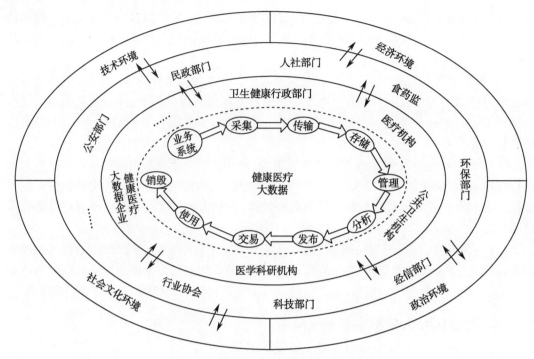

图15-3　健康医疗大数据生态系统模型

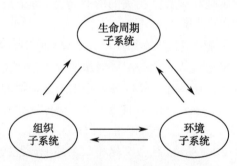

图15-4　健康医疗大数据生态系统结构

生健康行政部门、医疗卫生机构等核心组织,环境环保部门、人社部门、食药监部门以及药械企业等支撑组织。管理组织主要指健康医疗大数据中心的建设方,对健康医疗大数据资源进行管理。分析组织是能够借助某种工具对海量数据进行深入分析且具有一定产出结果的组织。交易组织是加速数据流通的关键媒介,主要指在大数据交易平台上发生交易行为的组织。应用组织是指以健康医疗数据利用为目的,通过有偿或无偿方式获取相关信息的组织,被认为是健康医疗大数据生态系统进化的重要推动力。监管组织主要指政府部门,对健康医疗大数据生态系统各业务活动进行监督和管理。组织子系统中,各组织内部人员管理、相关管理制度的规范化对确保组织各项工作的开展具有重要作用。

　　环境子系统是健康医疗大数据生态系统未来发展的方向标,对生态系统的演进产生促进或阻碍作用。技术环境可为建立健康医疗大数据平台提供基础设施支撑、为创新生态系统发展提供动力、为推动生态系统顺利运行提供标准支撑和安全保障,涉及基础设施管理、技术创新与成果转化、标准化工作管理以及安全管理等方面。区域经济发展环境作为健康医疗大数据生态系统发展的重要基础，直接影响生态链中技术的投入、使用和可持续发展，同时也把控着健康医疗大数据产业结构调整的方向、财政扶持与科技人才输送的力度。社会文化环境主要指产业文化的培养，可充分激发各参与主体开展健康医疗大数据生态系统各业务活动的热情，同时也有利于吸引更多科研院所、企业等相关机构的加盟。政治环境主要用以规范健康医疗大数据生态系统的有序运行，把控和引导整个产业的发展方向。

第二节　法律法规及政策体系

一、国外网络安全法律法规与政策体系

1. 欧盟　欧盟十分重视网络安全，从 20 世纪八九十年代开始就陆续颁布一些法律法规与政策，经过几十年的发展其网络安全法律法规与政策愈加成熟，形成了一个覆盖网络安全多方面的框架体系，对欧盟成员国甚至其他国家和地区产生了重要影响。

（1）欧盟法律法规与政策类型：欧盟的法律法规分为基础性法律法规（primary legislation）和衍生性法律法规（secondary legislation）。基础性法律法规是衍生性法律法规的基础。衍生性法律法规包括条例、指令、决定等。欧盟颁布的法律法规与政策主要包括条例、指令、决定、决议等类型。

条例（regulations）具有普遍适用性、全面约束力和直接适用性。条例具有基础条约实施细则的性质，它相当于议会通过的法令。须经欧洲议会和欧盟理事会三读通过后方能颁布实行，条例公布生效后各成员国必须执行，无需转化成本国立法。条例的法律效力是最高的。

指令（directives）是欧盟最常见的立法形式，通常只确定在某一特定领域所要达到的目标，而成员国可以根据自身的实际情况采取不同方式和手段去实现。指令本身对欧共体的公民并不具有直接的约束力，每个指令都有一个时间规定，要求各成员国在此期限内将指令的内容转化为成员国的法律，只有从这时起指令才对公民个人具有法律效力。指令的法律效力低于条例高于决定。

决定（decisions）是有明确针对对象的有约束力的法律文件，它可针对特定成员国或所有成员国发布，也可以针对特定的企业或个人发布，还可针对进口自欧盟之外经济体的具体产品。它与条例有类似的效力，但是适用的范围不同。条例具有普遍性，对所有成员国具有约束力，而决定只具有特定的适用性，针对个别、具体、确定的群体、个人或事件。

决议则是确立欧盟成员国行动所依据的基本原则，通常属于欧盟理事会和欧洲议会表达政治意愿的意向性声明。

（2）法律法规与政策体系：通过分析欧盟出台的网络安全相关法律法规与政策的内容，得到欧盟网络安全法律法规与政策体系由信息系统与基础设施安全、个人数据保护、知识产权保护、打击网络犯罪、网络安全战略、网络安全文化以及其他法律法规与政策组成。

1）信息系统与基础设施安全：在欧盟网络安全法律法规与政策中，涉及内容最多的为信息系统与基础设施安全。1992 年的《信息安全框架决议》对信息系统安全，包括电信基础设施安全、软硬件安全、使用和管理安全等作了规定，这是欧盟网络安全立法的开端。"9·11"

事件之后欧盟提高了对恐怖主义活动的警惕,加强了对网络空间系统的安全防范,2002 年的《关于对信息系统攻击的委员会框架协议》就是在美国"9·11"事件背景下签订的。2006年欧盟发布《关于欧盟理事会确认、标明欧洲关键基础设施,并评估改善保护的必要性的指令》,建立了一套确认和标志欧洲关键基础设施的程序,以及一套供成员国使用的评估改善其保护的必要性的共同办法。2007 年欧盟颁布《关于建立作为安全和自由防卫总战略一部分的"对恐怖主义和其他相关安全风险的防范、预备和后果管理"的特殊计划的决定》,支持成员国在预防、准备和保护人民及关键基础设施免受恐怖分子袭击及其他风险所作的努力。信息系统与基础设施作为信息社会的物理基础,其安全受到欧盟的大力重视也是顺理成章的。2016 年 7 月 6 日欧洲议会全体会议通过《欧盟网络与信息系统安全指令》,该指令旨在保护 GDPR 未能涵盖的网络系统类别的安全性水平,同时亦用于保证构成关键基础设施的各个行业的安全性。

2) 个人数据保护:个人数据保护也是欧盟网络安全法律法规与政策的重要内容。1995 年欧盟通过 95/46/EC《个人数据保护指令》,该指令很快成为世界各国个人信息隐私保护,以及数据保护领域法律文件和国际协议制定中的范例。2001 年《关于向在第三国的处理者传输个人数据的标准合同条款的委员会决定》规定监管机构在特殊情况下有权审查第三国的数据接收者,为个人的隐私、基本权利和自由提供了充分的保护。2002 年 7 月欧洲议会和欧盟理事会制定通过《关于电子通信领域个人数据处理和隐私保护的指令(隐私和电子通信指令)》(ePD 指令),ePD 指令取代了 1997 年的《电信行业数据保护指令》,规定了用户的位置数据、通信信息、数据流等受法律保护,对 Cookie 的使用也作了相应的规定,2017 年 1 月欧盟对该指令进行了最新的修订。2011 年欧盟通过《保护 RFID 个人信息安全的协议》将物联网的个人数据安全也纳入保护范围。2016 年欧盟通过《一般数据保护条例》(general data protection regulation,GDPR),代替了 1995 年的《个人数据保护指令》,GDPR 提出了更加严格的数据保护要求,从法律层面保证了对个人信息的保护。《一般数据保护条例》于 2018 年5 月 25 日正式生效,对欧盟成员国甚至世界各国的企业的个人数据收集与处理提出了更高的要求。

针对性的隐私保护指令 ePD 指令和一般性的综合数据条例 GDPR 共同构成了欧盟个人数据保护法律框架的两大支柱,为欧盟公民的个人数据权利和隐私权保护提供坚实的保障基础,赋予数据主体包括访问权、纠错权、被遗忘权、限制处理权、反对权、拒绝权和自决权等权利,对数据控制者和处理者构建了相应的义务体系,并通过相关的监督机构设置、域外效力条款和高昂的罚款充分保障了数据保护法律制度的实施,具有极强的法律震慑力和适用性。

3) 知识产权保护:在知识产权保护方面,欧盟于 1996 年出台《关于数据库法律保护的指令》,对数据库的权利主体、客体、内容及特别权利作了规定,意在创造一个富有活力的互联网环境并鼓励互联网创新和投资。2001 年《协调信息社会中特定著作权和著作邻接权指令》的颁布进一步保护了作者、表演者、生产者、消费者和普通民众的利益,知识产权被视为财产中不可或缺的部分。

4) 打击网络犯罪:欧盟出台了许多法律法规与政策加大对网络犯罪的打击力度。1999年欧盟通过《关于采取通过打击全球网络非法内容和有害内容以推广更安全地使用互联网的多年度共同体行动计划的决定》,鼓励行业提供过滤工具和分级系统供家长或教师选择内容，提倡加强对儿童和父母进行信息安全教育等途径以创建安全的互联网环境。

2005 年《关于打击信息系统犯罪的欧盟委员会框架决议》和《网络犯罪公约》都对如何加强成员国之间以及国际力量联合打击网络犯罪作出规定。欧盟对规范互联网内容、营造良好互联网环境也作出相应的规定，以保护未成年人。《关于打击信息系统犯罪的欧盟委员会框架决议》规定的应受到惩罚的犯罪包括 3 类：①非法接触信息系统；②非法进行系统干扰，即通过输入、传输、损害、删除、恶化、改变、抑制或者翻译描写不可接触的计算机数据等手段，故意严重阻扰或打断一个信息系统的功能；③非法进行数据干扰。所有的这些犯罪行为都必须是蓄意图谋的，此外，从事鼓动、帮助、教唆和试图实施上述任何犯罪行为的，也要负法律责任。成员国必须通过有效的、成比例的、劝诫的犯罪处罚来对上述犯罪行为的惩罚作出规定。

5）网络安全战略：随着认识的提升，欧盟将网络安全提升到了战略高度，屡次发布网络安全战略。2007 年《关于建立欧洲信息社会安全战略的决议》和《2013 年网络空间安全战略》对欧盟在网络安全方面的威胁来源以及对应措施都作了具体的阐述。2014 年欧洲网络与信息安全局发布《国家网络安全战略评估框架》(Evaluation Framework on NCSS)，为政策专家和政府官员评估国家网络安全战略提供指导框架。该框架与欧盟的网络安全战略保持高度一致，目的是向欧盟成员国提供指导和实践工具，更好地制定国家网络安全战略，其内容主要包括安全战略评估的概念逻辑模型，以及关键绩效评估列表。

6）网络安全文化：除了通过技术方法保障网络安全，欧盟还十分重视在成员国中传播网络安全文化。2003 年通过的《关于建立欧洲网络信息安全文化的决议》提出，成员国必须进一步发展全方位的欧洲网络和信息安全战略，并在考虑国际合作重要性的同时为"一种安全文化"而努力，必须尊重隐私权，公民和企业必须对信息可以被准确、秘密和可靠地处理抱有信心。为此，欧盟提倡以适当的教育和职业培训来提高成员国公民，尤其是青年人的网络安全意识，鼓励学术界和实业界建立合作伙伴关系，以提供安全的技术和服务。

7）其他：欧盟除颁布有关信息系统与基础设施安全、个人数据保护、知识产权保护等方面的法律法规与政策外，还颁布了许多其他法律法规与政策以保障整个欧盟网络空间的安全。

2004 年 3 月 10 日欧洲议会和欧盟委员会颁布了《建立欧洲网络和信息安全机构的规则》。建立这个机构的首要目标为加强欧共体各成员国和工商企业应对网络和信息安全问题的能力；在有关网络和信息安全方面向理事会和各成员国提供帮助和建议；为公共部门和私人操作者之间的联系提供便利条件，并加强他们之间的合作，努力使各成员国的安全提高到一个新的水平。该机构也要为欧洲理事会在网络和信息安全领域更新和发展欧共体法律提供技术准备方面的帮助。欧洲网络和信息安全机构的任务是：①收集适当的信息，分析当前和正在显现的互联网和信息安全危机方面存在的问题，并把分析结果提供给各成员国和欧洲理事会；②为欧洲议会、欧洲理事会和其他相关的团体提供目标范围内的建议和帮助；③加强不同部门之间的合作，例如在企业和高校之间牵线搭桥，组织咨询，推动欧洲理事会和各成员国之间在预防安全问题、共同发展方面的合作；④通过促进交换实践经验，包括向用户发出警告信号的方法提高所有用户的安全意识，提高网络信息的可靠性和可利用性；⑤协助欧盟理事会和各成员国与从事研究和生产信息安全硬件和软件产品的产业展开对话；⑥跟踪安全产品和服务标准的发展，并推动危机评估活动；⑦为欧共体努力加强与第三世界国家和国际机构合作，寻求网络和信息安全问题的全球共同的解决途径。

2. 美国 从 20 世纪中期开始美国政府就陆续颁布了大量网络安全法律法规与政策以保障网络安全，至今为止形成了一个内容完善的网络安全法律法规与政策体系。

目前美国政府确立的网络安全相关法律法规与政策的覆盖面广。旨在加强关键基础设施保护的有第 63 号总统令《克林顿政府对关键基础设施保护的政策》、"9•11"事件后第13231 号行政令《信息时代的关键基础设施保护》、2009 年《网络空间政策评估报告—确保信息通信基础设施的安全性和恢复力》、2017 年《增强联邦政府网络与关键性基础设施网络安全》等，旨在打击网络犯罪与网络恐怖主义的有"9•11"事件后通过的《美国爱国者法案》、2007 年的《计算机犯罪法案》等，旨在保障数据安全和个人隐私的有 2005 年的《个人数据隐私和安全法案》、2013 年的《联邦信息系统及组织安全隐私控制》等，此外还有许多保护知识产权法律法规和政策以及部署美国网络空间战略的政策，以下进行简要说明。

（1）关键基础设施保护：2001 年 10 月美国时任总统小布什在《美国爱国者法案》(USA Patriot Act) 中将关键基础设施定义为"对美国极为重要的系统和资产，不论物理的或虚拟的，其遭到破坏或失去运转能力时，将对美国家安全、经济安全、公共健康或安全中的一项或多项产生破坏性影响"，美国之后的相关立法和政策都一直沿用该定义。关于哪些属于关键基础设施，奥巴马政府 2013 年的第 13636 总统行政令《改进关键基础设施网络安全》和为保障该行政令顺利实施的第 21 号总统政策指示《关键基础设施安全和韧性》确定了 16 类关键基础设施：化学制品、商业设施、通信、关键制造业、大坝、国防工业基地、应急服务、能源、金融服务、食品和农业、政府设施、公共健康和医疗、信息技术、核反应堆及核材料与废弃物、运输、水和废水处理系统，并将能源和通信系统作为特别关键的系统。

从 1993 年克林顿政府提出建设"国家信息基础设施"开始，美国政府在二十几年中发布了大量关键基础设施保护的法律法规和政策，内容涵盖关键基础设施界定、机构设置、责任落实、政企合作、信息共享机制等诸多方面。在近 5 年发布的相关法律法规和政策不仅填补了之前的一些空白，还更加重视管理职能，并且充分考虑到了云计算、物联网、大数据等新兴技术带来的挑战。2013 年 2 月奥巴马签署第 21 号总统令《提高关键基础设施的安全性和恢复力》(Presidential Policy Directive -- Critical Infrastructure Security and Resilience, PPD21)，PPD21 撤销了 2003 年《国土安全总统第 7 号令》，以适应当前新的风险环境，使国家的重要基础设施更具恢复力。2013 年 2 月白宫新闻秘书办公室发布《改善关键基础设施的网络安全行政令》(Executive Order -- Improving Critical Infrastructure Cybersecurity)，将针对关键基础设施的网络威胁视为最严重的国家安全挑战之一，并制定相关政策。2013 年美国政府还颁布了《国家基础设施保护计划：为了安全性和恢复力而构建伙伴关系》(NIPP 2013 Partnering for Critical Infrastructure Security and Resilience)，2013 版的《计划》进一步阐述了关键设施所面临的种种风险，继续关注风险管理，在风险管理的关键机制上提升合作关系，该《计划》对美国二十几年的关键基础设施的保护起到了承前启后的作用。为了进一步加强政府和私营企业之间的信息共享，2014 年 12 月美国参议院和众议院通过《2014 国家网络安全保护法案》(National Cybersecurity Protection Act of 2014)，依据该法案美国成立了国家网络安全和通信集成中心，并对该中心的功能、组成方式、报告内容和其他事项进行了规定。2017 年 5 月美国总统特朗普签署了行政法令《增强联邦政府网络与关键性基础设施网络安全》，从联邦政府、关键基础设施和国家 3 个领域规定了将采取的增强网络安全的措施。

（2）打击网络犯罪与网络恐怖主义：黑客攻击、网络犯罪与网络恐怖主义可视为网络恐怖主义的进阶过程，但是"网络恐怖主义"这一进阶结果的产生并不意味着前两种形式的消失。网络犯罪指行为人利用信息技术，借助网络对信息系统或信息进行攻击，破坏或利用网络进行犯罪的总称。网络恐怖主义指非政府组织或个人有预谋地利用网络并以网络为攻击目标，以破坏目标所属国的政治稳定、经济安全，扰乱社会秩序为目的的恐怖活动，是恐怖主义向信息技术领域扩张的产物。

自 1984 年美国政府首次制定打击网络犯罪的法律，到之后进行多次重大修订以及因传统犯罪的网络化而新颁布了一系列法律，再到新时期将网络恐怖主义上升到战略高度，联邦政府针对网络犯罪和网络恐怖主义的法律法规与政策范围不断扩大，建立了比较完善的打击网络犯罪与网络恐怖主义的法律法规与政策体系。

1984 年美国颁布《全面控制犯罪法》（Comprehensive Crime Control Act），该法案中设立了有关计算机网络犯罪的条文。1986 年的《计算机欺诈与滥用法》（Computer Fraud and Abuse Act of 1986, CFAA）是联邦政府打击网络犯罪的重要基石，也是联邦政府最主要的计算机网络犯罪立法，但是随着计算机技术的不断进步，CFAA 在打击网络犯罪时捉襟见肘，促使立法部门紧随计算机网络技术的进步和犯罪形态的变化不断对该法进行修订，从 1986 年到 2008 年一共进行了 5 次大幅度修正。第一次修正为 1986 年的《计算机欺诈与滥用法》，第二次修正为 1994 年的《暴力犯罪控制与法律执行法》（Violent Crime Control and Law Enforcement Act of 1994），第三次修正为 1996 年《国家信息基础设施保护法》（National Information Infrastructure Protection Act of 1996），第四次修正为 2001 年《爱国者法案》，第五次修正为 2008 年《身份盗窃与赔偿法》。

美国对网络恐怖主义问题是从战略的高度予以关注的，主要表现为发布相关总统令和颁布相关法案。2000 年 1 月克林顿签发《信息系统保护国家计划》，确立了美国防范网络恐怖主义的网络安全保障体系的基本框架。2003 年 2 月美国公布了世界上第一份反击网络恐怖主义袭击的国家战略《确保网络安全国家战略》（The National Strategy to Secure Cyberspace），对美国网络空间面临的威胁和脆弱性进行了阐述，明确了维护网络安全的指导方针，并提出了 5 大优先发展目标和 47 项行动建议。除了颁布行政命令外，美国还制定了一系列法律法规来保障美国反网络恐怖主义战略的实施，例如《网络安全研究与开发法案》《网络犯罪公约》《政府信息安全法案》《2002 年联邦信息安全管理法》《美国爱国者法案》等一系列法律法规。2001 年 10 月颁布的《美国爱国者法案》，即反恐"2001 法案"，是世界上第一个将"网络恐怖主义"列为正式法律术语的法律。

（3）隐私保护与数据开放共享：美国政府十分重视个人信息的隐私保护，从 1974 年 12 月的《隐私权法》开始相继颁布了许多保障隐私权的法律法规与政策，至今为止形成了一个较为完善的法律法规与政策体系。随着大数据时代的到来，各界逐渐认识到数据开放共享所能够带来的经济与社会价值，于是从 2009 年开始美国政府又制定了许多促进数据开放共享的政策与行政法规。

美国关于隐私保护的法律法规历史悠久且伴随着数据开放共享运动与时俱进，1974 年《隐私法》使个人隐私保护进入一个新时代，该法案对政府应当如何收集个人数据、何种个人数据能够储存、个人数据开放的程序等作了详细规定。继《隐私法》之后美国政府又相继颁布了多部法律来完善个人隐私的保护，例如 1986 年通过的《电子通信隐私法》、1999 年颁布的《互联网保护个人隐私的政策》、2002 年通过的《电子政府法》要求行政机关进行隐私评估来促进对个人信息的保护、2012 年《消费者数据隐私保护法案》等。除以上隐私保护立法外，美国政府还制定了专门领域的个人信息保护法律，例如《有线通信隐私权法案》《健康保险携带和责任法》《家庭教育权法与隐私保护法》《电讯法》《电话用户保护法案》《儿童有线隐私权保护法案》等。由此可见美国已经建立了一个较为完整的个人隐私保护体系，相关立法全面、详细并紧跟时代。

除通过制定法律的方式保障隐私外，美国还倾向采取行业自律政策对网络隐私权提供保护。美国目前的行业自律形式有 3 类：建议性的行业指引、网络隐私认证、技术保护模式。建议性的行业指引例如在线隐私联盟于 1998 年 6 月发布的"在线隐私指引"，旨在指导网络和其他电子行业隐私保护。网络隐私认证适用于跨行业联盟，他们授权那些达到其提出的隐私规则的网站张贴其隐私认证标志，以便于用户识别。美国著名的网络隐私认证组织有 TRUSTe、BBBOnLine、WebTrust 等。技术保护模式为更好地鼓励甚至是强制推行隐私权保护提供了基本的技术支撑。最常见的一种模式是由互联网协会推出的个人隐私选择平台（platform for privacy preferences project，P3P）。

在数据开放共享方面，2009 年 1 月奥巴马签署总统备忘录《透明与开放的政府》，2009 年12 月发布《开放政府指令》，2011 年美国组织成立"开放政府联盟"并发布的《开放政府宣言》给各国政府在数据开放方面树立了典型。2013 年 12 月发布《开放政府合作伙伴——美国第二次开放政府国家行动方案》，该方案承诺政府会让美国公众更方便地获取有意义的政府数据，对数据开放网站进行改进，将会开放与公众更息息相关的数据。一系列政策为美国数据开放共享提供了良好的发展环境。

美国数据开放共享的法律保障最早可追溯到美国宪法中关于言论自由和新闻自由的条文以及 1789 年的《管家法》、1946 年的《联邦行政程序法》等早期联邦法律。1966 年的《信息自由法》规定美国联邦政府各机构公开政府信息，它让公民知情权从理念变成了现实。1974 年颁布的《隐私法》是对《信息自由法》的补充，它强调了政府信息公开过程中对个人隐私的保护。1977 年的《阳光下的政府法》规定合议制行政机关的会议必须公开，扩大了会议公开的范围。这 3 部法律共同构成了美国联邦政府信息公开和数据开放制度的早期法律基础。1996 年颁布执行的《电子信息自由法》作为《信息自由法》的修正案，正式规定将政府电子信息纳入信息公开范围。2007 年《开放政府法》首次明确联邦政府信息公开的范围包括政府、政府委托私营机构、非营利组织等组织收集的信息。2013 年 2 月颁布的《增加联邦资助的科研超过访问的政策》和 2013 年 5 月奥巴马总统签署的《政府信息公开和机器可读行政命令》都是大数据时代推动数据开放共享的相关法律。2015 年美国政府发布《网络安全信息共享法》(CISA)，CISA 是美国关于网络安全信息共享的第一部综合性立法，该法授权政府机构、企业以及公众之间可以在法定条件和程序下共享网络安全信息。

（4）网络安全战略：作为全球网络技术最发达、信息化程度最高的国家，美国对网络安全所面临的巨大挑战有着清醒的认识。随着网络安全威胁日益增加，从 20 世纪 90 年代后期美国开始着手研究应对策略，并将这一问题上升到国家安全战略的高度。

1999 年底美国政府公布《美国国家安全战略报告》，首次界定了美国网络安全利益构成，认为网络安全威胁对美国国家安全构成挑战，提出了通过国际合作等方式防范网络安全风险的初步设想。2000 年初出台《保卫美国的网络空间——保护信息系统的国家计划》，成为美国维护网络安全的第一份纲领性文件。由于"9·11"恐怖袭击事件,2003年2月小布什政府将网络空间发展战略从"发展优先"调整为"安全优先",正式通过了《网络空间安全国家战略》。该战略明确了网络安全的战略地位,提出了3大战略目标:①防止美国关键基础设施遭受网络攻击;②减少美国的网络攻击所针对的漏洞;③确实遭受网络攻击时,将损害及恢复时间降至最低。奥巴马总统上任伊始就启动了为期60天的网络安全评估,并于2009年5月发布了《网络空间政策评估报告》。2011年5月奥巴马政府公布《网络空间国际战略》,宣称要建立一个"开放、互通、安全和可靠"的网络空间,并为实现这一构想勾勒出了政策路线图。该战略阐述了美国"在日益以网络相联的世界如何建立繁荣、增进安全和保护开放",其内容涵盖经济、国防、执法和外交等多个领域,基本概括了美国所追求的目标。2015年4月美国公布新版《网络空间国际战略》,该战略涉及政治、经济、安全、司法、军事等方面,将其外交政策目标与互联网政策结合在一起,并首次公开表示美国军方将把"网络战"用作针对敌人的作战方法。2016年7月美国发布关于应对网络攻击的总统政策指令《授权美国联邦政府部门对向美国关键基础设施等发动网络攻击的个人或实体实施制裁》。2017年12月18日美国总统特朗普发布了任期内首份《国家安全战略报告》。在这份战略文件中,特朗普政府数十次提及网络安全,称美国将遏制、防范,并在必要的时候打击使用网络空间能力攻击美国的黑客。

可以发现,从克林顿、小布什、到奥巴马时期,再到特朗普时期,美国的网络安全战略始终以保护关键基础设施为中心,着力于与其有关的3个重点方面:政府部门和私营部门之间的公私合作、网络安全信息的共享以及个人隐私和公民自由的保护。在网络安全应对策略上,美国网络安全战略近年来由防御型转变为进攻型,即克林顿时期注重网络基础设施保护的"全面防御";小布什时期在反恐上表现出"攻防结合"的特点,并发展了"先发制人"的思想;奥巴马时期把网络安全提到新的战略高度,并且强调"主动进攻";到特朗普时期的网络空间主导权与网络威慑战略思维。

(5)其他:为保障网络安全,维护网络空间主权,美国政府除在关键基础设施、打击网络犯罪与网络恐怖主义、隐私保护和数据开放共享等方面颁布一系列法律法规与政策外,在网络安全人才培养、网络知识产权保护等方面也出台了一些法律法规与政策。

美国不断加快信息安全人才培养,增强民众的信息安全意识。美国在网络安全人才队伍建设方面设计了清晰的战略,制定了相关政策,社会各界基本形成了人才队伍培养、管理和使用的体系化合作,充分地弥补了网络信息安全人才供给不足等问题。2010年4月美国标准技术研究院推出了国家网络安全教育计划。2011年8月美国家标准技术研究研究院牵头,国土安全部、国防部、教育部、司法部、人力资源办公室等部门共同发布了《网络空间安全人才队伍框架(草案)》。2014年5月发布了该框架的更新版本,这些充分表达了美国对网络安全人才的重视程度及对网络安全问题认识的不断转变。

传统知识产权主要有著作权、专利权、商标权。而网络知识产权范围则更加宽泛,从某种程度上看,网络的出现及大范围运用打破了传统的时效性、地域性、专有性,包括数据库、计算机、电子版权等诸多要素。自20世纪中后期以来,通过计算机网络侵犯知识产权的问题日趋严重,美国推出了一系列法律来应对计算机网络知识产权犯罪,包括1980年通过的《计算机软件版权法》(Computer Software Copyright Act of 1980),该法最重要的规定是首次将计算机软件纳入知识产权保护的范围;1982年和1992年修订通过的法律进一步强化了对计算机网络知识产权作品的全面保护；1997 年通过的《禁止电子盗窃法》（No Electronic Theft Act of 1997）主要规制基于非营利目的的网络侵权行为，它填补了"美利坚诉拉马奇亚"案中存在的法律空白；1998 年通过的《数字千年版权法》（Digital Millennium Copyright Act of 1998）强化了对数字时代计算机网络知识产权犯罪的规制；2003 年出台的《遏制盗版和教育法》（Piracy Deterrence and Education Act of 2003）重点打击计算机网络中使用 P2P 等类似软件的侵权行为；2008 年颁布的《优化知识产权资源与组织法》（Prioritizing Resources and Organization for Intellectual Property Act of 2008，PROIP Act）重点修订了著作权法和商标法中规定的侵权处罚制度，建立了针对假冒和盗版行为的罚金和赔偿制度，设定重罪条款加重对知识产权犯罪的刑罚。

3. 俄罗斯 2000 年生效的《俄罗斯联邦信息安全纲要》涉及信息安全政策的诸多方面，从数据保护、个人隐私和计算机滥用，到国家机密、访问信息均有涉及。2000 年 6 月俄罗斯出台《俄罗斯联邦信息安全学说》，这是俄罗斯第一部正式颁布的国家信息安全方面的重要文件。2002 年 3 月俄罗斯颁布《2010 年前及未来俄罗斯联邦信息技术发展基本政策》，将发展本国的信息通信技术与电子技术等 9 大技术确定为优先发展方向。2008 年俄罗斯公布《俄罗斯联邦信息社会发展战略》，将利用信息技术发展国民经济列为优先事项之一。2013 年 8 月俄罗斯联邦政府公布了《2020 年前俄罗斯联邦国际信息安全领域国家政策框架》，细化了《2020 年前俄罗斯联邦国家安全战略》《俄罗斯联邦信息安全学说》《俄罗斯联邦外交政策构想》以及俄罗斯联邦其他战略计划文件中的某些条款。2014 年 1 月俄罗斯公布了《俄罗斯联邦网络安全战略构想》（草案），标志着其网络安全战略发展趋向成熟。《战略构想》明确了俄联邦网络安全战略的原则、行动方向和优先事项。其中网络安全行动方向之一为向研发、生产和使用本国网络安全设备提供条件，包括：①向国内网络安全设备生产商提供国家支持，例如减免税费、支持产品推向国际市场等；②推进国家规划的网络安全技术设备研发，包括放宽软件的推广；③制定系统措施推广使用国产软硬件，包括网络安全保障设备，更换国家行政信息网、信息通信网、至关重要的基础设施项目信息网及保障他们相互协调的信息通信网中的外国产品。规定的优先事项之一为要求发展国家网络攻击防护和网络威胁预警系统，对该领域个人建立和发展防护系统的活动予以奖励。2015 年版《俄联邦国家安全战略》中指出其面临的主要安全威胁包括"激进的社会组织和团体在外国势力支持下破坏俄内政和社会局势，包括煽动'颜色革命'，破坏俄传统精神价值观"。

近 20 年来俄罗斯不断制定并颁布了多部网络安全法律法规，明确政府部门职责和规范互联网行为，形成了较为完善的法律法规体系。主要包括：1994 年通过的《政府通信和信息联邦机构法》，明确了政府通信的保密范畴，规定涉及机密通信时必须使用本国的信息系统等。1995 年 2 月颁布的《俄罗斯联邦信息、信息化和信息保护法》，将联邦信息资源的独立项目和具体项目列为全俄的国家财产予以保护，并规定当信息被认为涉及国家机密时，国家有权从自然人和法人处收购该文件信息。含有涉及国家机密的信息资源，其所有者仅在取得相应的国家政权机关的许可时，方能行使所有权。为了对密码的研制、生产、销售、使用、进出口进行严格控制，俄罗斯于 1995 年 4 月发布了《禁止生产和使用未经批准许可的密码设备》的第 334 号总统令，主要内容包括：①将国家权力机关专用信息远程通信系统计划列为总统计划；②禁止国家机关和企业在信息远程通信系统中使用未经许可的、包括保障信息真实性的密码设备在内的加密设备以及信息存储、处理和传输的技术保护设备，并禁止向使用未经许可的技术保护设备和加密设备的企业和机构进行政府采购；③对于银行之间，逃避使用经俄罗斯许可的信息存储、处理和传输技术保护设备的行为采取严厉的制裁；④禁止法人和自然人从事研制、生产、销售、使用加密设备以及信息存储、处理和传输的技术保护设备的活动等。2008 年颁布了《俄罗斯联邦有关外资进入对保障俄罗斯国防和国家安全具有战略意义的经营公司的程序法》《外国投资俄罗斯国防和国家安全战略意义的企业的管理办法》等法律，对外国投资俄罗斯信息产业进行规范。2014 年 7 月俄罗斯国家杜马批准了《俄联邦个人数据保护法》，于 2015 年 9 月 1 日正式生效。该法规定任何收集俄罗斯公民个人信息的本国或者外国公司在处理与个人信息相关的数据，包括采集、积累和存储时，必须使用俄罗斯境内的服务器，这将有效防止俄罗斯公民个人信息被传至海外，从而被不法分子所利用，有利于俄罗斯政府对网络安全环境进行监管和俄罗斯公民个人隐私的保护。2017 年俄罗斯国家杜马最终审议通过了《关键信息基础设施安全法》，旨在进一步加强对关键基础设施的保护。此外俄罗斯还通过了《俄联邦信息、信息化和信息网络保护法》《俄联邦计算机软件和数据库法律保护法》《俄联邦保密法》《个人信息法》《电子数字签名法》《产品和服务认证法》《参与国际信息交流法》《信息保护设备认证法》等法律。在规范方面，主要包括俄政府颁布的总统令和政府决议等规范性文件等。该领域比较重要的总统令有：《禁止生产和使用未经批准许可的密码设备》《关于核准机密资料清单》《有关遵守加密设备的研制、生产、实现和应用以及提供加密信息领域服务的合法性措施》《关于使用国际信息交换通信信息网络过程中俄罗斯联邦信息安全保障措施》等。重要的政府决议包括《信息技术保护活动许可》《关于在个人数据信息系统中加工个人数据过程中保障个人数据安全条例核准》和《关于联邦国家信息系统特别接入信息通信网络》等。

二、国内网络安全法律法规与政策体系

1. 法律法规与政策体系　从 1991 年的《全国劳动管理信息计算机系统病毒防治规定》《计算机软件保护条例》，到 1994 年的《计算机信息系统安全保护条例》开启了我国网络安全法律法规与政策的起点，再到 2016 年的《中华人民共和国网络安全法》《国家网络空间安全战略》，我国网络安全法律法规与政策体系不断完善，内容涵盖了内容安全、系统安全、产品安全、保密及密码管理、计算机病毒与危害性程序防治、金融等特殊领域信息安全、打击网络犯罪、信息化与安全管理机构等多个领域。

（1）20 世纪 90 年代：1991 年 1 月原劳动部发布《全国劳动管理信息计算机系统病毒防治规定》，该规定的出现影响了后续网络领域规范调整的进程。同年 6 月国务院出台《计算机软件保护条例》，该条例从计算机软件著作权、计算机软件的登记管理、法律责任等角度对计算机软件进行保护，但对网络安全运营、信息基础设施、设备的保护未提及。

1994 年国务院颁布《计算机信息系统安全保护条例》，强调为了保护计算机信息的安全，促进计算机的应用和发展，保障社会主义现代化建设的顺利进行，制定本条例，《保护条例》总共分为 5 章：总则、安全保护制度、安全监督、法律责任和附则。《计算机信息系统安全保护条例》一般被视为我国网络安全法律法规和政策的起点。

为了加强对计算机信息网络国际联网的管理，1996 年 2 月国务院出台《计算机信息网络国际联网管理暂行规定》，确立了国家对国际联网实行统筹规划、统一标准、分级管理、促进发展的原则。

1997 年国务院信息化工作领导小组正式发布《中国互联网络域名注册暂行管理办法》和《中国互联网络域名注册实施细则》，推动我国域名体系和管理机制的规范化、程序化。同年 12 月 12 日公安部为强化对计算机信息系统安全专用产品的管理，保证专用产品的安全功能以及保护信息系统的安全，制定《计算机信息系统安全保护条例》。12 月 16 日，公安部又出台《计算机信息网络国际联网安全保护管理办法》，保护信息网络国际联网的公共安全，维护从事国际联网业务的单位和个人的合法权益与公众利益。

（2）2000—2010 年：2000 年 12 月 28 日第 9 届全国人民代表大会常务委员会第 19 次会议通过了《关于维护互联网安全的决定》。

2003 年中央办公厅下发《国家信息化领导小组关于加强信息安全保障工作的意见》，明确了加强信息安全保障工作的总体要求和主要原则，对加强信息安全保障工作作出了全面部署。

2004 年国家食品药品监督管理局发布《互联网药品信息服务管理办法》。

2004 年 8 月 28 日第 10 届全国人大常委会第 11 次会议通过了《中华人民共和国电子签名法》，并于 2005 年 4 月 1 日施行。该法的出台有效促进我国电子商务的发展，为推动网络领域立法又迈出关键一步。《中华人民共和国电子签名法》共分 5 章 36 条，主要涉及总则、数据电文、电子签名、法律责任和附则 5 大部分。

2005 年 5 月国家信息化领导小组发布《国家信息安全战略报告》，该报告是我国信息安全战略方面的重要文件，从信息安全的社会层面和技术层面提出了我国的信息安全总体战略目标。

2006 年国务院出台《信息网络传播权保护条例》，注重对著作权人、表演者、录音录像制作者信息网络传播权的保护。

（3）2011 年至今：2011 年 11 月原卫生部印发《卫生行业信息安全等级保护工作的指导意见》，指出在卫生行业全面开展信息安全等级保护定级备案、建设整改和等级测评等工作，提高卫生行业信息安全防护能力、隐患发现能力、应急处置能力。

2011 年 5 月经国务院批准设立了国家互联网信息办公室，负责落实互联网信息传播方针政策和推动互联网信息传播法制建设，依法查处违法违规网站等。

为进一步强化对网络信息安全的维护，保障公民、法人和其他组织的合法权益，2012 年 12 月全国人大通过《关于加强网络信息保护的决定》。《决定》对个人信息保护的力度加强，进一步明确了身份信息的管理，强化了部门进行监管的职责，赋予主管部门对网络活动的监管权，以及进一步明确网络服务提供者予以配合的法定义务。受《决定》影响，国务院先后修订了《信息网络传播权保护条例》《计算机软件保护条例》。

2014 年 2 月中共中央网络安全和信息化领导小组成立，该领导小组统筹协调各个领域的网络安全和信息化重大问题，研制网络安全和信息化发展战略、宏观规划和重大政策，推动国家网络安全和信息化法治建设。中共中央网络安全和信息化领导小组办事机构即中共中央网络安全和信息化领导小组办公室，由国家互联网信息办公室承担具体职责。同年 8 月国务院发布《关于授权国家互联网信息办公室负责互联网信息内容管理工作的通知》，授权互联网信息办公室负责全国互联网信息内容管理的工作，并强化监督管理执法。

2014 年 5 月原国家卫生计生委印发《人口健康信息管理办法（试行）》，旨在规范人口健康信息管理工作，促进人口健康信息互联互通和共享利用的同时保护个人隐私。《人口健康信息管理办法（试行）》全文共二十三条，对人口健康信息的界定、数据存储、数据更新维护和利用等进行了规定。

2014年8月工信部发布《关于加强电信和互联网行业网络安全工作的指导意见》，提出深化网络基础设施和业务系统安全防护、提升突发网络安全事件应急响应能力、强化网络数据和用户个人信息保护等8项重点工作，旨在进一步提高电信和互联网行业网络安全保障能力和水平。

2016年8月中共中央网络安全和信息化领导小组办公室联合国家质量监督检验检疫总局发布《关于加强国家网络安全标准化工作的若干意见》，旨在促进网络安全标准化建设，构建统一权威、科学高效的网络安全标准体系和标准化工作机制，为网络安全和信息化发展提供支撑。

2016年12月国家互联网信息办公室正式发布《国家网络空间安全战略》，它是我国第一次向全世界系统、明确地宣布和阐述对于网络空间发展和安全的立场和主张，是指导国家网络安全工作的纲领性文件。

2017年1月国家网信办发布《国家网络安全事件应急预案》，旨在建立健全国家网络安全事件应急工作机制，提高应对网络安全事件能力，预防和减少网络安全事件造成的损失和危害，保护公众利益，维护国家安全、公共安全和社会秩序。

2017年3月外交部和国家互联网信息办公室共同发布《网络空间国际合作战略》，《战略》中提出坚定维护中国网络主权、安全和发展利益，保障互联网信息安全有序流动，维护网络空间和平安全稳定，推动网络空间国际法治。

2017年7月国家网信办发布《关键信息基础设施安全保护条例》（征求意见稿），面向全社会公开征求意见。《保护条例》包括总则、支持与保障、关键信息基础设施范围、运营者安全保护、产品和服务安全、监测预警、应急处置和检测评估等8个章节组成，旨在对我国关键信息基础设施提供安全保障。

2018年6月公安部公布《网络安全等级保护条例》（征求意见稿），面向全社会征求意见。《保护条例》共包括8个章节73条，作为《中华人民共和国网络安全法》的重要配套法规，《保护条例》对网络安全等级保护的适用范围、各监管部门的职责、网络运营者的安全保护义务以及网络安全等级保护建设提出了更加具体、操作性也更强的要求，为开展等级保护工作提供了重要支撑。

2. 对我国网络安全法律法规与政策的建议　从《计算机信息系统安全保护条例》到《中华人民共和国网络安全法》的正式实施，我国网络安全法律法规和政策经过二十几年的不断完善已经发展为涵盖信息内容、信息产品与服务、等级保护等诸多方面的法律法规和政策体系，为实现我国网络安全战略提供了有力支持。但是，与作为世界网络大国所需的网络安全保障相比仍有一定差距，仍需在关键基础设施安全、个人信息保护等方面制定更多法律法规与政策来全面保障我国网络安全。

（1）加强关键信息基础设施安全保障：关键信息基础设施一旦遭到破坏、丧失功能或者数据泄露，将会严重危害国家安全、国计民生、公共利益。2017年的《关键信息基础设施安全保护条例》（征求意见稿）中指出应纳入关键信息基础设施保护范围的以下包括5类：①政府机关和能源、金融、交通、水利、卫生医疗、教育、社保、环境保护、公用事业等行业领域的单位；②电信网、广播电视网、互联网等信息网络，以及提供云计算、大数据和其他大型公共信息网络服务的单位；③国防科工、大型装备、化工、食品药品等行业领域科研生产单位；④广播电台、电视台、通讯社等新闻单位；⑤其他重点单位。

虽然 2016 年的《中华人民共和国网络安全法》第三章第二节专门规定了关键信息基础设施的运行安全，《关键信息基础设施安全保护条例》也即将发布，两者可为关键信息基础设施安全提供法律法规支持，但是保障关键信息基础设施安全是一个长久、复杂的工作，不仅需要法律法规与政策的强有力支持，还需要充足的人才保障、资金保障，以及配套的管理机构、管理流程、管理方法等管理体系。而且关键信息基础设施的范围并不是一直不变的，需要根据信息技术的发展不断更新与完善。因此，加强关键信息基础设施安全一方面需保障人才、资金、法律法规与政策等的供给，另一方面需逐步完善管理体系，落实法律法规与政策。此外，由于大部分关键基础设施归私营企业经营和所有，还需不断完善公私合作机制。

（2）保障个人信息安全：在个人信息保护方面，目前我国仅出台了《信息安全技术 个人信息安全规范（GB/T 35273—2017）》等标准规范以及某些特定行业的个人信息管理规范，尚无国家层面的针对个人信息保护的立法。2003 年国务院提出《个人数据保护法》研究课题，2005 年发布《中华人民共和国个人信息保护法（专家建议稿）及立法研究报告》，2008 年《个人信息保护法》草案呈交国务院，但是该法至今仍未正式颁布。

建立专门的个人数据保护制度已成为欧美发达国家普遍的做法，而如何制定适合我国国情的个人信息保护法是当前需要重点解决的问题。同时，针对个人敏感数据采取特殊的保护方法，区别对待商业机构和公共机构在个人数据保护方面的监管模式和力度，规范个人数据的跨境收集、处理、传输和利用应当作为立法的重点。在云计算和大数据背景下，个人数据保护法律法规建设的需求更加迫切，将个人数据保护纳入国家战略资源的保护和规划范畴，加快完善个人隐私保护的相关立法，加强对个人隐私保护的行政监管，建立对个人数据保护的测评机制，并推动个人数据保护相关国家标准的制定显得尤为重要。

（3）打击网络犯罪与网络恐怖主义：网络犯罪与网络恐怖主义严重危害人民生活、社会稳定以及国家安全，且随着信息技术的发展、大数据时代的到来，网络犯罪与网络恐怖主义变得越来越隐秘，危害力极大。一方面需进一步完善防范网络犯罪与网络恐怖主义相关法律法规与政策，另一方面需强化国家互联网信息办公室的执法职能，增强执法力度，改变守法成本高、违法成本低的现状。此外需重视国际司法合作，解决跨国网络犯罪问题。

（4）促进网络安全教育和培训：网络安全人才及其网络安全素养是保障安全的重要支撑。在学校教育上，合理设置网络安全课程，注重理论与实践相结合，提高信息安全专业学历教育质量。在社会单位上，定期开展网络安全主题培训，注重安全事件经验总结与提升。此外国家主管网络安全的相关部门可面向高校、社会举办网络安全竞赛，开展网络安全活动，提高网络安全能力与意识，例如欧盟的"网络安全意识日"、英国的"国家防身份欺诈周活动"、日本"信息安全意识月"、以色列的"网络周"等活动，都是以此为契机宣传网络安全知识，提升全民网络安全意识。

三、国外健康医疗大数据安全法律法规与政策体系

健康医疗大数据安全相关的法律法规与政策环境是健康医疗大数据行业发展的基础和保障，世界各国充分重视相关法律法规与政策的建设与制定，为健康医疗大数据发展营造了良好的环境。

数据保护是大数据安全的重要基础和组成部分。美国、欧盟、俄罗斯、新加坡等网络安全强国先后颁布了众多数据保护法律法规。主要国家数据保护法律法规如表 15-1 所示。各国数据保护法律法规的宗旨就是围绕数据提供者、数据基础设施提供者、数据服务提供者、数据消费者、数据监管者等参与方,力图将数据保护范围、各参与方对应的权利和义务、相关行为准则等要点界定清晰。

表 15-1 主要国家数据保护法律法规

序号	法律法规和部门规章	发布 / 生效时间	备注
一、欧盟			
1	《通用数据保护规则》(GDPR)(代替《欧盟数据保护指令》(1995)	2016 年发布	通用法律
2	《欧盟数据留存指令》	2006 年发布	通用法律
3	《隐私与电子通信指令》	2002 年发布	通用法律
二、美国			
1	《隐私盾协议》(替代《安全港协议》)	2016 年发布	通用法律
2	《加州在线隐私保护法案》	2014 年生效	州法律
3	《联邦隐私法案》	2014 年发布	通用法律
4	《数字政府战略》	2012 年发布	通用法律
5	《开放政府指令》	2009 年发布	通用法律
6	《健康保险携带和责任法案》(HIPAA)	1996 年发布	部门规章
三、俄罗斯			
1	俄罗斯联邦法律第 152-FZ 条中 2006 年个人数据相关内容(Personal Data Protection Act,个人数据保护法案)	2015 年发布	通用法律
2	俄罗斯联邦法律第 149–FZ 条 2006 年信息、信息技术和数据保护相关内容(Data Protection Act,数据保护法案)	2006 年发布	通用法律
四、新加坡			
	《个人数据保护法令》(PDPA)	2012 年发布	通用法律

美国在大数据发展上走在世界前列,出台了一系列政策保障大数据安全。2012 年 3 月美国白宫科技政策办公室发布《大数据研究和发展计划》,成立“大数据高级指导小组”。通过对海量数据分析萃取信息,提升对社会经济发展的预测能力。《计划》中启动了网络内部威胁计划、任务导向的弹性云项目等多项与大数据安全密切相关的研究项目,为提升本国大数据安全能力奠定基础。2014 年 5 月美国总统行政办公室发布《大数据:抓住机遇、保存价值》,文中对大数据环境下隐私保护进行了阐述,并提出了大数据政策框架,其中一类重要的政策即为大数据与隐私。2016 年 5 月美国发布《联邦政府大数据发展和研究战略计划》,该《计划》目标是对联邦机构的大数据相关项目和投资进行指导,主要围绕代表大数据研发领域的七个战略进行,其中战略五为了解大数据的收集、共享和使用方面的隐私、安全和道德问题,与大数据安全密切相关。同月美国又发布了《大数据报告:算法系统、机会与公民权利》,报告中通过对贷款、雇佣、教育以及刑事司法 4 个领域案例的考察,阐明了大数据的使用如何扩大了潜在的对于个体与群体的“非故意歧视”,同时提出政府应该如何驾驭大数据的力量以避免歧视的路径方案。2017 年 4 月美国能源部与退伍军人事务部联合发

起"百万退伍军人项目",希望借助机器学习技术分析海量数据,以改善退伍军人健康状况。2017 年 9 月医疗保健研究与质量局发布美国首个可公开使用的数据库,其中包括全美 600 多个卫生系统。

　　欧盟及其成员国已制定大数据相关政策与战略,主要包括:数据价值链战略计划、资助"大数据"和"开放数据"领域的研究和创新活动、实施开放数据政策、促进公共资助科研实验成果和数据的使用及再利用。欧盟力推数据价值链计划,使用大数据改变传统治理模式,促进经济和就业增长。2015 年 1 月欧盟大数据价值联盟(Big Data Value Alliance,BDVA)正式发布《欧盟大数据价值链战略研究和创新议程》(European Big Data Value Strategic Research and Innovation Agenda,SRIA),旨在描述欧洲未来 5 至 10 年推进实现大数据价值主要研究的挑战和需求。该《议程》确定了 9 大优先创新发展领域,包括 5 项技术领域和 4 项非技术领域,其中隐私和匿名机制为 5 项优先创新发展技术领域之一,政策、法规、标准化为 4 项优先创新发展非技术领域之一。2017 年 1 月欧盟委员会欧盟智库政策战略中心发布《进入数据经济时代:欧盟促进数据生态系统的政策建议》(Enter the Data Economy:EU Policies for a Thriving Data Ecosystem),《政策建议》中提出了 4 大政策方向,其中之一便是"公正的数据分担机制",指出数据市场中需要建立责任机制以保障市场的确定性和安全性。

　　英国也十分重视大数据的发展,陆续出台了一系列大数据政策以完善顶层设计、加快数据强国建设。2013 年 10 月英国商务、创新和技能部发布《把握数据带来的机遇:英国数据能力战略规划》。数据能力主要包括 3 方面:人力资源,基础设施、软件和研发能力以及数据资产。为提高上述能力,《战略规划》提出了一系列措施,其中在数据资产方面,指出要重视数据安全和隐私保护,完善法律和制度建设,合理进行数据共享和信息公开。2017 年 3 月英国政府发布《英国数字战略 2017》,旨在促进英国脱欧后适应未来经济发展,对打造世界领先的数字经济和全面推进数字转型列出了 7 大目标和具体措施,其中第 5 个目标为:使英国成为全球网络生活和工作最安全的地区。针对 2017 年 11 月发布的《产业战略:建设适应未来的英国》,2018 年 4 月英国发布《产业战略:人工智能领域行动》(Industrial Strategy:Artificial Intelligence Sector Deal)政策文件,针对《产业战略:建设适应未来的英国》中提及的"人工智能与数据经济"挑战,就想法、人民、基础设施、商业环境、地区 5 个生产力基础领域制定了具体的行动措施,其中在基础设施建设方面,提出要开发公平、安全的数据共享框架,以促进数据开放共享。

四、国内健康医疗大数据安全法律法规与政策体系

1. 数据开放共享　近年来中央和地方政府高度重视数据开放共享工作,相继出台数据开放共享相关法律法规与政策。

　　(1)国家层面:国家层面制定数据开放共享相关的纲要规划,加强数据开放共享的顶层设计。2015 年 8 月国务院印发《促进大数据发展行动纲要》,《纲要》中提出加快政府数据开放共享,推动资源整合,提升治理能力。要大力推动政府部门数据共享,明确各部门数据共享的范围边界和使用方式;稳步推动公共数据资源开放,建立公共机构数据资源清单,建设国家政府数据统一开放平台,推进公共机构数据资源统一汇聚和集中向社会开放;制定政府数据共享开放目录,通过政务数据公开共享,引导企业、行业协会、科研机构等主动采集并开放数据。2016 年 6 月国务院办公厅发布《关于促进和规范健康医疗大数据应用发展的

指导意见》，《指导意见》中指出要推动健康医疗大数据资源共享开放。要鼓励各类医疗卫生机构推进健康医疗大数据采集、存储，加强应用支撑和运维技术保障，打通数据资源共享通道；建立全国健康医疗数据资源目录体系，制定分类、分级、分域健康医疗大数据开放应用政策规范，稳步推动健康医疗大数据开放；建立卫生计生、中医药与教育、科技、工业和信息等跨部门密切配合、统一归口的健康医疗数据共享机制。2016 年 12 月工信部印发《大数据产业发展规划(2016—2020 年)》，提出推动制定公共信息资源保护和开放的制度性文件，以及政府信息资源管理办法，逐步扩大开放数据的范围，提高开放数据的质量。2018 年 3 月国务院办公厅发布《科学数据管理办法》，旨在进一步加强和规范科学数据管理，保障科学数据安全，提高开放共享水平。《办法》第四章"共享与利用"专门对科学数据的开放共享进行了阐述与说明，提出了"开放为常态、不开放为例外"的理念。

(2) 地方层面：地方政府积极配合国家政策，加快制定数据开放共享方面的法律法规与政策。2014 年贵州省发布《关于加快大数据产业发展应用若干政策的意见》和《贵州省大数据产业发展应用规划纲要(2014—2020)》，提出数据开放共享方面需加快建立相关标准规范，制定大数据采集、管理、共享、交易等标准规范，明确收集数据的范围和格式、数据管理的权限和程序以及开放数据的内容、格式和访问方式等。《意见》还指出建立政府和社会互动的大数据采集形成机制，通过政务数据公开共享，引导企业、行业协会、科研机构等主动采集并开放数据。《纲要》也指出制定出台数据资源开放指导办法和数据资源安全开放标准规范，按照"开放优先、安全例外、分类分级"的原则，对大数据中心的数据资源进行梳理和开放风险评估，制定数据开放目录并及时更新。2016 年浙江省发布《浙江省促进大数据发展实施计划》，提出建立数据开放共享相关标准规范体系。《浙江计划》提出打造数据共享、交换和开放统一平台，建设统一的政府信息资源管理服务系统，明确共享范围边界和使用方式；深化公共数据统一开放平台建设，建立公共数据资源开放目录，推动相关领域的政府数据向社会开放。《浙江计划》还提出研究制定数据采集标准及分级分类标准、政府数据共享标准、数据交换标准、政府及公共数据开放标准等，对共享开放的方式、内容、对象、条件等进行规范。2016 年广东省发布《广东省促进大数据发展行动计划(2016—2020 年)》，《广东计划》提出将推动政府数据资源整合、共享和开放作为重点行动，完善大数据采集机制，整合公共数据资源，推动政府数据共享，推动公共数据资源开放；完善政务信息资源共享平台，健全政府信息资源共享机制，建设政府数据统一开放平台，提供面向公众的政府数据服务，推动公共数据资源向社会开放。2017 年 5 月《贵阳市政府数据共享开放条例》正式实施，标志着贵阳填补了在大数据方面地方性法规空白，对推进数据资源开放共享提供了法律支撑。

2. 数据跨境相关法律法规和政策　随着全球数字经济快速发展，数据跨境流动日益频繁，数据跨境传输引发的国家重要数据安全风险也与日俱增。为加强数据跨境安全保护，我国在《中华人民共和国网络安全法》中首次明确了关键信息基础设施有关个人信息和重要数据本地存储和向境外提供的规定。此外国家网信部门正在制定《个人信息和重要数据出境安全评估办法》(征求意见稿)，提出网络运营者在我国境内运营中收集和产生的个人信息和重要数据，因业务需要需向境外提供时应进行安全评估。《个人信息和重要数据出境安全评估办法》(征求意见稿)对出境数据需要进行安全评估的情景、评估重点、不得出境的情况等进行了规定与说明。在《中华人民共和国网络安全法》发布前，我国已经在金融、卫生医疗、交通、地理、电子商务、征信等行业制定了有关数据跨境的法律法规和政策要求。已有的数据跨境相关政策要求集中于数据本地化存储，按照管理方法可以分为限制出境和禁止出境两类。

（1）限制出境：我国在征信、云计算、电子商务等行业采取限制出境的管理方式。2012年12月国务院第228次常务会议通过《征信业管理条例》。《条例》明确要求征信机构在中国境内采集的信息的整理、保存和加工，需在中国境内进行。若征信机构确因业务需要向境外组织或者个人提供信息，应当遵守法律、行政法规和国务院征信业监管部门的有关规定。2016年11月工信部发布了《关于规范云服务市场经营行为的通知》（征求意见稿），对数据出境做出有关规定。《云服务通知》明确指出，面向境内用户提供服务，应将服务设施和网络数据存放于境内，跨境实施运维及数据流动应符合国家有关规定。2016年12月十二届全国人大常委会第二十五次会议初次审议了《中华人民共和国电子商务法（草案）》，为电子商务数据出境提供法律依据。该法案明确指出电子商务经营主体从事跨境电子商务活动，应当依法保护交易中获得的个人信息和商业数据。国家建立跨境电子商务交易数据的存储、交换和保护机制，努力做好数据出境安全保障。

（2）禁止出境：我国在金融、保险、医疗卫生、交通、气象、新闻出版等行业采用禁止出境的管理方式。2011年1月中国人民银行印发《关于银行业金融机构做好个人金融信息保护工作的通知》，将保护个人金融信息定义为一项法定义务，要求做好金融领域个人信息保护工作。《金融通知》规定，在中华人民共和国境内收集的个人金融信息的存储、处理和分析应当在境内进行。除法律法规及中国人民银行另有规定外，银行业金融机构不得向境外提供境内个人金融信息。2011年3月中国保险监督管理委员会印发《保险公司开业验收指引》，要求原则上业务数据、财务数据等重要数据应在中国境内存储，且具有独立的数据存储设备及相应的安全防护和异地备份措施。2015年发布《保险机构信息化监管规定》（征求意见稿），规定数据来源于中华人民共和国境内的，数据中心的物理位置应当位于境内。外资保险机构信息系统所载数据移至中华人民共和国境外的，应当符合我国有关法律法规。2014年5月国家卫生计生委印发《人口健康信息管理办法（试行）》。《健康办法》规定不得将人口健康信息在境外的服务器中存储，不得托管、租赁在境外的服务器，明确禁止了有关我国人口健康信息的境外存储。此外2015年的《地图管理条例》、2016年的《网络预约出租汽车经营服务管理暂行办法》、2016年的《网络出版服务管理规定》等规章对各自领域的数据本国存储、数据出境等进行了严格规定。

3. 个人信息保护相关法律法规与政策 目前我国尚未出台专门的个人信息保护法，个人信息保护相关规定散见于多个法律法规和规章制度之中。

（1）《中华人民共和国网络安全法》关于个人信息保护：《中华人民共和国网络安全法》第四十条至第四十五条，对个人信息保护作出有关规定，明确了我国个人信息保护的基本原则和框架。第四十条是对网络运营者保护用户信息义务的原则规定，要求网络运营者对其收集的用户信息严格保密，建立健全用户信息保护制度。第四十一条对网络运营者收集、使用个人信息应遵守的规则进行了规定，这些规定与国际通行规则是一致的。第四十二条是关于个人信息安全原则、个人信息匿名化处理和个人信息泄露报告义务的规定，首次明确提出建立数据泄露通知报告机制。第四十三条是关于个人信息删除权和更正权的规定，信息主体在具备法定理由的情形下，拥有请求删除其个人信息的权利；在个人信息不完整或不准确时，拥有要求及时改正、补充的权利。第四十四条是关于禁止非法获取、非法出售、非法提供个人信息的规定。第四十五条是关于负有网络安全监督管理职责的部门及其工作人员的保密义务的规定。

（2）《中华人民共和国刑法》关于个人信息保护：我国正逐步加大威胁个人信息安全行为的刑事罪责，从法律的强制性上加强个人信息保护。2009 年 2 月 28 日十一届全国人民代表大会常务委员会第七次会议通过《中华人民共和国刑法修正案（七）》，在刑法第二百五十三条后增加一条：国家机关或者金融、电信、交通、教育、医疗等单位的工作人员，违反国家规定，将本单位在履行职责或者提供服务过程中获得的公民个人信息，出售或者非法提供给他人，情节严重的，处三年以下有期徒刑或者拘役，并处或者单处罚金。《刑法修正案（七）》的出台具有重大意义，我国第一次将个人信息保护写入刑法，规定了国家机关与金融、电信等领域工作人员出售或非法提供个人信息的法律后果。但《刑法修正案（七）》有关规定也存在不足，没能有效覆盖犯罪主体，在实际操作中存在犯罪行为认定困难等问题。

2015 年 8 月 29 日十二届全国人民代表大会常务委员会第十六次会议通过《刑法修正案（九）》，对二百五十三之一做出修改，将出售、非法提供公民个人信息罪和非法获取公民个人信息罪整合为侵犯公民个人信息罪。《刑法修正案（九）》施行以来，公检法机关办理的侵犯公民个人信息案件显著增加，一定程度上遏制了侵犯公民个人信息行为快速增长的趋势。但是《刑法修正案（九）》施行一段时间后，相关人员在司法实践中发现侵犯公民个人信息罪的定罪量刑标准较为原则，不易把握；另有一些法律适用问题存在认识分歧，影响案件办理。

为保障法律正确、统一适用，2017 年 5 月 9 日最高人民法院会同最高人民检察院联合发布《最高人民法院、最高人民检察院关于办理侵犯公民个人信息刑事案件适用法律若干问题的解释》（《刑九解释》）。《刑九解释》在《刑法修正案（九）》基础上列出了十三条具体的司法解释，明确了公民个人信息包括身份识别信息和活动情况信息，细化了非法获取、提供公民个人信息的认定标准，对侵犯公民个人信息犯罪的定罪量刑标准和有关法律适用问题作了全面、系统的规定，为司法实践中开展公民个人信息保护提供了强有力的支撑。

（3）《中华人民共和国民法》关于个人信息保护：为了进一步保障公民的个人信息安全，我国将个人信息保护的内容纳入民法中。2017 年 3 月 15 日十二届全国人大五次会议表决通过了《中华人民共和国民法总则》，并于 2017 年 10 月 1 日起施行。《民法总则》规定自然人的个人信息受法律保护，任何组织和个人需要获取他人信息的，应当依法取得并确保信息安全，不得非法收集、使用、加工、传输他人个人信息，不得非法买卖、提供或者公开他人个人信息。个人信息权被纳入《民法总则》具有重大意义，表明个人信息权利拥有了基本民事权利的地位。今后除了严重侵犯公民人身权利、财产权利的重大违法犯罪行为应当依照《刑法》承担刑事责任（可以附带提起民事诉讼）外，对于一般的侵害个人信息权的侵权行为，任何自然人或组织均可以从侵权法的角度进行维权，以个人信息权被侵犯为由提起民事诉讼。

（4）《人口健康信息管理办法（试行）》关于个人信息保护：原国家卫生计生委于 2014 年 5 月发布了《人口健康信息管理办法（试行）》，《管理办法》中第十六条规定责任单位应当做好人口健康信息安全和隐私保护工作，按照国家信息安全等级保护制度要求，加强建设人口健康信息相关系统安全保障体系，制定安全管理制度、操作规程和技术规范，保障人口健康信息安全。利用单位和个人应当按照授权要求,做好所涉及的人口健康信息安全和隐私保护工作。

(5)《儿童个人信息网络保护规定》:2019 年 8 月国家互联网信息办公室发布《儿童个人信息网络保护规定》,明确任何组织和个人不得制作、发布、传播侵害儿童个人信息安全的信息。《规定》指出网络运营者应当设置专门的儿童个人信息保护规则和用户协议,并指定专人负责儿童个人信息保护。网络运营者征得同意时,应当同时提供拒绝选项,并明确告知收集、存储、使用、转移、披露儿童个人信息的目的、方式和范围;儿童个人信息存储的地点、期限和到期后的处理方式;儿童个人信息的安全保障措施;拒绝的后果;投诉、举报的渠道和方式;更正、删除儿童个人信息的途径和方法等事项。若网络运营者落实儿童个人信息安全管理责任不到位,存在较大安全风险或者发生安全事件的,由网信部门依据职责进行约谈,网络运营者应当及时采取措施进行整改,消除隐患。违反该规定的,由网信部门和其他有关部门依据职责,根据网络安全法等相关法律法规规定处理;构成犯罪的,依法追究刑事责任。

第三节 相关法律法规

一、欧盟

1.《一般数据保护条例》 互联网 / 移动互联网、物联网、大数据以及智能设备等的发展使个人数据激增,随之而来的个人数据非法采集、交易、处理与泄露问题日益严重。为应对大数据时代个人数据安全的新挑战,保障欧盟公民权益,2016 年 4 月欧盟委员会投票通过了商讨了长达四年的《一般数据保护条例》,代替 1995 年的《个人数据保护指令》,并于 2018 年 5 月 25 日正式生效,该《条例》中提出了十分严格的数据保护要求,从法律层面保证了对个人信息的保护。

(1)GDPR 立法目的与适用范围:《一般数据保护条例》的首要目的为保护与自然人相关的个人数据,在欧盟范围内,不论其个人的国籍或居留地,均应尊重并保护个人数据权利。

GDPR 第三条规定,以下两类情形在其适用范围内:①数据控制者或数据处理者在欧盟境内设有分支机构。在此情形中,只要个人数据处理活动发生在分支机构开展活动的场景中,即使实际的数据处理活动不在欧盟境内发生,也适用 GDPR。②数据控制者或数据处理者在欧盟境内不设分支机构的情形。在此情形中,GDPR 原则性地规定只要其面向欧盟境内的数据主体提供商品或服务(无论是否发生支付行为),或监控欧盟境内数据主体的行为,适用 GDPR。

GDPR 中指出个人数据是指与一个确定的或可识别的自然人相关的任何信息。可被识别的自然人指借助标识符,例如姓名、身份标识、位置数据、网上标识符,或借助与该个人生理、心理、基因、精神、经济、文化或社会身份特定相关的一个或多个因素,可被直接或间接识别出的个人。GDPR 中规定的受保护的数据包括以下几类:①假名数据。假名数据是通过在原始数据上使用一定的技术加密或脱敏方法得到的数据。②鉴于自然人可能与他们的设备、应用程序、工具和协议提供的在线标识符联系在一起,例如互联网协议地址、Cookie 标识符或其他标识符,射频识别标签属于个人数据。③儿童数据。④基因数据。与自然人先天或后天的遗传性特征相关的个人数据。⑤与健康有关的数据。与自然人身体或精神健康有关的个人数据，包括能揭示关于其健康状况的健康保健服务所提供的数据。这包括关于在欧洲议会和理事会第 2011/24 号指令中所述的关于在注册时所收集到的自然人的信息以及对该自然人所提供的卫生保健服务；一种数字、符号或特定于自然人的特殊身份可用于识别自然人的健康；从身体部分或身体物质的测试或检查中获得的信息，包括遗传数据和生物样本；任何信息，例如疾病、残疾、疾病风险、病史、临床治疗或数据主体的生理或生物医学状态，例如来自医生或其他卫生专业人员、医院、医疗器械或体外诊断测试。

但是以下数据不在 GDPR 的数据保护范围内：①匿名数据。② GDPR 不适用于死者的个人数据。但会员国可提供有关处理死者个人数据的规则。③公认的科学研究。

（2）数据处理的基本原则：GDPR 规定了个人数据处理的基本原则，包括透明性原则、合法性原则、相称性（最低必要）、准确、安全与保密以及个人数据特别保护。个人数据特别保护包括生物数据、健康类数据、选举资料和个人数据脱敏。

（3）数据处理的合法正当性理由：GDPR 规定数据处理行为首先应具备合法性基础，GDPR 规定的 6 种合法性情形包括：数据主体的同意、合同履行、履行法定义务、保护个人重要利益、维护公共利益以及追求正当利益。

GDPR 强调同意是指数据主体通过书面声明或经由一个明确的肯定性动作，表示同意对其个人数据进行处理。该意愿表达应是自由给出的（freely given）、特定具体的（specific）、知情的（informed）、清晰明确的（unambiguous），且撤回同意的方式应该与表达同意同等便利。

（4）数据主体的权利：GDPR 中对数据主体拥有的权利进行了明确的规定，包括决定权、知情权、数据更正权、被遗忘权（删除权）、限制处理权、拒绝权和可携带权。

1）决定权。对于必须经数据主体同意后方能进行的数据处理，控制者应能证明该数据主体的同意，例如以书面文件或其他相关事物，说明数据主体确实知晓且已经同意并在多大范围内给予授权。

2）知情权。自然人应被告知并认识到其个人数据被处理的风险、规则、保障和权利，以及如何行使其与此类处理有关的权利。

这包括数据主体有权获得有关其健康的数据，例如他们医疗记录中的数据，包括诊断、检查结果、治疗医师的评估以及提供的任何治疗信息。每个数据主体都有权知道和获得关于个人数据处理的目的、个人数据的处理日期、个人数据的接收人等信息。在可能的情况下，控制者应该提供一个能够使数据主体直接访问其个人数据的安全系统。

3）数据更正权。数据主体应当有权要求控制者无不当延误地纠正与其相关的不准确个人数据。

4）被遗忘权（删除权）。当保留数据会违反欧盟或会员国法律时，数据主体有权修正或删除关于他的个人数据。

5）限制处理权。GDPR 规定限制个人数据处理的方法可能包括：临时将选定的数据移至另一处理系统，或暂时删除网站公布的资料。

6）拒绝权。数据主体有权基于与具体情况有关的任何理由，反对控制者处理其个人数据。控制者不得再处理该个人数据，除非控制者证明其有关（数据）处理的强制性法律依据优先于数据主体的利益、权利和自由，或者为了设立、行使或捍卫其合法权利。

7）可携带权。为了进一步加强数据主体对其个人数据的控制，控制者在处理过程中，应以结构化、通用和机器可读的格式，向数据主体提供与其有关的个人数据。在技术可行的前提下，数据主体有权将个人数据直接从一个控制者传输给另一控制者。

（5）数据泄露强制通知：GDPR 中指出数据泄露指违反安全规定导致所传输、储存或以其他方式处理的个人数据遭受意外或非法破坏、丢失、变更、未经授权的披露或访问。

GDPR 规定在发生个人数据泄露时，除非个人数据的泄露不会产生危及自然人权利和自由的风险，否则数据控制者应在获知泄露之时起的 72 小时内向监管机构发送通知报告。另外，当个人数据泄露可能对自然人的权利和自由产生高风险时，数据控制者还应当向数据主体告知数据泄露的相关情况。

（6）处罚规定：GDPR 对违规组织采取根据情况分级处理的方法，并设定了最低一千万欧元的巨额罚款作为制裁。如果组织未按要求保护数据主体的权益、做好相关记录，或未将其违规行为通知监管机关和数据主体，或未进行数据保护影响评估或者未按照规定配合认证，或未委派数据保护官或欧盟境内代表，则可能被处以一千万欧元或其全球年营业额 2%（两者取其高）的罚款。

如果发生了更为严重的侵犯个人数据安全的行为，例如未获得客户同意处理数据，或核心理念违反隐私设计要求，或违反规定将个人数据跨境传输，或违反欧盟成员国法律规定的义务等，组织有可能面临最高两千万欧元或组织全球年营业额的 4%（两者取其高）的巨额罚款。

2.《欧盟网络与信息系统安全指令》 2016 年 7 月欧洲议会全体会议通过了第一部整个欧盟层面的网络安全法律《欧盟网络与信息系统指令》（Directive on Security of Network and Information Systems，NISD），并于 2018 年 5 月正式生效。NISD 主要内容包括一般规定、网络与信息系统安全国家框架、跨国合作、基本服务运营者与数字服务提供者的网络与信息系统安全等。NISD 旨在保护《一般数据保护条例》中未能涵盖的网络系统类别的安全性水平，同时亦用于保证构成关键基础设施，例如电力、水供应、医疗卫生以及运输等行业的安全性。

欧盟《指令》全文共七章二十七条，包括了欧盟网络与信息系统安全有关的多重内容，主要包括以下几个方面：

（1）一般规定。一般规定对 NISD 中的主要问题、适用范围与协调原则、核心术语与表述作了较为细致的规定。

1）主要问题。NISD 主要解决以下 5 方面的问题：规定国家义务、创建合作组织、建立计算机安全事件响应小组网络、规定服务提供者义务、指派国家相关部门。

2）适用范围与协调原则。由于 NISD 是在欧盟层面公布的，涉及欧盟诸多成员国，需要对于适用范围与协调原则作出规定，以保证 NISD 的有效实施。关于适用范围，NISD 先是在第一条第三款、第四款就不适用 NISD 的情形以及 NISD 与相关立法的效力问题作出规定，继而在第五款至第七款中就一些具体适用范围作出规定。此外，NISD 第二条就个人数据的问题指出，有关个人数据的处理问题适用欧盟其他相关的立法。关于协调原则，NISD 第三条规定了最低限度的协调原则，即 NISD 所规定的有关义务只是最低义务，但是成员国可以设置比 NISD 更高的义务水平来保护网络与信息系统安全。

3）核心术语与表述。NISD 一个突出的特点为对相关核心术语作了规定，并对关键问题作了阐述,以保证 NISD 的理解性与适用性。

(2) 网络与信息系统安全国家框架:网络与信息系统安全国家框架的内容主要在 NISD 第二章"网络与信息系统安全的国家框架"中,包括网络与信息系统安全国家战略、联络点与响应小组、国家层面的协作。

1) 网络与信息系统安全国家战略。NISD 第七条规定每个成员国应当出台规定战略目标、合适政策、监管措施的网络与信息系统安全国家战略,以实现和保持高水平的网络和信息系统安全,并且至少包括附件二规定的行业类别和附件三规定的服务类别。并特别指出有关网络与信息系统安全的国家战略应当特别解决目标和重点、治理框架、预防和应对措施、安全教育与训练、研究与发展计划的指示、风险评估计划与参与者名录等问题。

2) 联络点与响应小组。联络点与响应小组是一国关于保障网络与信息系统安全的特定机构,NISD 分别对其作了规定。NISD 第八条中指出每个成员国应当指派一个或多个网络与信息系统安全的主管部门,其管理范围至少包括附件二规定的行业类别和附件三规定的服务类别。并且每个成员国应当指定一个单一联络点行使联络职能,确保与其他成员国及其有关部门、合作组织、CSIRTs 网络之间的跨境合作。NISD 第九条规定了计算机安全事件响应小组,指出每个成员国应当指派一个或多个计算机安全事件响应小组,管理范围至少包括附件二规定的行业类别和附件三规定的服务类别,并且能够依照清晰明确的程序对风险与事件处理负责。

3) 国家层面的协作。NISD 第十条规定了国家层面的协作,指出一国的单一联络点和计算机安全事件响应小组应当独立于主管部门,并且在履行 NISD 规定的义务过程中进行协作。此外,该条还具体规定了与之相关的对 NISD 的遵守义务以及对相关事项的报告义务。

(3) 网络与信息系统安全的跨国合作:网络与信息系统安全跨国合作主要包括合作组织、计算机安全事件响应小组网络和国际合作联盟 3 部分。

1) 合作组织。NISD 中指出为了支持和促进成员国之间的战略合作和信息交流,在欧盟范围实现更高水平的网络和信息系统安全,因此建立合作组织。并且合作小组应当执行 NISD 规定的两年一度的规划任务。此外,还规定了合作组织的成员构成和具体任务以及合作组织的评价报告制度、程序性要求等问题。

2) 计算机安全事件响应小组网络。NISD 中规定为了促进成员国之间信赖和信任的发展,促成迅速和有效的行动合作,因此建立国家层面的计算机安全事件响应小组。此外,还规定了小组网络的成员组成、主要任务、评估报告制度、议事规则制度。

3) 国际合作联盟。NISD 中规定依照《欧洲联盟运作条约》第二百一十八条,欧盟可以同第三国或国际组织缔结国际条约,允许并且组织其参与合作组织的一些行动。这些条约应当考虑到给予数据充分保护的必要性。这一规定明确了合作组织在与欧盟成员国之外的主体合作问题上的基本原则,有利于推动合作组织国际合作的开展。

(4) 基本服务运营者与数字服务提供者的网络与信息系统安全:NISD 第四章、第五章分别对基本服务运营者与数字服务提供者的网络与信息系统安全作了专门规定,而且均围绕安全要求与事件通知、实施与执行两个方面展开(第十八条专门就数字服务提供者的管辖问题作了规定)。

1) 安全要求与事件通知。针对基本服务运营者,NISD 规定成员国应当确保基本服务运营者采取合适和适当的技术与有组织的措施来管理其运营中的网络与信息系统安全风险。此外,还对成员国的保证义务、对服务连续性的保障、事件判断的参考因素、对其他成员国的通知、公众告知、合作组织的指导等问题作了规定。针对数字服务提供者,NISD 规定成员国应当确保数字服务提供者采取合适和适当的技术与有组织的措施来管理其在欧盟内部提供的、附件三所列举的服务的网络与信息系统安全风险。此外,还对成员国的保证义务、对服务连续性的保障、事件判断的参考因素、通知义务的分配、对其他成员国的通知、公共利益问题等作了规定。

2)实施与执行。针对基本服务运营者,NISD 规定成员国应当确保主管部门有必需的权力与手段来评估基本服务运营者对于第十四条义务的遵守情况以及由此给网络与信息系统安全带来的影响。此外,还规定了主管部门上述权力的范围、缺陷纠正的权力、与数据保护机关的协作问题。针对数字服务提供者,NISD 规定在采取监督措施后,如果有证据证明数字服务提供者没有遵照第十六条的要求,成员国在必要的情况下应当确保主管部门采取行动。如果其他成员国也接受了服务,这些证据也应当提交给其主管部门。此外,还该条还规定了主管部门上述权力的范围和与其他成员国的协作。

3)数字服务提供者的管辖问题。NISD 对数字服务提供者的管辖权作了专门规定,指出数字服务提供者的总部或者主要营业机构在成员国内时,应该被认为处于成员国的管辖之下。

除了上述主要内容之外,第六章规定了标准化和自愿通知制度,对基本服务运营者与数字服务提供者相关的技术规范的标准化与(网络安全)事件的自愿通知作了规定。

二、美国

1.《2015 年网络安全法案》 2015 年 12 月 18 日美国时任总统奥巴马签署《2015 年网络安全法案》(Cybersecurity Act of 2015),由《网络安全信息共享法》《国家网络安全保护促进法》《联邦网络安全人力资源评估法》等四章四十七节组成,是一部组合性质的法律。

(1)《网络安全信息共享法》:《网络安全信息共享法》(Cybersecurity Information Sharing Act of 2015,CISA)是美国关于网络安全信息共享的第一部综合性立法。该法授权政府机构、企业以及公众之间可以在法定条件和程序下共享网络安全信息,并将网络安全信息分为"网络威胁指标"(cyber threat indicator,CTI)和"防御措施"(defensive measure)两类。CISA 围绕"网络威胁指标"和"防御措施"建立了美国网络安全信息共享的基本法治框架。

1)规定了联邦政府的网络安全信息共享:CISA 授权联邦政府共享非机密的"网络威胁指标"和"防御措施";授权不仅可以在政府机构间分享此种非机密的信息,也可以与企业和公众分享;机密的网络安全信息在政府机构之外的共享,仅限于具有适当安全资质的主体;要求联邦政府定期发布"网络安全最佳实践",以帮助小型企业应对其面临的网络安全挑战。CISA 要求制定专门的程序来实现上述分享,这一程序需要满足 6 个要求。

2)规定了非联邦主体的网络安全信息共享:CISA 授权非联邦主体为了网络安全目的可以与联邦机构和其他非联邦主体共享"网络威胁指标"和"防御措施"。"网络安全目的"指保护信息系统或者信息系统所存储、处理或传输的信息免受网络安全威胁或安全漏洞。非联邦主体包括私主体、非联邦政府机关以及州、部落或地方政府。此处的联邦机构包括美国国防部(含国家安全局)、国家情报总监办公室、国土安全部、司法部等重要情报部门。

3)规定私主体的责任豁免以鼓励信息共享:CISA 授权私主体可以监视信息系统和实

施防御措施。为了网络安全目的，私主体可以监视其自身的信息系统、经其他主体授权或书面同意的其他非联邦主体和联邦机构的信息系统以及在这些信息系统中存储、处理或者传输的信息。此外，CISA 也授权私主体为了网络安全目的可以对其自身的信息系统、经其他主体授权或书面同意的其他非联邦主体和联邦机构的信息系统实施防御措施。CISA 明确规定，私主体监视信息系统和信息、共享和接受网络安全信息，只要符合 CISA 的法定要求，就不会因此而承担法律责任。

4）规定隐私、自由和隐私权利的保护：CISA 规定联邦机构和非联邦主体都要审查其所共享的网络安全信息中的个人信息，并移除与网络安全威胁没有直接关系的个人信息。除此之外，CISA 要求国土安全部部长和司法部部长联合制定隐私和公民自由保护指南。

CISA 明确规定与联邦政府共享的网络安全信息，并非放弃其本身的法定特权和保护，包括商业秘密的保护；并不适用联邦、州和地方信息自由法公开披露的规定；并不适用行政法上单方面接触的限制；最初共享这些信息的非联邦主体的商业性、金融性和财产性信息仍受保护。

5）限制政府所获网络安全信息的用途：CISA 限制政府通过共享获得的网络安全信息的用途，以避免政府利用这些信息对分享主体造成不利。

6）规定了联邦机构向国会定期报告制：CISA 规定了联邦主要机构向国会定期报告制度，以利于国会获知信息共享的成效和确保对政府活动的监督。要求报告的内容包括：信息共享措施的实施情况；信息共享政策、程序和指南的遵从情况；通过将个人数据从共享的信息中移除来保护个人隐私的情况，以及这些保护措施的充分性；美国所面临网络安全威胁的情况等。CISA 还规定了该法的日落条款，该法将于 2025 年 9 月 30 日停止适用，即该法的适用期限大概为 10 年。

（2）《国家网络安全保护促进法》：《2015 年网络安全法案》第二篇为《国家网络安全保护促进法》，该篇由国家网络安全和通讯整合中心（National Cybersecurity Protection Advancement Act of 2015）和联邦网络安全促进（Federal Cybersecurity Enhancement Act of 2015）两部分组成。"国家网络安全和通讯整合中心"部分首先对"适当的国会委员会""网络威胁因素"和"保护措施"等术语进行了定义，然后对信息共享结构和流程、信息共享和分析组织、国家响应框架、多重并发的关键基础设施网络事件等内容进行了阐述和说明。"联邦网络安全促进"部分首先对"代理信息系统""网络安全风险"等术语进行了定义，然后对先进的内部防御、联邦网络安全要求、与国家安全有关的信息系统的识别等内容进行了阐述与说明。

（3）《联邦网络安全人力资源评估法》：《2015 年网络安全法案》第三篇为《联邦网络安全人力资源评估法》（Federal Cybersecurity Workforce Assessment Act of 2015），该篇首先对"适当的国会委员会""国家网络安全教育倡议"等术语进行了定义，然后对国家网络安全人事评测计划、网络相关关键岗位和政府问责办公室的状态报告进行了阐述与说明。

2. 美国 HIPPA 法案 1996 年美国政府签署健康保险携带和责任法案（Health Insurance Portability and Accountability Act，HIPAA），旨在改革健康医疗产业，降低费用，简化管理过程和负担，增强隐私保护和个人信息安全保护。HIPAA 是美国医疗健康领域的基础性法律，为后续相关政策奠定了基础。自 1996 年 HIPAA 被正式提出后，该法案经历了 6 次比较大的更新，分别对医疗卫生领域在保险和医疗管理方面的工作进行了一系列逐渐细致化和现代化的制约。为了更好地实施 HIPPA 法案，美国政府通过了两部配套性立法：2009 年 2 月的《卫生信息技术促进经济和临床健康法案》和2010年3月的《患者保护与平价医疗法案》。

HIPPA 的内容主要由两部分组成：简化管理（administrative simplification）和保险改革（insurance reform），这两个部分也分别对应了 HIPAA 的两个关键要求：责任（accountability）和可携带（portability）。HIPAA 法案组成如图 15-5 所示，其中简化管理部分包括事务、代码集和身份识别，隐私以及安全 3 个模块。

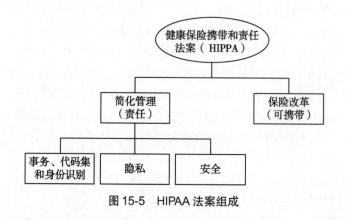

图 15-5 HIPAA 法案组成

（1）HIPPA 中的隐私保护：隐私条例规定个人有权了解和控制自己的信息是如何被使用和披露的。美国医疗保健和人类服务部的人权办公室负责实施和执行隐私条例，并对违反条例的行为进行惩处。隐私条例的主要目标是既能保证个人健康信息能够用于提高医疗安全和质量，同时又能保护群体的公共健康信息并避免泄露。隐私条例在个人健康信息被恰当用于医疗和避免不必要的泄露之间寻求平衡。

隐私条例规定保护所有能够识别个体身份的健康信息，将这些信息称为个人受保护健康信息（protected health information，PHI）。PHI 包括个人基本信息和个人可识别信息或通用身份识别信息。个人基本信息包括个人过去、现在和未来的身体或精神健康状况；针对个体提供的医疗措施；过去、现在和未来的医疗支付信息。个人可识别信息或通用身份识别信息包括姓名（name）、住址（address）、电子邮件（E-mail）、日期（dates）、账户号（account number）、证书号（certification number）、驾照（license number）、车证（vehicle number）、社会保险号（social security number）、病历号（medical record number）、健康医疗保险号（health plan beneficiary number）、面部信息（facial photograph）、电话号码（telephone number）、网络地址（URLs）、网络 IP 地址（IP address）、生物身份识别（biometric identification）以及其他独立识别码。

但是在被授权和去除标识信息两种情况下可以使用和披露个人受保护健康信息。医疗保健责任者允许使用（但非必需）和披露个人健康信息的情况包括以下几种情境：①使用隐私信息的对象为当事人本人；②为当事人提供治疗服务、保健服务及相应财务活动；③能够征得隐私信息当事人同意，以及在紧急情况下当事人虽然无法作出回应，但使用隐私信息对当事人最有利；④在采取必要的信息安全措施的前提下，对隐私信息进行偶然性的使用或披露；⑤公共利益和公益活动；⑥去除了个人身份标识信息的受控数据集上，进行研究、诊疗、提供公共卫生服务活动。

（2）HIPPA 中的安全防护：HIPAA 法案中指出需要通过管理措施、物理措施和技术措施来保障受保护电子健康信息（electronic protected health information，ePHI）。管理安全指制定政策和程序清楚地说明实体如何遵守该法案。物理安全指控制物理访问以防止对受保护数据的不当访问。技术安全指控制对计算机系统的访问和使实体能够保护通过开放网络以电子方式传输的 PHI 的通信不被预期接收者以外的人拦截。

（3）隐私和安全的区别：HIPPA 法案中隐私主要关注受保护健康信息（PHI）的控制和使用权力，任何形式的 PHI 在未经授权的情况下不得使用和暴露。安全特指受保护电子健康信息（ePHI）的防护，防止 ePHI 在未经授权情况下被暴露、破坏或丢失。隐私信息部分依赖于安全来确保被保护。

三、俄罗斯

1.《俄罗斯联邦关键信息基础设施安全法》 世界各国均在加紧关键信息基础设施相关的立法活动，这是网络与传统物理基础设施高度融合以及全球化的必然趋势。2017 年 7 月俄罗斯国家杜马最终审议通过了《关键信息基础设施安全法》，于 2018 年 1 月正式实施。该法案确立了关键信息基础设施安全保障的基本原则，俄罗斯联邦国家机关在这一领域的职权，关键信息基础设施所有者、电信运营商、确保这些关键信息基础设施相互协作的信息系统运营商的权利、义务和责任。法案规定通过确立俄罗斯联邦关键信息基础设施安全保障领域的授权联邦权力执行机关，制定关键信息基础设施分级标准、标准指标以及分级的制度来确保关键信息基础设施的安全。所有的关键信息基础设施均按照俄罗斯联邦政府规定的制度进行分级。分级由关键信息基础设施所有者或者具备保密信息技术保护许可证的组织来实施。

2.《俄联邦个人数据保护法》 "斯诺登事件"之后俄罗斯对网络信息安全日趋重视，于 2014 年 7 月颁布《俄联邦个人数据保护法》，并于 2015 年 9 月 1 日正式生效。该法规定任何收集俄罗斯公民个人信息的本国或者外国公司在处理与个人信息相关的数据，包括采集、积累和存储时，必须使用俄罗斯境内的服务器。法律中所指的个人信息，不止包括姓名、住址、出生日期等，还包括与公民身份相关的任何信息。俄罗斯联邦通讯、信息技术和大众传媒监督局将履行监督职责，违法的公司将会被起诉，还将被处以最高达 30 万卢布的罚款。但是在执法、行使国家机关和地方政府的权力，以及以达成国际协议为目的的行为时，可以在俄罗斯境外的服务器上处理个人信息数据。此前俄罗斯大量的在线个人数据都需依托国外的服务器进行存储，尤其是美国服务器，这带来了颇多安全隐患，威胁国家安全。俄罗斯此举旨在实现国内数据对国外服务器的"零依赖"，从源头实现对个人乃至国家信息的保护。

四、中国

1.《中华人民共和国网络安全法》 2016 年 11 月 7 日全国人民代表大会审议通过《中华人民共和国网络安全法》，并于 2017 年 6 月 1 日正式实施。作为我国第一部全面规范网络安全的基础性法律，《中华人民共和国网络安全法》包含一个全局性框架，旨在监管网络安全、保护个人隐私和敏感信息，维护国家网络空间主权 / 安全。《中华人民共和国网络安全法》的颁布与实施开启了我国保障网络安全、打击网络犯罪的新纪元。

《中华人民共和国网络安全法》由 7 个章节 79 项条款组成，包括：总则、网络安全支持与促进、网络运行安全、网络信息安全、监测预警与应急处置、法律责任以及附则。

除法律责任及附则外,根据适用对象可将各条款分为以下6大类:①第一类是国家承担的责任和义务;②第二类是有关部门和各级政府职责划分;③第三类是网络运营者责任与义务;④第四类是网络产品和服务提供者责任与义务;⑤第五类是关键信息基础设施网络安全相关条款;⑥第六类是其他。

(1)基本原则

1)网络空间主权原则:《中华人民共和国网络安全法》第一条"立法目的"开宗明义,明确规定要维护我国网络空间主权。网络空间主权是一国国家主权在网络空间中的自然延伸和表现。第二条明确规定《中华人民共和国网络安全法》适用于我国境内网络以及网络安全的监督管理。这是我国网络空间主权对内最高管辖权的具体体现。

2)网络安全与信息化发展并重原则:《中华人民共和国网络安全法》第三条明确规定,国家坚持网络安全与信息化并重,遵循积极利用、科学发展、依法管理、确保安全的方针;既要推进网络基础设施建设,鼓励网络技术创新和应用,又要建立健全网络安全保障体系,提高网络安全保护能力。

3)共同治理原则:网络安全仅仅依靠政府是无法实现的,需要政府、企业、社会组织、技术社群和公民等网络利益相关者的共同参与。《中华人民共和国网络安全法》坚持共同治理原则,要求采取措施鼓励全社会共同参与,政府部门、网络建设者、网络运营者、网络服务提供者、网络行业相关组织、高等院校、职业学校、社会公众等都应根据各自的角色参与网络安全治理工作。

(2)重点解读

1)适用范围:《中华人民共和国网络安全法》第二条中规定在中华人民共和国境内建设、运营、维护和使用网络,以及网络安全的监督管理,适用本法。

2)网络运营者责任与义务:《中华人民共和国网络安全法》基于共同治理的原则,明确了网络运营者所应承担的网络信息安全义务。其中第九条总括性地规定了网络运营者的网络安全义务,即:网络运营者开展经营和服务活动,必须遵守法律、行政法规,尊重社会公德,遵守商业道德,诚实信用,履行网络安全保护义务,接受政府和社会的监督,承担社会责任。在分则章节中进一步细化了的网络运营者的网络信息安全义务,具体包括:

a)建立信息安全管理制度义务:《中华人民共和国网络安全法》第二十一条,网络运营者通常是通过公司章程、用户协议、网络管理制度等对网络平台、用户进行管理。网络运营者要落实安全管理责任,首先就需要建立健全内部安全管理制度。

b)用户身份信息审核义务:《中华人民共和国网络安全法》第二十四条规定,网络运营者为用户办理网络接入、域名注册服务,办理固定电话、移动电话等入网手续,或者为用户提供信息发布、即时通讯等服务,在与用户签订协议或者确认提供服务时,应当要求用户提供真实身份信息。用户不提供真实身份信息的,网络运营者不得为其提供相关服务。

c)用户发布信息管理义务:网络运营者对其平台上的信息负有管理义务。《中华人民共和国网络安全法》第四十七条规定,网络运营者应当加强对其用户发布的信息的管理。信息管理手段包括对网上公共信息进行巡查。

d)保障个人信息安全义务:网络运营者在运营中会收集大量的个人信息,保障个人信息安全是网络运营者的基本义务。《中华人民共和国网络安全法》第四十条至四十四条对网络运营者的个人信息保护义务作了较为具体的规定。

e）违法信息处置义务：网络运营者发现其用户发布的违法信息，应当立即进行处置。《中华人民共和国网络安全法》第四十七条规定，网络运营者发现法律、行政法规禁止发布或者传输的信息的，应当立即停止传输该信息，采取消除等处置措施，防止信息扩散，保存有关记录，并向有关主管部门报告。

f）信息记录义务：网络空间的管理和安全维护依赖于对各类信息的分析、挖掘。《中华人民共和国网络安全法》第二十一条规定网络运营者应当留存网络日志不少于六个月。网络日志包括用户日志和系统日志。

g）投诉处理义务：第四十九条。网络运营者建立网络信息安全投诉、举报制度后，应及时受理并处理有关网信息安全的投诉和举报。

h）报告义务：第四十二、四十七、四十八条。网络运营者应当将违法信息和信息安全事件向有关主管部门报告。

i）配合监督检查义务：第四十九条。网络运营者对有关部门依法实施的监督检查，应当予以配合。

3）网络产品和服务提供者责任与义务：《中华人民共和国网络安全法》第二十二条中规定，网络产品、服务应当符合相关国家标准的强制性要求。网络产品、服务的提供者不得设置恶意程序；发现其网络产品、服务存在安全缺陷、漏洞等风险时，应当立即采取补救措施，按照规定及时告知用户并向有关主管部门报告。

网络产品、服务的提供者应当为其产品、服务持续提供安全维护；在规定或者当事人约定的期限内，不得终止提供安全维护。

网络产品、服务具有收集用户信息功能的，其提供者应当向用户明示并取得同意；涉及用户个人信息的，还应当遵守本法和有关法律、行政法规关于个人信息保护的规定。

《中华人民共和国网络安全法》第二十三条中规定，网络关键设备和网络安全专用产品应当按照相关国家标准的强制性要求，由具备资格的机构安全认证合格或者安全检测符合要求后，方可销售或者提供。

《中华人民共和国网络安全法》第二十七条中规定，任何个人和组织不得从事非法侵入他人网络、干扰他人网络正常功能、窃取网络数据等危害网络安全的活动；不得提供专门用于从事侵入网络、干扰网络正常功能及防护措施、窃取网络数据等危害网络安全活动的程序、工具；明知他人从事危害网络安全的活动的，不得为其提供技术支持、广告推广、支付结算等帮助。

4）关键信息基础设施网络安全：关键信息基础设施是指面向公众提供的网络信息服务或支撑能源、交通、水利、金融、公共服务、电子政务公用事业等重要行业和领域以及其他一旦遭到破坏、丧失功能或者数据泄露，可能严重危害国家安全、国计民生、公共利益的关键信息基础设施。可将关键信息基础设施分为公众服务、民生服务及基础生产，具体包括如下：①公众服务：例如党政机关网站、企事业单位网站、新闻网站等；②民生服务：包括金融、电子政务、公共服务等；③基础生产：能源、水利、交通、数据中心、电视广播等。

《中华人民共和国网络安全法》在第三章第二节中用了相当的篇幅规范了关键信息基础设施的安全与保护法律制度。为强化对关键信息基础设施安全保护的责任，《中华人民共和国网络安全法》从国家主体和关键信息基础设施运营者两大层面分别明确了对关键信息基础设施安全保护的法律义务与责任。国家主体层面，《中华人民共和国网络安全法》第三十二条规定,按照国务院规定的职责分工,负责关键信息基础设施安全保护工作的部门分别编制并组织实施本行业、本领域的关键信息基础设施安全规划,指导和监督关键信息基础设施运行安全保护工作。

2017年7月11日国家互联网信息办公室发布了《关键信息基础设施安全保护条例》(征求意见稿)。作为《中华人民共和国网络安全法》的重要配套法规,《保护条例》对关键信息基础设施的范围、各监管部门的职责、运营者的安全保护义务以及安全检测评估制度提出了更加具体、操作性也更强的要求,为开展关键信息基础设施的安全保护工作提供了重要的法律支撑。

2.《中华人民共和国国家安全法》 2015年7月1日全国人民代表大会审议通过《中华人民共和国国家安全法》,该法对政治安全、文化安全、科技安全、网络安全等多个领域的国家安全任务进行了明确,全法共7章84条,自2015年7月1日起施行。

在网络安全方面,《中华人民共和国国家安全法》第二十五条规定国家建设网络与信息安全保障体系,提升网络与信息安全保护能力,加强网络和信息技术的创新研究和开发应用,实现网络和信息核心技术、关键基础设施和重要领域信息系统及数据的安全可控;加强网络管理,防范、制止和依法惩治网络攻击、网络入侵、网络窃密、散布违法有害信息等网络违法犯罪行为,维护国家网络空间主权、安全和发展利益。2016年11月审议通过的《中华人民共和国网络安全法》是对本条的进一步解释与规范。

3.《中华人民共和国电子签名法》 为规范电子签名行为,确立电子签名的法律效力,维护有关各方的合法权益,2004年8月28日全国人民代表大会审议通过《中华人民共和国电子签名法》,自2005年4月1日起施行。当前版本为2015年4月24日第十二届全国人民代表大会常务委员会第十四次会议修正。

数据电文指以电子、光学、磁或者类似手段生成、发送、接收或者储存的信息。电子签名指数据电文中以电子形式所含、所附用于识别签名人身份并表明签名人认可其中内容的数据。《中华人民共和国电子签名法》中第十三条规定,电子签名同时符合下列条件的视为可靠的电子签名:①电子签名制作数据用于电子签名时,属于电子签名人专有;②签署时电子签名制作数据仅由电子签名人控制;③签署后对电子签名的任何改动能够被发现;④签署后对数据电文内容和形式的任何改动能够被发现。电子签名需要第三方认证的,由依法设立的电子认证服务提供者提供认证服务。

4.《网络安全等级保护条例》(征求意见稿) 为贯彻落实《中华人民共和国网络安全法》,深入推进实施国家网络安全等级保护制度,公安部组织相关专家起草了《网络安全等级保护条例》(征求意见稿)。为保障公众知情权和参与权,凝聚各界共识和智慧,提高立法质量,公安部于2018年6月向社会公开征求意见。

发布的《网络安全等级保护条例》(征求意见稿)共8章73条,作为《中华人民共和国网络安全法》的重要配套法规,《保护条例》对网络安全等级保护的适用范围、各监管部门的职责、网络运营者的安全保护义务以及网络安全等级保护建设提出了更加具体、操作性也更强的要求,为开展等级保护工作提供了重要的法律支撑。

(1)适用范围:《网络安全等级保护条例》(征求意见稿)适用于在中华人民共和国境内建设、运营、维护、使用网络,开展网络安全等级保护工作以及监督管理,个人及家庭自建自用的网络除外。与等保1.0相比,新的条例范围扩大,境内建设、运营、维护、使用网络的单位原则上都要在等保的使用范围,意味着所有网络运营者都要对相关网络开展等保工作。

(2)监管部门:《保护条例》确立了各部门统筹协作、分工负责的监管机制,所涉及的监管部门包括中央网络安全和信息化领导机构、国家网信部门、国务院公安部门、国家保密行政管理部门、国家密码管理部门、国务院其他相关部门,以及县级以上地方人民政府有关部门等。

(3)等级保护:《保护条例》确立了国家实行网络安全等级保护制度,对网络实施分等级保护、分等级监管的制度,并对5个安全保护等级进行了说明,①第一级:一旦受到破坏会对相关公民、法人和其他组织的合法权益造成损害,但不危害国家安全、社会秩序和公共利益的一般网络;②第二级:一旦受到破坏会对相关公民、法人和其他组织的合法权益造成严重损害,或者对社会秩序和公共利益造成危害,但不危害国家安全的一般网络;③第三级:一旦受到破坏会对相关公民、法人和其他组织的合法权益造成特别严重损害,或者会对社会秩序和社会公共利益造成严重危害,或者对国家安全造成危害的重要网络;④第四级:一旦受到破坏会对社会秩序和公共利益造成特别严重危害,或者对国家安全造成严重危害的特别重要网络;⑤第五级:一旦受到破坏后会对国家安全造成特别严重危害的极其重要网络。

网络安全等级保护测评步骤为:网络定级、定级评审、定级备案、等级测评和安全整改。①网络定级:网络运营者应当在规划设计阶段确定网络的安全保护等级。②定级评审:对拟定为第二级以上的网络,其运营者应当组织专家评审;有行业主管部门的,应当在评审后报请主管部门核准。③定级备案:第二级以上网络运营者应当在网络的安全保护等级确定后10个工作日内,到县级以上公安机关备案。④等级测评:第三级以上网络的运营者应当每年开展一次网络安全等级测评,发现并整改安全风险隐患,并每年将开展网络安全等级测评的工作情况及测评结果向备案的公安机关报告。⑤安全整改:网络运营者应当对等级测评中发现的安全风险隐患,制定整改方案,落实整改措施,消除风险隐患。

(4)数据和信息安全保护:网络运营者应当建立并落实重要数据和个人信息安全保护制度;采取保护措施,保障数据和信息在收集、存储、传输、使用、提供、销毁过程中的安全;建立异地备份恢复等技术措施,保障重要数据的完整性、保密性和可用性。未经允许或授权,网络运营者不得收集与其提供的服务无关的数据和个人信息;不得违反法律、行政法规规定和双方约定收集、使用和处理数据和个人信息;不得泄露、篡改、损毁其收集的数据和个人信息;不得非授权访问、使用、提供数据和个人信息。网络运营者擅自收集、使用、提供数据和个人信息的,由网信部门、公安机关依据各自职责责令改正,依照《中华人民共和国网络安全法》第六十四条第一款的规定处罚。

5.《中华人民共和国密码法》 为了规范密码应用和管理,促进密码事业发展,保障网络与信息安全,维护国家安全和社会公共利益,保护公民、法人和其他组织的合法权益,2019年10月26日全国人民代表大会常务委员会审议通过《中华人民共和国密码法》,于2020年1月1日施行,该法是我国密码领域的综合性、基础性法律,共分为5章44条。

国家对密码实行分类管理,分为核心密码、普通密码和商用密码。核心密码、普通密码用于保护国家秘密信息,核心密码保护信息的最高密级为绝密级,普通密码保护信息的最高密级为机密级。商用密码用于保护不属于国家秘密的信息。公民、法人和其他组织可以依法使用商用密码保护网络与信息安全。

6. 健康医疗领域相关法律法规

(1)《人口健康信息管理办法(试行)》:2014年5月原国家卫生计生委印发《人口健康信

息管理办法（试行）》，旨在规范人口健康信息管理工作，促进人口健康信息互联互通和共享利用，同时保护个人隐私不受侵犯。《人口健康信息管理办法（试行）》全文共二十三条，对人口健康信息的界定、数据存储、数据更新维护和利用等进行了规定。

1）适用范围：《人口健康信息管理办法（试行）》适用于各级各类医疗卫生计生服务机构所涉及的人口健康信息的采集、管理、利用、安全和隐私保护工作。各级各类医疗卫生计生服务机构是人口健康信息管理中的责任单位，应当按照法律法规的规定，遵循医学伦理原则，保证信息安全，保护个人隐私。

2）人口健康信息范围：《人口健康信息管理办法（试行）》第三条：本办法所称人口健康信息，是指依据国家法律法规和工作职责，各级各类医疗卫生计生服务机构在服务和管理过程中产生的人口基本信息、医疗卫生服务信息等人口健康信息，主要包括全员人口、电子健康档案、电子病历以及人口健康统计信息等。

3）存储要求：按照人口健康信息化建设三大数据库和四级平台的总体规划，人口健康信息实行分级存储。责任单位负责存储管理服务和管理工作中产生的相关人口健康信息，并应当具备符合国家相关标准要求的数据存储、容灾备份和管理条件，建立可靠的人口健康信息容灾备份工作机制，定期进行备份和恢复检测，确保数据能够及时、完整、准确恢复，实现长期保存和历史数据归档保存管理。各级各类机构不得将人口健康信息在境外的服务器中存储，不得托管、租赁在境外的服务器。

4）信息安全和保护隐私要求：《人口健康信息管理办法（试行）》中信息安全和保护隐私要求包括加强信息安全保障、建立痕迹管理制度和落实信息安全审查要求。

a）加强信息安全保障。要按照信息安全等级保护要求，建立信息安全保障体系，制定完善安全管理制度、操作规程和技术规范，确保人口健康信息系统安全。在人口健康信息采集、管理、利用等过程中，要落实隐私保护要求，确保人口健康信息的安全性，不得泄露隐私信息。

b）建立痕迹管理制度。任何建立、修改和访问人口健康信息的用户，都应当通过严格的实名身份鉴别和授权控制，做到其行为可管理、可控制、可追溯。

c）落实信息安全审查要求。按照国家有关信息安全审查制度要求，加强对人口健康信息系统的信息技术产品和信息技术服务提供者的安全管理，确保安全、可控。

（2）《国家健康医疗大数据标准、安全和服务管理办法（试行）》：为加强健康医疗大数据服务管理，促进"互联网＋医疗健康"发展，充分发挥健康医疗大数据作为国家重要基础性战略资源的作用，国家卫生健康委在充分总结福建、江苏、山东、安徽、贵州五省健康医疗大数据中心试点经验基础上研究制定了《国家健康医疗大数据标准、安全和服务管理办法（试行）》。

《试行办法》明确了健康医疗大数据的定义、内涵和外延，以及制定办法的目的依据、适用范围、遵循原则和总体思路等，明确了各级卫生健康行政部门的边界和权责，各级各类医疗卫生机构及相应应用单位的责权利，并对标准、安全和服务3个方面进行了规范。①标准管理方面，明确开展健康医疗大数据标准管理工作的原则，以及各级卫生健康行政部门的工作职责。提倡多方参与标准管理工作，完善健康医疗大数据标准管理平台，并对标准管理流程、激励约束机制、应用效果评估、开发与应用等作出规定。②安全管理方面，明确健康医疗大数据安全管理的范畴，建立健全相关安全管理制度、操作规程和技术规范，落实"一把手"负责制,建立健康医疗大数据安全管理的人才培养机制,明确了分级分类分域的存储要求,对网络安全等级保护、关键信息基础设施安全、数据安全保障措施、数据流转全程留痕、数据安全监测和预警、数据泄露事故可查询可追溯等重点环节提出明确的要求。③服务管理方面,明确相关方职责以及实施健康医疗大数据管理服务的原则和遵循,实行"统一分级授权、分类应用管理、权责一致"的管理制度,明确了责任单位在健康医疗大数据产生、收集、存储、使用、传输、共享、交换和销毁等环节中的职能定位,强化对健康医疗大数据的共享和交换。同时,在管理监督方面,强调了卫生健康行政部门日常监督管理职责,要求各级各类医疗卫生机构接入相应区域全民健康信息平台,并向卫生健康行政部门开放监管端口。定期开展健康医疗大数据应用的安全监测评估,并提出建立健康医疗大数据安全管理工作责任追究制度。

7. 其他法律法规 为全面保障网络安全,我国除发布了《中华人民共和国网络安全法》《中华人民共和国电子签名法》《中华人民共和国国家安全法》《网络安全等级保护条例》(征求意见稿)以及健康医疗领域的《人口健康信息管理办法(试行)》等法律法规外,在《中华人民共和国刑法》《中华人民共和国民法总则》等其他法律条文中也存在一些有关网络安全与健康医疗大数据安全的条款。此外,为保障儿童个人信息安全,2019年8月国家网信办发布《儿童个人信息网络保护规定》,明确任何组织和个人不得制作、发布、传播侵害儿童个人信息安全的信息。

第四节 相 关 政 策

一、欧盟

1.《欧盟大数据价值链战略研究和创新议程》 2015年1月欧盟大数据价值联盟(Big Data Value Alliance,BDVA)正式发布《欧盟大数据价值链战略研究和创新议程》(European Big Data Value Strategic Research and Innovation Agenda,SRIA),该议程明确了欧盟大数据契约的合同制公私伙伴(Contractual Public Private Partnership,cPPP)的总体目标,包括数据、技能、法律和政策等方面;具体目标包括通过研究和创新使技术领先,将大数据应用转化为新的商业机会,加速商业生态系统和商业模式的形成,成功解决社会卫生、能源、运输和环境等面临的挑战等;确定了大数据技术和非技术优先发展领域,以及研究和创新路线图等内容。

2.《欧盟促进数据生态系统的政策建议》 为促进大数据健康有序发展,欧盟委员会欧盟智库政策战略中于2017年1月发布《进入数据经济时代:欧盟促进数据生态系统的政策建议》(Enter the Data Economy:EU Policies for a Thriving Data Ecosystem),《政策建议》中针对大数据的监管提出了4项政策建议。①解决数据流动的限制问题。《通用数据保护条例》的目标是在欧盟内建立统一的数据和隐私保护机制,接着欧盟需要在市场内消除影响个人数据流动的限制因素,并指出在单一市场内消除地理障碍、创建第五种数据自由将是欧盟政策日程的首要任务。②从数据所有权到开放数据。明确数据所有权,促进数据开放共享,最大限度发挥出数据蕴含的价值。③数据的可移植性和互操作性。通过数据服务层面增强竞争,实现价值向数据生产者和数据用户转移,实现价值在价值链的公平分配,这就需要统一规范数据格式标准,增强数据的可移植性和互操作性。④公正的数据责任分担。为保障市场良性竞争,还需要通过规范大数据应用中事故赔偿,保障数据产品的安全性。由此可见,欧盟一方面致力于促进数据开放共享的发展,但是在促进数据流动过程中也十分重视数据的安全性和隐私性,2018 年 5 月 25 日正式生效的 GDPR 有效地保护了个人数据,在《政策建议》中也专门指出需要建立公正的数据责任分担以保障数据市场的确定性和安全性。

二、美国

1.《网络安全国家行动计划》　2016 年 2 月美国政府发布《网络安全国家行动计划》(CNAP)。该计划是总结了美国七年来的网络安全经验,吸取了网络安全趋势、威胁、入侵等方面的教训而形成的。《网络安全国家行动计划》包括以下几点内容。①设立"国家网络安全促进委员会",成员包括龙头企业代表和顶尖技术专家,该委员会致力于制定网络安全的十年行动路线,促进美国联邦政府、州政府及企业之间在网络安全方面的交流与合作。②提升国家整体网络安全水平,包括升级网络基础设施、提升个人网络安全防护能力、加大网络安全投入等,设立"联邦首席信息安全官",协调联网政府内部的安全政策执行。③打击网络空间恶意行为,对外加强国际合作,对内扩建网络部队;推动国际社会订立国家行为准则。④提升网络事件响应能力,出台联邦网络安全事件合作政策,制定安全事件危害性评估方法指南,完善网络安全事件政企协同应对机制。⑤保护个人隐私,成立"联邦隐私委员会",制定实施更具战略性和综合性的联邦隐私保护准则,推动隐私保护技术的研发和创新。

这份为期十年的网络安全发展线路图显示出美国持续强化国际网络空间的前瞻性布局,试图维持美国全球领先地位的努力。美国通过推广"最佳实践"作为网络基础设施保护的重要段,鼓励公私合作,发挥企业的技术特长和优势,强调政企技术能力均衡发展。美国还将网络安全宣传与培训作为增强网络安全的核心任务之一,不仅注重意识培养,更重视技能培训。

2.《联邦政府大数据发展和研究战略计划》　2012 年 3 月美国推出《大数据研究与发展倡议》。在此基础上,2016 年 5 月美国发布《联邦政府大数据研究与开发战略计划》,《计划》的目标是对美国大数据相关项目和投资进行指导。该《计划》主要围绕大数据研发领域的七个战略进行,确保美国在研发领域继续发挥领导作用,从而通过研发提高美国解决紧迫社会和环境问题的能力。①战略一:利用新兴的大数据基础、技巧和技术来创造下一代能力;②战略二:支持研发,以更好地探索和理解数据和知识的可信度,实现更佳决策,促进突破性发现并采取有信心的行动;③战略三:建立和加强对网络基础设施的研究,使大数据创新可以为机构使命提供支持;④战略四:通过促进数据共享和管理政策来提高数据的价值;⑤战略五:了解大数据的收集、共享和使用方面的隐私、安全和道德问题;⑥战略六:改善全国的大数据教育和培训局面,以满足对更广泛劳动力深层分析型人才和分析能力日益增长的需求;⑦战略七:创建和加强国家大数据创新生态系统的联系。

3.《美联邦卫生信息化战略规划(2015—2020)》　2014 年 12 月美国国家卫生和人类服务部的 HIT 协调办公室(Office of the National Coordinator for Health Information Technology,ONC)公布了《美联邦卫生信息化战略规划(2015—2020)》,对美国 2015—2020 年全国卫生信息化的发展进行了规划。《规划》中提出了 4 大 HIT 战略目标和实施措施,每个战略目标分为几个具体目标,具体目标依次编号为 A、B、C……。其中第 4 个战略目标为提升国家 HIT 基础设施水平:A 完成并实施全国互操作性路线图;B 保障卫生信息的隐私和安全;C 优先研制技术标准以支持卫生信息和卫生信息技术的安全性和互操作性;D 提高用户和市场对 HIT 产品、系统和服务的安全性和安全使用的信心;E 推进支持健康、安全和护理服务的国家通讯设施。以上 5 个具体目标中与安全和隐私相关的有 4 项。

三、俄罗斯

1.《俄联邦信息安全学说》 2000 年俄罗斯颁布第 1 版《信息安全学说》,该学说是俄罗斯历史上首份维护信息安全的国家战略文件,它的颁布标志着信息安全正式成为俄国家安全的组成部分。《信息安全学说》是俄官方对信息安全保障的目的、任务、原则和基本内容的看法和观点,是国家安全纲要在信息领域的发展。

2016 年 12 月普京总统签署命令正式颁布第 2 版《俄联邦信息安全学说》,这是俄罗斯自独立以来颁布的第二部信息安全学说。新版学说在继承之前国家信息安全战略基础上,根据新时期信息技术的发展以及信息安全环境的变化,提出了今后一段时期俄罗斯在信息领域的国家战略规划。该学说是制定俄罗斯信息安全领域国家政策,完善国家信息安全体系建设,以及与其他国家和组织在该领域开展合作的基础。

新版学说包括 5 部分:总则、信息领域的国家利益、主要信息威胁和信息安全现状、保障信息安全的战略目标和主要方向、保障信息安全的组织基础。在总则中新版学说对“信息威胁”“信息安全”“信息安全保障”“保障信息安全的手段”等 8 个基本概念进行了定义。在国家利益部分,新版学说将俄罗斯在信息领域的国家利益归为 5 个方面:①保护公民获取和使用信息的权利和自由,为维护民主制度提供信息支持,保护多民族的历史文化和精神价值;②保障重要信息基础设施在和平时期及战争时期能够稳定和连续地运行;③发展本国的信息技术产业,完善生产科研活动,提高信息安全保障服务;④将俄国家政策和官方立场传递到国际社会,利用信息技术保障俄罗斯文化领域的国家安全;⑤推动建立国际信息安全体系,保护俄联邦的信息空间主权。新版学说的第三部分对主要信息威胁和信息安全现状从国家、社会和个人 3 个层面进行了详细阐述。在第四部分中,新版学说在评估信息安全现状的基础上确定了今后一段时期俄罗斯在国家和社会安全领域、国防领域、经济领域、科技和教育领域以及国际关系领域等 5 个领域中保障信息安全的战略目标和主要方向。在第五部分中,学说指出俄联邦的立法、执法和司法部门,国家和地方的政府机关,社会组织和公民都应参与构建完善可靠的信息安全保障体系,所有的参与者享有宪法赋予的法律平等权利。与前版学说相比,新版学说在俄联邦信息安全保障体系的组织基础这一部分增加了俄联邦中央银行及军工委员会,表明近年来俄金融与军工行业遭受的信息安全威胁较大。此外,学说确立了信息安全领域的总统负责制,规定俄联邦总统负责决定信息安全保障体系的组成架构,国家安全委员会每年向总统报告信息安全学说的执行情况,体现出俄罗斯对国家信息安全的高度重视。

2.《俄联邦网络安全战略构想》 俄罗斯联邦委员会于 2014 年 1 月公布了《俄罗斯联邦网络安全战略构想》(讨论稿),明确了《俄罗斯联邦网络安全战略》的相关问题,旨在确定国内外政策方面的重点、原则和措施,切实保障俄罗斯联邦公民、组织和国家的网络安全。

《战略构想》进一步明确“网络安全”的定义及《战略构想》在现行法律体系中的地位。

《战略构想》基于俄联邦《信息、信息技术和信息保护法》的关键原则，包括在建立和使用信息系统是确保俄罗斯国家的安全及个人隐私的安全。《战略构想》与《俄罗斯联邦信息安全学说》相符并完善和强化了其中部分条款。

《战略构想》确定了保障网络安全的优先事项：①发展国家网络攻击防护和网络威胁预警系统；②发展和改革相关机制，提升重要信息基础设施的可靠性；③改进网络空间内国家信息资源的安全保障措施；④制定国家、经贸公司和公民社会在网络安全领域的合作机制；⑤提高公民的信息化水平，发展网络安全行为文化；⑥扩大国际合作，旨在制定和完善相关协议和机制，提高全球网络安全水平。

《战略构想》明确规定了网络安全保障方向：采取全面系统的措施保障网络安全，包括对国家重要信息通信网络定期进行风险评估，推行网络安全标准，完善对计算机攻击的监测预警和消除，建立网络安全事故案件响应中心等；完善保障网络安全的标准法规文件和法律措施；开展网络安全领域的科研工作，落实《俄联邦保障信息安全领域科研工作的主要方向》文件；为研发、生产和使用网络安全设备提供条件；包括推广使用国产软硬件，及网络安全保障设备，更换国家重要信息通信系统和重要基础设施中的外国产品；完善网络安全骨干培养工作和组织措施；组织开展国内外各方在网络安全方面的协作；构建和完善网络安全行为和安全使用网络空间服务的文化。

3.《2020 年前俄罗斯联邦国际信息安全领域国家政策框架》 2013 年 8 月俄罗斯联邦政府公布了《2020 年前俄罗斯联邦国际信息安全领域国家政策框架》，这份文件细化了《2020 年前俄罗斯联邦国家安全战略》《俄罗斯联邦信息安全学说》《俄罗斯联邦外交政策构想》以及俄罗斯联邦其他战略计划文件中的某些条款，明确了国际信息安全领域所面临的主要威胁、俄罗斯联邦在国际信息安全领域国家政策的目标、任务及优先发展方向以及其实现机制。《政策框架》中确定了俄罗斯联邦国家政策主要 6 个方向：①建立双边、多边、地区和全球层面国际信息安全体系任务；②创造条件降低实施损害国家主权、破坏国家领土完整、威胁国际和平、安全和战略稳定性的敌对行为和侵略行动风险任务；③建立国际合作机制、对抗将信息和电信技术用于恐怖主义目的的威胁任务；④完成对抗利用信息和电信技术用于极端主义目的，其中包括用于干涉主权国家内部事务目的的威胁任务；⑤完成提高对抗利用信息和电信技术犯罪领域的国际合作效率任务；⑥保障信息和通信技术领域内的国家技术主权。

四、中国

1.《国家网络空间安全战略》 为阐明我国关于网络空间发展和安全的重大立场，指导我国网络安全工作，维护国家在网络空间的主权、安全、发展利益，2016 年 12 月国家互联网信息办公室发布《国家网络安全战略》，对新时期我国面临的网络空间机遇与挑战、目标、原则和战略任务进行了阐述。

《安全战略》中提出了我国 9 大战略任务：坚定捍卫网络空间主权、坚决维护国家安全、保护关键信息基础设施、加强网络文化建设、打击网络恐怖和违法犯罪、完善网络治理体系、夯实网络安全基础、提升网络空间防护能力和强化网络空间国际合作。

2.《促进大数据发展行动纲要》 为全面推进我国大数据发展和应用，加快数据强国建设，2015 年 8 月国务院发布《促进大数据发展行动纲要》。

《行动纲要》中提出要健全大数据安全保障体系,强化安全支撑,主要实施 3 大网络和大数据安全保障工程:①网络和大数据安全支撑体系建设。在涉及国家安全稳定的领域采用安全可靠的产品和服务,到 2020 年实现关键部门的关键设备安全可靠。完善网络安全保密防护体系。②大数据安全保障体系建设。明确数据采集、传输、存储、使用、开放等各环节保障网络安全的范围边界、责任主体和具体要求,建设完善金融、能源、交通、电信、统计、广电、公共安全、公共事业等重要数据资源和信息系统的安全保密防护体系。③网络安全信息共享和重大风险识别大数据支撑体系建设。通过对网络安全威胁特征、方法、模式的追踪、分析,实现对网络安全威胁新技术、新方法的及时识别与有效防护。强化资源整合与信息共享,建立网络安全信息共享机制,推动政府、行业、企业间的网络风险信息共享,通过大数据分析,对网络安全重大事件进行预警、研判和应对指挥。

3.《"十三五"全国人口健康信息化发展规划》 为指导和规范"十三五"期间我国人口健康信息化工作,2017 年 1 月原国家卫生计生委发布《"十三五"全国人口健康信息化发展规划》,《规划》由规划背景、总体要求、主要任务、重点工程和保障措施 5 大部分组成,对我国"十三五"期间全民健康信息化工作进行了规划与部署。

《规划》中多处提及人口健康信息安全和健康医疗大数据安全,指出强化人口健康信息化和健康医疗大数据安全防护体系建设是"十三五"期间 5 大任务之一。需坚持网络安全与信息化工作同谋划、同部署、同推进、同实施,加快制定人口健康信息化和健康医疗大数据管理办法等法规政策制度,加大技术保障力度,强化信息安全管理。按照相关政策法规要求,贯彻国家信息安全等级保护制度、分级保护制度和信息安全审查制度,完善安全管理机制。制定人口健康网络与信息安全规划及健康医疗大数据安全管理办法,加快健康医疗大数据安全体系建设,制定标识赋码、科学分类、风险分级、安全审查规则,落实《卫生计生行业国产密码应用规划》,推进国产密码在安全体系中的应用。定期开展网络安全风险评估,强化容灾备份工作,完善安全保障体系和运行维护方案,提高行业整体网络安全事件监测及动态感知能力。完善涉及居民隐私的信息安全体系建设,实现信息共享与隐私保护同步发展,确保系统运行安全和信息安全。有序推进健康医疗大数据管理、个人隐私保护、关键信息基础设施安全防护、网络可信体系建设等重点领域法律法规的立法和修订工作。

4.《关于促进"互联网 + 医疗健康"发展的意见》 为充分释放互联网在优化资源配置、创新服务模式、提高服务效率和降低服务成本等方面的作用,2018 年 4 月国务院办公厅发布《关于促进"互联网 + 医疗健康"发展的意见》。

《意见》中指出,研究制定健康医疗大数据确权、开放、流通、交易和产权保护的法规。严格执行信息安全和健康医疗数据保密规定,建立完善个人隐私信息保护制度,严格管理患者信息、用户资料、基因数据等,对非法买卖、泄露信息行为依法依规予以惩处。加强医疗卫生机构、互联网医疗健康服务平台、智能医疗设备以及关键信息基础设施、数据应用服务的信息防护,定期开展信息安全隐患排查、监测和预警。患者信息等敏感数据应当存储在境内,确需向境外提供的,应当依照有关规定进行安全评估。

5.《关于促进和规范健康医疗大数据应用发展的指导意见》 健康医疗大数据是国家重要的基础性战略资源。为规范和推动健康医疗大数据融合共享、开放应用,2016 年 6 月国务院办公厅发布《关于促进和规范健康医疗大数据应用发展的指导意见》。

《指导意见》中指出要加强健康医疗数据安全保障。加快健康医疗数据安全体系建设,建立数据安全管理责任制度,制定标识赋码、科学分类、风险分级、安全审查规则。制定全民健康信息安全规划,强化国家、区域全民健康信息工程技术能力,注重内容安全和技术安全,确保国家关键信息基础设施和核心系统自主可控稳定安全。开展大数据平台及服务商的可靠性、可控性和安全性测评以及应用的安全性评测和风险评估,建立安全防护、系统互联共享、公民隐私保护等软件评价和安全审查制度。加强大数据安全监测和预警,建立安全信息通报和应急处置联动机制,建立健全"互联网 + 健康医疗"服务安全工作机制,完善风险隐患化解和应对工作措施,加强对涉及国家利益、公共安全、患者隐私、商业秘密等重要信息的保护,加强医学院、科研机构等方面的安全防范。

6.《卫生行业信息安全等级保护工作的指导意见》　为贯彻落实国家信息安全等级保护制度,2011 年 11 月原卫生部印发《卫生行业信息安全等级保护工作的指导意见》。《指导意见指出》在卫生行业全面开展信息安全等级保护定级备案、建设整改和等级测评等工作,明确信息安全保障重点,落实信息安全责任,建立信息安全等级保护工作长效机制,切实提高卫生行业信息安全防护能力、隐患发现能力、应急处置能力,为卫生信息化健康发展提供可靠保障,全面维护公共利益、社会秩序和国家安全。指明原则上不低于三级的卫生信息系统包括:①卫生统计网络直报系统、传染性疾病报告系统、卫生监督信息报告系统、突发公共卫生事件应急指挥信息系统等跨省全国联网运行的信息系统;②国家、省、地市三级卫生信息平台,新农合、卫生监督、妇幼保健等国家级数据中心;③三级甲等医院的核心业务信息系统;④卫生部网站系统;⑤其他经过信息安全技术专家委员会评定为第三级以上(含第三级)的信息系统。

7. 其他　为保障网络安全与健康医疗大数据安全,促进健康医疗大数据融合共享、开放应用,我国除发布了以上政策外,从国家到地方各级政府和部门还颁布了大量相关政策,涵盖网络安全与健康医疗大数据安全的方方面面,例如 2014 年的《关于加强电信和互联网行业网络安全工作的指导意见》,2016 年的《关于加强国家网络安全标准化工作的若干意见》《国家信息化发展战略纲要》《北京市大数据和云计算发展行动计划(2016—2020 年)》、河北省《关于促进和规范健康医疗大数据应用发展的实施意见》、四川省《关于促进和规范健康医疗大数据应用发展的实施意见》,2017 年的《"十三五"健康产业科技创新专项规划》、贵州省《关于促进和规范健康医疗大数据应用发展的实施意见》、福州市《福州市健康医疗大数据资源管理实施细则》等。

· 第十六章 ·

健康医疗大数据安全组织与管理

健康医疗大数据安全组织与管理是对健康医疗大数据建立相关安全管理制度、操作规程和使用规范，建立健康医疗大数据安全管理的岗位设置和人才培养机制，对网络安全等级保护、关键信息基础设施安全、数据安全保障措施、数据流转全程留痕、数据安全监测和预警、数据泄露事故可查询可追溯等提出明确要求，对健康医疗大数据安全项目建设管理整体流程进行规划设计并制定安全策略。

第一节　安全管理机构与岗位设置

一、安全管理机构

为规范健康医疗大数据安全管理工作，建立健康医疗大数据安全工作管理体系，以推动健康医疗大数据安全工作的有序开展。

1. 典型网络安全组织机构　网络安全管理组织机构主要负责制定安全规划、实施安全策略、处理安全事务，是确保组织网络安全的重要保障。一个组织首先需要明确组织内各部门的职能和各岗位人员的职责，才能统一有序地开展网络安全工作。在各组织机构网络安全工作的职能部门虽各不相同，但都有着相似的组成架构。典型网络安全管理组织机构结构如图 16-1 所示。

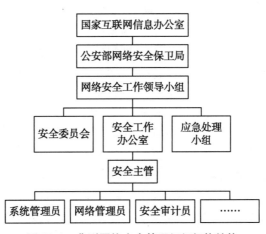

图 16-1　典型网络安全管理组织机构结构

网络安全工作的最高领导机构为国家互联网信息办公室，主要职责包括落实互联网健康医疗信息传播方针政策和推动互联网健康医疗信息传播法制建设，指导、协调、督促有关部门加强健康医疗信息内容管理，依法查处违法违规网站等。

国家互联网信息办公室下面是公安部网络安全保卫局，对网络安全保护工作行使下列职责：①监督、检查、指导信息系统安全保护工作；②组织实施信息系统安全评估、审验；③查处网络违法犯罪案件；④组织处置重大信息系统安全事故和事件；⑤负责网络病毒和其他有害数据防治管理工作；⑥对计算机信息系统安全服务和安全专用产品实施管理；⑦负责计算机信息系统安全培训管理工作；⑧法律、法规和规章规定的其他职责。

在公安部门的管理下，各组织设立网络安全工作领导小组，小组下设安全委员会、安全工作办公室和应急处理小组。领导小组的最高领导一般由分管本组织信息工作的主管领导或其他主管领导委任或授权，小组下属成员是网络安全工作的主要执行者。安全委员会对健康医疗大数据安全工作全面负责，讨论决定健康医疗大数据安全重大事项、落实方针政策和制定总体策略等。

安全委员会的职责包括：①根据国家健康医疗大数据安全管理的相关政策、法律和法规，批准医疗大数据安全总体规划策略、管理规范和技术标准；②确定健康医疗大数据安全各有关部门工作职责，指导、监督健康医疗大数据安全工作。

安全工作办公室的职责包括：①指定专人例如数据安全主管负责健康医疗大数据安全日常工作，负责落实执行健康医疗大数据安全委员会的各项决定，并向委员会报告工作；②负责制定健康医疗大数据安全策略、风险评估方案、合规评估方案、风险处置方案和应急处置方案等。

安全工作办公室下设系统管理员、网络管理员、安全审计员，负责各自的板块及协助安全主管的工作实施。应急处理小组负责审定网络与信息系统的安全应急策略及应急预案，决定相应应急预案的启动，负责现场指挥并组织相关人员排除故障恢复系统。

2. 健康医疗大数据安全组织机构 为充分保障健康医疗大数据安全，组织应成立健康医疗大数据安全领导小组，以实现安全事务统一管理、高效处理。领导小组是网络安全的最高决策机构，下设办公室和 3 个工作组，包括健康医疗大数据安全工作组、应急处理工作组、安全审计工作组。此外为弥补知识结构的不足，可成立专家小组，为健康医疗大数据安全决策提供专业咨询。健康医疗大数据安全管理组织机构结构如图 16-2 所示。

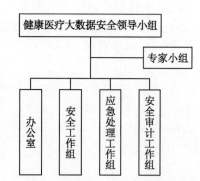

图 16-2 健康医疗大数据安全管理组织机构结构

（1）安全领导小组：健康医疗大数据安全领导小组的职责包括①根据国家和行业有关法律法规和政策标准，批准组织健康医疗大数据安全总体策略规划、管理规范和技术标准等；②确定组织健康医疗大数据安全各有关部门工作职责，指导、监督安全工作。

（2）办公室：办公室负责处理健康医疗大数据安全领导小组的日常事务。

（3）安全工作组：安全工作组的职责包括①贯彻执行组织安全领导小组的决议，协调和规范组织网络安全工作；②根据安全领导小组的工作部署，对健康医疗大数据安全工作进行具体安排、落实;③组织对重大的健康医疗大数据安全工作制度和技术操作策略进行审查,拟订健康医疗大数据安全总体策略规划,并监督执行;④负责协调、督促各职能部门和有关单位的健康医疗大数据安全工作,参与信息系统工程建设中的安全规划,监督安全措施的执行;⑤研究健康医疗大数据安全关键技术的发展趋势,为网络安全规划和网络安全基础设施规划的制定提出技术性的支持;⑥及时向安全工作领导小组和上级有关部门、单位报告健康医疗大数据安全事件;⑦跟踪先进的健康医疗大数据与大数据安全技术,组织安全知识的培训和宣传工作;⑧参与审批重大健康医疗大数据工程的网络安全技术路线和措施,参与制定健康医疗大数据安全的标准和规范,参与制定评测标准和规范等。

(4)应急处理工作组:应急处理工作组的职责包括①建立健康医疗大数据网络安全事件通报机制。发生网络安全事件后应及时处理,并依据严重程度向各自网络与信息安全事件的应急响应执行负责人及上级主管部门报告。②推行信息系统安全等级保护,实行健康医疗大数据网络安全风险评估。基础信息网络和重要信息系统建设要充分考虑抗毁性与故障恢复,制定健康医疗大数据网络安全应急响应具体实施方案。③修改应急方案内容,相关制度和岗位工作任务和职责,落实人员的岗位职责,做好系统的日常运维工作。④决定应急预案的启动,负责现场指挥并组织相关人员排除故障恢复系统。⑤定期组织对网络安全应急策略和应急预案进行测试和演练。⑥加强教育,培养人员的安全意识。

(5)安全审计工作组:安全审计工作组的职责包括①依照国家法律法规和内部管理办法,对健康医疗大数据平台、应用系统、产品、接口、日志进行定期审计。②负责协助安全组负责人建立和完善审计体系、流程、制度并规划网络安全审计计划。③负责网络安全风险识别、评估和风险处理等日常工作。④协助安全组调查和处理事业部系统的重大安全事故,督促整改或补救措施的执行。⑤责任人为安全审计提供支持,对安全审计中发现的问题进行分析,确定并采取必要的整改措施。健康医疗大数据安全领导小组应跟踪督促责任人按期完成整改。⑥严密保护审计记录,防止审计记录用于不良目的,避免泄露被审计对象的安全属性。严密保护审计工具,防止任何不当使用行为对系统的安全性造成威胁。

二、岗位设置

1. 岗位设置原则 为确保健康医疗大数据安全,须加强人事安全管理,同时在进行人员岗位设置时要遵循以下原则。

(1)实际需要原则:岗位设置只能根据目前一段时间内的实际工作需要,在现有编制人员和获得的职务数额内进行。实际需要指的是现阶段明确的任务,是必须实施的、是可进行的,不是规划的、将来的任务。

(2)最少岗位原则:机构岗位的数量是有限,数量的多少取决于该机构在整个系统中的地位和作用,以及该机构任务的多少、复杂程度、人员的需求和经费状况等。

(3)协调配合原则:也称为整分合原则,即任何职务岗位都不能孤立地设置,必须从整体出发考虑上下左右协调配合的关系。每个职务岗位要在整体目标、任务下有明确的分工,并在分工的基础上形成一个协调配合、优化组合的岗位关系。以机构的职能、目标为依据,进行层层分解,直到每一项具体工作。

(4)多人负责原则:对一些有密级较高的与安全有关的活动,需有两人或多人在场。工作人员需由系统主管领导指派,能胜任工作;工作人员应该认真记录签署工作情况,以证明安全工作已得到保障。

（5）任期有限原则：不能由一人长期担任安全管理职务。对一些重要安全岗位的工作人员，应该不定期循环任职，强制实行轮换、休假制度，并规定对工作人员进行轮流培训，以使任期有限制度切实可行。

（6）工作分开原则：在健康医疗大数据安全工作中，工作不能由一人担任，工作需分开便于相互制约。

（7）权限随岗原则：根据岗位变动情况及时调整相应的授权，做到在岗有权、离岗失权。

2. 系统管理员 系统管理员主要管理主机房内所有计算机设备，使之处于良好状态。具体工作职责包括：①随时观察主机系统运行情况，及时排除故障，查明故障原因，上报有关领导；②负责调整各主机的运行参数、用户注册、权限管理、作业优先级管理，确保各主机系统内运行效率；③负责主干网内的一切硬件设备例如服务器、HUB、配线系统等的增、减、改，并做出详细记录；④制订系统转储及恢复方案，监督值班人员正确完成每日的数据备份工作；⑤系统内主要设备均须备有备份并制定出详细的更换操作说明，以降低系统因硬件故障而停机的时间；⑥负责主机房环境的管理，确保机房内的电力、通风、空调、照明等设备处于良好状态。

3. 网络管理员 网络管理员主要对组织的网络进行管理。具体工作职责包括：①负责网络的运行管理，实施网络安全策略和安全运行细则；②安全配置网络参数，严格控制网络用户访问权限，维护网络安全正常运行；③监控网络关键设备、网络端口、网络物理线路、防范黑客入侵，及时向网络安全人员报告安全事件；④对操作网络管理功能的其他人员进行安全监督。

4. 数据库管理员 数据库管理员主要负责健康医疗大数据系统中数据库管理，保障数据安全和隐私，保证数据完整性，进行数据备份与恢复，优化数据库性能。具体工作职责包括：①负责主机数据的应用管理，例如表空间、用户的增加、删除及修改等操作；②参与应用系统中的数据结构、存储、处理及分布等设计方案的讨论与实施，并提出协调建议；③负责解决应用中遇到的有关主机数据库使用中出现的技术问题；④遇到主机数据库管理出现不能解决或较为严重问题时，负责与数据库厂商技术服务人员联系并协助处理；⑤负责主机数据库的性能监测与调整，监测并记录有关现行性能指标并根据应用对相应参数进行适当调整；⑥保证主机数据安全，制订转储计划，对系统值班人员的执行情况进行检查与监督；⑦建立数据库管理员工作月志，详细记录主机数据库的各种状态及操作过程。

5. 大数据安全审计员 大数据安全审计员负责对涉及健康医疗大数据系统安全的事件和各类操作人员行为等进行审计和监督。健康医疗大数据安全审计不仅包括传统网络空间安全审计，还包括针对大数据和健康医疗行业特点的安全审计。目前市场上已有大数据安全审计系统，功能较为强大，因此审计员可借助安全审计系统对健康医疗大数据安全进行全面审计。健康医疗大数据安全审计员的具体职责包括：①负责健康医疗大数据系统及相关业务系统安全审计；②负责协助安全组负责人建立和完善审计体系、流程、制度，并规划网络安全审计计划；③负责网络安全风险识别、评估和风险处理等日常工作；④依照国家法律法规和内部管理办法，对健康医疗大数据平台、应用系统、产品、接口、日志进行定期审计；⑤跟进缺陷整改情况，定期检查各部门安全整改要求的落实情况；⑥及时向安全组负责人反馈审计过程中存在的问题；⑦协助安全组调查和处理事业部系统的重大安全事故，督促整改或补救措施的执行;⑧配合上级部门及外部审计人员的审计工作开展。

6. 系统运维人员 系统运维人员的具体职责包括:①负责服务器日常安装、配置、运维及配合项目实施上线;②负责日常操作系统、中间件等运行状态的监控;③负责大数据平台基础环境的日常运维监控;④发现、响应、定位、解决健康医疗大数据系统和其他业务系统的故障隐患和性能瓶颈,并结合系统性能表现,对系统可能出现的风险、瓶颈做好评估,提出相应系统优化和改造方案;⑤负责操作系统、中间件及数据库等软件的版本管控、版本升级以及补丁包的管理及升级。

7. 第三方人员 第三方人员包括软件开发商、硬件供应商、系统集成商、设备维护商和服务提供商,以及实习学生和临时工作人员。具体职责包括:①应对第三方人员的物理访问和逻辑访问实施访问控制,根据在系统中完成工作的时间、性质、范围、内容等方面给予最低授权;②第三方人员的现场工作或远程维护工作内容应在合同中明确规定,如果工作涉及机密或秘密信息内容,应要求其签署保密协议;③一般情况下第三方人员的现场工作,例如数据库、系统、漏洞扫描、入侵检测以及其他软件的安装等,不允许接入自带的设备;④第三方人员的现场工作应在医院信息中心有关人员的陪同和监督下完成,第三方人员自带设备接入信息系统应得到特别授权,其操作应受到审计;⑤第三方人员工作结束后,应及时清除有关账户、过程记录等信息。

第二节 安全管理制度

一、物理与环境安全管理制度

物理与环境安全指为了保证健康医疗大数据系统不受到自然灾害、环境事故以及人为操作失误与计算机犯罪的危害,而对计算机设备、设施、环境、系统等采取适当的安全措施,是保障系统安全可靠运行的基础。

物理安全又称为实体安全,是整个健康医疗大数据系统安全的基石。健康医疗大数据系统物理与环境安全面临多种威胁,可能面临自然、环境和技术故障等非人为因素的威胁,也可能面临人员失误和恶意攻击等人为因素的威胁。物理与环境安全的威胁包括:①自然灾害。鼠疫虫害、洪灾、火灾、地震等;②电磁环境。断电、电压波动、静电、电磁干扰等;③物理环境影响。灰尘、潮湿、温度等;④软硬件影响。由于设备硬件故障、通信中断、系统本身或软件缺陷造成对信息系统安全的影响;⑤物理攻击。物理接触、物理破坏、盗窃;⑥管理不到位、越权或滥用。

1. 设备安全管理制度 计算机设备可能会受到环境因素例如火灾、雷击、未授权访问、供电异常、设备故障等方面的威胁,使组织面临资产损失、敏感信息泄露等。设备安全主要包括计算机设备的防盗、防毁、防电磁泄漏发射、抗电磁干扰及电源保护等。

(1)防盗和防毁:计算机系统被盗远远超过设备本身的价值,因此防盗、防毁是计算机防护的一项重要内容。应妥善安置及保护设备,以降低来自未经授权的访问及环境威胁所造成的风险。

(2)防电磁泄漏:计算机设备包括主机、终端机、打印机等,所有设备在工作时都会产生电磁辐射,造成信息泄露,例如主机中各种数字电路电流的电磁泄漏、显示器视频信号的电磁泄漏、打印机的低频泄漏等。由于计算机设备具有信息泄露的特性,需要防电磁泄漏对信号进行接收和还原。防电磁泄漏的措施包括选用低辐射设备、采用接地方式防止外界电磁干扰和设备寄生耦合干扰、使用噪声干扰源、采用屏蔽措施、距离防护、传导线路防护、对关键设备和磁介质实施电磁屏蔽等。

(3)设备管理:设备在进行维护、处置和重复利用、转移等时应采取一定措施,遵循一定制度以保证设备的可用性和信息不泄露,包括①按照供应商推荐的保养时间和规范进行设备保养;②只有经授权的维护人员才能维修和保养设备;③应当把所有可故障和实际发生的事故记录下来;④当将设备送外进行保养时应采取适当的控制防止敏感信息的泄露;⑤在设备处置或重复利用之前,组织应采取适当的方法将设备内存储媒体的敏感数据及许可的软件清除;⑥应在风险评估的基础上履行设备处置或重复利用审批手续,以决定对设备内装有敏感数据的存储设备的处置方法——消磁、物理销毁、报废或重新利用;⑦未经授权,不得将设备、信息或软件带离工作场地。

(4)其他:为保障健康医疗大数据系统安全可靠、稳定持续运行,除需要对防盗和防毁、防电磁泄漏以及对设备管理制定相关制度外,还需要对电源、介质等进行管理,例如不能使用普通移动硬盘存储敏感信息、重要信息等。

2. 环境安全管理制度 环境安全管理制度保障健康医疗大数据系统所处的环境安全性,包括机房安全和物理安全。

(1)机房安全:机房安全包括对机房的选址、内部装修、防火、供配电系统、空调系统、防静电等进行安全管理,需要根据国家相关要求建设,并制定安全管理制度以保障机房安全。例如:①机房钥匙要严格保管,不得随意转借。②无关人员未经批准不得进入机房;外来人员或因工作需要进入机房时,必须经负责人批准,一般人员无故不得在机房逗留。③严禁烟火,不能在机房内吸烟。未经领导批准,不能将易燃、易爆物品带入机房。④机房内所有设备、仪器、仪表等物品要妥善保管,向外移(带)设备及物品,需有主管领导的批示,方可拿出机房。

(2)物理安全:物理安全建设可分为环境物理安全建设、基本物理设备安全建设和智能设备物理安全建设3个部分。①环境物理安全建设旨在加强对地震、水灾和雷电等自然灾害的预防;②基本物理设备安全建设指配电柜、UPS电源、机房专用空调和网络设备等机房必须设备的安全建设;③智能设备物理安全建设包括门禁系统、防盗报警系统、机房监控系统、消防报警系统等。

物理安全区域是需要组织保护的业务场所和包含被保护信息处理设的物理区域,例如系统机房、重要办公室、档案室等。组织需设置围墙、门锁、门禁系统等安全边界以形成安全区域,并制定安全管理制度以保障物理安全区域安全,例如:①所有进入物理安全区域的人员都需经过授权,组织外的人员进入必须登记并领取身份识别卡后才能进入;②档案室、保险柜、文件柜等文件存储设备设施在使用后及时上锁。

二、网络与通信安全管理制度

网络安全管理主要有网络访问控制、安全机制、网络服务、网络隔离等,具体要求包括:①购入的计算机网络安全设备必须经国家有关部门进行安全、保密认证,系统运行期间不得随意更改其系统配置;②定期对重要网络设备运行情况进行安全检查,发现隐患及时上报或整改并做好记录；③定期备份重要网络和通信设备配置文件，确保发生故障时能及时恢复网络运行，保证网络的可用性。

加强内部网络安全管理，具体要求包括：①网络机房分区应独立、封闭；②网络设备脱离生产环境前应清空所有网络配置；③骨干网络设备应有备份；④网络结构和网络配置应最大限度地保证网络的健壮性、安全性；⑤医疗机构、卫生行政机构、企业等的网络应根据需要划分不同的 VLAN，并通过访问控制列表控制各 VLAN 的访问权限；⑥内部网络计算机未经批准不得安装网络探测软件，严格禁止安装任何黑客软件；⑦生产网络和测试网络必须实行分离，严禁在生产环境中做各种类型的业务测试。

加强外联网络安全管理，具体要求包括：①外联网络安全遵循最小权限原则，访问控制策略是"允许必须，禁止其他"；②外联网络在穿过不可控区域时，数据传输原则上应采用加密技术；③制定外联网络方案时应注意保守本单位的网络拓扑结构、IP 地址、端口、安全策略等秘密，并注意了解对方网络结构及其变化情况。

加强互联网安全管理，具体要求主要有：①互联网与内部网络应有相关的逻辑隔离，涉及国家秘密的信息不得通过互联网传输；②不得访问有关黑客网站，不得下载、安装黑客软件；③工作人员访问互联网时应遵守《中华人民共和国计算机信息网络国际联网管理暂行规定》等规定，不得利用国际互联网从事损害国家、公司及他人利益的活动。

三、数据安全管理制度

建立合理有效的数据安全管理制度是健康医疗大数据安全管理的重中之重。通过实施安全管理制度，可以防止数据泄露与滥用，形成一套安全的数据服务体系。数据安全管理制度包括以下几方面。

1. 数据操作人员管理　数据操作人员管理要求主要有以下两点：①专岗要求。用户按类赋权。用户账号应使用组、角色等组合方式进行权限分配，以方便授权管理和统计。根据账户功能等要素分为不同的用户组，所有的授权和取消动作都针对该用户组而不是单个用户。需要创建用户或更改用户权限时，重新选择该用户所属的用户组，相应的用户授权活动就可以自动完成。②专人要求。用户身份唯一链接每个用户账号的设置，均应对应唯一的使用人，而非一个部门或一个小组。用户账号的使用者应对使用该账号所产生的后果承担相应责任。如果因为某种特定需求而不能实现用户身份的唯一性时，必须有相应的补偿控制措施确保用户行为的可追溯性和不可抵赖性。

2. 数据安全使用评审　数据评审是指当数据使用方提出需求时，需要根据数据等级完成评审流程。不同等级的数据需由不同等级的主体完成评审。

评审根据数据使用方业务发展所需提出数据需求，包括业务上明确需求目的、使用场景及范围、使用方责任人，技术上明确数据内容、格式、周期、时段、紧急程度等。

3. 数据使用授权流程　授权流程是指用户权限需经过申请、审批、开通、变更和删除等环节的相关操作。用户账户申请、注销及变更过程中应有书面或邮件的申请、变更及审批记录。用户权限根据用户的具体需求，遵照最小权限原则进行授权和审批。用户账户注销或者账户类型变动时，由数据资产管理员对访问权限进行相应调整。注销流程是指用户账户注销时应对该用户账号进行禁用或删除。

4. 其他　机密数据处理作业结束时应及时清除存储器、联机磁带、磁盘及其他介质上有关作业的程序和数据,应及时销毁废弃的打印纸。

对存放有关键或重要数据的介质和资料应复制必要的份数,并分别存放在不同的安全地方,建立严格的保密保管制度。

四、访问控制及操作安全管理制度

1. 系统运行安全检查 系统运行安全检查是安全管理的常用工作方法,也是预防事故、发现隐患、指导整改的必要工作手段。健康医疗大数据安全管理人员应做好系统运行安全检查与记录。健康医疗大数据系统的检查范围包括:①访问控制检查。物理和逻辑访问控制,是否按照规定的策略和程序进行访问权限的增加、变更和取消,用户权限的分配是否遵循"最小特权"原则。②日志检查。数据库日志、系统访问日志、系统处理日志、错误日志及异常日志。③可用性检查。系统中断时间、系统正常服务时间和系统恢复时间等。④能力检查。系统资源消耗情况、系统交易速度和系统吞吐量等。⑤安全操作检查。用户对应用系统的使用是否按照网络安全的相关策略和程序进行访问和使用。⑥维护检查。维护性问题是否在规定的时间内解决,是否正确地解决问题,解决问题的过程是否有效等。⑦配置检查。检查应用系统的配置是否合理和适当,各配置组件是否发挥其应有的功能。⑧恶意代码检查。是否存在恶意代码,例如病毒、木马、隐蔽通道导致应用系统数据的丢失、损坏、非法修改、信息泄露等。

2. 备份操作 信息管理部门应定期对健康医疗大数据系统、配置及应用进行备份。备份管理的具体要求包括:①健康医疗大数据系统应于投产前明确数据备份方法,对数据备份和还原进行必要的测试,并根据实际运行需要及时调整,每次调整应进行测试。②对系统配置、网络配置和应用软件应进行备份。在发生变动时应及时备份。③业务数据备份按照各生产系统备份计划的具体要求进行,尽可能实现异地备份。④集中管理的系统、设备数据的备份工作由所在单位的信息部门负责。⑤备份介质交接应严格履行交接手续,做好交接登记。⑥介质存放地必须符合防盗、防火、防水、防鼠、防虫、防磁以及相应的洁净度、温湿度等要求。

3. 访问控制管理 用户是指用以登录、访问和控制计算机系统资源的账户。用户管理是指对用户进行分层、授权的管理。用户由用户名加以区分,由用户口令密码加以保护。访问控制管理应建立用户身份识别与验证机制,防止非法用户进入健康医疗大数据系统。具体要求包括按照相关的访问控制策略,对用户注册、访问开通、访问权限分配、权限的调整及撤销、安全登录、口令管理等方面进行访问控制的管理活动。可根据用户的权限大小将用户分为超级用户、授权用户、普通用户、匿名用户四类分别控制其权限。

(1)超级用户:超级用户是拥有对健康医疗大数据系统的主机、前置机、服务器、数据库、运行进程、系统配置、网络配置等进行察看、修改、添加、重启等权限并可对下级用户进行授权的用户。由系统管理岗位或网络管理岗位主管进行分配,由系统管理员或网络管理员负责用户口令的日常管理。

(2)授权用户:授权用户是由超级用户根据应用系统开发或运行维护的特殊需要,经过岗位主管的审批,授予特殊系统命令运行权限的普通用户,由授权用户负责用户口令的日常管理。

(3)普通用户:普通用户是健康医疗大数据系统开发或运行维护人员为系统一般监控、

维护的需要,由超级用户分配的一般用户。

(4)匿名用户:匿名用户用于向组织机构内所有用户提供相应服务,这类用户仅拥有浏览权限,无用户名及口令,一般情况下只允许获得无安全要求的系统服务。对用户以及权限的设定进行严格管理,用户权限的分配遵循"最小特权"原则。

(5)口令密码:口令密码是用户用以保护所访问计算机资源权利,不被他人冒用的基本控制手段。口令密码策略的应用与其被保护对象有关,口令密码强度与口令密码所保护的资源、数据的价值或敏感度成正比。口令密码设置需要遵循以下规则:①所有有权掌握口令密码的人员必须保证口令密码在产生、分配、存储、销毁过程中的安全性和机密性;②口令密码不易被破解,例如同时含有字母和非字母字符等;③口令密码的设置不能和用户名或登录名相同,不能使用生日、人名、英文单词等易被猜测、易被破解的口令密码,可采用机器随机生成口令密码;④口令密码应有使用期限,到了期限时提醒用户修改口令密码;⑤口令密码的使用期限和过期失效应由系统强制执行;⑥设备在启用时默认口令密码必须更改。

五、安全审计制度

安全审计是对信息系统的各种事件及行为实行监测、信息采集、分析并针对特定事件及行为采取相应响应措施。安全审计除了能够监控来自网络内部和外部的用户活动,对与安全有关活动的相关信息进行识别、记录、存储和分析,对突发事件进行报警和响应,还能通过对系统事件的记录,为事后处理提供重要依据。通过对安全事件的不断收集与积累并且加以分析,能有选择性和针对性地对其中的对象进行审计跟踪,即事后分析及追查取证以保证系统的安全。

根据审计对象的不同,安全审计可以分为操作系统的审计、应用系统的审计、设备的审计及网络应用的审计。审计的关键部位有来自外部攻击的审计、来自内部攻击的审计、电子数据的安全审计等。

组织应建立安全审计制度,使审计工作高效有序进行,为保障健康医疗大数据安全提供支撑。审计制度应包括审计组织机构与人员、审计时间与频率、审计内容、审计流程、审计方式、审计结果的处理等方面。

1. 审计内容 组织需要定期进行安全审计,以保障健康医疗大数据安全。安全审计的范围广泛,从相关制度的建设与实施到网络防火墙、系统完整性均在审计范围之类。安全审计包括:①制度、标准。审计安全策略与规章制度、突发安全事件响应计划、人员安全管理制度等。②物理安全。审计物理安全标志、机房管理、设备管理、物理安全区域管理等。③网络安全。审计通信硬件设备例如服务器、交换机、路由器等的使用管理办法、对加密密钥的管理、服务器的登录过程记录、网络防火墙等。④用户的身份验证。审计口令密码等。⑤应用软件、工作站、系统安全审计。

2. 审计报告 审计人员在审计业务完成以后,将审计结果加以综合归纳,根据审计结果提出审计意见,作出审计结论,向审计主管机关送交审计报告。

审计报告的内容主要涉及系统的简要信息、审计结果的简单数理统计、危险等级与事件模式、用户以及工作站相关信息等。在给出简单信息的基础上根据现有的网络安全知识设定系统安全参数,推断当前系统的安全状态,并根据数据分析结果提出相应的安全防范措施或建议。审计报告内容包括:①审计时间、人员;②审计范围,审计所覆盖的安全区域;③审计结果总结;④不符合项的具体描述和相关证据;⑤纠正和预防措施的建议。

六、人员安全管理制度

来自内部的威胁尤其是网络安全人员对网络安全的潜在威胁较大,需要进行人员管理以保障健康医疗大数据的安全。人员管理可分为任前、任中、任终等三阶段进行管理:任前应对候选人进行充分的资历考察、资质审查,然后签署任用合同;任中需确保内部人员经过岗前培训,熟知网络安全威胁,明确职责义务等,降低内部人员进行恶意攻击的功能性;应确保内部人员的离岗规范,清理其访问身份,撤销访问权限,清理口令、密钥等,防范信息外泄,对违反安全规定的人员应进行教惩处理等。

1. 人员审查 人员的审查应根据计算机网络系统所规定的安全等级来确定审查标准。凡接触系统安全三级以上信息系统的人员,应按机要人员的条件进行审查。

2. 关键岗位 对计算机信息系统的关键岗位人选,例如安全负责人、系统管理员等,不仅要进行严格的政审,还要考核其业务能力,以保证这部分人员可信可靠,能胜任本职工作。关键岗位人员要实行定期强制休假制度。

3. 人员培训 计算机信息系统上岗的所有工作人员均需由有关部门组织上岗培训,包括计算机及网络操作、维护培训、应用软件操作培训、计算机网络系统安全课程及保密教育培训,经培训合格的人员持证上岗。

4. 人员考核 人事部门要定期组织专班人员对计算机网络系统所有的工作人员从政治思想、业务水平、工作表现、遵守安全规程等方面进行考核,对于考核发现有违反安全法规行为的人员或发现不适于接触计算机网络系统的人员要及时调离岗位,不应让其再接触系统,对情节严重的应追究其法律责任。

5. 保密协议 对于所有进入计算机网络系统工作的人员均应签订保密契约,承诺其对系统应尽的安全保密义务,保证在岗工作期间和离岗后均不得违反保密契约,泄露系统秘密。对违反保密契约的应有惩处条款。对接触机密信息的人员应规定在离岗后的多长时期内不得离境。

6. 人员离岗 应严格规范人员离岗过程。对离岗人员特别是因不适合安全管理要求而离岗的人员,需要严格办理离岗手续。进行离岗谈话,承诺其离岗后的保密义务,交还所有钥匙及证件,退还全部技术手册、软件及有关资料。更换系统口令和用户名。应做到以下几点:①当工作人员离岗时由信息管理部门负责人安排人员对工作进行逐项交接;②当网络管理员离岗时要交接网络用户名单、权限、口令以及登记本,接班人独立掌握网络管理员的任务后,交班人方可离岗;③当数据库管理员离岗时要交接数据备份方案、数据备份登记本,接班人要亲自进行数据备份和恢复试验,成功后交班人方可离岗;④当信息系统维护人员离岗时要交接设备维护登记本,要清点硬件设备,账物相符后交班人方可离岗;⑤当其他信息技术人员外出时要把自己分管的工作交给接班人;⑥认真作好移交登记,接班人完成好交班人分管的任务。

七、其他安全管理制度

1. 安全培训制度 组织应建立安全培训制度。通过对健康医疗大数据安全工作人员进行安全培训，可以提高安全工作人员的安全技术能力、培养安全思维。对安全工作人员进行培训内容包括：①网络空间安全与健康医疗大数据安全相关法律法规及行业规章制度；②网络空间安全与健康医疗大数据安全基本知识；③网络空间安全与健康医疗大数据安全专门技能；④政治思想教育、职业道德教育和安全保密教育。

通过对业务人员进行安全培训，可以提高业务人员的安全操作能力与安全意识。建立安全培训制度，使组织的安全培训工作有制度保障。对业务人员主要进行网络空间安全与健康医疗大数据安全基本知识和技能的培训，提高计算机操作能力，增强安全意识，识别安全风险。

2. 网络安全事件应急管理制度 网络安全事件指导致信息资产丢失和损坏，影响信息系统正常工作甚至业务中断的事件。包括：①信息系统软硬件故障；②网络通信系统故障；③机房供配电系统故障；④系统感染计算机病毒；⑤信息系统遭水灾、火灾、雷击；⑥信息网络遭遇入侵或攻击；⑦信息系统内的敏感数据失窃、泄露；⑧信息设备损坏、滥用或失窃；⑨信息被非法访问、使用及篡改；⑩违背网络安全策略规定的其他事项。

网络安全事件应急管理包括组织机构、职责和规程的建立，网络安全事态及网络安全弱点的报告和评估，网络安全事件的应急处理等。

（1）建立应急管理机构和预案：网络安全事件管理机构包括信息管理部门，负责处置网络安全事件，网络安全事件响应小组，负责网络安全事件响应和应急处理。信息管理部门针对各类网络安全事件应分别制定相应的应急预案，开展必要的知识、技能、意识等培训。适时组织相关人员开展应急演练。

（2）开展网络安全事态及网络安全弱点报告和评估：信息系统安全管理和维护人员应加强对网络信息系统日常检查维护，了解外部网络安全变化，充分掌握网络安全事态，及时发现和消除危及系统安全的各类安全隐患。当发现险情时应立即报告网络安全事件处置责任部门。完成网络安全事件处理后应及时进行评估和改进，避免再次发生并做好记录。

（3）网络安全事件应急处理：当信息系统出现险情时，维护人员和各级应急救援人员应正确履行应急预案所赋的职责和执行网络安全事件处置责任部门下达的指令。

在发生网络与信息安全事件后，信息管理部门应迅速收集事件相关信息，鉴别事件性质，确定事件来源，弄清事件范围和评估事件带来的影响和损害。一旦确认为网络安全事件后应立即将事件上报网络安全领导小组并着手处置。

安全事件进行最初的应急处置以后应及时采取行动，抑制其影响的进一步扩大，限制潜在的损失与破坏，同时要确保应急处置措施对涉及的相关业务影响最小。安全事件被抑制后，通过对有关事件或行为的分析结果找出其根源，明确相应的补救措施并彻底清除。在确保安全事件解决后，要及时清理系统、恢复数据、程序、服务，恢复工作应避免出现误操作导致数据丢失。事件处置中要做好完整的过程记录，保存各相关系统日志直至处置工作结束。

系统恢复运行后，信息管理部门应对事件造成的损失、事件处理流程和应急预案进行评估。对响应流程、预案提出修改意见、总结事件处理的经验和教训，撰写网络安全事件处理报告。同时确定是否需要上报该事件及其处理过程，需要上报的应及时准备相关材料，属于重大事件或存在违法犯罪行为的第一时间向公安机关网络监察部门报案。

3. 供应商安全管理制度 组织应对供应商实施安全管理，建立供应商安全管理制度。

供应商包括数据类供应商、设备类供应商、系统类供应商、技术类供应商、咨询服务类供应商，或以上几类的任意组合。实施过程中，信息管理部门应与供应商签订安全保密协议，明确网络安全要求，同时对供应商的服务进行全过程监视和控制。

4. 奖励和惩处制度 为保障健康医疗大数据安全，组织应建立奖励和惩处制度。对违反组织规定的行为按照组织规定进行惩处，严重者移交公安机关处理。对严守组织规章制度没有违规操作，在发生安全事件时沉着应对、妥善处理等行为应给予奖励。

第三节 安全人才培养

一、高等教育体系

高等教育体系是健康医疗大数据安全人才培养与供给的基础和重要来源。高等教育体系是以大数据学科作为交叉型学科，以计算机技术为基础，以数据科学与大数据技术为特色，以大数据分析为核心轴线，以统计学、计算机科学和数学为3大基础支撑性学科，以生物学、医学、环境科学、经济学、社会学、管理学等为应用拓展性学科的交叉学科。截至2018年3月21日，教育部公布了2015年、2016年、2017年三年度普通高校本科专业备案和审批结果，合计6 714个专业；对专业名称中涉及信息、统计、自动化、智能、计算机、互联网、电子、物联网等与大数据直接或间接相关的专业进行统计，共计1 614个专业，占所有专业的24.0%。可见，大数据及其相关专业成为新时期人才培养的重点，大数据相关专业开设呈上升态势，2017年达总专业数的28.3%。普通高校本科专业中，数据科学与大数据技术专业最多，达到282个。大数据人才的培养应该着重瞄准行业解决方案、计算和存储等领域，加快医疗领域大数据应用人才的培养。

1. 培养目标 健康医疗大数据安全人才培养应能适应经济社会发展需要，德智体美劳全面发展，具有创新精神和实践能力。熟悉计算机软件相关理论知识，具备一定的软件需求分析和系统设计能力，掌握大数据安全必需的基础理论、专业知识、基本技能和专业技术应用能力，能综合运用、巩固与扩展所学的基础理论和专业知识的能力，在大数据时代处理数据和信息的能力，能适应大数据产业发展需要。并能融合大数据安全知识和卫生行业特点，适应健康医疗领域大数据安全需求。

（1）本科生阶段：应注重培养能将基础理论与实际操作相联系的实战型人才，在进行基础性理论课程的同时拓宽学科范围，重视交叉学科间的相互融合，使学生具备多学科的基础知识，另外通过实验课以及公司实习等机会培养学生将基础理论知识运用到实战中解决相关现实问题的能力。

（2）硕士生阶段：应注重培养能解决较为复杂问题的研究型人才，要提高"高难度对抗的能力"。需要学生能够自主解决更为复杂的相关工程问题、难题，要求学生能完成一套完整网络空间安全相关产品的设计和实现工作。还应要求学生对在健康医疗大数据安全领域的基础、应用、相关技术有更加深入的研究。

（3）博士生阶段：应注重培养具备全面统筹能力、创新型能力的战略型人才。需要培养学生的统筹能力，要求学生能够领导完成大中型健康医疗大数据安全系统的设计、开发工作以及后期的管理和维护工作；同时还要求学生能发现健康医疗大数据安全领域的前沿问题,进行研究并得到创新性的成果,实现精准、高效的人才培养从而使我国在该领域上研究成果得到提升。

2. 课程体系

(1)大数据安全课程体系:当前高等教育基础课程体系、医学课程体系和卫生信息学课程体系较为成熟,大数据安全相关课程建设仍处于探索阶段,且专门设置健康医疗大数据安全专业的可行性不高,因此主要分析大数据安全课程体系。大力培养大数据安全人才为健康医疗领域提供人才支撑。

1)计算机与大数据基础课程体系:学习掌握计算机与大数据相关课程是后续学习大数据安全课程的基础。计算机与大数据课程体系主要包括专业基础课程、专业核心课程以及大数据方向课程。专业基础课程包括计算机基础、C/C++/Java 等基础性程序设计语言、数据库、数据结构、大数据概论等;专业核心包括 Linux、大数据与云计算、数据仓库、R 语言、数据挖掘等,是与大数据和大数据安全高度相关的课程;大数据方向课程包括大数据平台关键技术、大数据可视化、大数据应用与开发、MapReduce 等课程。计算机与大数据课程体系如图 16-3 所示。

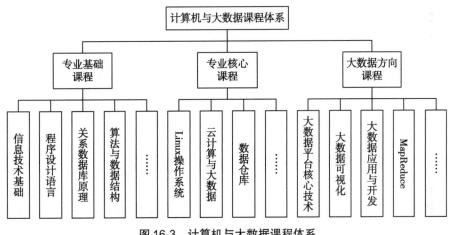

图 16-3　计算机与大数据课程体系

2)大数据安全防护课程体系:大数据安全防护课程是培养学生解决网络安全防御保护问题的重要途径,其涉及大数据网络环境安全的防护技术、大数据主机环境安全防护技术、大数据应用环境安全防护技术,上述 3 类是保障大数据安全服务的关键手段。为对大数据安全环境进行有效评估,需要利用网络安全的逆向分析和渗透测试技术,并结合威胁识别技术和脆弱性识别技术来对大数据的网络环境、主机环境、应用环境进行综合分析,从而识别复杂大数据环境下的安全风险。该课程体系涉及网络渗透攻击课程、逆向工程分析课程、网络安全加解密课程、网络协议课程、操作系统等。构建该课程体系有利于培养学生的大数据安全防护能力。

3)大数据安全测评课程体系:在复杂多变的大数据环境下,为了培养学生对各类安全资源的综合测试和评估的能力,大数据安全测评课程开设便显得尤为重要。大数据安全测评课程体系需要从数据的存储、数据传输的加解密、数据资源的访问控制、安全域身份认证、数据虚拟化和数据审计等角度来开设相应的课程。大数据隐私与安全除了涉及分类与脱密脱敏、加密、分级分权限应用等技术，还涉及法律法规、道德等方面的内容，结合上述指标来传授相应的大数据安全测评技术，才能形成较为完备的数据安全测评课程体系。对于该环节的课程体系，应着重从大数据资产价值评估、业务应用评估、安全需求评测、安全威胁评估等方面来向学生传授相关知识，以保障学生的大数据安全测评能力得到提升。

4）大数据等级保护课程体系：确立等级保护是针对不同安全级别的大数据资源进行保护的重要手段。不同的大数据资源或不同的大数据环境，其所采取的保护级别和手段便不同。高校应着重培养学生的等级保护划分能力和不同数据安全等级的保护技术。该课程体系环节要求学生将大数据按照安全保密程度进行分类和分级，针对不同保密级别的数据，采用不同的大数据备份策略。同时按照国家和卫生行业网络安全等级保护标准，采用相应的保护技术与策略，形成基于分级的大数据等级保护体系。要求学生利用网络安全、网络工程等理论知识来解决大数据安全防御保护的实际问题，属于实践性要求相对较高的课程环节。

（2）健康医疗大数据安全课程体系：健康医疗大数据安全具有高度复合性的特点。从业人员既需要具有一定的医学背景，有利于理解健康医疗领域的真实需求与存在的问题，又需要具有一定的计算机、网络空间安全以及大数据安全专业背景，有利于理解大数据复杂环境、识别大数据安全风险和威胁。针对健康医疗大数据安全实践需求和复合性的特点，以大数据分析和网络空间安全为课程主线，结合基础 / 预防 / 临床医学、卫生信息学、卫生统计学、计算机学以及云计算、物联网、人工智能等相关理论课程，融合构成由高等教育基础课程体系、医学课程体系、卫生信息学课程体系、大数据安全课程体系等构成的健康医疗大数据安全课程体系。健康医疗大数据安全课程体系如图 16-4 所示。

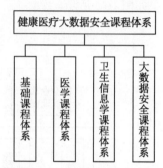

图 16-4 健康医疗大数据安全课程体系

3. 课程设置 根据健康医疗大数据安全课程体系的组成和特点，可将需要设置的课程分为 3 类，包括基础课程、特色专业课程和实践课程。

（1）基础课程：大数据安全的基础课程和卫生信息管理、计算机、软件工程的学科类似，包括①英语、思想道德修养和法律基础、毛泽东思想与中国特色社会主义理论体系等高等教育公共课程；②高等数学、线性代数、概率论等数学类课程；③操作系统、数据结构、C/C++ 语言设计、R、Python 等计算机及编程类课程。其中高等教育公共课程主要目的在于思想道德教育和英语能力的提升；高等数学、线性代数、概率论等数学类课程作为先行课，可提供理论基础；操作系统、数据库、数据结构、C/C++、Java 语言设计等计算机及编程类课程可提供计算机实践基础；内外妇儿、传染病学、预防医学等医学类课程可为了解医学知识、增加医学常识提供支持。

（2）特色专业课程：针对健康医疗大数据安全的特点，在专业课程安排上包括①信息系统导论、信息安全导论、密码学、安全协议、计算机取证等网络空间安全类课程；②大数据概论、NoSQL 技术、MapReduce 模型、Hadoop 分布式存储模型、数据挖掘、大数据安全、大数据安全审计等大数据与大数据安全类课程；③卫生统计学、流行病学、医学信息学、卫生信息组织、医院信息系统、区域全民健康信息化、公共卫生信息学等卫生信息管理类课程；

④生物化学与分子生物学、组织胚胎学、系统解剖学、生理学、病理学、内外妇儿、传染病学、预防医学等医学类课程。

（3）实践课程：实战型人才作为健康医疗大数据安全人才的培养方向，需要相关实践课程来提升其应用能力。健康医疗大数据安全的相关实践课程包括网络攻防、计算机取证、信息系统安全综合实验、网络安全课程设计等课程。这些实践类课程的安排能够锻炼学生应用理论基础知识和处理现实问题的能力。

1）实践教学内容：健康医疗大数据安全所涉及的内容十分广泛，与网络空间安全和大数据安全均存在一定交叉。实践教学内容包括信息系统安全、物联网安全、云计算安全和大数据安全4方面为实践教学内容的重点。

a）信息系统安全：在网络空间中，各种信息系统承担着信息输入输出和用户业务处理的功能。攻击者对于网络空间中信息系统的攻击和破坏方式也在不断更新。传统的信息系统安全保护措施大多考虑信息在传输过程中的恶意行为，因此往往局限于采用防火墙、漏洞扫描、病毒防护、入侵检测等网络安全技术加以防护。在这些技术的保护下，攻击者入侵系统的难度大大提高。在实际中，攻击者往往采用高持续性威胁的方式攻击和破坏信息系统的安全防御。针对这种威胁，目前大多采用社会工程学、软硬件后门、0day漏洞等常见方式进行防护。因此在网络空间安全的人才培养中，教师必须讲解最新攻击方法的原理与实践知识，让学生从正反两方面学习攻防技术所涵盖的知识点，并在未来实际的信息系统开发或安全维护工作中大大降低上述安全威胁成为实际风险的概率，提高实践教学的实用性。

b）物联网安全：网络空间安全必然涉及负责数据感知和采集任务的物联网的安全。由于物联网主要依赖各种嵌入式设备例如无线传感器网络和无线射频芯片进行数据采集与感知，因此物联网安全的实践教学内容必须与传统网络安全有所区别。在传统网络中强调的数据传输和存储安全威胁，这些问题在物联网中仍然存在，并且解决方案与传统网络区别不大，主要采用轻量级的密码学与网络安全协议加以保护，例如采用基于椭圆曲线的公钥密码算法和轻量级对称密码算法，代替传统常用的RSA公钥密码算法和AES（advanced encryption standard）算法对数据进行加密传输和存储。在物联网安全的实践教学中，教师应向学生强调现实中攻击者往往利用侧信道分析等芯片物理攻击技术，绕过传统网络安全保护技术，直接对物联网硬件进行攻击，例如近年来出现的针对银行芯片卡或射频卡的简单/差分功耗分析、针对传感器微处理器执行网络安全算法的时耗分析等。上述侧信道分析的实践教学内容在广泛使用的网络安全本科教材中体现较少，但直接采用面向专业研究人员的教程又太过深入，这就需要教学人员针对不同类型的学生，例如偏向计算机专业或偏向电子信息专业，有选择性地对物联网所需重视的安全威胁和相应保护技术进行实例化讲解，从而达到面向实践的网络空间安全人才培养目标。

c）云计算安全：云计算技术借助互联网、虚拟化和分布式技术，可以将数据计算和存储任务分布在由大量计算机构成的资源池上。云计算能够按照实际所需的计算、存储和服务加以使用，提高服务的伸缩性和灵活性，简化资源和服务的管理和维护，已经成为未来互联网与信息系统发展的主流方向。云计算的发展需要解决的核心安全问题可分为虚拟机安全和访问控制安全两大方向。作为网络空间应用环境的重要组成部分，云计算安全一方面需要承载计算任务的虚拟机能，以抵抗攻击者或恶意用户对计算数据的窃取或破坏，另一方面也需要对云计算环境下数据存储与程序运行的访问控制权限进行严格保护。对于虚拟机安全,教师在实践教学过程中可以通过对 Virtual box、VM Ware 等典型虚拟机系统进行系统化教学,让学生掌握虚拟化技术下计算资源的分配与隔离等虚拟机安全关键技术。在访问控制安全上,在实践教学过程中除了讲解基础的自主 / 强制访问控制、基于角色的访问控制等基本访问控制技术外,还需要引入近年来在云计算安全中提出的各种新型访问控制模型,例如 IRBAC 2000 模型、基于信任的动态 RBAC 模型、基于同态密码学方案的可搜索加密模型等。只有在充分理解虚拟机安全和访问控制安全的前提下,才能理解云计算安全在网络空间安全中所起的重要作用。

d) 大数据安全:根据相关统计,近两年互联网中新产生的网络日志、音频视频、地理信息等数据占到全球数量总量的 90%。各种大数据应用中,往往需要将用户输入或存储在已有数据库中的结构化数据转换为非结构化的数据转换与存储,对转换和存储过程中的数据访问也需要有效地加以管控。大数据应用中的数据安全既是安全技术问题又是隐私保护问题。在大数据分析中特别是数据在不同系统中处理流转不当时,易造成用户数据的泄露。由于大数据系统的海量数据性,往往导致大量用户的个人信息泄露,所造成的后果比信息系统数据泄露要严重。在实际中,大数据安全主要包括存储大数据的文件系统或数据库的安全性,以及对于大数据进行处理的数据处理算法和系统的安全性。在实践教学内容中,教师可以通过创建大数据系统实例的形式,让学生理解并掌握大数据应用中文件系统和数据库安全所起的作用。同时对于大数据处理中用户隐私信息的盲化技术加以讲解,例如基于同态密码学算法的外包计算技术等,加强学生对大数据安全领域安全威胁和保护方式的掌握。

2) 实践环境搭建

a) 信息系统安全实践教学环境:在信息系统安全的实践教学中,教师可围绕高持续性威胁所涉及的社会工程学、软硬件后门、0day 漏洞等方式,基于操作系统和数据库这两大信息系统基础性软件工具,进行安全攻防技术的实践教学。在操作系统方面,教师可首先比较 Linux 和 SE Linux 操作系统,使学生理解操作系统的访问控制原理是如何在防御非法访问和远程攻击提权上起到保护作用,并通过 Linux 操作系统用户登录口令的验证和存储,了解信息系统如何通过加盐、散列等方式抵抗字典攻击和暴力破解,再基于 Windows 系统,讲述操作系统定期对漏洞进行补丁升级的必要性和重要性,通过虚拟机运行旧版本 Windows 操作系统感染 0day 病毒或木马的形式,帮助学生对 0day 漏洞的风险和危害产生直观的认识。在数据库安全方面,教师可通过采用开源数据库 MySQL 作为实例,讲述数据库安全中的用户管理和权限分配,帮助学生熟练掌握信息系统所访问的数据库和相关数据表的访问权限设置,同时针对远程数据库访问常见的注入攻击进行实例化讲解,通过开源仿真环境 Web Goat 模拟攻击者对数据库进行注入攻击,窃取无访问权限的其他数据表甚至是提升数据库 root 权限的过程。在熟练掌握上述操作系统和数据库安全技术的情况下,学生可以充分理解信息系统安全在实际中存在的威胁,为将来开发和维护工作中会出现的安全问题做好准备。

b) 物联网安全实践教学环境:利用目前学术界已提出的轻量级密码学算法例如已成为国际标准候选算法的 PRESENT 和 CLEFFIA,在基于 AT tiny 系列微处理器的无线传感器,例如 MICA z、IRIS、Telos B 等,也可选择采用相同处理器的国产无线传感器,实验方式差别不大,基于 AVR Studio 进行 AVRC 或 ASM 语言程序开发,可以完成物联网环境下的数据加解密、散列和认证操作相关实验。在 RFID 安全性上，可以基于符合 EPC-Global 标准的 RFID 开发平台，测试 RFID 芯片与阅读器之间的数据安全保护机制。在侧信道安全性分析上，可以基于 Risecure 公司的能耗、时间、故障分析平台，对 WSN 和 RFID 所使用的芯片进行侧信道安全实践教学。虽然 Risecure 公司的分析平台实用性较好，得到物联网安全业界的广泛认可，但是售价较高。在实践教学中如果条件受限，可采用示波器＋探针＋稳定直流电源的方式搭建简易分析平台，也可达到相应的实践教学效果。

c）云计算安全实践教学环境：在云计算安全教学实际中，可首先通过 Open Stack 等开源软件自行搭建实验用云平台，帮助学生熟悉云计算环境下用户访问与行为的特点，从而更好地理解云计算中数据安全、网络安全和系统安全所需要达到的不同安全目标。在虚拟机安全教学中，教师可通过 Virtual box 这一开源虚拟机软件进行实例化教学。特别是在虚拟机底层安全性方面，Virtual box 可以提供各种不同的插件，例如 USB 访问、内存虚拟化等以及丰富的文档和源代码研究资源，实现虚拟机安全实践教学的目的。在访问控制方面，学生可通过 Open Stack 平台的相应管理设置，理解不同访问控制机制在云计算环境下的不足之处，再对照最新的面向云计算环境的访问控制机制例如 IRBAC 2000 等进行实例化开发，从而理解并掌握云计算下访问控制的实现原理。对于基于同态密码学算法的可搜索加密方案，学生可通过 Open SSL 开源软件进行相应的方案实现。由于 Open SSL 自带各种密码学算法库，因此学生在具体方案实现上仅需要参考相应文档即可。如果教学时间和条件受限，教师也可简单通过 Open Shift 等开源云计算平台，对学生进行云计算环境下安全问题的实践教学。

d）大数据安全实践教学环境：在实际中，大数据与云计算往往密不可分，因而在大数据安全实践教学环境的搭建上，可以充分利用上述云计算安全实践教学环境下的现有资源。如果已经基于 Open Stack 建立相应的云计算安全实验环境，就可以基于该环境搭建基于 NoSQL 的分布式存储技术构建的大数据存储环境。在支持 NoSQL 的开源数据库中，Mongo DB 得到广泛认可，因此可基于 Mongo DB 数据库的访问，设置相应的安全场景，对学生进行体验式教学，让学生从大数据安全管理者的角度，理解并掌握基于 NoSQL 的 Mongo DB 所需要注意的安全问题。在大数据中的隐私保护问题上，教师可以通过设置 SQL 到 NoSQL 的转换、大数据用户信息挖掘等实验场景，设定具体的用户隐私抗泄露要求，让学生设计相应的用户隐私保护方案，从而达到更好的大数据安全实践教学效果。

4. 典型案例 武汉大学获批一流国家网络安全学院示范项目。一流网络安全学院建设示范项目的总体思路和目标是以习近平总书记关于网络安全重要指示为指引，以建设世界一流网络安全学院为主要目标，以探索网络安全人才培养新思路、新体制、新机制为主要内容，改革创新，先行先试，从政策、投入等多方面采取措施，经过十年左右的努力，形成国内公认、国际上具有影响力和知名度的网络安全学院。大学国家网络安全学院将以总体国家安全观为指导，以服务国家网络安全的中高端人才的培养，主要立足于国内为核心目标，打破现有学科界限，探索国家、地方、高校、企业合作育人、协同创新的国际化开放培养和军民融合创新机制，为国家建设一流网络安全学院作出积极示范。武汉大学引领全国网络安全专业人才培养建设，创建了全国第一个网络安全本科专业，第一个形成了完整的网络安全专业本、硕、博人才培养体系，出版了全国第一套信息安全专业教材，牵头制定了第一步教育部《高等学校信息安全专业指导性专业规范》，建设有网络安全国家级虚拟仿真实验教学中心、信息安全与可信计算教育部国防重点实验室、解放军密码研究协同创新中心等教学科研平台，2014年网络安全专业建设成果获高等教育国家级教学成果奖一等奖。2016年1月，武汉大学首批获得网络空间安全一级学科博士授权点。为对接国家网络空间安全战略，培养跨学科复合型高水平网络空间安全人才，武汉大学融合理、工、文、法、哲等多学科优势，对网络空间安全学科的建设与人才培养进行了有益探索。2016年6月，武汉大学国家网络空间安全学院成立。该学院积极探索推进校地合作共建创新模式，助力武汉市政府成功申请获批国家网络安全人才与创新基地，与武汉临空港经济技术开发区开展实质性合作。2017年8月23日，位于临空港经济技术开发区占地面积100万平方米的国家网络安全学院项目与其他五大产业项目同时动工，标志着由武汉大学牵头创办的国家网络安全学院建设步入实质性阶段，与地方政府深度合作打造国内唯一独具特色的"网络安全学院＋创新产业谷"模式。

二、职业培训体系

职业培训体系是健康医疗大数据安全人才供给的重要补充。职业培训是指对接受培训的人员进行职业知识与实际技能的培养与训练活动，是劳动就业工作的基础，也是职业教育的重要组成部分。其目的是增强劳动者的就业能力与工作能力，促进社会经济发展与劳动就业。我国《中华人民共和国劳动法》和《中华人民共和国职业教育法》都明确了职业培训的内涵和法律地位。职业培训的种类包括从业前培训、转业培训、学徒培训、在岗培训、转岗培训及其他职业性培训。

职业培训具有以下特点：①具有较强的针对性与实用性。职业培训目标、专业设置、教学内容等均根据职业技能标准、劳动力市场需求和用人单位的实际要求确定。经过职业培训的毕（结）业生可上岗作业。②具有较强的灵活性。在培训形式上可采取联合办学、委托培训、定向培训等方式，在培训期限上采取长短结合的方式，可以脱产也可以半脱产，在培养对象上依据岗位的实际需要灵活确定，在教学形式上不受某种固定模式的限制，根据职业标准的要求采取多种形式的教学手段。③教学与生产相结合。主要体现在一方面教学要紧紧围绕生产实际进行，另一方面要贯彻勤工俭学、自力更生和艰苦奋斗的原则，通过教学与生产经营相结合，既培养了人才，又创造了物质财富，获得社会、经济的双重效益。④培训方法上强调理论知识教育与实际操作训练相结合，突出技能操作训练。

从职业培训的特点来看，职业培训对健康医疗大数据安全人才的培养起着十分重要的作用。但是我国目前针对健康医疗行业大数据安全的职业培训较少，随着大数据的兴起，针对大数据安全的职业培训相对较多，但是大数据安全职业培训体系依然存在着培训市场秩序差、认可度低、培训机构能力参差不齐的问题，因此健全健康医疗大数据安全的职业培训体系需要采取以下措施：①制定行业培训标准。面向大数据安全人才的实际社会需求，制定相关的行业培训标准。相关的行业标准应从需要掌握的知识、能力、技术等多个方面明确大数据安全人才的要求。同时针对健康医疗行业的特殊性和健康医疗大数据的特点，应建立相应的行业培训标准，对于不符合标准的培训机构，应当进行整改，甚至是取缔。②制定对各机构培训教师的审核制度。与高校教师相同，培训机构的教师也需每年参与培训讲师认证考试，考试合格的申请人可得到健康医疗大数据安全培训讲师的执业资格。有关培训机构所聘请的培训讲师必须具有执业资格。根据上岗年限、培训人数和通过率等指标制定培训讲师的等级晋升制度,并建立培训讲师人才库。③国家及各级政府应支持健康医疗大数据安全职业培训机构的发展。国家和各级政府应该出台多方面的优惠政策,支持网络安全职业培训机构的发展。例如可以给健康医疗大数据安全有关的职业培训机构一定的资金补助,对表现好、培训水平高、培训成绩突出的职业培训机构提供一些奖励。同时国家及各级政府也应该作为高校与相关职业培训机构的桥梁,请一些高校教授、教师为健康医疗大数据安全职业培训机构进行指导。在现阶段,大力发展网络授课模式,逐步形成覆盖全国的职业培训网络,使得健康医疗大数据安全培训变成每个人不论何时何地都可学习的公平且优质的教育。④建立人才培养体系,注重专业人才与配套人才团队的培养。实际工作中,数据科学与应用领域知识的深度融合,需要既有领域专业背景又有一定数据科学素养的复合型人才,更需要包含不同层级、专业的人才形成学科搭配合理、任务分工明确的人才团队协作,应借助协同创新中心等平台,面向生产实际设立科研项目研究,打造具有核心竞争力的人才团队。⑤人才培养单位在制定人才培养方案与教学大纲时,要充分重视专业课程体系的构建,也要充分重视学生的法律与法规教育,科学素养、人文素养和道德素养的人格养成,努力培养出专业过硬、高法律与人文素养的优秀人才。

建立规范的行业标准体系、科学的审核体系、高效的服务体系,依托全国大中专院校和分布在当地的授权机构,选拔和培训基层劳动力,建成交叉培训、更新技能和再就业人才培训生态链,培育若干全国领先的大数据分析培训组织和机构。大数据人才培养环境进一步优化,将技能考核和工作实践相结合,聚集起一批高潜力的大数据安全人才队伍。大规模开展职业培训、继续教育,构筑大数据从业人员和后备人才的终身教育体系。

三、校企合作模式

1. 内涵 随着教育体制的改革发展,人才培养已经不仅限于教师授课一种方式,为使人才能力与企业有更高的匹配度,许多高校与企业合作建立了校企合作模式。校企合作模式是指学校和企业合作,为学生培养提供软、硬环境,包括师资培养、案例共享、实验设备和实验环境等,按照校企共同制定的培养计划和大纲要求联合培养的一种模式。高校主要负责跨学科师资团队的构建,解决企业发展运营中的各种问题,定制化培养企业所需的专业人才;企业在该模式中,仍然充当数据支持者的角色,为高校人才培养提供真实数据,甚至提供企业导师作为辅助师资,配合高校培养大数据人才,最后为这些数据人才提供职业发展的机会。校企合作培养在课程设置、实习实训、教学方法等方面对教学改革起到很好的积极推动作用。通过构建双向互动的校企合作机制,逐渐形成以高校教育为主导的宽口径柔性培养方案,使培养模式趋于多元化,使毕业生能更好地适应社会需求,最终培养出适应市场需要的人才。

2. 合作方式 2015年8月国务院印发《促进大数据发展的行动纲要》,纲要中提出"鼓励高等院校、职业院校和企业合作,加强职业技能人才实践培养,积极培育大数据技术和应用创新型人才。依托社会化教育资源,开展大数据知识普及和教育培训,提高社会整体认知和应用水平。"促进高等院校与大数据企业、网络安全企业甚至医院等的合作,增强人才实践操作能力,满足健康医疗大数据行业发展需求。在建立校企合作模式时可参考已有的校企合作模式,校企合作模式主要有以下几类。

(1)校企资源整合模式:这是最常见的校企合作模式,即"订单模式"。校企双方利用各自的资源优势共同签订联合培养人才协议,企业依据自身的生产设备和技术人员情况,提出人才需求规格、专业设置的要求,由校企双方共同制订培养方案和教学计划,将企业文化、生产工艺、生产操作等引入教学课程内容,学校负责学生的基础理论课和专业基础课的教学,学生的实践教学和技能操作到企业,企业全程参加人才培养过程,校企联合培养人才的教育教学内容贯穿到每一个教学环节当中,通过整合校企资源联合培养人才,使学生毕业后就能直接上岗,成为熟练的技术人才。

(2)实训室进入企业模式:依托企业、园区建立院校与企业共用的生产性实训基地,由企业或园区提供实训场地、管理人员和实训条件,实训设备项目列入职业教育建设项目规划中,校企共同投入,按照符合企业生产要求建设生产性实训基地,将校内实训室建在企业,使单纯的实训室转变成生产车间。基地以企业为管理主体,将其纳入企业的生产、经营和管理计划当中,由企业和学校共同设计学生的实训课程,学生集中到生产性实训基地顶岗实习、实训和生产,教师到企业、园区实践,企业师傅到校任教,实现学生的专业职业能力与企业岗位职业能力相对接、实习实训环境与企业生产环境相一致。

(3)产学研用一体模式:利用有条件院校的专业教师和学生研究开发的人力资源优势和先进的实验实训设备,与企业共同创立集科研、生产、应用和高级技能型人才培养于一体的经济实体,利用经济杠杆把双方的利益紧密地结合起来,形成经济利益共同体,建立产学研用长效合作机制。师生共同参加合作企业的生产、设计、改造、研发等环节,既为企业提供人才和技术服务,又提高了师生的实践能力,建立校企合作的产学研用一体模式。

(4)校企股份合作模式:重新核定院校与企业的资产,以股份合作的形式把双方的利益紧密地结合在一起。根据校企双方投入资产的比例,以企业或学校为主体成立董事会,共同管理、经营学校与企业,建立校企股份合作一体化发展模式。这种模式能使学校的人才培养和企业的经营紧密结合。

(5)院校国有民营模式:通过改革国有院校经营管理体制,实现所有权与经营管理权分离,创新建立国家所有、民间主体经营的新模式。利用民营企业现代的生产设备与技术、行业生产及管理标准、产品销售、人才需求和吸纳人才等方面的优势,公办院校所有权和教职员工身份不变,将学校的经营与管理权交给企业,由企业主导按照行业企业生产经营对人才的需求设置专业、开发课程,将企业岗位职业能力和企业文化融入整个教学计划中,实行院校国有民营模式,使职业教育资源和企业资源有效整合,实现校企在体制机制上真正合作。

3. 合作内容

(1)一体化课程:校企双方按照经济社会发展需要和技能人才培养规律,根据健康医疗大数据安全行业标准,以综合职业能力为培养目标,通过健康医疗大数据相关研发任务分析,构建课程体系。企业中技术骨干可承担学校一些实验课和实践课的部分教学工作,并以具体研发任务为学习载体,按照研发过程要求设计和安排教学活动。让理论教学和实践教学融通合一,让专业学习和实习实训学做合一,让能力培养和工作岗位对接合一。根据健康医疗大数据行业就业方向和企业发展现状与趋势安排所学内容,例如教导如何搭建大数据平台、数据建模等专业课程。

(2)大数据安全竞赛:为挖掘培养一批健康医疗大数据尖端人才,检验和提升高校人才大数据技术与应用的能力,满足企业人才的需要,促进校企合作协同育人,进一步缩小人才培养与社会需求之间的差距,校企双方不能只采取传统专业教学方法,应摸索更多创新合作模式。校企合作举办大数据安全竞赛活动,可依托学校的优质教育教学、学生资源,深度结合企业品牌、技术力量,实现大数据安全行业知识与实战相结合,打造培训、比赛、实习、就业为一体的大数据竞赛。双方可发挥自身的优势,打造各类健康大数据竞赛,例如算法竞赛、创意竞赛、数据挖掘竞赛等,通过多种竞赛方式促进引领大学生行业教育和双创教育,为大数据人才培养开拓更多渠道。

(3)学术交流:为加快实现学校大数据各系各专业全方位与企业融合,实现资源共享、优势互补,全面实现学院与企业"双赢"的良好局面,校企双方可积极开展健康医疗大数据安全领域相关的校园讲座和教学交流会议。通过举办一系列的专家讲座和交流会议使广大师生加深对企业和大数据专业的认识,有效地将校园文化与企业文化深度融合,通过这一桥梁,可为建好双师型教师队伍打下基础,让学生了解企业,了解研发流程和操作规则,培养企业意识,学习企业文化,尽早为就业做好心理和技能准备,可引导教师的教学思想与企业一线工作相结合,提高教师专业实践能力,使学院的教育教学活动与企业密切接轨。

(4)实习实训基地:利用企业工程技术中心的研发环境,整合优质资源,作为学院教学的实习实训基地,让基地不仅可成为师生接触社会、了解企业的重要阵地,而且双方可以利用基地的条件培养学生和员工的职业素质、专业技能、动手能力和创新精神,增加学校专业教师、企业技术骨干实践的机会,促进技能提高,基地也可以通过研发项目开发和成果转化,提升企业核心竞争力,达到"双赢"的效果。基地接受学生参观、生产实习等实践教学环节,接受教师参观、调研、双师型教师的培养,实现资源共享,互派专业人员讲学、培训,共同参与人才的培养;合力面对行业发展带来的新问题、新挑战。

(5)人员互聘:为深入推进校企合作,将更多优秀的行业人才充实到人才培养、技术研发的团队中。学校可聘请企业技术骨干、行业高层作为学校的客座教授,进一步提升师资水平和专业建设水平,提高人才培养质量,强化社会服务能力。企业可聘请学校专业教师、教授为技术顾问,共同开展课题项目的研发工作,推进大数据行业的良性发展。校企双方人员互聘对实现校企共融、互动发展具有重要的意义。

(6)课题研发:课题研发是校企合作中将技术理论与研发实践紧密结合的重要途径,将集成校企双方有用资源,提升企业创新能力和科技水平,把科研成果转化为可以带来经济效益的生产力,同时提高教学质量和科研水平,在实践中培养大数据行业应用型人才,促进学校、企业、行业和社会的共同进步。双方应充分利用双方的科技人才优势,结合企业的实际需要,双方共同开展重大技术攻关、产品开发、技术推广与应用、学术交流、各类科技计划项目申报等工作。双方就资源互补优势的研发项目开展联合攻关,并联合向政府各级管理部门申请相应的科学技术研究经费。双方的协力研发可解决企业发展中的瓶颈问题,增强企业核心竞争力,同时为参与师生带来实践经验,为学校教师的职称评定带来优势。

(7)员工培养:校企合作不只是在校师生的实践培养,企业的员工培养是校企合作的重要部分。企业的发展能力的强弱基础的主要体现是企业员工的职业技术和职业能力,而企业的员工培训更是一个企业的必备课程。企业的员工培训可通过学校专业科目教学对员工进行再教育,让企业员工达到自身实力的提升,强化专业知识和应用能力,为企业储备高技能人才。企业应制定员工阶梯培训计划,根据企业对专业知识技能的需求、缓急程度及培训的内容、人员、时间等不同要求,选择脱产、不脱产、半脱产、短期、长期或面授、函授等多种多样的培训方式。以校企合作为纽带，培育企业中高技术人才，为企业在大数据行业竞争中夯实了基础。

4. 典型案例　校企合作培养模式的典型例子是贵州省大数据产业发展项目。贵州省政府通过政策扶持，优惠奖励政策鼓励高校和企业发展大数据产业。目前"贵阳造"大数据人才培养计划在国内大数据产业领域已经崭露头角，其培养模式具有一定的领头作用。国内顶尖的云计算研发和营运公司北京讯鸟软件有限公司 2013 年落户贵阳，并在政府牵头下与贵州财经大学签订校企合作协议，双方联合成立云计算研究实验室、人才培养基地；贵州轩通大数据科技有限责任公司与贵阳市经济贸易中等专业学校联合建立"贵阳市大数据产业技能人才培养示范基地"，与中国科学院、贵州大学、贵州民族大学、贵州师范大学等高校院所签订了校企合作协议，以建立实习基地、实训基地、就业基地、联合实验室及通过校企合作培训教学专业等方式培养大数据人才；北京信者科技有限公司与贵州大学、贵州民族大学、贵州师范大学、贵州师范学院、遵义师范学院、贵阳护理学院、贵州工业职业技术学院合作，在这些高校内建立大数据试验中心、云平台、大数据培训和研发基地、开发 DS-BOX 等。

贵州省内类似的校政企联合发展，提高产学研融合度的案例非常多。校政企联合培养模式是大数据人才培养较为常见的一种模式，但从全国范围来看还不普及。由于该模式需要政府牵头，还要协调企业参与，资金投入与人才投入又较高，要解决的大数据项目规模大、难点多，很多地方政府也都在尝试学习中，导致很多地方院校没有机会得到政府扶持与鼓励，校政企联合培养模式也就无法实施。政府首先应该提高对大数据的认知，然后制定地方大数据产业发展计划和扶持政策，协调当地院校和本土企业，促成校政企联合培养模式的具体实施。但是各个地方政府都在着力发展大数据，难免造成重复建设和资源浪费，政府制定地方大数据发展战略时不要盲目扩张，应该具备全局视野和前瞻性以便未来有更好的柔性、低成本和高效益。

第四节　安全建设项目管理

一、安全建设项目整体规划

安全建设项目规划阶段各项工作应形成相应文档记录，主要工作如下：①界定健康医疗数据安全工作范围；②建立健康医疗数据安全策略并通告全组织；③建立数据安全相关规章制度并通告全组织；④建立健康医疗数据安全风险评估方案和合规评估方案；⑤梳理健康医疗数据相关业务及涉及的系统和数据，识别健康医疗数据安全风险并评估影响，识别健康医疗数据安全合规风险点并评估影响；⑥针对风险建立风险处置方案；⑦评审并通过风险处置方案；⑧建立数据安全应急处置方案。

二、安全建设项目设计

1. 提升全员安全管理意识　在安全建设项目管理的过程中，要提高项目的全员安全管理意识，不仅要提高项目人员的安全管理意识，还要在医疗卫生机构的领导层面加强对安全管理重视程度。领导层的重视会给建设项目安全管理带来直接的提升，项目团队能够有更多的资源去加强安全管理。此外领导层的重视还会有利于安全管理的协调工作，有助于安全建设项目管理各项工作的开展。只有这样，各项安全管理的措施才能够彻底落实下去，项目安全管理的水平才能得到有效提升。

2. 规范安全建设项目管理流程 在安全建设项目管理的流程上，相关组织机构应根据建设项目的特点，规范安全建设项目管理流程。项目管理人员只有遵循科学的项目管理方法，才能在管理的过程中有效地规避各种风险，确保项目目标的顺利实现，保障医疗、教育以及科研等活动的顺利进行。安全建设项目管理流程如图16-5所示。

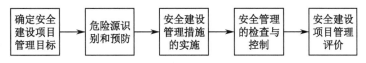

图16-5　安全建设项目管理流程

安全建设项目管理流程应该遵循以下步骤。

（1）确定安全建设项目建设管理目标：在项目的计划阶段，项目管理人员应根据我国的各项法律法规来明确项目的安全管理目标，从而编制项目安全目标的实施策划的相关文件，这是安全建设项目管理的基础。医疗卫生机构作为保障人民生命安全的重要场所，其安全项目管理目标较普通项目要为严格，不仅要保障项目目标的顺利实施，还要在项目的过程中减少影响。

（2）危险源识别和预防：在项目的前期策划阶段，项目管理人员应根据医院建设项目的特点识别风险源，编制安全风险清单。有效识别风险源应从总体层面上进行。识别风险源后应该对风险进行评价，分析各种安全风险的概率和损失，对于一些特大的风险源应编制安全防范措施和施工专项计划，建立安全生产责任制和安全生产管理体系。

（3）安全建设项目管理措施的实施：在该阶段建设项目的各项工作已经有序展开，项目管理人员应通过安全教育、安全技术交底、各种设备设施的优化控制等来彻底落实安全生产管理的各项措施，确保安全建设项目管理的工作符合各项规范。

（4）安全管理的检查与控制：安全管理控制是在安全建设项目管理的过程中对于安全管理工作的检查、纠正及预防，建设项目团队应定期进行检查，排查各种安全隐患及时进行整改，按照安全生产责任制规范整改的措施和时间。

（5）安全建设项目管理评价：在项目的收尾阶段，项目管理团队应通过科学的方法对安全管理工作进行评价，找出安全建设项目管理工作中存在的问题，避免下一次出现。同时将一些好的经验进行制度化的总结，提升卫生医疗机构基建部门整体的安全管理水平。

三、项目风险管理

1. 项目风险与风险管理

（1）风险：风险是一个项目中可能出现问题且会对项目目标产生影响的任何事情。对于某个既定事件而言，风险包含两个要素，一是某事件发生的可能性；二是该事件发生所带来的影响。风险具有客观性、不确定性、随机性、相对性、可变性、阶段性的特点。

（2）项目风险：项目风险是指由于项目所处环境和条件的不确定性，项目的最终结果与项目利害关系人的期望产生背离，并给项目关系人带来损失的可能性。项目风险产生是由项目的不确定性所造成的。而不确定性是由项目团队无法充分认识项目未来的发展和变化所造成的,这种不确定性不能通过主观努力来消除,而只能通过主观努力来降低。项目风险贯穿整个项目生命周期,并且项目的不同阶段会有不同的风险。风险随着项目的进展而变化,其不确定性一般会逐渐减少:最大的不确定性存在于项目的早期,早期阶段作出的决定对以后阶段和项目目标的实现影响最大。

(3)IT 项目风险成本:IT 项目的风险往往意味着损失,当风险事件发生时会引发多种不良后果,甚至导致项目的失控和失败。风险事故造成的损失或减少的收益以及为防止发生风险事故采取的预防措施而支付的费用都构成了风险成本。风险成本包括有形成本、无形成本以及预防与控制风险的费用。有形成本是指直接损失和间接损失。无形成本是指风险损失减少了机会。风险阻碍了生产率的提高。风险造成资金分配不当。

(4)项目风险管理:项目风险管理就是项目管理团队通过风险识别、估计、评价,并以此为基础合理地使用多种管理方法、技术和手段对项目活动涉及的风险实行有效的控制,采取主动行动,创造条件,尽量扩大风险事件的有利结果,妥善处理风险事故造成的不利后果,以最少的成本保证安全、可靠地实现项目的总目标。项目风险管理是为减轻潜在的不利事件对项目的影响而采取的一项活动。风险管理是一种投资,需要成本。在任何情况下,项目风险管理的成本不应超过项目潜在的收益,需要努力在项目的各个方面寻找风险和机会之间的平衡。

2. 风险管理规划 风险管理规划是规划和设计如何进行风险管理的过程,它记录了管理整个项目过程中所出现风险的程序。风险管理规划包括定义项目组织及成员风险管理的行动方案及方式,选择合适的风险管理方法,为风险管理活动提供充足的资源和时间,并确立风险评估的基础。项目风险管理规划的成果是给出一份项目风险管理计划书,它是一份指导项目团队进行项目风险管理的纲领性文件。

风险管理规划应该明确以下问题:①有哪些项目风险;②为什么承担或不承担这一风险对于项目目标很重要;③什么是具体风险,风险的影响程度如何;④什么是风险减轻的可交付成果;⑤风险如何被减轻;⑥谁是负责实施风险管理计划的个人;⑦与减轻方法相关的里程碑事件何时会发生;⑧为减轻风险,需要多少资源。

把风险事故的后果尽量限制在可接受的水平上,是风险管理规划和实施阶段的重要任务。风险应急计划是指一项已识别的风险事件发生时,项目团队将采取的预先确定的措施。风险应对的主要选择包括风险预防、风险规避、风险转移、风险减轻、风险自留以及损失控制等。

项目风险管理计划风险管理规划的主要成果是风险管理计划,它描述如何安排与实施项目风险管理,主要包括以下内容:①风险管理方法论;②风险管理相关活动的岗位职责说明;③风险管理活动的预算和进度安排;④风险类别分析与确定;⑤风险概率和影响界定;⑥利害关系者承受度修订;⑦有关项目团队跟踪和记录这些风险活动的描述。

3. 风险识别 风险识别就是采用系统化的方法识别出项目中已知的和可预见到的风险。对项目进行风险管理,对存在的风险进行识别,以明确对项目构成威胁的因素,便于制订避风险和降低风险的计划和策略。风险识别是一项反复的过程,项目团队应该参与该过程,以便形成针对风险的应对措施。

项目识别的过程中风险识别包括确定风险的来源、风险产生的条件,描述风险特征和确定,这些风险事件有可能影响整个项目。风险识别应当在 IT 项目的生命周期从始至终定期进行。风险识别分 3 步进行：①收集资料；②估计项目风险形势；③将潜在的风险识别出来。

风险识别的方法包括：①文件审查。对项目计划、假设、先前的项目文档和其他信息等项目文件进行系统和结构性的审查。②信息收集技术。包括德尔菲法、头脑风暴法、访谈法、SWOT 分析法。③检查表。用来记录和整理数据的常用工具。④假设分析。根据一套假定、设想或假设进行构思与制订。⑤图解技术。因果图、系统或过程流程图等。

风险识别之后应把识别的成果整理出来，整理的结果载入风险登记册中。风险识别过程将形成项目管理计划中风险登记册的最初记录。最终风险登记也将包括其他风险管理过程的成果。风险登记册的编制始于风险识别过程，主要依据下列信息编制而成：①已识别风险清单；②潜在应对措施清单；③风险根本原因；④风险类别更新。

4. 风险分析　风险分析可分为定性风险分析和定量风险分析。定性风险分析是指对已识别风险的影响和可能性大小的评估过程。该过程按风险对项目目标潜在影响的轻重缓急进行排序，并为定量风险分析奠定了基础。定性风险分析过程需要使用风险管理规划过程和风险识别过程的成果。定量风险分析的内容包括风险估计、风险评价、风险影响、风险概率和风险值。

定性风险分析方法包括：①风险概率与影响评估；②概率和影响矩阵；③十大风险事项跟踪；④风险数据质量分析；⑤风险分类；⑥风险紧迫性评估。

在进行定性风险分析之后，为了进一步评估风险发生的可能性，还需要对风险进行定量的评估分析。定量风险分析的目标是量化分析每一个风险的概率及其对项目目标造成的后果，分析项目总体风险的程度。定量风险分析是在不确定的情况下进行决策的一种量化方法，通过采用决策树分析和模拟技术等得到以下结果：①对项目目标以及实现项目标的概率进行评估并量化；②通过量化各项风险对项目总体风险的影响确定需要特别重视的风险；③在考虑项目风险的情况下，确定可以实现的切合实际的成本、进度或范围目标；④在某些条件或结果不确定时，确定最佳的项目管理决策。

软件项目定量风险分析的方法如下，①数据收集和表示技术：访谈、概率分析及专家判断等；②定量风险分析和模型技术：敏感性分析、期望值法、决策树分析法、蒙特卡洛分析法；③项目工作分解结构：分解项目的组成、各个性质、关系等；④常识、经验和判断：分析相关信息和项目资料；⑤实验或试验结果：利用实验或试验结果识别风险。

5. 风险应对　风险应对是针对风险定性、定量分析的结果，为降低项目风险的副作用而制订的风险应对措施。风险应对必须与风险的严重程度、成功实现目标的费用有效性相适应，必须与项目成功的时间性、现实性相适应。同时它必须得到项目所有利益相关者的认可，应由专人负责。项目风险应对原则包括：①可行、适用、有效性；②经济、合理、先进性；③主动、及时、全过程；④综合、系统、全方位。应对项目风险有以下 5 种应对策略。

（1）接受风险：风险潜在影响大到一定程度才需要采取措施来应对，而很多潜在影响较小的风险或者是发生概率较小或者是影响较小，因此认为这些风险是可接受的。

（2）最小化风险：应对风险的一种有效策略是使风险最小化。

（3）分担风险：分担风险是指将风险分摊到参与项目的多个组织中。通过合同约定风险的方式，从项目合同签订到试生产成功，业主和承包商需要共同承担项目风险。

（4）转移风险：不能通过规避或减轻的方式来改变风险性质的情况下，可以将风险转移给另一方，接受风险的一方拥有应对风险的权力。例如项目的目标是严格控制项目完成时间，一个直接转移风险的方法是与总承包商签订合同时严格约定完成时间，如果违约应支付违约赔偿金。另外保险也是一些公司普遍使用的转移风险的方法，例如将财物损失风险转移给保险公司。

（5）项目储备金：储备金是项目计划内应对风险的一种准备，用来应对项目风险。应急储备金的多少应根据项目实际情况而设定，项目范围越清晰，任务应急储备金越少，一般在项目预算的 20% 之内。应急储备金是风险管理非常重要的方式，为项目团队在面对困难时提供有力的支持。根据不同风险制订合理的应对方案是风险管理的核心内容。风险一旦发生后，采取应对方案可以有效地降低风险造成的损失。

6. 风险监控 风险监控就是为了改变项目管理组织所承受的风险程度，采取一定的风险处置措施，以最大限度地降低风险事故发生的概率和减小损失幅度的项目管理活动。项目风险监控就是在整个项目生命周期内跟踪已经识别的风险，监视残余风险，识别新的风险，实施风险应对计划并评估其有效性的过程。

项目风险监控目标包括：①努力及早识别和度量项目的风险；②努力避免项目风险事件的发生；③积极消除项目风险事件的消极后果；④充分吸取项目风险管理的经验与教训。项目风险监控方法包括风险再评估，风险审计，技术指标分析，储备金分析，状态审查会，变差和趋势分析。项目风险监控结果包括：①更新的风险登记册；②请求的变更；③更新的组织过程资产；④更新的项目管理计划。

四、安全策略制定

安全策略制定是网络安全建设的核心环节。安全策略是一组规则和惯例集，用于指定或调整系统或组织提供的安全服务，目的是保护系统中敏感或关键的资源。在系统层面，安全策略表现为一组安全要求或需求，例如采取访问控制技术限制用户的网络访问。与具体的设备相对应，安全策略则表现为安全功能，例如配置防火墙的单向访问控制规则。

制定系统安全策略的目的在于防患于未然，使信息系统犯罪、不正当行为、个人信息泄漏和灾害等造成的损失降到最低限度，当犯罪发生时能与相关部门取得联系，从而确保网络系统的安全，维持信息社会的正常秩序。系统安全策略的制定应以信息系统为对象。根据风险分析确立安全方针，并依照该方针从下述项目中选择出必要的内容，同时根据需求追加一部分内容来制定策略。无论是否与互联网等开放的网络互联，所有的信息系统都应该采取相应的安全策略，应该在网络、主机、基础设施、数据管理等各方面制定相应的安全策略。

1. 加强内部管理 加强管理，加强监督、检查和评估，重视用户培训和文档管理。定期评估数据安全状况，包括安全系统软硬件运行状况、制度和规范执行情况、数据复制情况、送修和报废设备的数据保护状况、权限的审批和收回情况、密码强度、外包服务中的数据保护管理情况、测试环境数据保护情况等，发现问题及时整改。加强技术方案的审核和把关，包括对安全规范、安全漏洞、数据访问控制、数据加密、数据访问日志管理、本地临时数据保护措施等进行审核。

2. 加强日常监控 对信息系统进行安全监控和预警，帮助技术人员迅速发现和解决安全隐患和安全故障。对涉密电脑还须安装监控和报警软件，实现对安全事件的自动响应甚至销毁数据。

3. 引入第三方服务 第三方专业数据安全服务是提高数据安全的有效方式。在第三方的支持下，构建科学的医疗数据安全防护体系，利于及时主动发现信息系统的安全漏洞及潜在威胁，提高安全事件的响应和处理能力，切实保障医疗数据安全。

4. 技术措施 采取的安全技术措施包括系统容灾、终端设备网络准入、病毒防护、访问控制、入侵防护、数据库审计、防火墙、堡垒机、加解密、脱敏、漏洞扫描和修复、日志分析、流量监控、安全态势感知、数字证书、数字水印、数据泄露防护等。应用软件的设计对数据保护也能起到巨大作用，例如权限管理到数据级，记录数据访问日志，重要数据采用多表写入和定期校验，对敏感数据加密存储等。

5. 应对攻击策略 管理者为在发生攻击事件时能确保与有关部门取得联系，对危机进行切实应对，从而确保安全，应采取以下策略：①当发现对用户等进行攻击、事故或侵害其他信息系统安全的行为或事件（以下称攻击）时，有义务立即向危机管理责任人报告；②应将受到攻击的对象、非法访问的结果、出入时的日志以及其后审计或调查所需的信息等，作为发现攻击行为的状态保存下来；③及时向相关部门通报；④发现非法访问行为且需要得到相关部门援助时应提出申请，待相关部门调查结束；⑤在进行系统恢复时，应将操作过程记录下来。

6. 管理策略 从预防非法访问、计算机病毒侵入的角度来看，与互联网等开放性网络相连接的信息系统还应追加安全措施。另外关于与开放性网络相关连接的信息系统，应考虑不正当访问和计算机病毒侵入等风险性。管理策略包括：①与开放性网络的连接应限定在最小范围的功能、线路和主机；②与开放性网络连接时应采取措施预防对信息系统进行不正当访问；③利用防火墙时应设定适当的条件；④使用计算机系统时应采取一定的安全措施，以确保该信息系统的安全；⑤不得公开关于网络结构等重要信息，除非在必要时；⑥设置对线路负荷状态的监视功能，发现异常情况时应根据需要使之与相连接的开放性网络断开；⑦当发生攻击时对攻击进行分析，查明原因，与相关机构合作采取措施，防止攻击再次发生；⑧限定用户，即尽可能将可通过开放性网络进行访问的用户（数）加以限定；⑨信息收集，即平时要注意收集通过开放性网络进行非法访问的信息。

第十七章

健康医疗大数据安全相关成功案例

案例一 区域医疗平台多网隔离安全接入

一、项目背景

在原国家卫计委推进"智慧医疗"战略的过程中,基层医疗机构的重要性越发明显。乡镇、社区卫生院、村卫生所等基层医疗机构作为分级诊疗、家庭医生等新模式中病人的第一入口,医生在看诊过程中需访问"基卫系统""家庭医生平台"等部署在区域医疗中心的云端业务。

基层医疗机构位置分散,大部分采用的多个网络混接方式,同一终端可同时连接互联网、卫生专网、医保网等网络,网络边界模糊,存在较大安全隐患,可能被作为不同网络的攻击跳板,威胁区域医疗平台的数据安全。而基层医疗卫生服务机构又因业务、效率、成本等原因,需要同一终端能访问多个网络,那么该如何实现医保网、卫生专网、互联网的有效隔离,实现终端的安全接入,需要深思。

二、建设目标与内容

项目的总体目标是以软件定义边界(software defined perimeter,SDP)架构来实现基层医疗机构的安全接入。

1. 实现区域医疗平台的网络隐身 根据 SDP 架构,只有通过授权的客户端使用专有的协议进行连接,才能访问区域医疗平台的特定业务,区域医疗平台的内部架构、服务器对外隐身,攻击者无法知道目标在何方,那么攻击将无法进行。

2. 实现终端接入的身份认证 每个基层医疗机构的终端在访问区域医疗平台前,必须先进行身份验证,确保每台设备都是被允许接入的设备。

3. 实现不同网络的逻辑隔离 通过身份认证的终端,可根据预先授权的权限,访问指定的网络,例如医保网、互联网、卫生专网等,各终端同一时间只能访问一个网络,不同网络之间实现逻辑隔离;可根据访问需要在不同网络之间进行切换。

4. 实现基于用户的应用级授权访问 根据用户进行授权,授权基于应用级别,实现特定接入用户只能访问特定网络的指定业务系统的指定应用。并可根据授权情况生成业务列表,方便用户访问。

5. 实现加密传输提高通信安全 接入客户端与区域医疗平台之间数据传输采用加密方式,提升数据传输过程的安全性,防止被监听窃取。

三、技术方案设计

根据前期分析调研结果,以及项目的总体目标,对某区域医疗平台的终端动态边界安全接入进行整体设计,并最终形成安全解决方案。多网隔离安全接入示意图所图 17-1 所示。

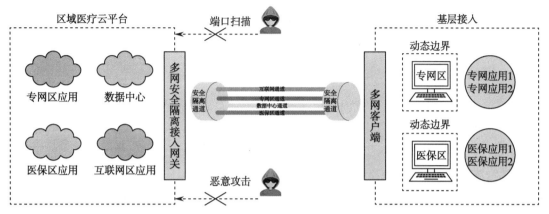

图 17-1　多网隔离安全接入示意图

1. 分级部署多网隔离安全接入网关　在区域医疗平台部署多网隔离安全接入网关,用于实现各基层医疗机制的动态安全接入。多网隔离安全接入网关系统支持多级级联,对大型医疗进行分级部署,级联采用加密数据传输。

2. 服务端、客户端相结合　采用服务端+客户端方式,需在接入的终端上安装多网安全接入客户端软件,客户端软件采用专用协议与服务端进行交互,客户服与服务端之间传输加密。客户端会根据所选择的网络进行动态边界定义,实现网络的逻辑隔离。

3. 集中管理、分级授权　多网安全隔离接入网关,需实现多级网关之间可集中管理,在同一平台上实现相关配置;对于接入用户的管理工作,可分配给各医疗机构,指定不同的管理员。

4. 细粒度、最小化控制　采用白名单访问机制,根据用户以及该用户所需访问的资源进行细粒度控制,只允许用户访问指定业务系统的指定业务,其他访问全部拒绝。

5. 一键切换、多网隔离　区域医疗机构在客户端通过认证后,可看到自己所能访问的网络区域,点击即可进行网络切换,同一时间只能访问一个网络区域,不同的区域之间逻辑隔离。

6. 直观呈现、快速访问　区域医疗机构在客户端通过认证登录,并选择所需访问的区域后,可看到自己在该网络区域所能访问的医疗业务资源列表,点击相应板块即可进行访问。

四、建设成效

1. 提升了数据中心的安全性　通过部署多网隔离接入平台,使区域医疗平台实现了网络隐身,减少了暴露面,从而减少了被攻击的可能,提高了数据中心的安全性。

2. 实现了动态网络边界　各接入终端根据权限,按需选择所要访问的网络区域,不同的网络区域之间逻辑隔离,形成动态的网络安全边界,减少了多个网络混接带来的跳板式攻击风险。

3. 快捷访问提升了工作效率 通过资源列表,直观地呈现了不同的网络区域所能访问的业务系统,点击即可访问,方便快捷,提高了工作效率。

4. 丰富组件与接口可灵活扩展 多网隔离安全接入平台提供了丰富的安全组件与接口,可按需进行扩展,实现病毒检测、入侵检测、网络应用审计、态势感知等一体化防护。

案例二 医院 Web 应用安全

一、项目背景

医院网上预约挂号、网上查询检查结果等一系列工作是通过 Web 来实现,但医院 Web 应用的公众性质使其成为攻击和威胁的主要目标,对医院的服务形象、信息网络和核心业务造成严重的破坏。一个优秀的 Web 应用安全建设是卫生健康信息化是否能取得成效、充分发挥职能的基础,而合规、有效、全面的信息安全体系建设对保障其正常运行至关重要。

二、建设目标与内容

医院信息化系统网络安全建设是保证卫生健康信息化能取得成效且充分发挥相应职能的基础,因此为了从整体到局部避免防护的短板,确保内部人员访问更合规、真正实现全生命周期无死角的安全防护、为了解决之前多品牌防护都是独立工作安全防护孤岛,安全数据无法共享无法协同的问题,要通过大数据对日志进行智能的建模关联挖掘分析,剔除噪音日志,使得安全预测更加准确,解决医疗机构传统安全防护设备大量误告警日志的问题。

医院信息化系统安全建设,可以促进医院网络安全制度的完善,同时强化医护人员安全意识,从而保障医院网络的全天候覆盖,为医院各方面工作的开展提供支持。

三、技术方案设计

根据等级保护要求以及前期分析了解的结果,对某医院信息系统安全存在的弱点提出相关的整改意见,结合等级保护建设标准,并最终形成安全解决方案。安全解决方案如图 17-2 所示。

1. 区域安全防护设计 根据某医院业务安全需求和等级保护三级对入侵防范的要求,本项目整体安全建设方案将建立网络层纵深防御体系强化应用层的防护措施,实现新型应用层解决方案。

(1)建立边界访问控制防御能力:通过部署下一代防火墙和抗分布式拒绝服务(distributed denial of service,DDoS)设备,对该区域提供边界攻击防护,同时有效预防、发现、处理异常的网络访问,确保该区域信息网络正常访问活动。

(2)建立网络入侵防御能力:通过部署入侵防护产品,实现在入侵检测的基础上对攻击行为进行阻断,实现对入侵行为实时有效的防范。入侵检测/保护产品部署于隔离区(demilitarized zone,DMZ)防火墙之后,是继防火墙边界访问控制后的第二道防线。DMZ 是为了解决安装防火墙后外部网络的访问用户不能访问内部网络服务器的问题,而设立的一个非安全系统与安全系统之间的缓冲区。该缓冲区位于企业内部网络和外部网络之间的小网络区域内。

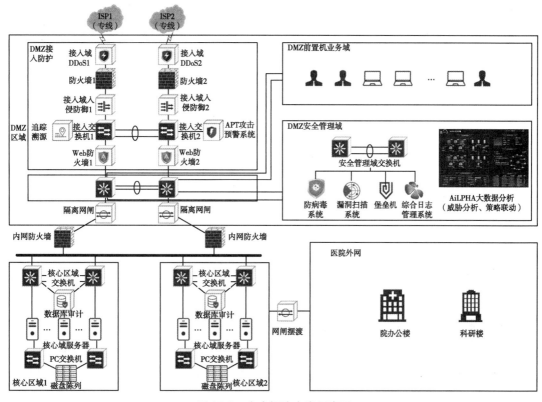

图 17-2　安全解决方案示意图

（3）建立 Web 防护安全监控机制：通过在 DMZ 区域部署 Web 应用防火墙设备，对 Web 应用服务器进行保护，即对网站的访问进行 7X24 小时实时监控。可以解决 Web 应用服务器所面临的各类网站安全问题，防止网页篡改、被挂木马等严重影响形象的安全事件发生。

（4）建立网络安全隔离系统：通过部署安全隔离网闸，对内网实现按需数据同步，可以为访问提供更高的安全性保障。实现"协议落地、内容检测"，既从物理上隔离、阻断了具有潜在攻击可能的一切连接，又进行了强制内容检测，从而实现最高级别的安全。

（5）建立 APT 沙箱技术提供网络攻击行为检测机制：高级持续性威胁（advanced persistent threat，APT）利用先进的攻击手段对特定目标进行长期持续性网络攻击的攻击形式。APT 攻击的原理相对于其他攻击形式更为高级和先进，其高级性主要体现在 APT 在发动攻击之前需要对攻击对象的业务流程和目标系统进行精确的收集。在此收集的过程中，此攻击会主动挖掘被攻击对象受信系统和应用程序的漏洞，利用这些漏洞组建攻击者所需的网络，并利用 0day 漏洞进行攻击。

通过部署 APT 预警平台采集器，采集互联网中的网络流量、电子邮件流量实现对流量的实时检测，采集和分析网络流量数据，包括：Web 流量、文件流量、邮件流量等，通过特征匹配、行为匹配、规则匹配来实现对 APT 攻击威胁检测和预警。

2.终端安全防护设计　前置机系统终端作为 DMZ 网络区域核心的业务支撑点，因为其为外网与内网方位的连接点，同时涉及转发核心敏感数据，因而成为黑客和病毒制造者的攻击目标，导致其成为 DMZ 网络中最危险的一环。

通过部署主机安全及管理系统,可以将常见服务器操作系统提升至等保三级要求,从根本上免疫现有的各种针对操作系统的攻击行为,具有进程保护、病毒、后面查杀、漏洞防护、防端口扫描等功能,可在非法攻击开始侵入系统之前就切断其连接,禁止其下一步行为。

3. 运维管理安全设计

(1)建立安全漏洞检测系统:通过部署系统安全检测管理系统有效地实现了对 DMZ 区域内网络设备、主机系统、应用系统进行漏洞扫描、配置核查的全生命周期管理,将技术和管理以及等级保护合规有效地融合在了一起,为用户信息系统整体风险评估提供有力的支撑。

(2)建立运维审计管理系统:通过建立运维审计管理系统整合 DMZ 区域各类系统的运维行为管理,将运维操作集中可视化管控,通过基于唯一身份标识的集中账号与访问控制策略,实现与各服务器、网络设备等无缝连接,一站直达,解决多种设备类型带来的管理问题,快速发现和处置违规事件。

(3)建立日志审计收集分析系统:通过部署综合日志审计设备,可以全面收集网络设备(路由器、交换机等)、网络安全设备(防火墙、入侵检测系统,补丁系统等)、应用系统等运行日志和安全事件日志,平台对日志进行归并、关联分析等操作,为管理人员提供直观的日志查询、分析、展示界面,并长期妥善保存日志数据以便需要时查看,使管理员能够在综合日志审计平台上就可以了解整个数据中心的安全态势。

(4)建立全流量深度威胁分析及溯源追踪系统:通过部署全流量深度威胁检测平台,对流量采集并深度还原解析,发现流量中的应用会话行为和潜在威胁,并提供了全流量审计及攻击溯源追踪分析能力。

(5)建立大数据智能化安全分析平台:大数据智能分析平台通过建立安全大数据中心,实现网络安全类、管理类、流量数据以及资产、用户的基本数据的采集、标准化和集中化存储,并在安全大数据中心的基础上建立安全态势威胁分析与预警平台,实现全网的安全要素分析、安全威胁事件联动分析、异常行为快速发现的能力以及实现整体网络的安全态势可视化能力和整体网络环境安保能力综合评估。

四、建设成效

1. 整体防护更安全更可靠 整体安全解决方案以业务系统及数据流向为整体防护目标,侧重于立体式全局防护,从业务访问请求的检测防护到人员的访问管控,以及人为设定逻辑的数据安全边界,保证医疗数据合法合规的使用,从整体到局部避免了医疗机构 Web 防护的短板,真正实现全生命周期无死角的医疗数据安全防护。

2. 多重内控访问边界更合规 Web 应用安全建设通过边界防护、Web 防护、APT、全流量 DPI 设备进行多级控制和检测,确保医疗机构内部人员访问更合规,避免内部合法人员和非授权用户的非法数据泄露事件的发生。

3. 多级联动无缝防护更智能 医院 Web 应用安全建设是均采用厂商同品牌防护设备,整个平台在研发初期已同各个安全防护设备约定数据共享联通接口,通过内部 API 自动完成防护策略设定及动作响应,彻底解决之前多品牌防护都是独立工作安全防护孤岛、安全数据无法共享无法协同的问题,使数据安全防护更智能。

4. 分块安全防护更专业 解决方案从整体规划,局部落地防护,即保证医院 Web 应用安全建设是整体安全防护无短板的建设,单个数据处理单元防护更加精准,保证每个节点的防护采用,无防护短板,保证医疗机构内每个数据处理单元都有业内专业级的防护实行精准的安全防护,让数据安全防护更专业。

5. 全业务流审计更具威慑力 Web 应用安全建设的整体安全解决方案具有医疗事件全局的事件审计取证能力,通过全面的事件调查取证能力对内部能形成极大的威慑,从心理上威慑内部各种医疗机构维护、管理、开发人员肆意的数据泄露行为,极大地降低数据泄露的可能。

6. 典型场景分析检测更准确 整个医院 Web 应用安全防护系统集中了各种各样的数据、警急日志,包含 Web 服务器的日志、数据库的日志、WAF 防护日志、APT 防护日志、防篡改防护日志、数据库防护日志、数据库审计日志、网络设备日志、运维审计日志等等日志数据,以典型场景为导向重点分析特定威胁场景安全威胁更加准确,通过大数据对这些日志进行智能的建模关联挖掘分析,剔除噪音日志,使得安全预测更加准确,彻底解决传统安全防护设备大量误告警日志的问题。

7. 安全预警数据展示更直接 医院 Web 应用安全建设采用统一的数据安全分析平台,对安全域内业务系统相关的日志、资源使用情况、告警异常数据、审计数据统一展示,解决之前日志分散不容易监控等难题,人机交互界面非常友好直观,让数据展示得更加明了直接。

8. 完全自主知识产权更可控 此 Web 应用安全建设的全部安全防护模块与服务均拥有自主知识产权,解决了大量不同医疗机构间各自运用的防护产品对接非常麻烦、技术支持不到位等等各种问题,通过平台提供一站式整体数据安全防护解决方案和技术支撑服务,让用户体验更好,安全产品防护更加可控。

案例三 医院安全态势感知平台

一、项目背景

在"互联网 + 医疗"的大趋势下,新的技术应用到信息系统的过程中时,新的信息安全问题也逐渐浮出水面。一方面新的信息安全威胁层出不穷,非法获取病人信息已经形成产业化的趋势,利用特种木马、0day 漏洞、水坑攻击、钓鱼攻击甚至威胁更大的 APT 攻击,成为传统防火墙、IPS、杀毒软件等安全防护设备无法发现和阻止的问题。另一方面随着医疗单位内各个业务部门信息系统的快速建设,信息系统产生的数据无法被有效收集、整理并加以利用,导致信息安全管理员无法通过数据分析发现隐藏在其中的安全威胁。

在这种背景下,安全态势感知应运而生。安全态势感知是以安全大数据为基础,对能够引起网络态势发生变化的要素进行获取、理解、评估、呈现以及对未来发展趋势预测的一个过程,它围绕风险、资产、业务应用等对象,从安全日志、终端行为、网络流量、业务运营数据、资产管理和故障诊断等多源数据采集着手,通对全局安全状态评价、外部攻击评级、系统自身状态合规自检等手段,实现"势态可评估"。

二、建设目标与内容

医疗服务质量的提升离不开卫生健康信息化的助力,应用体验与安全保障更是信息化的基石。从技术支撑的角度看,医院的安全态势平台需要涵盖以下六个方面的内容。

（1）全面的安全感知能力：从医院的外部威胁及医院基础系统自身脆弱性两个维度进行全面态势感知分析，站在威胁视角，以网络入侵、异常流量和僵木蠕为切入点，除了攻击类型、攻击趋势，攻击源和攻击目的 TOP 分析呈现外，对于二次攻击的模型分析和数据分析、攻击路径分析和追踪溯源等方面进行突破，为后续的安全策略生成和联动响应提供必要的技术支撑，做到知彼；站在脆弱性视角，以系统漏洞和网站安全为切入点，针对入侵防御、防病毒网关、Web 安全网关、Email 安全网关、沙箱等多种设备进行信息采集和分析预测，从多个维度对这些威胁形势进行呈现，同时结合外部情报信息实现对未知安全风险进行分析判断和预警，为后续的响应决策赢得时间，做到知己。从而提供全方位、全天候的网络安全态势感知能力。

（2）流量态势感知：流量分析是态势感知的重要内容，围绕用户、业务、关键链路和互联网访问等多个维度的流量分析，一方面可以实现对用户和业务访问的精细化管理，建立网络流量的多种流量基线，从而为后续的链路、带宽、和服务器扩容提供技术支撑。另一方面，通过对多维度实时流量的监控，可以有效发现网络中的异常攻击流量，用户访问异常行为，以及例如 DDoS 攻击和病毒蠕虫攻击的信息，提升对于流量攻击的风险把控和防御。

（3）行为态势感知：用户行为态势分析，是提升内网安全合规的重要手段，通过分析监控用户终端的进程、终端外部媒介的使用行为、互联网出口用户的流量访问以及用户主机的各种 Email/FTP/HTTP 等外发行为，结合机器学习和人工智能算法，准确找到用户行为之间的关联，一方面可以为用户进行画像，对其访问轨迹、互联网访问的内容和关注重点等进行分析，同时通过数据分析找到其兴趣爱好，为后续的信息推送等服务提供支撑。另一方面，对用户的外部文件传送、HTTP 访问以及例如 Email 邮件发送等行为进行安全审计，通过机器学习等算法找到其不同行为之间的关联，对潜在的用户异常行为进行挖掘和判断，确保安全合规和信息泄露防护的需求。

（4）运维态势感知：围绕着用户、资产和业务的关联，聚焦资产或业务的状态监控、性能监控、配置基线管理、运维告警和故障诊断，结合大数据的分析方法，全面感知和监控资产的运营状态和安全指数，为运维决策和联动响应提供可视化的呈现和简易化的操作；同时也可以实现对用户的远程代维代管，为后续的安全云运维增值业务的开展提供帮助。

（5）合规态势感知：在当前强调等保合规的情况下，企业安全合规检查一直是用户感兴趣的话题。通过安全合规自检平台，内置专业等保工具箱，针对业务和应用层面，全面评估系统在业务流转、业务逻辑、业务交付等环节的安全风险，深度挖掘和识别网络各层存在的安全漏洞，提升系统和业务的可控性、可靠性和合规性。

三、技术方案设计

1. 态势感知平台的设计原则 安全态势感知平台的设计应遵循三个原则：智能化、可视化、服务化。①智能化是核心：面对多样化的安全风险，需要充分利用多种安全分析引擎设计，并借助机器学习和人工智能等高级算法，实现对安全风险的准确识别和深度挖掘；②可视化是手段：要从不同视角和维度进行风险呈现，以恰当、直观的图表，针对不同角色定义差异化将数据指标形象化、直观化、具体化的呈现，支持多维联动交互，为管理决策提供支撑；③服务化是目的：通过安全即服务的交付模型，在安全态势感知的情况合作共享、安全态势感知云中心的安全检测和防御等方面，为各级租户提供差异化的服务能力交付。

2. 态势感知的关键技术实现

（1）基于机器学习的深度威胁分析：深度威胁分析一直是目前的热点研究方向，尤其是针对未知攻击流量进行检测和预警。机器学习结合情报共享是一种有效的未知威胁的检测方法。利用机器学习技术，可以对成千上万的网络日志、威胁情报等信息进行自动分析处理与深度挖掘，充分融合借鉴有监督、无监督和半监督模型的特点，通过分类、聚类、回归、深度学习等算法进行模型训练，从海量数据中甄别出潜在的安全威胁并提取关键特征，真正实现机器学习在安全态势感知的落地实践，掌控全网安全态势，提前预警安全风险。

（2）用户/流量异常行为预测：在异常行为分析预测过程中，围绕网络流量、用户行为、外部情报等数据，利用数学建模、机器学习、关联挖掘等核心技术，为每个用户行为进行精确画像，建立用户行为模型和用户行为基线。通过用户历史行为学习、同类用户行为偏离、危险行为模型三个维度挖掘用户异常行为，防止内网用户进行资产破坏和数据窃取。同时围绕用户和业务的流量访问模型，基于业务、用户和关键链路建立流量访问基线，结合情境分析和机器学习算法实现对异常流程的有效检测，为企业的安全合规和信息泄露保护提供有效的参考。

（3）云化安全运维技术：充分利用安全云平台，实现智能化安全运维是提升运维效率的有效手段。在对全网资产进行资源管理的基础上，以业务应用为牵引，实现多维度数据采集和状态监控、性能监控以及全生命周期配置管理的流程，并充分利用可视化技术呈现实现全景运维。在这个落地实践的过程中，紧密围绕管理统一化、决策智能化、服务容器化和运维可视化这4个原则，实现平台型运维的最佳实践。在满足企业简易化运维的基础上，还可以对未来的云运维的SAAS服务提供技术支撑。

（4）可视化技术实现：系统可视化设计是人机交付的重要窗口，根据不同行业的业务特点，结合多角色的差异化呈现需求，提供多维度的视图剖面和多样化的数据显示效果，使得不同的监管角色能够实时掌握全局安全态势状况，保障业务的顺畅运行。为了达到这个效果，可以充分利用3D图表、雷达图、拓扑图、热度图等样式，清晰完整展现整个网络的运行状态。从不同视角和维度对攻击、威胁、风险等进行实时呈现，对全网资产、流量、业务和行为进行多维度透视呈现。通过访问关系分析、路径分析、合规分析、变更分析等环节，实现安全策略的生命周期闭环且可视化。

四、建设成效

安全态势感知平台的落地实践，提升了医院信息指数。首先，医院内部通过对已知风险和未知风险的多维度分析和可视化呈现，快速发现问题并通过联动响应来解决信息安全问题。其次，通过安全态势感知平台对医院外部安全风险的趋势分析和异常行为预测，提早感知风险，增强了医院对风险的决策和预判能力。另外，通过云化运维的设计，提升了医院整体安全设备的运维效率，减少故障诊断和业务恢复的时间。最后，根据安全态势感知专业安全合规自检结果，对医院系统进行安全加固完善，满足医院的安全合规的要求，真正实现对医疗机构安全风险的"主动发现、协同防御、智能进化、预知未来"。

案例四　医院云安全

一、项目背景

随着云计算技术的成熟以及互联网技术和带宽的发展,某医院已经在医院内网数据中心中采用私有云架构承载医院核心应用。同时,面向公众的外网应用,医院采用公有云基础架构,以服务购买的方式承载互联网+医疗应用。

在新的网络安全体系下,医院充分考虑网络安全和云安全的重要性,高度重视在网络安全和云安全技术能力、合规的建设,希望通过加强云产品和云服务的安全性,提升云安全合规,规避和减少云安全风险。此医院采用云计算面临的新挑战有:分散存储变为集中共享,数据泄露和非法访问风险增大;物理固定变为逻辑虚拟,安全边界模糊、漏洞影响放大;新应用快速上线需要敏捷实时的安全防护匹配;资源的敏捷供给与静态的分权分级之间的冲突,与此同时,此医院应用云安全的优势有:易于端到端,系统性应对安全威胁;易于全面深入分析安全威胁并及时响应;按需灵活使用安全服务,提升整体安全防护水平;安全服务更丰富,安全策略更精确。

二、建设目标与内容

此医院在将应用和数据迁移到云端时,为实现最小化云端的安全风险,首先要做的就是认清那些顶级的安全威胁,然后基于安全分担原则建设面向云平台的医院网络安全体系。医院内部基础平台的安全是由云服务商保障,而每个 VM 上的租户自己的系统包括其安装的操作系统和应用软件,原则上安全由医院自己负责。云服务商通过云安全市场提供第三方厂家的安全设备或者部分自研的安全设备来提供安全服务,由医院自己付费选用,但原则上,安全仍由医院自身负责。

对于为医院提供云服务的华为公有云来说,要综合技术、合规运营、信息透明和宣传等多种手段,做好云的安全防御工作,对于黑客的攻击靠单一的手段防御就难以奏效,需要综合的解决思路。云服务为医院提供网络安全、数据安全、应用安全、主机安全、认证授权、合规审计等一系列的安全服务。租户安全服务全景图如图 17-3 所示。

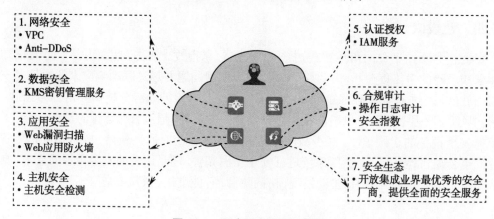

图 17-3　租户安全服务全景图

三、技术方案设计

1. 网络安全 -VPC 华为公有云平台提供隔离的、医院自主配置和管理的虚拟网络环境，能够提升医院公有云中的资源的安全性，从而简化医院的网络部署。医院可以完全掌控自己的虚拟网络，包括创建自己的网络、配置 DHCP，同时可以通过安全组的功能提高网络的安全性。也可以通过在 VPC 中申请公网 IP 将 VPC 连接到公网，或者使用 VPN 将 VPC 与传统数据中心互联，实现应用的平滑迁移到云。

2. 网络安全 -Anti-DDoS 服务 通过专业的防 DDoS 设备来为医院互联网应用提供精细化的抵御 DDoS 攻击能力，包括 CC、SYN flood、UDP flood 等所有 DDoS 攻击方式。可根据租用带宽及业务模型自助配置防护阈值参数，系统检测到攻击后通知医院进行网站防御。Anti-DDoS 架构图如图 17-4 所示。

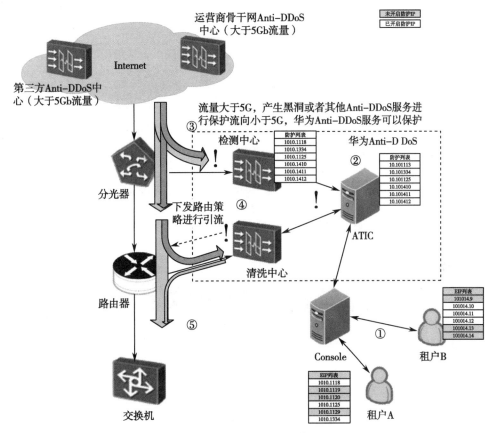

图 17-4　Anti-DDoS 架构图

实现原理说明：①租户通过 Console 根据自己的企业信息门户（enterprise information portal，EIP）列表选择开启 / 关闭 DDoS 防护；②配置下发到 ATIC 服务器和检测中心；③来自互联网的 DDoS 流量和正常流量经过分光器被复制；④检测中心发现含有 DDoS 流量通知 ATIC 管理服务器，ATIC 通知清洗中心联动路由器进行引流；⑤攻击流量经过清洗中心过滤后，剩余有效流量返回路由器。

3. 数据安全-KMS 密钥管理 华为公有云密钥托管服务（key management service，KMS）为医院轻松创建和控制用于加密数据的加密密钥，基于用医院提供的策略创建的密钥永远不会从 KMS 服务器里导出。华为公有云当前与对象存储服务（object storage service，OBS）集成，可以保护 OBS 服务存储的数据。

4. 应用安全-Web 应用防火墙（WAF） Web 应用防火墙（Web application firewall，WAF）针对 HTTP 的请求进行异常检测，有效防止网页篡改、信息泄露、木马植入等恶意网络入侵行为，例如 SQL 注入、XSS 跨站、网站挂马、漏洞入侵等，保护云服务器的 Web 应用安全。

5. 应用安全-Web 漏洞扫描 Web 漏洞扫描（Web scan）用于检测云服务器漏洞，用以实现 Web 漏洞检测、第三方应用漏洞检测、端口检测、指纹识别等多项扫描服务。

6. 主机安全-主机入侵检测 云主机安全防护服务为医院构造一个基于主机的基础安全防护平台，保护云主机免受暴力破解攻击、实时告知系统的异地登录情况、识别云主机的弱点等，提高安全性，避免云主机被黑客入侵。

7. 认证授权-IAM 统一身份认证服务（identity and access management，IAM）提供适合医院组织结构的管理机制，为医院用户分配不同的资源及操作权限，通过访问密钥以 Open API 的方式访问公有云资源。

8. 合规审计-安全指数 安全指数（security index）提供对医院云环境的安全评估，帮助医院快速发现安全弱点和威胁，同时提供安全配置检查，并给出最佳的安全实践建议，有效减少或避免由于网络中病毒和恶意攻击带来的损失。

9. 合规审计-云审计服务 "日志审计服务"为医院提供日志检索、浏览等功能。

四、建设成效

医院公有云服务的安全认证通常是体系化的认证，涉及运营系统中流程、组织、技术多方面的要求。华为云服务提供商的认证节奏，在系统安全架构、安全特性、可靠性等技术全方面为医院进行了支撑。

案例五 医院物联网安全

一、项目背景

医疗物联网在人员定位、资产管理、输液健康、病人监护、行为合规等业务的应用，可以提升医疗工作效率，减少医疗差错。某医院作为医疗行业物联网应用的领军医院，与华为公司合作，已经建成人员管理、资产定位等 13 项医疗物联网应用。

目前很多物联网系统缺乏体系化的安全设计，例如射频识别（radio frequency identification，RFID）和协议，缺乏安全设计，极易被外界入侵。目前的医疗物联网系统大多仅采用一些基本的安全技术，例如加密传输、防火墙等，缺乏体系化的安全设计，包括分析所有可能的攻击以及对应的安全措施等，整个系统安全漏洞较大。

物联网安全与传统的信息系统安全相比有两个难点，一是复杂的部署环境和网络结构，中间经过各类网络例如射频（radio frequency，RF）、可编程逻辑控制器（programmable logic controller，PLC）、运营商网络等；二是受限的计算和网络资源，物联网传感器端以及部分网关受成本和功耗限制,计算能力和存储容量往往非常有限,难以运行复杂的安全保密协议,网络带宽也很有限,很多本地网络运行在几十 kbps 共享带宽下。

二、建设目标与内容

医院物联网基础架构系统分为 5 个部分,分别为传感器、网关、网络、物联网平台、物联网应用。物联网基础架构如图 17-5 所示。

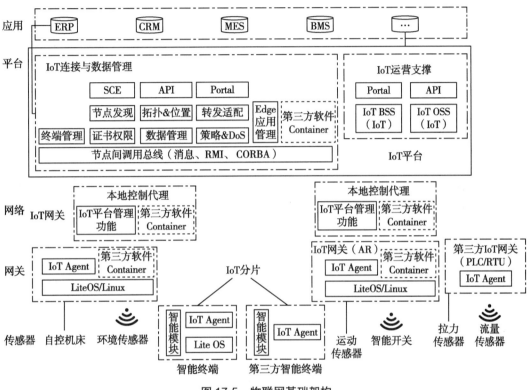

图 17-5 物联网基础架构

(1)传感器层:对物理世界进行感知和控制。

(2)网关层:采用近场通信方式对传感器数据进行汇集和处理,并与云端连接。

(3)网络层:固定网络或移动网络,将数据传送到云端。

(4)平台层:实现物联网连接与数据的管理,在运营商环境中还包括物联网的运营支撑。

(5)应用层:各类物联网应用,基于传感器数据为用户提供特定的应用功能。

为了方便通常将上图简化成"1+2+1"架构,"1+2+1"物联网架构如图 17-6 所示。

针对医院物联网安全,上述框架中需要注意的几点包括:

(1)物联网网络架构在此做了抽象简化,在实际应用中通常比较复杂且场景各不相同,网络层级也存在较大差异,物联网安全需要根据具体场景和问题具体分析。

(2)网关在实际系统中可能有一个,也可能没有(传感器直接连接远程平台),也有可能有多级,例如智能电表系统中的采集器和集中器。网络中纯粹的交换机或路由器不包含在网关范围内,网关一般包含有支持特定物联网协议的模块或者有开放式系统互联(open system interconnection,OSI)网络层以上物联网应用处理模块。

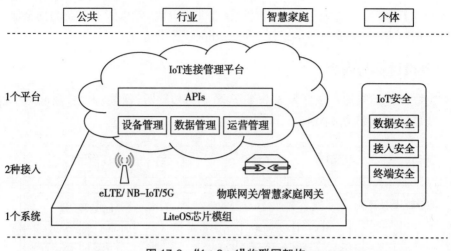

图 17-6 "1+2+1"物联网架构

（3）网关和传感器之间一般采用本地连接网络。

（4）有些网关上运行物联网应用处理模块，支持数据的本地处理和转发，以及传感器的本地控制等。

（5）智能传感器本身也有可能相互之间直接通信，完成物联网功能。

三、技术方案设计

医院物联网的基础架构以及网络安全的参考架构，物联网安全总体框架分为 4 个部分，物联网安全总体框架如图 17-7 所示。

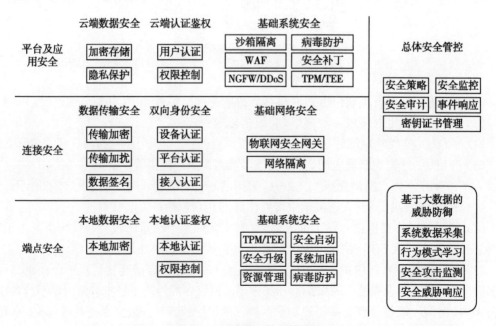

图 17-7 物联网安全总体框架

其中平台及应用安全是云端部分的安全；连接安全包括远程网络与本地网络的安全；端点安全包括端侧（传感器与网关）的安全；总体安全管控实现对物联网系统的总体安全管理和控制，一般也在云端实现。

在平台及应用安全、连接安全、端点安全部分，对应几类安全威胁，包括泄露、篡改、冒充、越权、DoS、抵赖，按系统层次，分为数据安全、应用安全（认证鉴权）以及基础系统/网络安全三个部分。

1. 平台及应用安全

（1）云端数据安全：在云端进行加密存储，在多用户环境下，要实现隐私保护。

（2）云端认证鉴权：进行用户身份认证和权限控制。

（3）基础系统安全：对系统进行病毒防护、安全补丁，对代码执行实行沙箱隔离，对 Web 访问采用 WAF，整个系统构建在 TPM/TEE 等硬件安全技术基础上，还包括数据中心网络的安全、DDoS 防护及防火墙等。

2. 连接安全　包括本地连接的安全和远程连接的安全。

（1）数据传输安全：在数据传输过程中进行加密，并进行加扰，对数据进行签名。

（2）双向身份认证：实现连接双方的双向身份认证，包括平台对网关、传感器的身份认证；网关对平台、传感器的身份认证；传感器对网关、平台的身份认证。同时在网络层面，对接入的设备进行身份认证，防止非法接入。

（3）基础网络安全：实现物联网协议的过滤以及物联网网络的隔离。

3. 端点安全　包括网关与传感器的安全。

（1）本地数据安全：本地数据在存储时进行加密。

（2）本地认证鉴权：对本地登录进行认证和权限控制。

（3）基础系统安全：基于 TPM/TEE 硬件安全机制，实现安全启动、安全升级。对本地系统进行加固和病毒防护。实现本地系统的资源管理，防止本地接入的 DoS 攻击。

4. 总体安全管控

（1）安全策略：制定整个系统的安全策略。

（2）安全监控与审计：对整个系统的安全事件进行监控、记录与审计。

（3）事件响应：对安全异常事件进行处理。

（4）密钥证书管理：实现安全密钥及证书的管理。

（5）基于大数据的威胁防御：采用大数据分析技术，对系统的行为进行分析，发现潜在的入侵行为。

安全框架的功能模块分别部署在传感器、网关、网络、平台上。其中网关部分在不同的场景中情况也不同，有些场景不需要网关，例如基于 NB-IoT 的智能水表系统；有些场景需要多级网关，例如电表的抄表系统，中间存在采集器和集中器两级。但在不同的情况下，只是上下行对接的对象不同，架构上并不存在本质的差异。物联网安全总体系统架构如图 17-8 所示。

整个安全框架在实现上可以分为两大部分，一部分在物联网系统部件上实现，包括物联网平台、网络、网关、传感器等；另外一部分采用特定的物联网安全产品/插件，包括基于大数据的安全威胁防御、物联网防火墙、物联网端点安全防护插件。物联网网元级和网络级安全框架如图 17-9 所示。

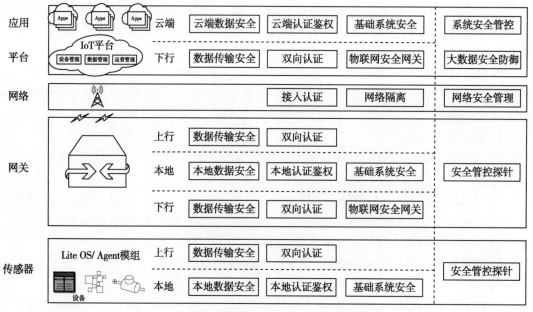

图 17-8 物联网安全总体系统架构

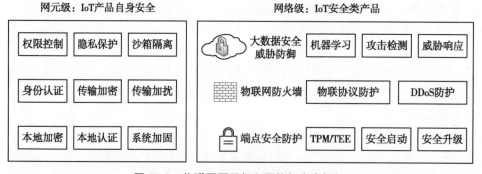

图 17-9 物联网网元级和网络级安全框架

安全总体框架的可裁剪性:很多物联网场景中网关和传感器的资源往往非常有限,包括计算、存储及能耗,需要基于场景中不同的安全要求和资源要求对安全框架进行裁剪。

对网关和传感器,本地系统安全和本地网络安全有时可以简化,有些网关、传感器不保存本地数据,也没有本地系统登录入口,就不需要进行本地数据加密和本地系统认证。有些本地网络在比较安全的环境中,就不需要对本地网络数据传输进行加密处理。另外并非所有传感器数据均需要进行加密处理,可以仅对其中关键的数据进行加密,对其他数据不加密或降低加密强度。物联网终端安全框架的可裁剪性如图 17-10 所示。

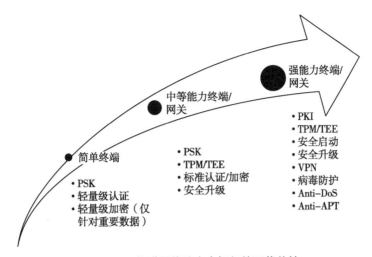

图 17-10 物联网终端安全框架的可裁剪性

四、建设成效

通过部署华为的物联网传感器安全解决方案,降低了医院防范终端被入侵、被劫持的安全风险。华为 IoT 采用基于 IBS 的物联网分布式认证技术,保障了医疗物联网的终端安全。

案例六 医院勒索病毒防护

一、项目背景

近年来"低技术门槛、低风险、高收益"使得勒索病毒产业迅猛发展,一个又一个的恶意软件出现,在网络世界中攻城略地,其中医疗行业更是倍受其害。2019 年 Verizon 数据威胁报告显示,入侵医疗行业的恶意勒索软件高达 85%,其中勒索病毒攻击上升速度极为恐怖,已成为网络安全的主要威胁。

西北地区某医院是一所集医疗、科研、教学和健康保健为一体的大型三级综合医院,在全国民营医院综合实力排行位居前列。该医院院内拥有大量的业务系统,各业务系统数据库存放着各类生产业务数据及患者信息数据,一旦数据库服务器遭受勒索病毒攻击,将导致数据丢失和业务中断的双重损失。与众多医院一样,为了防止勒索病毒入侵,该医院已经建立起日臻完善的安全防护体系,例如入侵检测、防火墙等安全产品,以用来对病毒进行识别、查杀、拦截。

二、建设目标与内容

1. 构建完整防御架构 被动防御阶段的防御手段要完善,考虑到每一个可能突破的薄弱环节,从主机及服务器安全加固,进行安全域划分,完善终端准入机制,加强安全运维体系四个方面着手。

2. 增强持续检测能力 攻击随时都在发生,因此需要我们的安全系统可以适应动态的安全环境。因此需求我们在安全系统部署阶段考虑对安全状态持续的检测及对突发安全威胁及时遏制的能力。

3. 建立及时响应处置机制　树立防御系统随时可能被攻破的观念。为减少攻击造成的损失需要做到以下几点尽量减少损失发生：应急响应流程，减少处理中流程错误情况；自动化的响应处置，加快处理速度；溯源取证，了解攻击来源途径。

4. 建立安全预警规范　建议用户建立与安全厂商实时联动的安全预警中心，实时可获取最新的安全动态，更新自身的安全系统。在下一次攻击发生之前与安全厂商共同完成对内的预警动作。

5. 增强云虚拟化场景的主机防护能力　云平台的安全隐患需要高度重视。近年来云计算已经广泛应用，运行 Windows Server 及 Linux 的 VM 也会面临蠕虫勒索病毒的威胁。

6. 强化服务器安全防护能力　通过内核加固和应用层的防御技术，提高服务器的安全防护能力，保障业务系统的稳定运行和业务数据的保密安全，强化服务器的安全防御能力。

三、技术方案设计

众所周知，在安全企业和恶意攻击者长时间的攻防拉锯战中，勒索病毒已具备了种种"抗药性"，各种病毒不断变种更新，甚至善于潜藏伪装，但即使勒索病毒攻击手段愈加花样翻新、持续演化，其对文件进行操作加密这一行为却始终未变。该医院计划采用更为先进的防勒索病毒技术与成熟方案，以防止勒索病毒事件的发生，保障医院信息系统数据库与数据文件的安全。

医院采用基于零信任安全体系的防勒索系统，对医院关键业务系统数据库提供保护，采取事前主动防御的办法，以防止勒索病毒事件的发生，保障医院信息系统数据库与数据文件的安全。防勒索系统基于勒索病毒这一不变的特征，采用独特的底层白名单技术，实现对所有进程"写操作"的监控，确保只有被允许的合法操作才能被执行，避免勒索病毒对文件加密和修改。

1. 服务器防勒索　针对服务器系统攻击的勒索病毒，通过防勒索系统提供的"堡垒模式"，确保只有可信任的软件可以运行，其他任何新的软件都无法运行，勒索软件入侵后运行失败，从而无法破坏或加密数据。

2. 数据库文件防勒索　对于数据库文件的勒索病毒攻击防护，通过防勒索白名单设置，指定数据库类型和信任可执行程序（例如 oracle.exe）为"白名单"，并添加需要保护的现有的数据库文件，只有创建者才拥有"写"权限，对于未授权执行程序试图修改数据库文件，将认定为可疑勒索事件，及时被拦截。

四、建设成效

实践证明，防勒索系统展现的强大病毒防御能力，帮助该医院有效应对传播场景更加多样、攻击目标更加精确、更新迭代更加快速的勒索病毒威胁，为医院隐私数据安全及关键业务系统的稳定运行撑起保护伞。

1. 未知病毒防御　大多数安全产品往往通过特征库对已知的勒索病毒进行查杀，对未知病毒使用诱捕模式进行防御，但由于病毒变种及新型病毒多样化等特点，这种防勒索方式存在较大纰漏。防勒索系统则基于零信任体系构建，并不关心病毒特征，未经过授权的应用无法对于受保护的文件和数据进行加密或破坏，防守住了各种未知威胁。

2. 提高了携毒生存能力 长期潜伏在医院系统且不易发现的勒索病毒依然可以运行，从而造成医疗信息系统二次、三次感染等状况，大大提升了业务系统的携毒生存能力，在勒索病毒侵袭的服务器上保护关键机密文档和数据库不受破坏，保障了关键业务程序正常运行。

3. 进行核心驱动保护 防勒索引擎作用在核心驱动层，确保了安全策略不会被旁路。核心驱动引擎监控所有程序的运行和修改操作，检查操作是否符合安全策略，对于非法的更新操作进行阻断，从而防御勒索病毒加密或删除文档。

4. 减少了安全管理和人力成本 在系统安装后，一切保护功能对主机使用者透明，主机纳入医院安全管理平台实现统一管理，因此安全管理员无需再到各个主机上进行管理维护，只需在管理平台通过统一策略的维护工作即可做到对各主机的防勒索安全管控，大大节省了管理上所需花费的开销。

案例七 医院网络安全等级保护2.0防护

一、项目背景

随着2019年5月网络安全等级保护2.0的标准正式落地，各单位网络安全等级保护2.0的改造也正在如火如荼地开展，为了响应《中华人民共和国网络安全法》号召，医院与某公司合作开展等级保护2.0安全方案设计工作，旨在通过本次服务项目，为医院建设一套立体、完善的网络安全防护体系，对等级保护2.0工作的开展提出要求。

二、建设目标与内容

1. 建设目标

（1）满足通信网络安全需求：①针对网络架构设计不合理而影响业务通信或传输问题，通过优化设计、安全域改造完成；②针对利用安全协议、算法及软件的缺陷获取信息或破坏通信完整性和保密性的问题，通过数据加密技术、数据校验技术来保障；③针对内部人员未授权违规连接外部网络，或者外部人员未经许可随意接入内部网络而引发的安全风险，以及因使用无线网络传输的移动终端而带来的安全接入风险等问题，通过违规外联、安全准入控制以及无线安全控制措施来解决；④针对分布式拒绝服务攻击恶意的消耗网络、操作系统和应用系统资源，导致拒绝服务停止的安全风险，通过抗DDoS攻击防护、服务器主机资源优化、入侵检测与防范、网络结构调整与优化等手段来解决；⑤针对攻击者越权访问文件、数据或其他资源，通过访问控制、身份鉴别等技术来解决；⑥针对利用网络协议、操作系统或应用系统存在的漏洞进行恶意攻击，例如碎片重组，协议端口重定位等，通过网络入侵检测、恶意代码防范等技术措施来解决；⑦针对利用网络结构设计缺陷旁路安全策略，未授权访问网络，通过访问控制、身份鉴别、网络结构优化和调整等综合方法解决；⑧针对众多网络设备、安全设备、通信线路等基础设施环境不能有效、统一监测、分析以及集中安全策略分发、漏洞补丁升级等安全管理问题，通过集中安全管控机制来解决。

（2）满足计算环境安全需求：计算环境安全包括各类网络设备、服务器、管理终端和其他办公设备系统层的安全风险。主要涵盖两个方面，一是来自系统本身的脆弱性风险；另一个是来自用户登录账号、权限等系统使用、配置和管理等风险。具体建设内容如下：①针对用户账号权限设置不合理、账号暴力破解等安全风险，通过账号管理、身份鉴别、访问控制等技术手段解决；②针对在网页浏览、文档传递、介质拷贝或文件下载、邮件收发时而遭受恶意代码攻击的安全风险，通过恶意代码防范技术手段解决；③针对操作用户对系统错误配置或更改而引起的安全风险，通过安全配置核查、终端安全管控等技术手段解决；④针对设备系统自身安全漏洞而引起被攻击利用的安全风险，通过漏洞扫描技术、安全加固服务等手段解决；⑤针对通过恶意代码或木马程序对主机、网络设备或应用系统进行攻击的安全威胁，通过恶意代码防护、入侵监测、身份鉴别、访问控制、安全审计等技术手段解决；⑥针对利用各种工具获取应用系统身份鉴别数据，进行分析获得鉴别内容，从而未授权访问、使用应用软件、文件和数据的安全风险，需要采用两种或两种以上鉴别方式，通过应用系统开发或第三方辅助系统来保证对应用系统登陆鉴别安全；⑦针对应用系统缺陷、接口设计等导致被恶意攻击利用、数据丢失或运行终端而影响服务连接的安全风险，通过对产品采购、自行软件开发、外包软件和测试验收进行流程管理，同时保证应用软件具备自我容错能力；⑧针对应用系统过度使用内存、CPU等系统资源，对应用软件进行实时的监控管理，同时对系统资源进行管控；⑨针对由于应用系统存储数据而引发的数据损毁，加强网络边界完整性检查，加强对网络设备进行防护、对访问网络的用户身份进行鉴别，加强数据保密性。

（3）满足安全管理中心安全需求：安全管理中心应在内部网络核心区域划分出独立、特定的管理区域，对分布在网络中的安全设备或安全组件进行集中管控，并实现特权账号权限分离原则。具体建设目标如下：①针对安全管理人员对设备远程管理的操作，搭建一条安全的信息传输路径，对网络中的安全设备或安全组件进行管理，避免安全管理信息在传输过程中被窃听；②针对各网络设备的安全管控，应建立集中监测机制，对网络层面各条链路、安全设备、网络设备和服务器等的运行状况进行集中监测；③针对安全日志监测难、分析难问题，应建立分散在各个设备上的审计数据集中收集、统一分析机制，且确保审计记录的留存时间符合法律法规要求；④针对计算环境的统一管理，应建立操作系统、数据库、中间件层面的集中安全管控功能，实现管理人员一键化管理操作；⑤针对网络中发生的各类安全事件报警信息，应能智能识别误报情况，自行验证报警的准确性，对安全事件进行识别、分析。

2. 方案设计原则

（1）分区分域防护原则：任何安全措施都不是绝对安全可靠的，为保障攻破一层或一类保护的攻击行为而不会破坏整个信息系统，以达到纵深防御的安全目标，需要合理规划安全域，综合采用多种有效安全保护措施，实施多层、多重保护。

（2）均衡性保护原则：对任何类型网络，绝对安全难以达到，也不一定是必需的，需正确处理安全需求、安全风险与安全保护代价的关系。因此，结合适度防护实现分等级安全保护，做到安全性与可用性平衡，达到技术上可实现、经济上可执行。

（3）技术与管理相结合：网络安全涉及人员、技术、操作等方面因素，单靠技术或单靠管理都不可能实现。因此在考虑网络安全时，必须将各种安全技术与运行管理机制、人员思想教育、技术培训、安全规章制度建设相结合。

（4）动态调整与可扩展：由于网络安全需求会不断变化，以及环境、条件、时间的限制，安全防护一步到位,一劳永逸地解决网络安全问题是不现实的。网络安全保障建设可先保证基本的、必需的安全保护,后续再根据应用和网络安全技术的发展,不断调整安全策略,加强安全防护力度,以适应新的网络安全环境,满足新的网络安全需求。

(5)网络安全三同步原则:信息系统在新建、改建、扩建时应当同步建设网络安全设施,确保其具有支持业务稳定、持续运行性能的同时,保证安全技术措施同步规划、同步建设、同步使用,以保障网络安全与信息化建设相适应。

三、技术方案设计

1. 方案设计思路　参考等级保护 2.0 的安全防护需求,本方案的设计思路如下。

(1)根据信息系统的安全定级结果,明确该等级对应的总体防护描述。

(2)根据系统和子系统划分结果、安全定级结果将保护对象归类,并组成保护对象框架。

(3)根据方案的涉及目标来建立整体保障框架,来指导整个等级保护方案的设计、明确关键的安全要素、流程及相互关系;在安全措施框架细化后将补充到整体保障框架中。

(4)根据此等级受到的威胁对应出该等级的保护要求(即需求分析),并分布到物理和环境、网络和通信、设备和计算、应用和数据等层面上。

(5)根据因威胁引出的等级保护基本要求、等级保护实施过程、整体保障框架来确定总体安全策略(即总体安全目标),再根据等级保护的要求将总体安全策略细分为不同的具体策略(即具体安全目标),包括安全域内部、安全域边界和安全域互联策略。

(6)根据保护对象框架、等级化安全措施要求、安全措施的成本来选择和调整安全措施;根据安全技术体系和安全管理体系的划分,各安全措施共同组成了安全措施框架。

(7)各个保护对象根据系统功能特性、安全价值以及面临威胁的相似性来进行安全区域的划分;各安全区域将保护对象框架划分为不同部分,即各安全措施发生作用的保护对象集合。

(8)根据选择好的各个保护对象安全措施、安全措施框架、实际的具体需求来设计安全解决方案。

2. 防护方案设计　本项目具体防护方案设计系统脆弱性评估层次模型如图 17-11 所示。

整个网络分为边界安全域、核心交换区域、汇聚交换区域、服务器及设备区域、安全管理中心几个组成部分。

边界安全域通过深信服下一代防火墙连接互联网、市医保、财政等各个专网边界。边界交换域部署上网行为管理对终端用户的上网行为统一进行管理。

核心交换区域采用两台核心交换机做堆叠处理,虚拟化成一台核心交换机提供整个内部网络的数据转发、交换功能。

核心交换域通过入侵防御系统(intrusion prevention system,IPS)设备和汇聚交换机下联至服务器区域,中间串联两台加密机对访问服务器的数据进行安全保护。服务器区汇聚交换机旁路连接两台 Web 应用防火墙,对 Web 应用程序安全漏洞进行安全防护。

安全管理中心作为整个网络安全的管理中心枢纽,部署了安全套阶层虚拟专用网(secure socket layer virtual private network,SSL VPN)、日志审计、堡垒机、数据库审计、准入控制终端管控、网管服务器、态势感知、APT 设备、漏洞扫描、终端防病毒、终端桌面管控等设备,满足等级保护针对安全集中管控的要求。

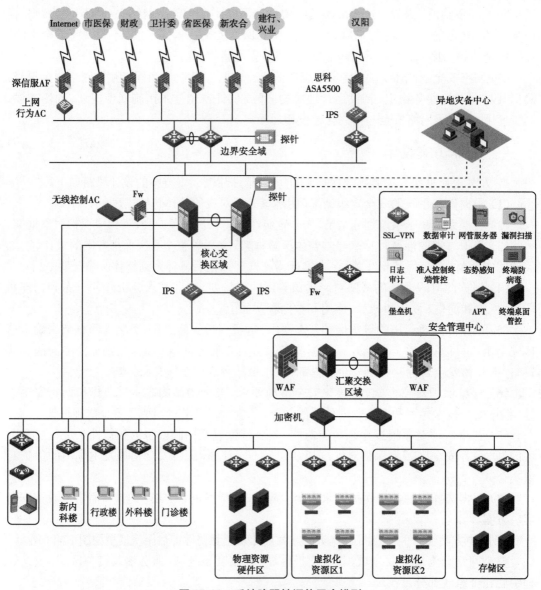

图 17-11　系统脆弱性评估层次模型

四、建设成效

本次项目的开展大幅度提高了医院网络安全整体保障水平,通过开展等保2.0对标、差距分析、整改方案设计、安全建设整改实施等一系列服务,既使医院网络安全保障水平上了一个新的台阶,同时也使医院的安全防护能力满足了《中华人民共和国网络安全法》《网络安全等级保护条例》等一系列法律法规的监管要求,极大地推动了医院网络安全信息化发展水平。

主要参考文献

[1] 许培海,黄匡时. 我国健康医疗大数据的现状、问题及对策. 中国数字医学,2017,12(5):24-26.

[2] 刘宁,陈敏. 医疗健康大数据应用主题及相关数据来源研究. 中国数字医学,2016,11(8):6-9.

[3] 孟群,毕丹,张一鸣,等. 健康医疗大数据的发展现状与应用模式研究. 中国卫生信息管理杂志,2016,13(6):547-552.

[4] 国家卫生健康委员会. 关于印发国家健康医疗大数据标准、安全和服务管理办法(试行)的通知(国卫规划发〔2018〕23号). 2018-7-12.

[5] 中国电子技术标准化研究院. 大数据标准化白皮书(2018版). 2018-03-29.

[6] 俞国培,包小源,黄新霆,等. 医疗健康大数据的种类、性质及有关问题. 医学信息学杂志,2014,35(6):9-12.

[7] 孟群,毕丹,张一鸣,等. 健康医疗大数据的发展现状与应用模式研究. 中国卫生信息管理杂志,2016,13(6):547-552.

[8] 郭清. 智能健康管理. 健康研究,2011,31(2):8I-85.

[9] 湖北省人民政府. 湖北省卫生与健康事业发展"十三五"规划(鄂政发〔2017〕28号). 2017-6-9.

[10] 国家卫生和计划生育委员会. "十三五"全国人口健康信息化发展规划(国卫规划发〔2017〕6号). 2017-1-24.

[11] 杨海文,高宇,张虹. 基于等级保护的数据安全管理体系建设实践. 现代信息科技,2019,3(2):110-113.

[12] 舒影岚,陈艳萍,吉臻宇,等. 健康医疗大数据研究进展. 中国医学装备,2019,16(1):143-147.

[13] 徐志祥,王莹. 我国医疗行业大数据应用现状及政策建议. 中国卫生信息管理杂志,2017,14(6):822-825.

[14] 杨朝晖,王心,徐香兰. 医疗健康大数据分类及问题探讨. 卫生经济研究,2019,36(3):29-31.

[15] 刘文先,胡建平,肖大华,等. 全国省级全民健康信息平台建设情况分析. 中国卫生信息管理杂志,2018,15(1):20-23.

[16] 宋杰,王建民,杜跃进,等. 大数据处理平台. 北京:人民邮电出版社,2017:5-16.

[17] 石胜飞,崔立真,高小鹏,等. 大数据分析与挖掘. 北京:人民邮电出版社,2018:130-140.

[18] 戴伟. 云环境下大数据分析平台关键技术研究. 北京:中国水利水电出版社,2017:61-95.

[19] 张殿超. 大数据平台计算架构及其应用研究. 南京:南京邮电大学,2017.

[20] 高东平,王士泉,李伟,等. 基于区块链技术的医疗大数据平台架构研究. 中国数字医学,2019,14(1):29-32.

[21] 中华人民共和国国家质量监督检验检疫总局,中国国家标准化管理委员会. GB/T 31495. 1-2015信息安全技术信息安全保障指标体系及评价方法第1部分:概念和模型. 北京:中国标准出版社,2015.

[22] 中华人民共和国国家质量监督检验检疫总局,中国国家标准化管理委员会. GB/T 31495. 2-2015信息安全技术信息安全保障指标体系及评价方法第2部分:指标体系. 北京:中国标准出版社,2015.

[23] 张静, 张洪亮. 基于密码技术的健康医疗大数据安全保障体系研究. 信息安全研究, 2017, 3(7): 652-656.

[24] 吕欣, 韩晓露. 大数据安全和隐私保护技术架构研究. 信息安全研究, 2016, 2(3): 244-250.

[25] 高瑞, 李俊, 杨睿超. 大数据安全和隐私保护技术架构研究. 信息系统工程, 2018(10): 78.

[26] 凌翔. Web 应用安全防护系统的研究与实现. 西安: 西安工业大学, 2014.

[27] 郭文斌, 李峰. Web 应用安全漏洞扫描技术研究. 信息通信, 2017, (12): 123-124.

[28] 邵大鹏, 邵大鹏. 安全隔离与信息交换系统的扩展及应用. 网络空间安全, 2018, 9(11): 76-79.

[29] 张敬. APT 攻击原理及防护技术研究. 网络安全技术与应用, 2019, (4): 16-18.

[30] 王君武. 电子文档安全管理系统设计与实现. 上海: 华东理工大学, 2017.

[31] 冯理群. 基于 Web 的统一身份认证信息系统的设计与实现. 成都: 电子科技大学, 2015.

[32] 杨战旗. 杨战旗. 桌面云系统应用分析. 现代信息科技, 2018, 2(9): 103-104.

[33] 刘晓韬, 詹雄. 纵论数据库安全审计产品的三代演进. 保密科学技术, 2015(10): 14-18.

[34] 舒航, 王颖颖, 程鲁鑫. 网络安全态势感知及关键技术研究. 福建电脑, 2018, 34(10): 88-89, 157.

[35] 陈志忠. 下一代防火墙(NGFW)特性浅析. 网络安全技术与应用, 2017, (10): 21-22.

[36] 李威, 杨忠明. 入侵检测系统的研究综述. 吉林大学学报(信息科学版), 2016, 34(5): 657-662.

[37] 李菲. 网络入侵检测系统的设计及实现分析. 电脑与信息技术, 2017, 25(5): 58-60.

[38] 代涛. 健康医疗大数据发展应用的思考. 医学信息学杂志, 2016, 37(2): 2-8.

[39] 吕欣, 韩晓露, 毕钰等. 大数据安全保障框架与评价体系研究. 信息安全研究, 2016, 2(10): 913-919.

[40] 王丹, 赵文兵, 丁治明. 大数据安全保障关键技术分析综述. 北京工业大学学报, 2017, 43(3): 335-349.

[41] 刘鸿霞, 李建清, 张锐卿. 立体动态的大数据安全防护体系架构研究. 信息网络安全, 2016(9): 18-25.

[42] 陈左宁, 王广益, 胡苏太等. 大数据安全与自主可控. 科学通报, 2015(Z1): 427-432.

[43] 佘晓彬. 医疗数据安全管理方法分析. 信息与电脑(理论版), 2017(22): 189-190.

[44] 中华人民共和国国家质量监督检验检疫总局, 中国国家标准化管理委员会. GB/Z 24364-2009 信息安全技术信息安全风险管理指南. 北京: 中国标准出版社, 2009.

[45] 吴世忠, 陈晓桦, 李鹤田, 李斌等. 信息安全测评认证理论与实践. 北京: 中国科学技术大学出版社, 北京中电电子出版社, 2006.

[46] 谭彬, 刘晓峰, 邱岚, 等. 大数据安全管理及关键技术研究. 网络空间安全, 2017(12): 25-28.

[47] 周立广. 医疗领域中大数据分析技术及应用. 通讯世界, 2018, 25(12): 42-43.

[48] 于娟. 数据发布中隐私保护的匿名模型及算法研究. 金华: 浙江师范大学, 2010.

[49] 李树栋, 贾焰, 吴晓波, 等. 从全生命周期管理角度看大数据安全技术研究. 大数据, 2017, 3(5): 1-19.

[50] 张春丽, 成彧. 大数据分析技术及其在医药领域中的应用. 标记免疫分析与临床, 2016, 23(3): 327-333.

[51] 费晓璐, 李嘉, 黄跃, 等. 医疗大数据应用中的数据治理实践. 中国卫生信息管理杂志, 2018, 15(5): 554-558.

[52] 傅昊阳, 徐飞龙, 范美玉. 论医院健康医疗大数据治理及体系构建. 中国中医药图书情报杂志, 2019, 43(3): 1-5.

[53] 娄培, 刘莉, 陈先来, 等. 基于问卷调查的医疗数据分类分级研究. 中华医学图书情报杂志, 2018, 27(6): 22-27, 80.

[54] 马诗诗, 于广军, 崔文彬. 区域医疗大数据共享开放现状及实践探索. 中华医院管理杂志, 2018, 34(7): 564-566.

[55] 迟晨阳, 毛华坚, 孟海滨, 等. 电子健康档案信息安全和隐私保护的关键问题和研究进展. 中华医学图书情报杂志, 2015, (11): 22-26.

[56] 张剑. 信息系统安全运维. 成都: 电子科技大学出版社, 2016.

[57] 俞学豪, 郑福生. 企业级信息安全建设与运维. 北京: 中国电力出版社, 2018.

[58] 庄天天. 安全运维平台关键技术的研究与实现. 北京: 北京邮电大学, 2013.

[59] 徐永进, 罗富财, 吴良忠. 基于等级保护的主机安全防护研究. 数字通信世界, 2018 (10): 137-139.

[60] 国家市场监督管理总局, 中国国家标准化管理委员会. GB/T 36626-2018, 信息安全技术 信息系统安全运维管理指南.

[61] 牛云. 数据备份与灾难恢复. 北京: 机械工业出版社, 2004.

[62] Eric Maiwald, Sieglein Maiwald. 安全计划与灾难恢复. 北京: 人民邮电出版社, 2003.

[63] 肖文. 灾难恢复规划量化数学模型研究. 上海: 上海交通大学, 2010.

[64] April Wells, CharlyneWalker, TimothyWalker. 系统灾难恢复: 原理与实践. 北京: 清华大学出版社, 2008.

[65] 曾志强. 企业信息安全实施指南. 北京: 电子工业出版社, 2008.

[66] 段新东. 基于密文操作的云平台数据保护技术研究. 现代电子技术, 2016, 39 (11): 90-94.

[67] 刘建毅, 李欣一. 信息系统灾难恢复与能力评估. 北京: 北京邮电大学出版社, 2017.

[68] 杨姗媛. 信息安全风险分析方法与风险感知实证研究. 北京: 中央财经大学, 2015.

[69] 柴争义, 刘芳. 应用危险理论的网络安全风险感知模型. 北京邮电大学学报, 2010, 33 (3): 40-43.

[70] 王二朋. 消费者食品安全风险感知与应对行为研究. 北京: 经济管理出版社, 2013.

[71] 刘鸿霞, 李建清, 张锐卿. 立体动态的大数据安全防护体系架构研究. 信息网络安全, 2016, (9): 18-25.

[72] 魏凯敏, 翁健, 任奎. 大数据安全保护技术综述. 网络与信息安全学报, 2016, 2 (4): 1-11.

[73] 张尼. 大数据安全技术与应用. 北京: 人民邮电出版社, 2014.

[74] 邱修峰, 刘建伟, 王敏, 等. 未来互联网网际层安全管控架构研究. 网络空间安全, 2017, 8 (10): 35-40.

[75] 中国电子技术标准化研究院. 大数据标准化白皮书 (2018 版). 2018.

[76] 全国信息安全标准化技术委员会大数据安全标准特别工作组. 大数据安全标准化白皮书 (2018). 2018.

[77] 陈湉, 张彦超, 赵爽. 国际信息安全标准现状研究及对我国标准体系建设的思考. 信息安全与通信保密, 2016, (11): 41-47.

[78] 陈敏, 牟海燕, 秦健. 健康医疗大数据标准体系框架研究. 中国数字医学, 2018, 13 (4): 14-16, 33.

[79] 季忠洋, 李北伟, 朱婧祎. 大数据生态系统形成机理与模型构建研究. 图书馆学研究, 2018, (5): 9-13, 8.

[80] 林丽枚. 欧盟网络空间安全政策法规体系研究. 信息安全与通信保密, 2015, (4): 29-33.

[81] 王肃之. 欧盟《网络与信息系统安全指令》的主要内容与立法启示——兼评《网络安全法》相关立法条款. 理论月刊, 2017, (6): 177-182.

[82] 张晓娟, 王文强, 唐长乐. 中美政府数据开放和个人隐私保护的政策法规研究. 情报理论与实践, 2016, 39 (1): 38-43.

[83] 朱峰, 王丽, 谭立新. 俄罗斯的自主可控网络空间安全体系. 信息安全与通信保密, 2014, (9): 68-73.

[84] 刘金瑞. 美国网络安全信息共享立法及对我的启示. 财经法学, 2017, (2): 22-30.

[85] 汪恭政. 论我国网络领域规范治理的法治化进程——以《网络安全法》的演变为视角. 西安电子科技大学学报 (社会科学版), 2017, 27 (4): 73-83.

[86] 杨国辉. 2014 年俄罗斯网络信息安全建设观察. 中国信息安全, 2014, (10): 102-105.

[87] 张孙旭. 2016 年版《俄联邦信息安全学说》述评. 情报杂志, 2017, 36 (10): 56-59, 30.

[88] 乔少杰, 韩楠, 李斌勇, 等. 大数据安全课程体系的探索与实践. 数码设计 (下), 2017, 6 (2): 1-4.

[89] 杨良斌, 周新丽, 刘思涵, 等. 大数据背景下网络空间安全人才培养机制与模式研究. 情报杂志, 2016, 35 (12): 81-87, 80.

[90] 孙红梅, 贾瑞生. 大数据时代企业信息安全管理体系研究. 科技管理研究, 2016, 36 (19): 210-213.

[91] 闵京华, 王晓东, 邵忠岊, 等. 信息安全组织体系的建立指南. 网络安全技术与应用, 2005, (12): 6-8.

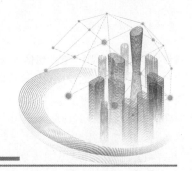

内容提要

　　本书分为 17 章。分别介绍了健康医疗大数据和大数据平台、健康医疗大数据安全体系架构、健康医疗大数据安全技术、健康医疗大数据安全产品、健康医疗大数据安全管理过程、健康医疗大数据平台系统安全、健康医疗大数据生命周期安全管理、健康医疗大数据内容安全管理、健康医疗大数据安全运维、健康医疗大数据应急与灾难恢复、健康医疗大数据安全管理平台、健康医疗大数据安全评测体系、健康医疗大数据安全标准化、健康医疗大数据安全法律法规及政策、健康医疗大数据安全组织与管理、健康医疗大数据安全相关成功案例等，可为健康医疗大数据安全建设与管理提供参考。

　　本书结构合理、全面系统、内容翔实、新颖实用，可作为卫生信息化建设领域相关人员、信息技术产品开发推广人员，以及医疗卫生信息化相关专业的本科生、研究生、教师等的参考书。